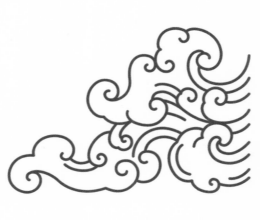

中药

经验鉴别 常用术语与图谱

主编◎张志国 杨 磊 吴 萍 高元峰

湖南科学技术出版社

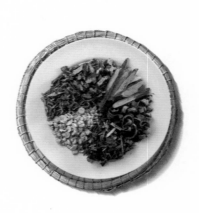

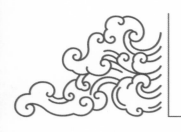

《中药经验鉴别常用术语与图谱》编委会

张志国，男，1955年9月出生于湖南省桃源县龙潭区观音寺乡姚家坪村下桃组的一个农民家庭。1977年12月参加了恢复高考的首次全国考试，并被录取到湖南省卫生学校；1978年3月至1980年1月于湖南省卫校药学专业（委托湖南中医药大学（原湖南中医学院）第一附属医院培养）学习；1985年9月至1988年6月在湖南中医药大学在职攻读中药专科；1993年3月至1996年6月在职就读于湖南中医药大学中医本科；1997年7月至2000年7月师从第二届"全国老中药专家学术经验继承工作"指导老师王奇成教授继承中药鉴定、中药炮制、中药制剂的理论学习与实践操作，经当时国家人事部、卫生部、国家中医药管理局联合验收，准予毕业并三家联合颁发出师证书。

1980年1月毕业后分配到湖南中医药大学第一附属医院工作，同年晋升为药师；1993年8月晋升为主管药师；1998年取得全国中药执业药师资格；1999年10月晋升为副主任药师；2004、2006年分别晋升为主任药师、教授，2020年6月被聘为专业技术二级。2002年被批准为"湖南中医学院第四批硕士生指导老师"，已招收在职硕士研究生1名、全国统招硕士研究生4名，并亲身带教近10名硕/博士生。先后分别被批准为第二届"湖南省老中医药专家学术经验继承工作"（2008年）、第五届"全国老中医药专家学术经验继承工作"（2012年）指导老师，"全国名老中医药专家传承工作室建设项目"专家（2016年），湖南中医药大学中药炮制教研室国家重点学科方向负责人，湖南中医药大学第一附属医院首届"名中医"和首届"青苗计划"指导老师。

曾任与现任中华中医药学会炮制分会委员；湖南省中药专业委员会副主任委员；湖南省高教系列、湖南省卫生系列高级职称评委；湖南省物价局药品价格评审专家；湖南省医疗机构药品集中采购评标专家；湖南省长沙地区综合评标专家；湖南省文化厅非物质文化遗产评审专家；湖南省民间中医药专长评审专家；湖南省《肿瘤药学》杂志编委等。主持并完成了"6种易走油变色中药有效期的研究""吴茱萸砂烫工艺及药理研究"2项省级课题，参与10项省厅级课题；主编《炮炙大法释义》《修事指南释义》等7部，副主编、参编《湖南省中药炮制规范》等35部著作，发表140余篇学术与科普论文。获得湖南省科技成果二、三等奖，湖南省中医药科技成果二等奖，国家专利2项。

张志国教授参加工作至今一直在一线从事中药鉴定、炮制、制剂、科研等工作40余年，扎实、认真、刻苦，理论与实践操作能力很强，善于追根求源。通过多年的工作掌握积累了丰富的中药性状鉴别经验，整理总结出十分简便而又形象生动、易记易懂的经验术语及方法，包括：眼看、鼻闻、手捏／摸、口尝、水试、火试等，这些宝贵的鉴别经验能准确鉴别中药的真伪与质量，简单易行、迅速实用。除了长期实践经验的积累和勤于思考外，其治学态度极其严谨，学术思想价值颇丰，先后提出了"能砂炒者不用清炒""动物全体药材多酒炙""蜜炙透心"等许多炮制新观点。不仅如此，其对鳖甲、龟板、苦杏仁、乳香、吴茱萸、青黛水飞等炮制方法的研究，解决了临床炮制难题，国内许多厂家沿用至今；中药传统炮制方法4则、几种特型饮片切制、王奇成教授中药净制、切制、炮炙经验总结等继承了濒临失传的炮制方法；手工切药刀具、磨刀石的选择及磨刀方法介绍、手工切药姿势与操作介绍、中药传统砂炒的操作与注意事项及"能砂炒者不用清炒"的品种、中药"蜜炙透心"的传统操作与注意事项、中药"九蒸九晒"的操作与注意事项等规范了中药切制、炮炙等操作流程；其中多种炮制方法与多个品种的新法炮制已被《湖南省中药饮片炮制规范》2021版收载。中药制剂水提取相关参数的研究规范了中药制剂的相关流程。部分中药材的商品规格释义澄清了中药鉴定方面的许多疑义；《中国药典》"根和根茎／根茎和根"中"根茎"概念的商榷、《中国药典》数种中药入药部位的名称冠以"根茎"的讨论对于规范中药入药部位的名称起到了承前启后的作用。

前　言

　　中医药是我国优秀传统文化中的瑰宝，历史悠久，长盛不衰，充分证明其价值，直至今日，中医药仍然是我国医疗卫生保健事业中的中坚力量。当前中医药事业蓬勃发展，从事中药工作的人员日益增加，然而，在庞大的中药学队伍中，有着丰富医药经验和理论知识水平的人员，所占比例甚少，这对继承和光大中医药遗产，开创中医药事业新局面，是极为不利的。

　　中药是中医防治疾病的主要物质基础，中药质量的好坏，无疑将直接影响到临床的疗效。中药经验鉴别术语是在历代中医药发展过程中对生产实践和临床经验的总结，古代就有"神农尝百草"的传统经验鉴别，其后多种方法的出现与总结，并被广大中医药技术人员熟记、掌握与广泛应用，并不断完善与发展，一直沿用至今。尽管现代与未来科技发展迅速，也不可能完全取代传统的经验鉴别。

　　中药经验鉴别术语在历代的中医药著作中均有记载，尤其在部分现代的中药著作中有小篇幅的归纳与整理，但由于历代各编著者所处的时代、地域、方言、知识积累及观点等不同，导致同一现象有不同的表述，如半夏、天南星、白芷、延胡索、白附子的茎痕，天麻的根痕有的著作称"凹窝"、有的称"肚脐眼／凹肚脐"等。同一表述所指不同的现象，如麻点／棕眼：一指须根痕，即"棕眼"，如半夏、天南星等顶端凹窝（茎痕）四周密布的棕色小凹点的根痕为"棕眼／麻点"；二指根茎类药材断面的白色点状维管束，如拳参、胡黄连断面均有白麻点排列成环；三指种子类中药，表面有多数细微颗粒突起，习称"麻点"，如北葶苈子、王不留行、天仙子等。又如"彩晕"原指花蕊石药材"白色或浅灰白色，其中夹有点状或条状的蛇纹石，呈浅绿色或淡黄色"的习称，但信石与珍珠药材表面、石决明与珍珠母壳内表面均有不同颜色的花纹或色彩相杂，所以均具"彩晕"特征。有的同一现象兼备多种表述，如天麻、延胡索、郁金、白及、姜黄、莪术等的断面具有"角质／角质样"的特征，又具有"起镜面"的特征，而前者是后者的必备要素，即首先具有"角质／角质样"特征后才具有"起镜面"的特征，但不是所有具有前者特征的品种都具有后者特征。

　　基于此，为加速培养中医药事业人才，提高广大中医药工作者的业务技术水平，我们对各种版本的中药经验鉴别术语进行了归纳与整理，并增加了部分产地术语及多年实践经验的积累如合口、瓦楞身、育儿囊、滑车/滑车样结构、糠心等，以供同行与读者在实际工作中有所借鉴与参考。由于时间与水平有限，某些有相同特征或独有特征的品种未能收载；某些中药缺火试、水试、条痕与条痕色、纤维性的附图；著作中表述与图中标注难免错误等，敬请同行斧正，使本著不断规范，内容更臻系统完善，特此致谢！

中药经验鉴别术语是用日常生活中最常见的现象或事物进行类比的方法对药材所表现的特征进行的感观描述。通过中药经验鉴别术语对中药进行鉴别，以确定其真伪，是中药鉴定的重要手段之一，具有准确迅速、形象生动、易懂易记的优势。本著分三部分编写：第一部分"总论"；第二部分"各论"（分第一篇"共用术语类"、第二篇"各品种与独有术语类"）；第三部分"附录"。其特点如下。

一、编写体例

第一部分　　总论：主要介绍中药经验鉴别常用术语的概念、方法与意义；中药性状鉴别的内容；中药经验鉴别的范畴及要求；中药存在的问题及对策等。

第二部分　　各论：收载与整理了历代中医药著作、民间、本著主编师承与实践中的经验鉴别术语，并根据术语所涵盖的中药品种分为共用术语类、各品种与独有术语类。没有经验鉴别术语的中药品种未载。为继承与发扬传统鉴别经验，叙述中保留了传统中药饮片鉴别专用术语，在此基础上增加了部分产地术语。

第一篇：共用术语类，即两种或以上中药所具有的共有特征。共收载103条，其中前20条为多数中药所具有的共性，往往在平时的经验鉴别时被忽略或无相关标准等问题，故作为共性要求列出，且未在第二篇"各品种与独有术语类"项下涉及；后83条分散在第二篇的各品种中（其中具"罗盘纹"特征的商陆载于人参项【附注】中；具外色的紫石英与大青盐、具虎皮斑的虎杖茎秆、具延展性的金与铜、具脆性的方解石6药因有的很难用图直观表述，故此篇未载）。共用术语类只用文字描述其特点，无图示，其特征在各品种项下描述。但由于历代各编著者的观点、所处的时代、地域及方言等不同，导致同一现象有不同的表述；同一表述所指不同的现象，如半夏与天南星周围均有密布小麻点状的根痕、王不留行与天仙子及北葶苈子表面均有细密颗粒状突起，有的著作称"麻点"，有的著作称"棕眼"，为体现各著原貌，在共用术语项将二者用"麻点／棕眼"表述。余见其目录。

第二篇：各品种与独有术语类，共载263个品种，彩图570余幅。其中部分品种具有共用术语（均在其后标有带[]号的右上标序号（余未带[]号的除外），以便快速查找）与独有术语的特征；而部分品种只具有独有术语的特征（共载独有术语520余条）。在各品种项下，文图兼备。文从【历史沿革】【来源】【鉴别要点】【饮片】【质量】【附注】六个方面进行了阐述（其中【来源】【鉴别要点】以现行《中国药典》为主）。个别品种缺【饮片】项（因部分品种只需净制后即可入药，故【鉴别要点】同药材）；且【饮片】项下只载部分炮制品。个别不属经验鉴别范畴但又比较重要的内容放在【附注】项。因本著参考的文献中出现了个别药名、植物来源名（科种名）、学名等不统一的现象（本著一般从其《中国药典》），如蛤／哈士蟆油；肉桂与天然冰片的【附注】项均载阴香，但其学名稍有不同，故保持了原貌与说明。文中除了描述该品种所具有的共用术语、独有术语的特征外，在图中进行了标示，以使一目了然。

第三部分　　附录：收载与本著相关的《药用植物学》相关术语、历代名医名著的诞生年代、各入药部位的拉丁名称与品种的学名、中药相关法规及条例、共用与独有术语的品种归类（即某共用术语所涵盖的中药品种、某品种所具有的经验鉴别术语）、总索引、主要参考文献等，供大家查阅更加简便与参考。

二、其他说明

（一）非中文单词的书写：本著涉及学名、外国人名、设备名称、入药部位、分子式、化学成分名称等。其中学名按现行《中国药典》、国际命名原则的格式（除命名人，亚种、变种、变型、品种的加词及关联词等用正体外，余均为斜体（并包括门纲目科属种的6种单词））；其余及后二者（带有括号）均为正体。

（二）本著所涉及的各种单位均为国际单位（但引用古籍中的未改）。

（三）古字与异体字的使用：如目录中"88.粘／黏舌、89.粘／黏性"及文中"暴干"的"暴"字，《辞海》"黏为粘的异体字""暴为曝的古字"，因该目录基本上按笔画顺序排列，故在目录中保留了"粘"；"粘""暴"在正文中的古籍原文则未替换，而现代表述则用"黏""曝"。《辞海》，"斅同敩（敎），xiào"。

本著图文并茂，以中药实物照片为主，附以文字说明，图文互补。本著可供从事中药验收、教学、科研、生产、供应、使用等方面的机构和有关人员参考。本著得到张志国全国老中医药专家传承工作室全体成员的大力支持，在编写与统稿过程做了大量的工作，付出了辛勤劳动，在此一并感谢！

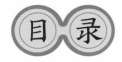

第一部分：总 论

一、中药经验鉴别及术语概念、方法与意义 …………………………………………… 002

二、中药性状鉴别的内容 ………… 003

（一）植物类 ………………… 004

1.根类中药 ………………… 004

2.根茎类中药 ………………… 004

3.茎、木类中药 …………… 004

4.皮类中药 ………………… 005

5.叶类中药 ………………… 006

6.花类中药 ………………… 007

7.果实及种子类中药 ………… 007

8.全草类中药 ………………… 008

9.藻、菌、地衣类中药 ………… 008

10.树脂类中药 ……………… 010

11.其他类中药 ……………… 011

（二）动物类 ………………… 011

（三）矿物类 ………………… 011

1.按物理性质分类 ………… 012

2.按阴、阳离子的分类 ……… 015

3.按自然元素与阴离子的分类 … 015

三、中药经验鉴别的范畴及要求 …… 017

四、中药存在的问题及对策 ……… 018

（一）"品种"含义与商品名混乱 ……………………………………… 018

1.品种的概念 ……………… 018

2.商品名 …………………… 019

（二）中药产地加工、中药产地鲜切和中药炮制概念混淆 …………… 020

1.基本定义 ………………… 020

2.中药产地加工、产地鲜切的区别 ……………………………………… 020

3.中药产地加工、产地鲜切的注意事项 ……………………………… 021

（三）《中国药典》未详与欠规范的品种 ……………………………………… 021

1.大小与长短不在《中国药典》标准范围之内 ………………………… 021

2.《中国药典》种植与入药部位要求不规范 ……………………………… 022

3.《中国药典》"杂质"的标准不一致 …………………………………… 022

4.《中国药典》多种炙法的成品未要求干燥 …………………………… 022

5.《中国药典》所载某些品种的炮炙方法有待商榷 …………………… 023

6.《中国药典》数种中药入药部位的"根和根茎"的商榷 …………… 023

（四）中药市场的不规范行为 …… 024

1.产地鲜切，炮制不规范 …… 024

2.产地采收不规范 ················· 024

3.炮制不到位或不按要求炮制 ··· 024

第二部分：各 论

第一篇 共用术语类 ··············· 027

1.干货 ························ 028

2.中上部 ····················· 028

3.手感 ························ 028

4.升华 ························ 028

5.风化 ························ 028

6.生心 ························ 028

7.虫蛀 ························ 028

8.杂货 ························ 028

9.岔 ························· 028

10.变色 ······················ 028

11.油条/走油/泛油 ············· 028

12.烂头 ······················ 028

13.粉性 ······················ 028

14.散失气味 ··················· 028

15.焦枯 ······················ 028

16.粳性 ······················ 028

17.熔化 ······················ 028

18.霉变 ······················ 028

19.潮解 ······················ 028

20.糯性 ······················ 029

21.大理石纹/大理石花纹/槟榔纹/蛇纹

····························· 029

22.天雄 ······················ 029

23.云锦状花纹/云朵花纹（异常维管束）

····························· 029

24.菊花纹/菊花心 ··············· 029

25.车轮纹 ····················· 029

26.蜘蛛网纹 ··················· 029

27.网状纹理/网状皱纹 ··········· 029

28.瓦楞身 ····················· 029

29.水试 ······················ 030

30.凤尾 ······················ 030

31.火试 ······················ 030

32.双花 ······················ 030

33.玉带缠腰/玉带腰箍 ··········· 030

34.凹窝 ······················ 030

35.肚脐眼/凹肚脐 ··············· 030

36.皮松肉紧 ··················· 030

37.发汗 ······················ 030

38.扫帚头 ····················· 030

39.芝麻点 ····················· 030

40.麻点/棕眼 ·················· 030

41.虫瘿 ······················ 031

42.罗盘纹 ····················· 031

43.同心环 ····················· 031

44.同心环带 ··················· 031

45.同心层纹 ··················· 031

46.朱砂点 ····················· 031

47.竹节状 ····················· 031

48.合口 ······················ 031

49.本色 ······················ 031

50.外色 ······················ 032

51.彩晕 ······················ 032

52.假色 ······················ 032

53.珠光 ······················ 032

54.条痕与条痕色 ··············· 032

55.纤维性 ····················· 032

56.芦与芦碗 ··················· 032

57.剪口 ······················ 032

58.连珠/连珠状 ················ 033

59.钉角 ·················· 033
60.角质/角质样 ·············· 033
61.起镜面 ················ 033
62.玻璃样光泽 ·············· 033
63.鸡眼 ················· 033
64.虎皮斑 ················ 033
65.肾形/肾形片 ············· 034
66.延展性 ················ 034
67.坚实 ················· 034
68.坚硬 ················· 034
69.松泡 ················· 034
70.油润/油性 ·············· 034
71.柴性 ················· 034
72.脆性 ················· 034
73.绵性 ················· 034
74.金心玉栏/金井玉栏 ········· 034
75.育儿囊 ················ 034
76.珍珠疙瘩/珍珠点 ·········· 034
77.茸毛/绒毛 ·············· 034
78.剑脊 ················· 034
79.亮银星 ················ 034
80.染指 ················· 034
81.蚕形 ················· 034
82.起霜/吐脂 ·············· 034
83.铁杆 ················· 034
84.绢丝样 ················ 035
85.蚯蚓头/旗杆顶 ··········· 035
86.铜皮/铁皮 ·············· 035
87.彩皮 ················· 035
88.粘/黏舌/吸舌 ············ 035
89.粘/黏性 ··············· 035
90.清水货 ················ 035
91.棕毛 ················· 035

92.裂隙 ················· 035
93.筋脉点/筋脉纹 ··········· 035
94.滑车/滑车样结构 ·········· 035
95.解理、断口 ············· 036
96.横环纹 ················ 036
97.僵个 ················· 036
98.瘤状突起/疣状突起 ········· 036
99.疙瘩 ················· 036
100.小疙瘩 ··············· 036
101.糠心 ················ 037
102.鬃眼 ················ 037
103.翻口 ················ 037

第二篇 各品种与独有术语类 ·········· 039
1.丁香 ················· 040
2.母丁香 ················ 041
3.人参（园参、白参） ·········· 041
4.移山参（白参） ··········· 050
5.林下山参（林下参、野山参；白参）
 ··················· 054
6.野生人参（野山参；白参） ··· 056
7.红参 ················· 060
8.西洋参 ················ 063
9.三七 ················· 067
10.三棱 ················ 070
11.土鳖虫 ··············· 072
12.大血藤 ··············· 074
13.大黄 ················ 075
14.大蓟 ················ 078
15.小蓟 ················ 079
16.小通草 ··············· 080
17.山豆根 ··············· 081
18.山药 ················ 082

19.山奈 …………………………… 084
20.山楂 …………………………… 085
21.山慈菇 ………………………… 086
22.千年健 ………………………… 088
23.川木香 ………………………… 089
24.川贝母 ………………………… 090
25.松贝 …………………………… 092
26.青贝 …………………………… 093
27.炉贝 …………………………… 094
28.浙贝母 ………………………… 094
29.川乌 …………………………… 095
30.川芎 …………………………… 098
31.广藿香 ………………………… 099
32.女贞子 ………………………… 101
33.马宝 …………………………… 102
34.马钱子 ………………………… 102
35.王瓜/黄瓜（山苦瓜）……… 104
36.王不留行 ……………………… 104
37.天仙子 ………………………… 105
38.天冬 …………………………… 106
39.天花粉 ………………………… 108
40.人工天竺黄 …………………… 109
41.竹黄 …………………………… 110
42.天南星 ………………………… 113
43.天麻 …………………………… 115
44.云母 …………………………… 117
45.云芝 …………………………… 118
46.木瓜 …………………………… 119
47.木香 …………………………… 120
48.木通 …………………………… 121
49.川木通 ………………………… 122
50.山木通 ………………………… 123
51.关木通 ………………………… 124

52.五味子 ………………………… 125
53.车前子 ………………………… 126
54.瓦楞子 ………………………… 126
55.天然牛黄 ……………………… 128
56.人工牛黄 ……………………… 130
57.牛膝 …………………………… 131
58.川牛膝 ………………………… 132
59.升麻 …………………………… 133
60.片姜黄 ………………………… 134
61.化橘红 ………………………… 134
62.丹参 …………………………… 136
63.乌药 …………………………… 137
64.乌梢蛇 ………………………… 138
65.凤眼草 ………………………… 139
66.火麻仁 ………………………… 140
67.巴戟天 ………………………… 141
68.玉竹 …………………………… 142
69.甘草 …………………………… 143
70.甘遂 …………………………… 144
71.艾叶 …………………………… 145
72.石决明 ………………………… 146
73.石菖蒲 ………………………… 149
74.金钗石斛 ……………………… 150
75.铁皮石斛 ……………………… 152
76.石膏 …………………………… 153
77.龙骨 …………………………… 155
78.龙齿 …………………………… 157
79.龙胆 …………………………… 161
80.北沙参 ………………………… 162
81.干姜 …………………………… 164
82.生姜 …………………………… 165
83.仙鹤草 ………………………… 166
84.白及 …………………………… 167

85.白术 ·················· 168
86.白芷 ·················· 171
87.芥子 ·················· 172
88.白附子 ················ 173
89.白前 ·················· 174
90.白扁豆 ················ 176
91.白鲜皮 ················ 177
92.白薇 ·················· 179
93.半夏 ·················· 183
94.地龙 ·················· 184
95.西红花 ················ 186
96.当归 ·················· 187
97.五倍子 ················ 189
98.没食子 ················ 191
99.肉豆蔻 ················ 191
100.肉桂 ················· 192
101.合成朱砂 ············· 194
102.朱砂 ················· 196
103.自然铜 ··············· 198
104.血竭 ················· 199
105.全蝎 ················· 201
106.合欢皮 ··············· 202
107.冰片（合成龙脑） ······ 204
108.天然冰片（右旋龙脑） ··· 205
109.艾片（左旋龙脑） ······ 206
110.龙脑冰片 ············· 207
111.决明子 ··············· 208
112.防己 ················· 209
113.防风 ················· 210
114.红大戟 ··············· 212
115.红花 ················· 213
116.红粉 ················· 214
117.远志 ················· 216

118.赤芍 ················· 217
119.花蕊石 ··············· 219
120.苍术 ················· 219
121.芦荟 ················· 221
122.苏木 ················· 222
123.杜仲 ················· 223
124.豆蔻 ················· 225
125.两头尖/竹节香附 ······ 226
126.牡丹皮 ··············· 227
127.牡蛎 ················· 229
128.何首乌 ··············· 231
129.水牛角 ··············· 234
130.鹿角 ················· 235
　　附：鹿角霜 ··········· 236
131.鹿茸 ················· 237
132.羚羊角 ··············· 242
133.犀角 ················· 244
134.辛夷 ················· 246
135.羌活 ················· 247
136.沙苑子 ··············· 249
137.没药 ················· 250
138.沉香 ················· 251
139.补骨脂 ··············· 253
140.阿魏 ················· 254
141.陈皮 ················· 255
142.附子 ················· 256
143.鸡血藤 ··············· 258
144.青皮 ················· 260
145.青黛 ················· 261
146.青礞石 ··············· 262
147.金礞石 ··············· 263
148.苦参 ················· 264
149.枇杷叶 ··············· 265

150.板蓝根 …………… 266

151.松花粉 …………… 267

152.松萝 …………… 268

153.郁金 …………… 269

154.虎骨/豹骨 …………… 270

155.知母 …………… 272

156.金银花 …………… 273

157.乳香 …………… 275

158.狗脊 …………… 277

159.油松节 …………… 278

160.泽泻 …………… 279

161.降香 …………… 280

162.玳瑁 …………… 282

163.珍珠 …………… 283

164.珍珠母 …………… 284

165.荜茇 …………… 286

166.荜澄茄 …………… 287

167.草乌 …………… 288

168.茵陈 …………… 289

169.茯苓 …………… 291

170.胡黄连 …………… 292

171.南五味子 …………… 293

172.南沙参 …………… 294

173.枳壳 …………… 296

174.枳实 …………… 297

175.栀子 …………… 299

176.枸杞子 …………… 300

177.厚朴 …………… 301

178.鸦胆子 …………… 302

179.钩藤 …………… 303

180.香附 …………… 304

181.香橼 …………… 305

182.重楼 …………… 307

183.信石 …………… 308

184.鬼箭羽 …………… 309

185.胖大海 …………… 310

186.独活 …………… 311

187.姜黄 …………… 313

188.前胡 …………… 314

189.紫花前胡 …………… 315

190.穿山甲 …………… 316

191.秦艽 …………… 317

192.秦皮 …………… 319

193.莪术 …………… 321

194.桔梗 …………… 322

195.核桃楸皮 …………… 324

196.夏天无 …………… 324

197.柴胡 …………… 325

198.党参 …………… 327

199.铅丹 …………… 330

200.射干 …………… 331

201.徐长卿 …………… 332

202.狼毒/绵大戟 …………… 333

203.高良姜 …………… 334

204.拳参 …………… 335

205.粉葛 …………… 336

206.海马 …………… 337

207.海龙 …………… 339

208.海风藤 …………… 340

209.海金沙 …………… 342

210.海桐皮 …………… 343

211.海螵蛸 …………… 344

212.浮石 …………… 346

213.通草 …………… 347

214.桑寄生 …………… 348

215.槲寄生 …………… 349

216.桑椹 ················· 351
217.黄芩 ················· 351
218.黄芪 ················· 353
219.黄连 ················· 355
220.黄柏 ················· 357
221.黄精 ················· 358
222.菟丝子 ··············· 361
223.菊花 ················· 363
224.常山 ················· 364
225.银耳 ················· 366
226.银柴胡 ··············· 366
227.猪牙皂 ··············· 369
228.猫爪草 ··············· 370
229.麻黄 ················· 370
230.旋覆花 ··············· 372
231.密蒙花 ··············· 374
232.续断 ················· 374
233.琥珀 ················· 375
234.款冬花 ··············· 377
235.葶苈子 ··············· 378
236.雄黄 ················· 379
237.紫苏子 ··············· 381
238.紫草 ················· 382
239.紫菀 ················· 384
240.蛤蚧 ················· 385
241.蛤/哈士蟆油 ········· 387
242.滑石 ················· 389
　　附：软滑石 ·········· 390
243.蒲公英 ··············· 390
244.蒲黄 ················· 392
245.槐角 ················· 394
246.蔓荆子 ··············· 394
247.槟榔 ················· 395

248.磁石 ················· 396
249.豨莶草 ··············· 397
250.禹州漏芦 ············· 399
251.漏芦 ················· 399
252.熊胆 ················· 400
253.赭石 ················· 404
254.蕲蛇 ················· 406
255.僵蚕 ················· 408
256.燕窝 ················· 410
257.橘络 ················· 413
258.藁本 ················· 414
259.檀香 ················· 416
260.藜芦 ················· 418
261.覆盆子 ··············· 419
262.蟾酥 ················· 421
263.麝香 ················· 422

第三部分：附　录

一、本著所涉及的《药用植物学》相关术语

·· 428
1.高等植物 ··············· 428
2.低等植物 ··············· 428
3.裸子植物 ··············· 428
4.被子植物 ··············· 428
5.双子叶植物 ············· 429
6.单子叶植物 ············· 429
7.导管、维管束 ··········· 429
8.木射线 ················· 429
9.薄壁细胞 ··············· 429
10.木质部 ················ 429
11.形成层 ················ 429
12.中柱 ·················· 429

13.有限外韧维管束 ………… 429

14.髓 ………… 429

15.胚、内胚乳、外胚乳 ………… 429

16.油室 ………… 430

17.淀粉粒 ………… 430

18.栓皮 ………… 430

19.次生韧皮部、初生韧皮部 … 430

20.皮层和周皮 ………… 430

21.花托、萼片、萼筒、花瓣、雄蕊和
雌蕊 ………… 430

22.宿萼 ………… 431

23.花序 ………… 431

24.花被 ………… 431

25.总苞片或苞片 ………… 431

26.果穗 ………… 431

27.胎座 ………… 431

28.假种皮 ………… 431

29.种脐、合点、种脊、种阜 … 431

30.糊粉粒、脂肪油 ………… 431

31.纤维、纤维素 ………… 432

32.果胶、果胶质 ………… 432

33.膜质鞘 ………… 432

34.几丁质 ………… 432

35.晶体 ………… 432

二、本著所涉及历代的名医名著 ……… 432

三、各入药部位的拉丁名称与品种的学名
………… 437

（一）各入药部位的拉丁文 ……… 437

（二）物种命名法学名的相关要求 ……
………… 438

四、中药相关法规及条例 ………… 440

（一）成立全国17个中药材专业市场 …
………… 440

（二）国务院关于禁止犀牛角和虎骨贸
易的通知 ………… 441

（三）关于豹骨使用有关事宜的通知 442

（四）关于取消关木通药用标准的通知
………… 442

（五）关于加强广防己等6种药材及其制
剂监督管理的通知 ………… 443

（六）关于中成药处方中使用天然麝香、
人工麝香有关事宜的通知 ………… 444

（七）关于加强赛加羚羊、穿山甲、稀有
蛇类资源保护和规范其产品入药管理的
通知 ………… 446

（八）中药材及其饮片二氧化硫残留限量
标准 ………… 449

（九）全国人民代表大会常务委员会关于
全面禁止非法野生动物交易、革除滥食野
生动物陋习、切实保障人民群众生命健康
安全的决定 ………… 451

五、共用与独有术语的品种归类 …… 452

第一篇 共用术语及其品种 ………… 452

第二篇 各品种与独有术语类 … 455

六、总索引 ………… 461

七、主要参考文献 ………… 472

总论

第一部分

一、中药经验鉴别及术语概念、方法与意义

中药是我国传统药物的总称，是指在中医理论指导下，用于预防、治疗、诊断疾病并具有康复与保健作用的物质。其主要来源于天然药及其加工品，包括植物药、动物药、矿物药及部分化学、生物制品类药物。我国幅员辽阔，物种繁多，为了将不同的中药区分开来，人们就给中药进行命名及描述其特征，中药经验鉴别与术语也就因此而形成，并不断完善与发展，一直沿用至今。

中药经验鉴别的对象是中药材和中药饮片，而中药包括了中药材（又称亘货）、中药饮片、中成药三类；来源于植物（广义，还包括了藻、菌、地衣类等）、动物、矿物三大类。中药材是指中药采收后，在产地要进行的粗加工，如拣洗、除杂或刮皮去心、趁鲜初切（大个切小）、去核去壳或蒸煮焯燎、发汗、干燥、分档、分类包装等所得的成品。中药饮片是指在中医药理论的指导下，根据辨证施治的用药要求、调剂、制剂的需要，对中药材进行特殊的加工炮制的成品。中成药是指由中药饮片为原料（个别品种含有化学药）制成的各种剂型的成品。

一般来说，中药经验鉴别是指用简便易行的传统方法观察与判断药材和饮片"性状"真伪与优劣的方法。中药经验鉴别术语，则是用日常生活中最常见的现象或事物进行类比的方法对药材所表现的特征进行的感观描述。中药经验鉴别与术语是长期从事与中药打交道的中医药人在一次又一次的具体实践中积累而成。在古代不具备先进设备技术的条件下，就有"神农尝百草"的传统经验鉴别作为鉴别中药真伪和评价中药质量的正统方法，并被广大中医药技术人员熟记后得以广泛应用。尽管在科技发展的今天，中药经验鉴别仍占据中药鉴别的主导地位，具有重大意义。中药经验鉴别主要依靠眼看（较细小的可借助于扩大镜或体视显微镜）、手摸、鼻闻、口尝、舌、皮肤等感官及水试（黏性、颜色变化与浮沉情况）、火试（爆鸣、火焰、烟等特征）、划痕及前述多法的组合等手段对药材和饮片所表现的特征进行判断。常用的鉴别方法如下。

1.眼看　一看药用部位及表面形状特征，赭石表面乳头状突起习称"钉头"；草乌形如"乌鸦头"，突起的支根习称"钉角"。二看大小与质地，大黄个小、质坚重者质优，"十大九糠"（质泡）者质差；云芝小者质优；羚羊角药材（亘货）短而粗者质优等。三看颜色，牛黄表面挂有一层黑色光亮的薄膜（习称"乌金衣"）；山楂、丹参、栀子等用红染料染色、白芍用滑石粉着色掺假；降香火试时有黑烟及冒油等。四看断面，桔梗有"金心玉栏/金井玉栏"；肉豆蔻与槟榔均有"大理石花纹"；黄芪、银柴胡有菊花心；何首乌现"云锦状花纹"；浙贝母、川芎宽面纵切分别为"肾形片""蝴蝶片"等；产地加工时一般煮/蒸至无白心的品种，如明党参、天麻、郁金、五倍子等

断面呈"角质样"等。

2.鼻闻 天麻似鸡屎臭。麝香气香窜而持久，"十闻九不衰"。白及、党参、牛膝等有酸臭味，证明熏硫超标。蜈蚣有刺鼻气味，证明放有过量的防虫剂樟脑。沉香火试时有强烈香气等。蜜炙品有蜜香味。砂炒品有焦香气。醋炙品有醋酸气等。

3.手捏/摸 羚羊角、水牛角片望之薄软，捏之糙手。山药、白术捏时咯咯直响，证明干燥达到要求，如有柔软感则水分超标。某些含油性、糖性的党参、牛膝、生熟地黄等又需要有一定的柔软感。赤芍、白芍富有弹性，证明水泡与润制恰当。手捻海金沙有光滑感并易从指缝滑落、松花粉有滑润感、蒲黄有滑腻感并易附着手上等。

4.口尝 天然牛黄味苦而清凉，质脆不黏牙。山楂、乌梅、山茱萸等越酸越好。黄连、黄柏、龙胆等越苦越好。甘草、枸杞、党参等越甜越好。肉桂、厚朴、细辛等越辣越好。菊花、金银花有咸味，红参有甜味证明掺盐、掺糖。

5.黏舌 天竺黄、人工天竺黄、龙骨、龙齿、鹿角霜有黏舌感，小片黏舌而不落。

6.皮肤感 阳起石粉末擦于皮肤，即感瘙痒。摩擦冰片，即感清凉。

7.水试 麝香能溶于水面而现微黄，颗粒当门子入沸水中依然坚结，伪品则完全化开。西红花入水后呈一条橙黄色直线下降而扩散慢。熊胆入杯水中运走如飞，一缕黄线下沉而不散。沉香、苏合香入水下沉。小通草、土茯苓、车前子等水浸后手捏有黏滑感。海金沙、松花粉、蒲黄因质轻，入水后浮于水面，如有沉淀物则有掺假等。

8.火试 琥珀火烧时有声无焰，膨胀而冒白烟，带松脂雅香气。海金沙置火上极易燃，发出爆鸣声及闪光。

9.其他 一划痕，自然铜本色亮黄，在白色毛瓷板上划痕为棕黑或黑绿色。二"挂/透甲"，天然牛黄黏水涂于指甲，能染成黄色，不易擦掉。三捻搓，麝香捻搓成团，手指松开即散或弹起，不黏手、染手。

总之，中医药历史悠久，中药品种繁多、产地广泛，历代本草记载存在差别。同时，地方用语、使用习惯有所不同，类同品、代用品、民间用药不断涌现；同科属药材外形相似，缺乏鉴定指标；同名异物、同物异名等混乱现象普遍存在；不法商人，以次充好，以假乱真，制假、售假，加之管理环节上的疏漏，使得中药材质量难以保证，严重影响到临床用药的安全有效。因此，中药的鉴别对于中药的生产、临床应用、科学研究至关重要。传统的眼看、手摸、鼻闻、口尝、水试、火试等经验鉴别不失为一种简便、快捷、切实可行的真伪快速检验方法，在实践工作中得到广泛地应用。

二、中药性状鉴别的内容

中药性状鉴别，是使用传统中药知识

对药材进行鉴别的一门学问，具有独特的理论体系和应用形式，充分反映了中国历史、文化、自然资源等方面的特点。中药性状鉴别的内容如下。

（一）植物类

1.根类中药　根（Radix）类中药包括药用为根或以根为主带有部分根茎的药材。就根部而言，没有节、节间和叶，一般无芽。

根的形状，通常为圆柱形或长圆锥形，有的肥大为块根，呈圆锥形或纺锤形等。双子叶植物根一般主根明显，常有分枝；少数根部细长，集生于根茎上，如威灵仙、龙胆等。根的表面常有纹理，有的可见皮孔；有的顶端带有根茎或茎基，根茎俗称"芦"，上有茎痕，如人参等。根的质地和断面特征常因品种而异，有的质重坚实，有的体轻松泡；折断时或有粉尘散落（淀粉粒），或呈纤维性、角质状等。

观察根的横断面，首先应注意区分双子叶植物根和单子叶植物根。一般来说，双子叶植物根有一圈形成层的环纹，环内的木质部范围较环外的皮部大；中央无髓部，自中心向外有放射状的射线纹理，木部尤为明显；外表常有栓皮。单子叶植物根有一圈内皮层的环纹；中柱一般较皮部为小；中央有髓部，自中心向外无放射状纹理；外表无木栓层，有的具较薄的栓化组织。其次，应注意根的断面组织中有无分泌物散布，如伞形科植物当归、白芷等含有黄棕色油点。

2.根茎类中药　根茎（Rhizoma）类是一类变态茎，为地下茎的总称，包括根状茎、块茎、球茎及鳞茎等，药材中以根状茎多见。根茎类中药系指地下茎或带有少许根部的地下茎药材；鳞茎则带有肉质鳞叶。在外形上，与根类中药显著不同，与地上茎一样有节和节间，单子叶植物尤为明显；节上常有退化的鳞片状或膜质状小叶、叶柄基部残余物或叶痕；有时可见幼芽或芽痕；根茎上面或顶端常残存茎基或茎痕，侧面和下面有细长的不定根或根痕。鳞茎的地下茎呈扁平皿状，节间极短。蕨类植物的根茎常有鳞片或密生棕黄色鳞毛。根茎的形状不一，有圆柱形、纺锤形、扁球形或不规则团块状等。

观察根茎的横断面，首先应注意区分双子叶植物根茎和单子叶植物根茎。一般说来，双子叶植物根茎外表常有木栓层，维管束环状排列，中央有明显的髓部。单子叶植物根茎通常可见内皮层环纹，皮层及中柱均有维管束小点散布，髓部不明显，外表无木栓层或具较薄的栓化组织。其次，应注意根茎断面组织中有无分泌物散布，如油点等。

3.茎、木类中药

（1）茎（Caulis）类中药：包括木本植物的茎藤，如木通、海风藤、大血藤、鸡血藤等。草本植物茎藤，如首乌藤、天仙藤。茎枝（Ramulus），如桂枝、桑枝、桑寄生（槲寄生、桑寄生的拉丁药名分别自1985版、1990版《中国药典》改为全草。下见各品种中）等。

茎刺（Spina），如皂角刺。茎的翅状附属物，如鬼箭羽。也有仅用茎的髓部（Medulla），如通草、小通草、灯心草等。

（2）木（Lignum）类中药：指木本植物茎形成层以内的木质部部分入药，通称木材。木材又分边材和心材，边材形成较晚，含水分较多，颜色稍浅，亦称液材；心材形成较早，位于木质部内方，蓄积了较多的物质，如树脂、树胶、丹宁、油类等，颜色较深，质地较致密。木类中药多采用心材部分，如沉香、降香、苏木等，木材常因形成的季节不同，而出现年轮。

一般应注意其形状、大小、粗细、表面、颜色、质地、折断面及气、味。如是带叶的茎枝，其叶则按叶类中药的要求进行观察。

木质藤本和茎枝，多呈圆柱形或扁圆柱形，有的扭曲不直，粗细大小不一。黄棕色，少数具特殊颜色，如大血藤呈红紫色。表面粗糙，可见深浅不一的裂纹及皮孔，节膨大，具叶痕及枝痕。质地坚实，断面纤维性或裂片状，平整的横切面木质部占大部分，呈放射状结构，有的导管小孔明显可见，如木通、青风藤；有的可见特殊的环纹，如鸡血藤有偏心形环纹。气味常可帮助鉴别，如海风藤味苦，有辛辣感；青风藤味苦而无辛辣感。

草质藤本较细长，圆柱形或干缩时因维管束和机械组织的存在，而形成数条纵向的隆起棱线，也有呈类方柱形。表面多呈枯绿色，也有呈紫红褐色，如首乌藤；节和节间、枝痕、叶痕均较明显。质脆，易折断，断面可见明显的髓部，类白色，疏松，有的呈空洞状，有些草本植物茎，如石斛、麻黄，则列入全草类中药。

木类中药多呈不规则的块状、厚片状或长条状。表面黄白色如沉香，紫红色如降香，棕红色如苏木，许多木类中药表面应具有棕褐色树脂状条纹或斑块。质地和气味常可以帮助鉴别，如沉香质重，具香气；白木香质轻，香气较淡。

4.皮类中药　皮（Cortex）类中药通常是指来源于裸子植物或被子植物（其中主要是双子叶植物）的茎干、枝和根的形成层以外部分的药材。它由内向外包括次生韧皮部和初生韧皮部、皮层和周皮等部分。其中大多为木本植物茎干的皮，少数为根皮或枝皮。

皮类中药因取皮部位、采集和加工干燥不同，形成外表形态上的变化特征，在鉴定时，要仔细观察，正确运用术语是十分重要的。

（1）形状：由粗大老树上剥的皮，大多粗大而厚，呈长条状或板片状；枝皮则呈细条状或卷筒状；根皮多数呈短片状或短小筒状。一般描述术语有：

1）平坦：皮片呈板片状，较平整。如杜仲、黄柏。

2）弯曲：皮片多向内弯曲，通常取自枝干或较小的茎干的皮，易收缩而成弯曲状，由于弯曲的程度不同，又分多种形状。①反曲：皮片向外表面略弯曲，皮的外层呈凹陷状，如石榴树皮。②槽状或半管状：皮片向内弯曲呈半圆形，如厚朴粗枝皮或小干皮等。③管状或筒状：皮片向内弯曲至两侧相接近成管状，这类形状常见于加工时用抽心法抽去木心的皮类中药，如牡丹皮。④单卷状：皮片向一面卷曲，以至两侧重叠，如肉桂。⑤双卷筒状：皮片两侧各自向内卷成筒状，如厚朴。⑥复卷筒状：几个单卷或双卷的皮重叠在一起呈筒状，如锡兰桂皮。

（2）外表面：一般较粗糙。通常为木栓层，外表颜色多为灰黑色、灰褐色、棕褐色或棕黄色等，有的树干皮外表面常有斑片状的地衣、苔藓等物附生，呈现不同颜色等。有的外表面常有片状剥离的落皮层和纵横深浅不同的裂纹；有时亦有各种形状的突起物而使树皮表面显示不同程度的粗糙；多数树皮尚可见到皮孔，通常是横向的，也有纵向延长的，皮孔的边缘略突起，中央略向下凹，皮孔的形状、颜色、分布的密度，常是鉴别皮类中药的特征之一。皮孔有不同的特征，如合欢皮的皮孔呈红棕色，椭圆形；牡丹皮的皮孔呈灰褐色，横长略凹陷状；杜仲的皮孔呈斜方形。少数皮类中药的外表面有刺有毛，如红毛五加皮；钉状物，如海桐皮等。部分皮类中药，木栓层已除去或部分除去而较光滑，如桑白皮、黄柏等。

（3）内表面：一般较外表面平滑或具粗细不等的纵向皱纹，有的显网状纹理。另呈各种不同的色泽，如肉桂呈红棕色；杜仲呈紫褐色；黄柏呈黄色；苦楝皮呈黄白色。有些含油的皮类中药，内表面经刻划，出现油痕，可根据油痕的情况结合气味等，判断该药材的质量，如肉桂、厚朴等。

（4）折断面：皮类中药横向折断面的特征和皮的各组织的组成和排列方式有密切关系，因此是皮类中药的重要鉴别特征，折断面的性状主要有：

1）平坦：组织中富有薄壁细胞而无石细胞群或纤维束的皮，折断面较平坦，无显著突起物，如牡丹皮。

2）颗粒状：组织中富有石细胞群的皮，折断面常呈颗粒状突起，如肉桂。

3）纤维状：组织中富含纤维的皮，折断面多显细的纤维状物或刺状物突出，如桑白皮、合欢皮等。

4）层状：组织构造中的纤维束和薄壁组织成环带状间隔排列，折断时形成明显的层片状，如苦楝皮、黄柏、秦皮等。有些皮的断面外层较平坦或颗粒状，内层显纤维状，说明纤维主要存在于韧皮部，如厚朴。有的皮类中药在折断时有胶质丝状物相连，如杜仲。亦有些皮在折断时有粉尘出现，这些皮的组织较疏松，含有较多的淀粉，如白鲜皮。

（5）气味：气味也是鉴别中药的重要方面，它和皮中所含成分有密切关系，各种皮的外形有时很相似，但其气味却完全不同。如香加皮和地骨皮，前者有特殊香气，味苦而有刺激感；后者气味均较微弱。肉桂与桂皮外形亦较相似，但肉桂味甜而微辛，桂皮则味辛辣而凉。

5.叶类中药　叶（Folium）类中药一般多用完整而已长成的干燥叶，也有只用嫩叶的，如苦竹叶。大多为单叶，仅少数是用复叶的小叶，如番泻叶。在叶类中药中，有时尚带有部分嫩枝（Cacumen），如侧柏叶等。

叶类中药的鉴定，首先应观察大量叶子所显示的状态和颜色，如是完整的或是破碎的，是单叶或是复叶的小叶片，有无茎枝或叶轴，是平坦的或是皱缩的；是黄绿色或是蓝绿色。在鉴定时要选择具有代表性的样品来观察。由于叶类中药的质地多数较薄，再经过采制、干燥、包装和运输等过程，一般均皱缩或破碎，观察其特征时常需将其浸泡在水中使湿润并展开后才能识别。一般应注意叶片的形状；长度及宽度；叶端、叶缘及叶基的情况；叶片的上、下表面的色泽及有无毛茸和腺点；叶脉的类型、凹凸和分布情况；叶片的质地；叶柄的有无及长短；叶翼、叶轴、叶鞘、托叶及茎枝的有无；以及叶片的气和味等。在观察叶片的表面特征时，可借助解剖镜或放大镜仔细观察，有时需对着光线透视。

6.花类中药　花（Flos）类中药通常包括完整的花、花序或花的某一部分。完整的花有的是已开放的，如洋金花、红花；有的需采集尚未开放的花蕾，如辛夷、丁香、金银花、槐米；药用花序亦有的是采收未开放的，如头状花序款冬花；有的要采收已开放的，如菊花、旋覆花；而夏枯草实际上采收的是带花的果穗。药用仅为花的某一部分的，如连须系雄蕊；玉米须系花柱；番红花系柱头；松花粉、蒲黄等

则为花粉粒等。

花类中药由于经过采制、干燥，因此常干缩、破碎而改变了形状，常见的有圆锥状、棒状、团簇状、丝状、粉末状等；颜色较新鲜时稍有改变；气味较新鲜时淡。鉴别时以花朵入药者，要注意观察花托、萼片、花瓣、雄蕊和雌蕊的数目及其着生位置、形状、颜色、被毛与否、气味等；如以花序入药，除单朵花的观察外，需注意花序类别、总苞片或苞片等。菊科植物还需观察花序托的形状，有无被毛等。如果花序或花很小，肉眼不易辨认清楚，需将干燥药材先放入水中浸泡后，再行解剖并借助于放大镜、解剖镜观察清楚。

7.果实及种子类中药　果实（Fructus）及种子（Semen）在植物体中是两种不同的器官，但在商品药材中常未严格区分，大多数是果实、种子一起入药，如马兜铃、乌梅、枸杞等；少数主要是用种子，由于许多原因，而以果实贮存销售，临用时再剥去果皮取出种子入药，如巴豆、砂仁等。这两类中药关系密切，且外形和组织构造又不相同。

（1）果实类中药：通常果实类中药是采用完全成熟或将近成熟的果实。有的采用整个果穗，如桑椹；有的采用完整的果实，如枳实、枳壳、覆盆子等；有的采用果实的一部分或采用部分果皮或全部果皮，如陈皮、大腹皮等。也有采用带有部分果皮的果柄，如甜瓜蒂；或果实上的宿萼，如柿蒂；甚至仅采用中果皮部分的维

管束组织，如橘络、丝瓜络。

观察果实类中药的性状，看其为完整的果实或是果实的某一部分。应注意其形状、大小、颜色、顶端、基部、表面、质地、破断面及气味等。有的果实类中药带有附属物，如顶端有花柱基，下部有果柄，或有果柄脱落的痕迹；有的带有宿存的花被，如地肤子。果实类中药的表面大多干缩而有皱纹，肉质果尤为明显；果皮表面常稍有光泽；也有具毛茸的；有时可见凹下的油点，如陈皮、吴茱萸。一些伞形科植物的果实，表面具有隆起的肋线，如茴香、蛇床子。有的果实具有纵直棱角，如使君子。如为完整的果实，观察外形后，还应剖开果皮观察内部的种子，注意其数目和生长的部位（胎座）。从气味方面鉴别果实、种子类中药，也是很重要的。有的果实或种子类中药有浓烈的香气，可作为鉴别真伪及品质优劣的依据，如枳壳、枳实等。宁夏枸杞子味甜；鸦胆子味极苦；五味子有酸甜、辛、苦、咸等味。剧毒中药如巴豆、马钱子等，尝时应特别注意安全。

（2）种子类中药：种子类中药大多是采用成熟种子，包括种皮和种仁两部分；种仁又包括胚乳和胚。多数是用完整的种子，也有不少是用种子的一部分，有的用假种皮，如肉豆蔻衣、龙眼肉；有的用种皮，如橹豆衣；有的用除去种皮的种仁，如肉豆蔻；有的用去掉子叶的胚，如莲子心；有的则用发了芽的种子；或使用其发酵加工品。

观察时，主要应注意种子的形状、大小、颜色、表面纹理、种脐、合点和种脊的位置及形态、质地、纵横剖面以及气味等。形状大多呈圆球形、类圆球形或扁圆球形等；少数种子呈线形、纺锤形或心形。种皮的表面常有各种纹理，如王不留行具颗粒状突起、蓖麻子带有色泽鲜艳的花纹；也有具毛茸，如番木鳖。表面除常有的种脐、合点和种脊外，少数种子有种阜存在，如蓖麻子、巴豆、千金子等。剥去种皮可见种仁部分，有的种子具发达的胚乳，如番木鳖；无胚乳的种子，则子叶常特别肥厚，如苦杏仁。胚大多直立，少数弯曲，如王不留行、青葙子等。有的种子浸入水中显黏性，如车前子、葶苈子。也可取厚切片加化学试剂观察有无淀粉粒、糊粉粒、脂肪油或特殊成分。

8.全草类中药　全草（Herba）类中药又称草类药材，大多为干燥的草本植物的地上部分，如广藿香、淫羊藿、益母草等；亦有少数带有根及根茎，如蒲公英等；或小灌木草质茎的枝梢如麻黄等。均列入全草类药材。全草类药材的鉴定，应按所包括的器官，如根、茎、叶、花、果实、种子等在各章中分别论述。这类药材主要是由草本植物的全株或地上的某些器官直接干燥而成的，因此，依靠原植物分类的鉴定更为重要，原植物的特征一般反映了药材性状的特征。

9.藻、菌、地衣类中药　藻类、菌类、地衣类均称为低等植物。在形态上无根、茎、叶的分化，是单细胞或多细胞的叶状体或菌丝体，可以分枝或不分枝，在构造上一般无组织分化，无中柱和胚胎。

（1）藻类（Algae）：植物体都含有各种不同的色素，能进行光合作用，它们的生活方式是自养的，绝大多数是水生的。植物体小的肉眼看不见，大的长达100m以上。据统计供药用的海产藻类有十余种，少数为绿藻门，多数为红藻门和褐藻门。

1）绿藻：多生在淡水，极少在海水中，植物体蓝绿色，贮存养分主要是淀粉，其次是油类；细胞壁内层为纤维素，外层为果胶质，少数具有膜质鞘。

2）红藻：除少数生在淡水中外，绝大多数生长在海水中。多数种类呈红色至紫色。其所含养分通常为红藻淀粉，它是一种肝糖类多糖，通常以小颗粒状的形式存在于细胞质中，遇碘试液不呈深蓝紫色，而是呈葡萄红色到红紫蓝色；此外，有些红藻的贮存养分为可溶性的红藻糖（floridoside）。细胞壁内层坚韧，由纤维素构成，外层为藻胶层，由红藻特有的果胶化合物（藻胶）构成。多细胞体中少数为简单的丝状体，多数为假薄壁组织体。

3）褐藻：是藻类中比较高级的一大类群，绝大多数生于海水中。植物体常呈褐色。贮存养分主要是可溶性的褐藻淀粉（laminarin）和甘露醇（mannitol）。此外，还有油类和少量的还原糖，细胞中常含有碘，如海带碘含量高达0.34%。细胞壁内层为纤维素，外层为胶质，由特有的果胶化合物褐藻胶（algin）构成。内部

构造有的比较复杂，有的分化为表皮、皮层和髓及不同的外部形态。药用的有昆布 *Ecklonia kurome* Okam.、海蒿子 *Sargassum pallidum*(Turn)C.Ag.等。

藻类常含多聚糖、糖醇及糖醛酸、氨基酸及其衍生物、胆碱、蛋白质、甾醇、叶绿素、胡萝卜素、藻蓝素、藻褐色、藻红色等色素，以及碘、钾、钙、铁等无机元素。

（2）菌类（Fungi）：菌类一般无具光合作用的色素，不能进行光合作用，营养方式是异养的。与药用关系密切的是细菌门和真菌门（Fungi）。

1）细菌：是单细胞生物，无真正的核，大多数不含叶绿素，细胞壁主要由蛋白质、类脂质和多糖复合物组成，一般不具纤维素壁。其中放线菌是抗生素的主要产生菌。迄今已知的抗生素中，有三分之二是由放线菌产生的，如链霉素、四环素、土霉素、金霉素和氯霉素等。

2）真菌：不同于细菌的是都有细胞核、细胞壁大多具有几丁质（chitin）成分，少数含有纤维素。真菌的营养体除少数原始种类是单细胞外，一般都是由分枝或不分枝，分隔或不分隔的菌丝交织在一起，组成菌丝体，菌丝通常为圆管状，直径一般在10μm以下。贮藏的营养物质是肝糖（glycogen）、油脂和菌蛋白，而不含淀粉。菌丝组织有两种形式：一种是菌丝或多或少相互平行排列，菌丝呈长形细胞，称为"疏丝组织"；另一种菌丝细胞不呈长形，而为椭圆形或近圆形，抑或近

于多角形，称为"拟薄壁组织"。

真菌类中药多分布在子囊菌纲和担子菌纲。子囊菌的主要特征是在特殊的子囊中形成子囊孢子，如冬虫夏草、蝉花、竹黄等药用菌。担子菌的主要特征是不形成子囊，而依靠担子形成担孢子来繁殖。药用的部分主要是它们的子实体（如马勃、灵芝等）和菌核（如猪苓、茯苓、雷丸等）。

菌类常含多糖、氨基酸、生物碱、蛋白质、蛋白酶、甾醇和抗菌素等成分。其中多糖类成分引起人们高度重视，如灵芝多糖、茯苓多糖、猪苓多糖、银耳多糖、云芝多糖等有增强免疫及抗肿瘤作用。

目前能供药用的真菌已发展到一百多种，如茯苓、猪苓的抗癌作用；灵芝治疗高血压、冠心病、胆固醇过高等。

（3）地衣类（Lichenes）：地衣是藻类和真菌共生的复合体，具有独特的形态、结构、生理和遗传等生物学特性。地衣中共生的真菌绝大多数为子囊菌，少数为担子菌；藻类是蓝藻及绿藻。

它们的形态分为壳状、叶状和枝状。构造也不相同。叶状地衣分为上皮层、藻胞层、髓层和下皮层。上下皮层是由横向分裂的菌丝紧密交织而成，特称为"假皮层"。上皮层内常含大量色素。藻细胞分布于上皮层之下，成层排列的，称为"异层地衣"；散乱分布的，称为"同层地衣"。在异层地衣中，藻胞层之下和下皮层之上为髓层；在同层地衣中则无藻胞层和髓层的区别。一般典型的壳状

地衣多缺乏皮层或只有上皮层。枝状地衣内部构造成辐射状，具有致密的外皮层、薄的藻胞层及中轴型的髓，如松萝科（Usneaceae）。

地衣的成分与藻类、菌类不同，具特有的地衣酸、地衣色素、地衣多糖、蒽醌类、地衣淀粉。最特殊的是地衣酸类，有的只存在于地衣体中。地衣次生代谢产物在体内的部位有高度专化性，蒽醌、枕酸衍生物、松萝酸及黑茶渍酸贮存于地衣的皮层组织内；而绝大部分缩酚（羧）酸及缩酚（羧）酮贮在于地衣的髓层内。因此，有人用简单的化学成分显色试验法或微量结晶试验法来帮助地衣的分类和鉴定。据近年来的研究，大约有50%的地衣类含有抗菌活性物质，如抗菌消炎的松萝酸，对革兰氏阳性细菌和结核杆菌有高度抗菌活性的小红石蕊酸（didymic acid）。目前，地衣抗菌素已有制剂在使用。

10.树脂类中药　树脂（Resina）是一类化学组成比较复杂的物质，常是很多高分子脂肪族和芳香族化合物的混合物，是由树脂烃、树脂酸、高级醇及酯等多种成分所组成的混合物。大多为无定形的固体，表面微有光泽，质硬而脆；少数为半固体。它们不溶于水，也不吸水膨胀；易溶于醇、乙醚、氯仿等大多数有机溶剂中；在碱性溶液中能部分或完全溶解，在酸性溶液中不溶。加热至一定的温度，则软化，最后熔融，燃烧时有浓烟，并有特殊的香气或臭气。将树脂的乙醇溶液蒸干，则成薄膜状物质。树脂的商品名称常

易和树胶混称，如"加拿大油树脂"，而习惯上却误称为"加拿大树胶"。实际上树胶和树脂是化学组成完全不同的两类化合物。树胶是属于碳水化合物，属多糖类；能溶于水或吸水膨胀，或在水中成混悬液，不溶于有机溶剂，加热至最后则焦炭化而分解，发出焦糖样臭气，无一定的熔点。

商品树脂中常混杂质有树皮、木片、泥土、砂石以及色素、无机物等。因此，除了依靠性状鉴别和定性反应鉴定真实性外，还需要对其品质优良度进行理化定量测定。

11.其他类中药 本类中药是指其他各章未能收载的药物。主要包括：

（1）直接由植物体的某一或某些部分或间接用植物的某一些制品为原料，经过不同的加工处理，如浸泡、加热或蒸馏提炼或发酵等所得到的产品，如樟脑、冰片、芦荟、儿茶、青黛、芜荑、湘曲、六神曲、胆南星等。

（2）蕨类、菌类植物的成熟孢子，如海金沙、灵芝孢子粉等。

（3）由某些昆虫寄生于某些植物体上所形成的虫瘿或其植物的伤流液等，如五倍子、没食子、天竺黄（竹黄）等。

（4）其它，如琥珀等。

（二）动物类

鉴定动物类中药，要具有动物学基础知识。对于完整的动物体，可根据其形态特征，进行动物分类学鉴定确定其品种，如蜈蚣、土鳖虫、斑蝥、金钱白花蛇等。

有些动物药的入药部位是动物体的一部分如鹿角、狗骨等，鉴定时因为看不到完整动物的形态，主要是进行性状鉴定，以辨别真伪优劣。在这方面有许多传统的鉴别方法和经验可以借鉴。如犀角（暹罗角）有"天沟""地岗""马牙边"，其镑片有"芝麻点"等。近来有采用磨片或制作切片进行显微鉴定，如骨类中药（虎骨、豹骨等）、贝壳类中药（石决明、牡蛎等）及角类中药（犀角、羚羊角等）的显微鉴定。有的还可观察荧光反应。有些采自动物体的分泌物或病理产物的中药，如麝香、牛黄等，除应注意性状特征外，一般还要进行显微鉴定或理化试验，以防伪充或掺伪。蜂蜡、虫白蜡，还应测定其熔点、溶解度或酸值、皂化值等。近来对于蛇类中药（如金钱白花蛇、蕲蛇、乌梢蛇等）的鉴定研究，可根据其鳞片特征进行显微鉴定。

（三）矿物类

矿物除少数是自然元素以外，绝大多数是自然化合物，大部是固体，也有的是液体，如水银（Hg）；或气体，如硫化氢（H_2S）。每一种固体矿物具有一定的物理和化学性质，这些性质取决于它们的结晶构造和化学成分。利用这些性质的不同，可鉴别不同种类的矿物。因矿物的分类方法很多，早期曾采用纯以化学成分为依据的化学成分分类；以后有人提出以元素的地球化学特征为依据的地球化学分类等等。一般广泛采用以矿物本身的成分和结构为依据的晶体化学分类。《中国药典》1985~2020是采用阴离子的分类（1977版为晶系分类）。现将按物理性质、阴阳离子、阴离子的分类分述如下：

1.按物理性质分类　长期以来，人们根据物理性质来识别矿物，如颜色、光泽、硬度、解理、比重和磁性等，都是矿物肉眼鉴定的重要标志，因而简便实用。

结晶形状：自然界的绝大部分矿物是由结晶质组成。晶体（结晶质）和非晶体（非晶质）本质上的区别，在于组成物质的质点是否有规律的排列，凡是质点呈规律排列者为"晶体"；反之为"非晶体"。经X射线研究证明，晶体外表的几何形态和绝大部分物理化学性质都和它内部质点的规律排列有关。这种排列规律表现为组成结晶物质的质点。在三度空间内以固定距离作有规律格子状排列，这种构造称为"空间格子"。它好似无数个相等而微小的平行六面体在三度空间内毫无间隙地堆砌而成，组成空间格子的最小单位——平行六面体，称为"晶胞"。晶胞的形状和大小，在各个晶体中可以不同，视其单位晶胞的棱长a、b、c和棱间夹角α、β、γ所决定。一般把a、b、c及α、β、γ称为"晶体常数"。见图1。

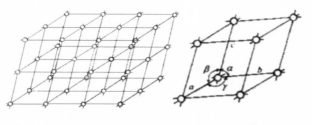

左.空间格子　右.晶胞

图1　矿物药的空间格子及晶胞

根据晶体常数的特点，可将晶体归为等轴晶系、四方晶系、三方晶系、六方晶系、斜方晶系、单方晶系、三斜晶系七大晶系。见表1。

表1　七大晶系及晶体特征

晶系	晶体常数	晶形举例
等轴晶系	$a = b = c$ $a = \beta = \gamma = 90°$	方铅矿　黄铁矿
四方晶系	$a = b \neq c$ $a = \beta = \gamma = 90°$	钨酸钙矿
三方晶系		三方晶系方解石
六方晶系	$a = b \neq c$ $a = \beta = 90°$ $\gamma = 120°$	六方晶系绿柱石
斜方晶系	$a \neq b \neq c$ $a = \beta = \gamma = 90°$	重晶石
单方晶系	$a \neq b \neq c$ $a = \gamma = 90°$ $\beta \neq 90°$	石膏
三斜晶系	$a \neq b \neq c$ $a \neq \beta \neq \gamma \neq 90°$	斜长石

由于不同晶系的晶体内部质点排列不同，故它们所表现出的几何外形特征也不同。除等轴晶系的晶体成为立方体或近于圆形外，其他六个晶系的晶体都是伸长成柱状、针状，或压扁成板状、片状。

矿物除了单体的形态以外，常常是以许多单体聚集而出现，这种聚集的整体就称为"集合体"。集合体的形态多样，如粒状、晶簇状、放射状、结核体状等。

（1）结晶习性：多数固体矿物为结晶体，其形状各不相同。其中有些为含水矿物，有一系列特征，如比重小、硬度低，大半为外生成因等。水在矿物中存在的形式，直接影响到矿物的性质。按其存在形式，矿物中的水，可分为两大类：一是不加入晶格的吸附水或自由水；一是加入晶格组成的，包括以水分子（H_2O）形式存在的结晶水，如胆矾$CuSO_4 \cdot 5H_2O$，和以H^+、OH^-等离子形式存在的结晶水，如滑石$Mg_3[Si_4O_{10}](OH)_{20}$。

（2）透明度：矿物透光能力的大小称为"透明度"。按矿物磨至0.03mm标准厚度时比较其透明度，分为三类：

1）透明矿物：能容许绝大部分光线通过，隔着它可以清晰地透视另一物体，如无色水晶、云母等。

2）半透明矿物：能通过一部分光线，隔着它不能看清另一物体，如辰砂、雄黄等。

3）不透明矿物：光线几乎完全不能通过，即使是在边缘部分或薄片，也不透光，如赭石、滑石等。透明度是鉴定矿物的特征之一。在显微镜下鉴定时，通常透明矿物利用偏光显微镜鉴定；不透明矿物利用反光偏光显微镜鉴定。

（3）颜色：矿物的颜色，主要是矿物对光线中不同波长的光波均匀吸收或选择吸收表现的性质。一般分本色、外色、假色三类，详见本著"术语"与"品种"项下。

（4）矿物的条痕色：比矿物表面的颜色更为固定，因而具有鉴定意义（详见本著"术语"与"品种"项下）。有的粉末颜色与矿物本身颜色相同，如朱砂；也有是不同色的，如中药自然铜本身为铜黄色而其粉末则为黑色。大多数透明或浅色半透明矿物，条痕都很浅，甚至为白色；而不透明或深色半透明矿物的条痕色则具有各种深色或彩色，故对后者来说，条痕尤其具有鉴定意义。如中药磁石（磁铁石）和赭石，有时两种表面均为灰黑色，不易区分，但磁石条痕色是黑色；赭石条痕色为樱桃红色，故可区分。

用颜色与条痕色二色法描述矿物的颜色时，要把主要的、基本的颜色放在后面，次要的颜色作为形容词放在前面。有时也可以这样形容，如红中微黄、绿色略带蓝色色调等。

（5）光泽：矿物表面对于投射光线的反射能力的强弱，也就是光泽的强度。矿物单体的光滑平面的光泽由强至弱分为：金属光泽（如自然铜等）、半金属光泽（如磁石等）、金刚光泽（如朱砂等）、玻璃光泽（如硼砂等）。如果矿物的断口或集合体表面不平滑，并有细微的裂缝、小孔等，使一部分反射光发生散射或相互干扰，则可形成一些特殊的光泽。主要有油脂光泽（如硫黄等）、绢丝光泽（如石膏等）、珍珠光泽（如云母等）、土状光泽（如软滑石，即高岭石）等。

（6）比重：比重是指矿物与4℃时同体积水的重量比，是鉴定矿物重要的物理常数。各种矿物的比重在一定条件下为一常数。如石膏为2.3，朱砂为8.09～8.20等。

（7）硬度：系指矿物抵抗外来机械作用（如刻划、压力、研磨）的能力。不同矿物有不同的硬度。一般采用摩氏硬度计来确定矿物的相对硬度。它是以一种矿物与另一种矿物相互刻划，比较矿物硬度相对高低的方法，摩氏硬度计是由10种不同的矿物组成，按其硬度由小到大分为10级，前面的矿物可以被后面的矿物刻划，但它们之间的等级是极不均衡的，不是成倍数和成比例的关系。这10个矿物的硬度级数和以压入法测得这10个矿物的绝对硬度（kg/mm^2）见表2。

表2　10种常见矿物的硬度（kg/mm^2）

矿　物	硬　度	绝对硬度
滑　石	1	2.4
石　膏	2	36
方解石	3	109
萤　石	4	189
磷灰石	5	536
正长石	6	759
石　英	7	1120
黄　玉	8	1427
钢　玉	9	2060
金刚石	10	10060

鉴定硬度时，可取样品矿石和上述标准矿石互相刻划。例如样品与滑石相互刻划时，滑石受损而样品不受损；与石膏相互刻划时，双方均受损；与方解石刻划时，方解石不受损而样品受损，即可确定其样品硬度为2级。在实际工作中经常是用四级法来代替摩氏硬度计十级。指甲（相当于2.5）、铜钥匙（3左右）、小刀（约5.5左右）、石英或钢锉（7），用它们与矿物相互刻划，粗略求得矿物的硬度。硬度6～7的矿物药材可以在玻璃上留下划痕，如磁石、自然铜等。矿物药材中最大的硬度不超过7。

精密测定矿物的硬度，可用测硬仪和显微硬度计等。测定硬度时，必须在矿物单体和新解理面上试验。

（8）解理、断口：如云母可极完全解理；方解石可完全解理；而石英实际上没有解理。断口面的形态有下列几种：

1）平坦状断口：断口粗糙但还平坦，如软滑石（高岭石）。

2）贝壳状断口：断口呈椭圆形曲面的形态，曲面常现有不规则的同心条纹，表面形状颇似贝壳，如胆矾。

3）参差状断口：断口粗糙不平，如青礞石等。

4）锯齿状断口：断口状似锯齿，如铜等。详见本著"术语"与"品种"项下。

解理的发育程度与断口的发育程度互为消长关系，具完全解理的矿物在解理方向常不出现断口，具不完全解理或无解理的矿物碎块上常见到断口。利用断口的发育程度可以帮助划分解理等级。

（9）矿物的力学性质：矿物受压轧、锤击、弯曲或拉引等力作用时所呈现的力学性质。有：

1）脆性：如自然铜、方解石等；

2）延展性：如金、铜等；

3）挠性：如滑石等；

4）弹性：如云母等；

5）柔性：如石膏等。详见本著"术语"与"品种"项下。

（10）磁性：指矿物可以被磁铁或电磁铁吸引或其本身能够吸引物体的性质。有极少数矿物具有显著的磁性。如磁铁矿（即磁石）等。矿物的磁性与其化学成分中含有磁性元素Fe、Co、Ni、Mn、Cr等有关。

（11）气味：有些矿物具有特殊的气味，尤其是矿物受锤击、加热或湿润时较为明显。如雄黄灼烧有砷的蒜臭；胆矾具涩味；石盐具咸味等。有些矿物的气味可借助理化方法加以鉴别。

（12）发光性：有些矿物受外界能量的激发，呈现发光现象，称"发光性"。如方解石产生鲜红色荧光；硅酸矿产生微带黄色的鲜绿色磷光等。

（13）其他：少数矿物药材具有吸水分的能力，因此，它可以吸黏舌头或润湿的双唇，有助于鉴别。如龙骨、龙齿、软滑石（高岭石）等。

2.矿物类中药按阴、阳离子的分类以矿物中某种化合物为主或其化合物的分子中的某原子含量最多的为依据，矿物

在矿物学上通常根据其阴离子或阳离子的种类进行分类。如雄黄、朱砂、自然铜为硫化物类；磁石、赭石、铅丹、信石为氧化物类；轻粉为卤化物类；炉甘石为碳酸盐类；石膏、白矾、芒硝为硫酸盐类等。如朱砂、轻粉、红粉等为汞化合物类；自然铜、赭石、金礞石、磁石等为铁化合物类；密陀僧、铅丹等为铅化合物类；胆矾、铜绿等为铜化合物类；白矾、赤石脂等为铝化合物类；雄黄、雌黄、信石等为砷化合物类；白石英、玛瑙、浮石、青礞石等为硅（旧称"矽"）化合物类；滑石等为镁化合物类；石膏、寒水石、龙骨、钟乳石、鹅管石、紫石英、花蕊石等为钙化合物类；芒硝、硼砂、大青盐等为钠化合物类；炉甘石、硫黄、硝石等为其他类。

故此，该分类方法就可能导致某同一矿物药按阴、阳离子分属于不同的类别而显得混乱。如上述炉甘石，药材含碳酸锌（$ZnCO_3$），煅品饮片含氧化锌（ZnO），按阴离子则属于碳酸盐类、氧化物类；又如自然铜主含二硫化铁（FeS_2），按上述原则Fe（56）$<$ S$_2$（32×2），按理归属于硫化物类，但又可归属于铁化合物类等等。

3.按自然元素与阴离子的分类　目前已知的矿物有3000多种，按晶体化学分类将这些矿物分为5个大类。

（1）第一大类：自然元素矿物。比较少，指由一种元素（单质）产出的矿物。地壳中已知自然元素矿物大约90种，

占地壳总重量的0.1%。可分为金属元素，以铂族及铜、银、金等为主；非金属元素，碳、硫等；半金属元素，砷、铋等。常见的矿物有金、铂、自然铜、硫黄、金刚石和石墨等。

（2）阴离子类

第二大类：硫化物及其类似化合物矿物。共200~300多种，按种类仅次于硅酸盐类矿物，重量为地壳的0.25%。常富集成重要的有色金属矿床，是铜、铅、锌、锑等的重要来源，具有很大的经济价值。主要特点：一是具有金属光泽，颜色、条痕较深，硬度低、比重大、导热性能好。二是因硫化物往往与岩浆共生，所以在地表表生作用下极易氧化，除黄铁矿（硬度6~6.5），余皆硬度较低。此类矿物常见的有黄铁矿FeS_2、黄铜矿$CuFeS_2$、方铅矿PbS、闪锌矿ZnS、辉锑矿Sb_2S_3、辉钼矿MoS_2、辰砂HgS。

第三大类：卤化物。种类少，约120种，仅占地壳重量的0.1%。下分氯、溴、碘化物类；氧、氢氧、硫卤化物类；氟化物类。大部分形成于地表条件下，构成盐类矿物，含色素离子少，色浅，硬度低，一般<3.5。常见矿物有石盐（$NaCl$）、钾盐（KCl）、萤石（CaF_2）等。

第四大类：氧化物及氢氧化物类矿物。分布相当广泛，约180~200种之多，占地壳重量的17%。常见矿物有石英、刚玉Al_2O_3、磁铁矿、铝土矿$Al_2O_3 \cdot nH_2O$等，是铝、锰、锡、铀、铬、钛、钍

等矿石的重要来源，经济价值很大。

第五大类：含氧盐矿物。矿物中的最大一类，是金属元素与各种含氧酸根（如硅酸根、碳酸根、硫酸根、硝酸根等）的化合物，几乎占地壳已知矿物的2/3，可进一步分为硅酸盐、碳酸盐、硫酸盐等。

1）硅酸盐类：地壳中主要由此类矿物组成，约800多种，占已知矿物的1/3左右，为地壳总重量的3/4，如将SiO_2重量计入，可为地壳总重量的87%以上。橄榄石$(Mg，Fe)_2(SiO_4)$、普通辉石$(Ca，Na)(Mg，Fe，Al)[(Si，Al)_2O_6]$、普通角闪石$(Ca_2，Na)(Mg，Fe^{2+})4(Al，Fe^{3+})[(Si，Al)_4O_{11}]_2(OH)_2)$、云母$KAl_2(AlSi_3O_{10})(OH)_2$、正长石$K(AlSi_3O_8)$、斜长石、高岭石、滑石$Mg_3(Si_4O_{10})(OH)_2$、石榴子石$A_3B_2(SiO_4)_3$（其中A为二价的Ca，Mg，Fe，Mn；B为三价的Al，Fe，Cr等元素）、红柱石$Al_2(SiO_4)O$（Al可被Fe^{3+}、Mn所代替）及蛇纹石和石棉$Mg_6(Si_4O_{10})(OH)_8$属之。

2）碳酸盐类：大约80~95种，占地壳重量小，约1.7%。方解石、白云石、孔雀石属之。

3）硫酸盐类：种类较多，约260种，但重量仅为地壳的0.1%。大部分矿物是在地表条件下形成的。重晶石$BaSO_4$、石膏属之。

4）其他含氧盐类：磷酸盐、硼酸盐、钨酸盐等，常见矿物有磷灰石、黑钨矿（Fe，Mn）WO_4、白钨矿$CaWO_4$等。

（3）阴离子的类型见表3。

表3　阴离子化合物类型及所含成分

序	化合物类型	阴离子成分
1	硫化物	S
2	氧化物	O
3	氢氧化物	OH
4	卤化物	F、Cl、Br、I
5	碳酸盐	CO_3
6	硫酸盐	SO_4
7	硝酸盐	NO_3
8	铬酸盐	CrO_4
9	钨酸盐	WO_4
10	钼酸盐	MoO_4
11	磷酸盐	PO_4
12	钒酸盐	VO_4
13	砷酸盐	AsO_4
14	硅酸盐	SiO_4
15	硼酸盐	BO_3
16	亚硒酸盐	SeO_3
17	硒酸盐	SeO_4
18	亚碲酸盐	TeO_3
19	碲酸盐	TeO_4
20	碘酸盐	$IO3$
21	氧卤化物	$O_2Cl_2^{6-}$
22	氢氧卤化物	$(OH)_3Cl$
23	硫卤化物	S_2Cl_2

注：以上各类化合物加上单质矿物中硅酸盐矿物种数最多，硫卤化物最少，只有一种。2011年国土资源部发布第30号公告，我国的矿产资源种数达172个。

综上所述，矿物类的上述三类分类法中，笔者认为第三类按自然元素与阴离子的分类相对科学一些，当然更科学的分类有待于地质学家的研究，更重要的是对于矿物类中药的描述与分类要引用前沿的科研成果，这样才能与时俱进。

三、中药经验鉴别的范畴及要求

"中药经验鉴别"的范围可能比中药"性状"鉴别的范围还要广泛，因前者是在具体实践中所遇到的问题，虽多种权威中药学著作（包括专业法规）对所用中药均已收载，但在描述时不致详尽或与现实不符，如不同炮制方法所得成品的质量大不相同。随着中药事业的快速发展，目前的中药经验鉴别不仅仅局限于传统的中药经验鉴别真伪、优劣的范围，如包材、装量差异、色标、干度等都属于经验鉴别的范畴。因此，当前的中药质量鉴别贯穿于从生产到成品终端的整个过程。

为将中药经验鉴别技能传承好，需要做好以下几点：

（一）"德之先行"：这里所指的"德"是指具有良好的职业道德。在历代中医药著作中记载、现代生活中报道了不少关于"医德"的先进事例，如从事中医药人员众所周知或读背过的《大医精诚》；历代对人才的要求是"德才兼备"，故"德"是做人首要标准。

（二）"集思广益"：因每个人知识面的局限性，不可能对每种中药的"性状"全部了解与记牢；加上中药家种品种的"性状"改变、对掺杂使假的了解滞后，如对某个品种有怀疑时，不能轻易下结论，要多与同行或专家沟通与请教，或形成一个讨论决议，不仅提高了自己的业务水平，更能体现公平与公正。

（三）"才是基础"：加强学习，牢记中药主要特征。要想区分各种中药的真伪优劣，首先要努力学习中药鉴别的基础理论知识。中药经验鉴别主要涉及的学科有《中药鉴定学》《药用植物学》《中药炮制学》等。当然更深层次的还有《植物化学》《分析化学》及现代仪器的使用等。中药专业书籍较多，有法规（强制）性的和非法规（参考）性的。法规性的如《中国药典》、各省地方标准（药材标准、炮制标准等）；非法规性的包括了除法规性以外的所有中药学的专业著作。《中国药典》是一部综合多学科知识的法典。在熟记《中国药典》所载各品种特征的同时，更要熟读其"凡例"与相关"通则"的要求，这样才能掌握各品种的全貌。此外，要勤看多比较，从比较中找出中药之间的主要不同特征，分析总结，不断积累中药外观鉴别经验。

总之，中药经验鉴别是非常实用的好方法，但能正确地鉴别中药的真伪优劣，还需要多年经验的不断积累，需要对中药知识的不断充实，才能把握中药的质量。只有具备较为丰富的中药鉴别的理论知识，再通过眼看、手摸、鼻闻、口尝、水试、火试等方法，抓住中药的性状、大小、色泽、表面特征、断面纹理、气味和质地等几个主要方面，一般均能正确鉴别中药的真伪及品质的优劣。必要时应查阅药典、中药图谱、地方药品标准、植物分类检索等资料，结合广大药工的传统经验

进行认真鉴别。有条件时仍应采用现代化的检测手段，以免发生中药鉴别错误，确保临床用药有效、安全。

四、中药存在的问题及对策

（一）"品种"含义与商品名混乱

1.品种的概念　品种有多种释义。

（1）辞海：1）具有一定的经济价值，主要遗传性状比较一致的一种栽培植物或家养动物的群体。2）泛指产品的种类。

（2）《药用植物学》（黄宝康编）：1）中药的"品种"有仅指栽培的品种；2）也包括分类学上的种（"种"是具有一定形态、生理学特征和一定自然分布区，并具有相当稳定的性质的种群（居群或集群））。"种"具有双重含义：一是"种"是一个自然发生群体的集合，是进化过程中的基本单位。二是在命名法规所支配的分类等级系统中，"种"是分类的一个基本单位。野生种有一定的自然分布区；同一种的不同个体彼此可以交配受精，并产生正常的能育后代，不同种的个体之间通常难以杂交或杂交不育。种以下分亚种、变种、变型、品种（专指人工栽培植物的种内变异类群）四类。

故此，"品种"有广义与狭义之分，如同"阴阳"之分，在"阴"和"阳"中又可再分"阴阳"。如本著收载了263个品种属广义；丁香、川贝母品种属狭义；但川贝母项下有川贝母、暗紫贝母、甘肃贝母、梭砂贝母、太白贝母或瓦布贝

母6个"种"的来源，川贝母药名对于6个"种"的来源它又属广义，而6个"种"的名称又属狭义；而"种"以下又有四类，故还有广义与狭义之分。

2.商品名　辞海"为交换而生产的劳动产品所起的名称"。现行《中国药典》《中药鉴定学》等著作中所载品种项下的商品名有按【性状】或【来源】、产地加工方法、入药部位及多重组合等的命名，包涵了以下几个方面。

（1）按【性状】（形状）命名：如黄精为百合科植物滇黄精、黄精或多花黄精的干燥根茎。按形状不同，习称"大黄精""鸡头黄精""姜形黄精"。羌活为伞形科植物羌活或宽叶羌活的干燥根茎和根，其中羌活按形状分"蚕羌""竹节羌"；宽叶羌活按形状分"条羌""大头羌"。五倍子分"肚倍"和"角倍"等等。

（2）按【来源】命名：如化橘红为芸香科植物化州柚或柚的未成熟或近成熟的干燥外层果皮，前者习称"毛橘红"，后者习称"光七爪""光五爪"。尚有关黄柏、芦荟等。

（3）【性状】+【来源】命名：如秦艽为龙胆科植物秦艽、麻花秦艽、粗茎秦艽或小秦艽的干燥根。前三种按性状不同分别习称"秦艽"和"麻花艽"，后一种习称"小秦艽"；尚有川贝母、郁金、龙胆等数种。

（4）按产地加工方法命名：如生晒参、红参；三七分无蜡干货、蜡光干货等。

（5）按鲜药材质量+产地加工方法命名：如边条参、大力参、生晒参等。

（6）按种植方法命名：如园参、移山参（包括野山参）；三七、籽条（姑娘七）等。

（7）按入药部位命名：如参须；剪口、筋条、三七、绒根；荆芥、荆芥穗；筒朴、根朴、枝朴；莲子、莲子心等。

（8）按采收时期不同命名：如春三七、冬三七；春天麻、冬天麻；冬桑叶；大腹皮、大腹毛；绵茵陈、花茵陈等。

（9）按主产地或外来物种命名：如辰砂、湘莲、湘曲、平江白术、浙贝母、川白芷、杭白芷、宁夏枸杞、新疆紫草、内蒙紫草、潞党、京/津赤芍（一说产于北方，集散于北京/天津；一说为断面皮部类粉红色者）、四大怀药（主要指产于古怀庆府的山药、牛膝、地黄、菊花）、西红花、西洋参、胡椒等。

（10）按炮制与合成方法命名：如芒硝、玄明粉；清半夏、姜半夏、法半夏、红升丹、白降丹、轻粉、灵砂、银朱、冰片、人工天竺黄等。

（11）按存放时间命名：自古至今中药"六陈"之说（即陈皮、半夏、枳壳/枳实、麻黄、狼毒、吴茱萸六种陈放时间较长，使用效果更好的中药）。对于"六陈"与陈药掌握与了解如下几个方面的内容：

1）"六陈歌"，为便于记忆，历代医家还编写了歌诀，流传至今的有三种：李东垣《珍珠囊指掌补遗药性赋》"枳壳陈皮半夏齐，麻黄狼毒及吴萸，六般之药宜陈久，入药方知奏效齐"；张从正《儒门事亲》"药有六陈，陈久为良，狼茱半橘、枳实麻黄"；《医方类聚》"枳实麻黄并半夏，橘皮狼毒及吴萸，真辞经岁空陈滞，入用逢知效自殊"。

2）宜放置陈久后使用的提法历代都有记载，最早见于《神农本草经》的序例中，"土地所出，真伪陈新，并各有法"。陶弘景《本草经集注》"凡狼毒、枳实、橘皮、半夏、麻黄、吴茱萸皆须陈久者良，其余须精新也。"《和剂局方》载"二陈汤"，就是因陈久的陈皮、半夏二味而成名方。汪昂"皮厚而小为枳实，壳薄虚大为枳壳，陈者良，麸炒用"。

3）最早出现"六陈"字样为《新修本草》的狼毒条下记载"与麻黄、橘皮、半夏、吴茱萸、枳实为六陈也"。

4）为何宜陈久？陈久的时间有何限制？《药鉴》"陈皮须用隔年陈，麻黄三载始堪行，半夏隔年须炮制，茱萸气烈待挥散"。医家张山雷"新会皮，橘皮也，以陈年者辛辣之气稍和为佳，故曰陈皮。"按此"六陈"并不是无期限放置，否则，药气逐渐挥发，嗅之无气味，视之颜色加深，药效也就受到影响。

5）陈久品种的数量不仅仅局限于六种，《孟子-离娄篇》"七年之病，求三年之艾"。李时珍"芫花留数年陈久者良……凡用艾叶需用陈久者，治令细软，谓之熟艾。若生艾灸火则易伤人肌脉。"

6）各品种陈久时间、功效等有待深研。

（12）尚无归类的命名：如没药分"天然没药"和"胶质没药"等。

（二）中药产地加工、中药产地鲜切和中药炮制概念混淆

1.基本定义

（1）中药产地加工：是指根据中药材的性质和储运销售的要求，对中药材进行的产地加工拣洗除杂、刮皮抽心、趁鲜初切、去壳、蒸、煮、燀、发汗、干燥、分级划等、分类包装等，所得成品为中药材又称"中药材产地初加工"，是基础阶段。俗话说"三分种，七分收"，所以"收"与产地加工相当重要。

（2）中药产地鲜切：是指将产地采收的新鲜中药材按相关规定的片型、大小、长短、厚薄等进行切制等加工，其成品为中药饮片，可直接入药。《药品生产质量管理规范（GMP）》（2010年修订）中规定"产地趁鲜加工中药材是指标准中要求需在产地用鲜活中药材进行切制等加工的中药材"。2015版《中国药典》山药的"药材"项下首载"……趁鲜切厚片……称山药片"。

（3）中药炮制：是指根据中医药理论，依照辨证施治用药的需要和药物自身性质，以及调剂、制剂的不同要求所采取的制药技术。中药必须经过炮制之后（即中药饮片）才能入药，是中医用药的特点之一。

2. 中药产地加工、产地鲜切的区别

现行《中国药典》所载产地加工的有39个

品种（只需净制后就可直接入药）实际上早已当作"饮片"使用（如丁公藤、干姜、山药、山柰、山楂、川木通、片姜黄、乌药、功劳木、白蔹、齐竹茹、两面针、皂角刺、鸡血藤、苦参、虎杖、狗脊、茯苓块/片、钩藤、香橼、首乌藤、桂枝、桃枝、铁皮石斛、粉萆薢、益母草、浙贝母、桑枝、桑寄生、菝葜、黄山药、黄藤、野木瓜、商陆、绵萆薢、葛根、紫苏梗、滇鸡血藤、颠茄草）。因这一历史原因与现实的存在，故现行《中国药典》续载"山药片"。由于"产地加工"这一术语存在歧义，有必要规范其用语。我们建议：相关法规应该进行规定，"产地加工"的品种不能直接当"饮片"使用；而"产地鲜切"的品种可直接入药。由于"产地加工"与"产地鲜切"概念的混淆及误解等种种原因，导致对网络上出现"64种中药产地鲜切品种"误解。据统计，其中25种实为"产地加工"的品种（如三颗针、土茯苓、大血藤、大黄、大腹皮、小通草、广东紫珠、天花粉、木瓜、木香、化橘红、地榆、肉苁蓉、防己、何首乌、佛手、青风藤、枳壳、枳实、狼毒、高良姜、粉葛、通草、锁阳、槲寄生）；39个为"产地鲜切"品种。但64种中药中个别品种的片形、长短、厚薄极不规范，如大黄、何首乌30~40g/块、鸡血藤长18cm/块、佛手长10（宽7）cm、山药片（斜片）长约14cm的超重与超长的片形，因此，很有必要对"产地加工"与"产地鲜切"的概念与品种的规范。

3.中药产地加工、产地鲜切的注意事项 产地加工包括了采收及处理等，品种多；涉及的方法广，有的是一药一法、一药多法、多药一法等。在中药经验鉴别与质量验收时常会碰到同批中药的色泽不一致，这与干燥密切相关，采收后可能因天气原因等未能及时干燥；或因干燥条件掌握不佳等。有些采收后未及时切制，而导致所含成分的代谢等。如全草类的鱼腥草、益母草；藤木类、根及根茎类如鸡血藤、大血藤、菝葜等。因此产地加工要做到"及时采收、及时加工、及时干燥""三及时"。产地鲜切的品种除"三及时"外，还应注意片型（片、段、丝、块）、厚薄、长短等特定要求。这样才能有效地保证中药质量。

（三）《中国药典》未详与欠规范的品种

1.大小与长短不在《中国药典》标准范围之内 中药的大小与长短属【性状】范畴。《中国药典》有三处对大小与长短进行了要求：一是在各品种的【性状】项下；二是"药材和饮片检定通则"要求"大小……可允许有少量高于或低于规定的数值"。三是"凡例五……本版药典收载的品种，其质量应符合相应规定"。如【性状】项下甘草"直径0.3~3.5cm"；番泻叶"长1.5~5cm，宽0.4~2cm"；松贝"高0.3~0.8cm，直径0.3~0.9cm"；金钱白花蛇"盘径3~6cm，蛇体直径0.2~0.4cm"等等。一般而言低于/高于《中国药典》规定的属劣药（即等级偏低）？如套用"杂质"概念，也属于"来源相同、但性状与规定不符"的杂质。我们认为"少量"应控制在5%以内为妥。

2.未明文规定种植要求　《中国药典》收载的三七未明确不包括未移栽三七品种（移栽品种为种子繁殖；播后一年或二三年移栽定植，移栽后三年及以上采收）。未移栽的一年/或二年及以上的三七（习称"籽条""姑娘七"（产地行话））瘦小，有可能成分不达标，不能作三七用。又如小人参不能作参须用。

3.《中国药典》"杂质"的标准不一致

（1）"杂质"的标准不统一：《中国药典》"杂质检查法"与"检定通则"均适用"药材与饮片"。但"检定通则""……药屑杂质通常不得过3%……"（即不包括"杂质检查法"的后2类杂质）。如《中国药典》正文（一般各品种列药材与饮片2大项）连翘（未列饮片项）药材项"杂质"青翘不得过3%……（即"杂质检查法"所含的3类"杂质"）。按凡例十二"正文中未列饮片与炮制项的……该正文同为药材与饮片标准……"的规定，青翘饮片的杂质也应该是3%（即同上药材标准）。而在一枝黄花药材与饮片的正文中均无"杂质"检查要求，如要检查该药药材与饮片的"杂质"就得按"检定通则""……药屑杂质通常不得过3%……"的要求检测。也就是说，正文药材项有杂质检查规定的，其药材与饮片按正文要求的"杂质检查法"（饮片项可能另有规定）进行检查；正文药材项

没有杂质检查规定的其药材与饮片按"检定通则""不得过3%"要求进行检查。从青翘与一枝黄花2药的饮片"杂质"要求可以看出，显然"检定通则"的标准比"杂质检查法"的标准较为严格。这样就出现了2个标准不一样，给实际操作带来了许多困扰。对于标准而言，因《中国药典》收载的为最低标准，各企业、各用药单位可根据本单位情况制定更高的标准，这是符合法律要求的。

（2）药屑杂质过筛的孔径未明确：《中国药典》"检定通则""药屑杂质"到底过什么大小孔径的筛没有规定，这样就可能导致不同的人对同一品种的药屑杂质判断不一，产生异议。因中药有大有小，最小的如葶苈子（南葶苈子长约0.8~1.2mm，宽约0.5mm；北葶苈子长1~1.5mm，宽0.5~1mm）；最大的如白术（长3~13cm，直径1.5~7cm）。显然药屑杂质按各品种项下的下限要求来规定过某一孔径的筛是不现实的，且药屑杂质与杂质的概念又有很大的区别。为此，是否可以设定一个界值：凡是直径＞2mm的中药过《中国药典》一/或二号筛；直径＜2mm的中药过《中国药典》三号筛，这样便于实际操作和药屑杂质概念的规范。但龚千锋《中药炮制学》（2016版）中药饮片净度的"检查方法：取定量样品，拣出杂质，草类、细小种子类过三号筛，其他类过二号筛。药屑、杂质合并称量计算"。

4.《中国药典》多种炙法的成品未要求干燥　如《中国药典》炙法收载了酒

炙、醋炙、盐炙、姜炙、蜜炙等，在其各法项下只有"炒至规定程度时，取出，放凉"的表述，没有干燥的要求。试想待炮炙品加入了这些液体辅料后（油炙除外）被吸进了组织内部，就算炒至了规定的程度也难炒干水分，在实际的操作过程中，其成品都进行了干燥，否则，在贮藏的过程中生霉的概率大大增加。

5.《中国药典》所载某些品种的炮炙方法有待商榷

（1）加辅料炮炙、清炒炮炙方法的商榷：如按《中国药典》方法炮炙的清炒白扁豆、盐炙杜仲、酒炙乌梢蛇等成品根本达不到质量标准。白扁豆外熟内生（有严重的豆腥味）或内熟外煳；杜仲折断面的丝较难扯断；乌梢蛇寸段用20%的黄酒根本闷不透（《中国药典》未要求加水稀释），酒炙后实际与生品差不了多少。清炒炒炭难"存性"等。如果《中国药典》收载的酒炙、醋炙、盐炙、姜炙、清炒（包括炒炭）的绝大多数品种改用砂炒，则能克服上述方法的许多或所有弊端。前述多法已载《湖南省中药饮片炮制规范》2021版中。

（2）未载九蒸九晒品种：最典型的品种就是制何首乌。因炮炙不合格的制何首乌有致肝肾毒性反应，在欧美禁止我国含有制何首乌中成药的使用。因何首乌含蒽醌衍生物（主含大黄酚、大黄素；次为大黄酸、大黄素甲醚、大黄酚蒽酮等），生品解毒，消肿，截疟，润肠通便；生用一般适应病程较短的急性实热证，故使用

该药的时间不长。制何首乌补肝肾、益精血、乌须发、强筋骨、化浊降脂等；一般适应病程较长的慢性病或亚健康患者，使用该药的时间较长，但《中国药典》只要求"蒸至内外均呈棕褐色"的标准，且无时间与次数要求，导致肝肾毒性的可能原因与蒸炙次数太少密切相关，且在近代的相关著作与现代部分论文均有何首乌九蒸九晒的记载与报道。

（3）乳香、没药炮炙成品结块：由于二药均属树脂，含油量较多，按《中国药典》方法的醋炙，在炮炙时产生黑烟相当多，污染环境与操作人员；贮存时结块，很难瓣开，不便于配方。如采用纸吸附法能完全解决结块的炮炙难题，但又不符合《中国药典》所载的"性状"；《湖南省中药饮片炮制规范》2021版已载。

6.《中国药典》数种中药入药部位的"根和根茎"的商榷　现行《中国药典》正文收载根与根茎入药部位的有"根""根茎"（下称"前根茎"）"根和根茎""根茎和根"（后二者中的"根茎"下称"后根茎"）四类。对前二者的概念没有争议，其中"前根茎"的概念与《药用植物学》中指的是地下"根状茎"完全相符，即"根茎"="根状茎"，如白茅根、芦根、姜等（《中国药典》所载数种中药的入药部位为"根茎"的名称也可能有误）。而"后根茎"与"前根茎"所指入药部位完全不同，存在较大异议，如《中国药典》"后根茎"入药的有24种（不包括炙甘草、红参2个单列品种）。

除茜草、白前外，其余原植物并没有地下"根状茎"（紫菀偶见），其"根茎"可能为"茎基"（又称根头、根茎头、茎残基等）。故此，就导致了前后两个"根茎"的名称相同，而入药则是两个不同的部位，即"前根茎"指的是"根状茎"；"后根茎"指的是"茎基"。且实际入药部位的"茎基"称为"根茎"的概念查无出处，在同行与学术界中将前后两种"根茎"的概念混为一谈也是常事。

"根茎"类部分中药入药部位的名称也存在诸多不同，且品种较多，如香附七著均载，其中六著入药部位的名称均为"根茎/根状茎"（而五著的内容描述与图注文又为"块茎"）、《药用植物学》为"块茎"（香附子）、《中国植物志》"块茎名为香附子"。山药四著入药部位的名称分别为"根""块茎""块状茎"、其他三著均为"根茎"（诸如此类还有金荞麦、菝葜、黄山药、胡黄连、升麻等）。如上情况的出现说明了相关著作所载入药部位的名称存在争议多年，但无人提出、报道与讨论，也给中药验收、检验、药监等操作者带来诸多迷惑，无所遵从。

（四）中药市场的不规范行为

1.产地鲜切，炮制不规范　由此导致了诸多乱象，其中饮片严重超厚、改变中药饮片的《中国药典》【性状】等尤为突出。

（1）饮片超厚超长严重：如白芍《中国药典》要求切薄片（1~2mm），

而产地加工的白芍均为超厚片（厚片为2~4mm），均在4~5mm以上，有的甚至达到10mm（多为收刀片）；鸡血藤最长15cm，重35g；茯苓/神块达到60×60×10/55×55×9mm，重达40/31g，无法分戥；尚有白术、川芎、虎杖等片形过大。

（2）改变了中药饮片的传统【性状】：如鲜切的白芍、赤芍、山药、天花粉、人参等，切面凹凸不平、翘片，均属传统认识的败片。

2.产地采收或加工不规范　如蒲公英为全草入药，产地采收时应是带根全草，或只割取了地上部分，导致了蒲公英中少根或无根；或因根价贵而根苗分售。

3.炮制不到位或不按要求炮制

（1）杂质过多：现行《中国药典》所载杂质包括了来源相同，但"性状"（包括走油、变色等）与入药部位（如芦头等）不符、来源不同和无机杂质三类。如款冬花中的花梗、根等；白术中的变色片；白花蛇舌草带有其他的植物；金银花、红花等花中的风沙；甘松中的茎叶等。

（2）炒炙不到位：多为小型中药生产企业，编者曾对购进的炒紫苏子、炒蒺藜、盐补骨脂、盐菟丝子、盐车前子、炒牛蒡子、醋五味子、炒酸枣仁8个品种的20个样品进行了发芽实验，结果有炒紫苏子、盐补骨脂、盐菟丝子、炒牛蒡子、盐车前子5个样品发出了芽。

（3）蜜炙不透心：蜜炙是中药传统

炮制方法，从《雷公炮炙论》"紫菀蜜浸"至今，蜜炙法一直沿用。但目前的蜜枇杷叶、炙黄芪、炙甘草等蜜炙品几乎都达不到"蜜炙透心"的要求，表面挂蜜，断面与生品几无区别。其主要原因是稀释炼蜜的加水量无统一标准，《中国药典》也只有"应先将炼蜜加适量沸水稀释"的要求；相关文献炼蜜：水＝5:1～1:1，属于过饱和蜜液，显然不能渗透到中药组织内部，解决的办法就是增加稀释炼蜜的水量及中药蜜炙前后均要烘烤。

（4）炒改烤的方法值得商榷：目前许多药商与厂家将"炙法"中的酒炙、醋炙、盐炙、姜炙与清炒等方法从简操作，如酒女贞子、醋延胡索、盐车前子、姜厚朴等将相应的辅料拌匀吸尽后进行烘烤；清炒牛蒡子等改直接烘烤，用烤代替了炒。最终产品有相应的气味（烤的气味淡，炒的气味浓），但表面焦斑均无或不明显（手工/机械清炒品表面焦斑明显/或不明显，烘烤品表面则无焦斑）。另据了解目前市场上销售的龟甲、鳖甲多为恒温电炉烘烤品。

（5）毒性中药的炮炙过头：如制川乌、制草乌的炮炙过头，毫无微麻之舌感。

（6）青黛杂质严重超标：青黛传统炮炙方法是水飞，与朱砂、雄黄、炉甘石、滑石等水飞方法一样。但目前临床应用的青黛均以产地加工品直接入药，其石灰碴严重超标。青黛水飞的理论依据有二：一是青黛主含靛蓝（为苷元），并含靛玉红等（与靛蓝互为异构体）。该苷元具亲脂性，故有效成分不溶于水。二是减少了杂质、提高了靛蓝含量。

（7）动物贝壳煅至酥脆的质量：目前相当一部分炮制品是产地不具备炮制技术的非专业人员炮制的，为了省时、省工、省成本，有的稍煅或不煅就捣碎的。其生品与煅至酥脆的成品可从气味、色泽、质地三方面进行区别：生品海腥味稍有或无、多为乳白色、有光泽、手捻质硬，粉末少；煅至酥脆品海腥味很浓、多为青灰色、无光泽、手捻易碎，粉末较多。

各 论

第一篇　共用术语类

1.干货　药材的干湿度，所含水分以不导致霉烂变质（以传统经验公认干燥度）为准。参见2020版《中国药典》"中药材及饮片检定通则"。

2.中上部　是指测量长圆条形的根茎中药的部位，即全长中部的上端（与根头端）折半处。

3.手感　即手握住中药并捏压时的感觉，用来判断中药的质量与干燥程度。如密银花有顶手的感觉；多数花类中药有柔软的感觉；多数根及根茎类中药在晒干后有咯咯作响的硬感与声音，证明干燥程度达到要求（但烘烤过头者也有此现象）。

4.升华　指固体中药不经液化直接变为气体的现象。如冰片易升华。

5.风化　指药材中有些含水化合物和钠盐类的商品在空气干燥的条件下，表面逐渐出现粉末状物，如芒硝等。

6.生心　或称夹生，系指在焙炙或煮烫过程中未透心者。如产地加工的郁金、延胡索等断面呈白色。

7.虫蛀　生虫受蛀中药（药材与饮片）。如虫蛀轻微，影响质量不大者，仍可药用。故有"虫药不虫性"之说。当然虫蛀程度较大时不能药用。中药相当一部分易虫蛀。

8.杂货　药材所含非药物部分。如泥土、砂石、灰渣、木屑、柴草、矿渣等杂质，统称"杂质"。

9.岔　四川叫岔，即断面，有时亦称"口面"。

10.变色　是指因贮存条件不佳或时间过长，药材的色泽起了变化，而色泽正是衡量药材质量的重要标志。如牛膝、党参等含糖类、挥发油类、花类、叶类、全草类等。

11.油条/走油/泛油　含油质药材在堆存时发热，或烘烤不当以及气候等因素引起的泛油变色者。如牛膝、党参等含糖类、挥发油类等。

12.烂头　有些药材受各种因素的影响，发生一头或两头破烂或霉烂者。

13.粉性　淀粉多。如山药、粉葛、粉萆薢等。

14.散失气味　具有强烈芳香气味的药材都含有挥发油成分，因保管不当，使药材固有气味逐步淡弱或消失，说明有效成分在减少。如乌药、陈皮、白芷、木香等。

15.焦枯　药材在加工干燥，或防虫熏炕过程中，操作不当发生的灼伤变"焦枯"者。如生地黄、熟地黄、肉苁蓉、党参、当归、黄精、玉竹等。

16.粳性　指质硬。

17.熔化　指药材受热后，发生变软以致变成稠膏状的现象。如芦荟易熔化。

18.霉变　药材因干燥不够或受潮湿产生霉变。如表面轻微霉变（即风霉），去净后影响质量不大者，仍可药用。但霉变程度较大时不能药用，故有"霉药霉性"之说。

19.潮解　药材中有些含水化合物和钠盐类的商品在空气潮湿的条件下，表面会产生湿润，随着水分的增多，与结晶水逐渐被溶化，这种溶化过程称"潮解"。如芒硝。

20.糯性　指质软。

21.大理石纹/大理石花纹/槟榔纹/蛇纹　药材表面或断面有形似大理石的花纹，习称"大理石纹/大理石花纹/槟榔纹/蛇纹"。亦称"纹理"。如花蕊石（表面白色或浅灰白色，其中夹有点状或条状的蛇纹石）、槟榔（断面呈棕白相间的大理石样花纹）、肉豆蔻（断面红白相间的花纹系棕色的外胚乳向类白色的内胚乳伸入，交错而成类似槟榔样纹理或大理石花纹）。

22.天雄　附子（川乌的子根）中细长10~13cm者，名天雄。但京津地区为草乌主根的长者为天雄。根据本草记载和传统习惯，正确的应为前者。

23.云锦状花纹/云朵花纹（异常维管束）　又称"云纹""云彩纹"。何首乌的块根横切面皮层中由多个类圆形、大小不等的异型维管束组成的云朵状（云锦样）花纹。中央较大的为形成层正常生长所形成的正常维管束。皮层中环裂的为异常生长所形成的异常维管束。另有红药子（蓼科植物翼蓼*Pteroxygonum giraldii Dammer et Diels*）、朱砂七（蓼科植物毛脉蓼*Polygonum cillinerve*（Nakai）Ohwi）的二者块根断面髓部均有"云锦状花纹"、而皮部则无。

24.菊花纹/菊花心　是指药材横切面维管束与较窄的射线相间排列成细密的放射状纹理，形如开放的菊花。这一术语在药材断面描述时使用较普遍，一般说来有两种含义：一是指木射线或木薄壁细胞干枯皱褶形成"裂隙"[92]之后，在木质部中构成的放射状花纹，如板蓝根、甘草、苦参、黄芪、防风、桔梗、羌活等；二是指木射线与形成层或年轮交织而成的环纹，如乌药、白芍、当归、三七等。乌药同时具有"车轮纹"[25]特征。

25.车轮纹　是指药材横切面维管束（木质部）与较宽的木射线相间排列成稀疏整齐的或果实类内果皮所包括的部分呈放射状纹理，形如古代木质车轮。如防己、广防己、大血藤、海风藤、北豆根、桑寄生、槲寄生、木通、川木通、山木通、关木通、过山龙、枳壳、枳实、香圆、丹参、黄芩等。

26.蜘蛛网纹　在车轮纹（即横断面）的木质部有许多整齐环列的针状小孔（大型导管），与类白色木射线相间所形成的蜘蛛样网纹。即具有"车轮纹"[25]、又具有蜘蛛网纹2种特征。如木通、川木通、山木通、关木通、过山龙等。

27.网状纹理/网状皱纹　药材表面可见网状样纹理。根或根茎类药材除去外皮后可见"网状纹理"（或称"丝瓜络状细筋脉"）；如大黄、木香、川木香、升麻等。果实种子类中药如火麻仁、紫苏子、肉豆蔻、荜澄茄、南葶苈子、白芥子、猪牙皂、天仙子、鸦胆子、莨菪子、补骨脂等可见"网状纹理"，亦称"细密网纹"。

28.瓦楞身　瓦楞《辞海》又称"'瓦

垄'，屋顶上用瓦铺成的行列的隆起部分。……亦称形似瓦楞的东西，如瓦楞帽、瓦楞子（蚶）"。具瓦楞特征的中药如瓦楞子、海马、海龙等。

29.水试　有些药材在水中或遇水能产生特殊现象，作为鉴别特征之一。如秦皮、葶苈子与车前子、菟丝子、小通草、熊胆、松花粉、蒲黄、丁香、红花、西红花、栀子、蟾酥、青黛、蛤/哈士蟆油、胖大海、犀角、浮石等。见各品种项下。

30.凤尾　指药材的顶部或尾部形似凤凰尾巴的形状。如耳环石斛、峨眉野连、橘络。

31.火试　有些药材用火烧之，能产生特殊的气味、颜色、烟雾、闪光和响声等现象，作为鉴别特征之一。如降香、麝香、海金沙、沉香、乳香、血竭。

32.双花　建泽泻，长成两个相连的根茎，习称"双花"。金银花，苞片叶状，卵形，2枚，也习称"双花"。

33.玉带缠腰/玉带腰箍　山慈菇假鳞茎表面具有2~3条微突起的横环纹节，又称"腰箍"。其中杜鹃兰（毛慈菇）的"箍"在腰部，独蒜兰（光慈菇）的"箍"在底部。此外，王瓜（又名黄瓜、山苦瓜）的种子呈"中"字形，亦有人称"玉带缠腰"。

34.凹窝　半夏、天南星、白芷等根和根茎类药材顶端的茎痕凹陷，为地上茎脱落后留下的痕迹。亦称"肚脐眼/凹肚脐"[35]；参"鸡眼"[63]。

35.肚脐眼/凹肚脐　某些块茎或块根

类药材的茎痕或根痕凹陷呈脐状。如延胡索、半夏、天南星、白附子、天麻等。亦称"凹窝"[34]；参"鸡眼"[63]。

36.皮松肉紧　药材横切面皮部疏松，木部结实。如质优的西党参、黄芪、木香等。

37.发汗　有些药材在产地加工过程中用微火烘至半干或置沸水中微煮、蒸后，堆置起来发热，使其内部水分往外蒸发、变软、变色、增加香味或减少刺激性，有利于干燥。这种方法习称"发汗"。如广藿香、茯苓、续断、杜仲、厚朴、地黄、玄参、乌梅等。发汗时要注意几点：一是药材要含有一定的水分（过少则堆置后不发热，达不到发汗目的；过多则易"冲烧"——即内部发泡），一般以七成干左右为好。二是待内部温度达到50℃左右时适时翻动（这也是防止"冲烧"的重要一环）。三是要将表层的药材翻至中心，使其发汗至透（有时同一批药材有的内部不透可能就是此种原因而致）。四是表面要有覆盖物（保温与保湿）。五是要勤查，防止生霉与"冲烧"及切开个大者观察是否发汗至透。尤其是皮类药材在发汗过程中如操作不当，则极易导致生霉与变质。

38.扫帚头　根类药材顶端具纤维状的毛，形似扫帚，如红柴胡（南柴胡）、禹州漏芦。参"棕毛"[91]。

39.芝麻点　药材表面或切面可见芝麻样的小点，习称"芝麻点"。如天麻、犀角等。

40.麻点/棕眼　一指须根痕，即"棕

眼"，如半夏、天南星等顶端凹窝四周密布的棕色小凹点为"棕眼/麻点"。二指根茎类药材断面的白色点状维管束，如拳参、胡黄连断面均有白麻点排列成环。三指种子类中药，表面有多数细微颗粒突起，习称"麻点"（有的要置放大镜下观察）。如北葶苈子、王不留行、天仙子等。

41.虫瘿　某些昆虫寄生于某些植物体上所形成的虫瘿。如五倍子为五倍子蚜寄生于漆树科植物盐肤木、青麸杨或红麸杨叶上的虫瘿；没石子为没石子蜂寄生于没石子树幼枝上所生的"虫瘿"。

42.罗盘纹　即形状为整个圆盘。《辞海》"罗盘也叫'指南针'。指示方位的一种仪器。由有方位刻度的圆盘和中间装置一根可以水平转动的磁针构成……"。如商陆断面由于异常生长所形成的三层构造。由于中柱稍的细胞恢复分裂机能，形成新的形成层。形成层向外分裂的细胞产生韧皮部，向内分裂细胞产生木质部，并与薄壁细胞间隔排列。干后木质部凸起，薄壁细胞凹陷。因此在断面形成3～10圈凹凸不平的同心圆环，习称"罗盘纹"，亦称"同心环"。"罗盘纹"与"同心环"[43]的称谓实际上与药材的大小无关，只是不同的习惯称谓而已。

43.同心环　具有形状为整个圆盘的特征。分断面与表面两种情况，一是断面情况：如牛膝与川牛膝由于异常生长，形成多数小型的点状异常维管束，断续排列成数个同心环。异常维管束排列牛膝2～4

轮、川牛膝3～8轮且较规则。苏木的断面可见类圆形同心环年轮纹。如鸡血藤"韧皮部有树脂状分泌物呈红棕色至黑棕色，与木部相间排列呈数个同心性椭圆形环或偏心性半圆形环；髓部偏向一侧。"（偏心性半圆形环见下"同心环带"[44]）。二是表面情况：如白及"有数圈同心环节"；亦称"罗盘纹"[42]。

44.同心环带　具有部分圆形（不具整个圆盘）的环带特征。分断面与表面两种情况，一是断面情况：如鸡血藤偏心性半圆形环。二是表面情况：如云芝"……表面密生灰、褐、蓝、紫黑等颜色的绒毛（菌丝），构成多色的狭窄同心性环带……"；珍珠母（三角帆蚌）"壳面生长轮呈同心环状排列"、牡蛎（大连湾牡蛎右壳外面）"具疏松的同心鳞片"。

45.同心层纹　动物结石类药材，横断面可见结石逐步形成的环状同心层纹，习称"同心层纹"。如牛黄、珍珠、猴枣、马宝、狗宝等。

46.朱砂点　某些药材断面有的具红棕色的小点，为油室及其分泌物。如羌活、苍术、木香等。

47.竹节状　根或根茎类药材，表面具"竹节状"。如两头尖（即竹节香附）、竹节三七、竹节羌活、人参的竹节芦等。

48.合口　当归根头部圆钝，有紫色或黄绿色茎痕及残存的叶柄基部残痕，称"合口"（独活亦称）。

49.本色　是矿物的成分和内部构造所决定的颜色（矿物中含有色素离子），

如辰砂朱红色；自然铜铜黄色（实为黄铁矿）。

50. 外色 由外来的带色杂质、气泡等包裹体所引起的，与矿物本身的成分和构造无关。这些带色杂质可能是无机化合物，也可能是有机化合物。外色的深浅，除与带色杂质的量有关外，还与分散的程度有关，如紫石英、大青盐等夹杂的杂质。

51. 彩晕 中药断面或表面具有不同颜色的花纹或色彩相杂，习称"彩晕"。如花蕊石；信石；石决明壳内表面；珍珠与珍珠母。参假色[52]、珠光[53]。

52. 假色 某些矿物或动物贝壳中药有时可见变彩现象，这是由于投射光受晶体内部裂缝面、解理面及表面的氧化膜的反射所引起光波的干涉作用而产生的颜色，如云母（在某些动物药材中亦可见到，如石决明等）。参彩晕[51]、珠光[53]。

53. 珠光 原指珍珠彩色光晕，故称"珠光"。又指珍珠、珍珠母表面具有半透明的玉白色或淡粉红色、浅黄绿色；而石决明壳内面具彩色光泽、青礞石、金礞石表面具有青灰色或灰绿色及金黄色的彩色光泽，这些均属"珠光"范畴，故均可习称"珠光"。参彩晕[51]、假色[52]。

54. 条痕与条痕色 矿物在白色毛瓷板上划过后所留下的粉末痕迹称为"条痕"；粉末的颜色称为"条痕色"。

55. 纤维性 折断面不整齐，呈纤维状或裂片状。如高良姜、干姜、千年健、秦皮等。

56. 芦与芦碗 主根上部的根茎称"芦"。根茎上带有盘节状的凹窝（即地上茎的残痕）称"芦碗"。芦大致有两种情况：一是像人参及人参类、三七、北沙参、南沙参、桔梗、党参、川芎、藁本、黄精、玉竹、升麻等多年生草本植物，其地上茎每年秋死春生，由茎基部发芽，缓慢生长，年复一年，这样形成的芦呈盘节状，芦长，其上有多数圆形或半月形凹窝状的茎痕，习称"芦碗"。二是像板蓝根（菘兰）系二年生的草本植物，芦膨大呈圆锥形、疙瘩状，其上有一轮状为基生叶脱落后留下的叶柄痕（与萝卜相似），芦短，不具芦碗。实际上根、根状茎类绝大多数药材均具有"芦"的特征，但因芦的形状不同，有不同的称谓，如党参的芦又称"狮子盘头"或"小疙瘩"；甘草的芦称"疙瘩头"。

57. 剪口 是指中药材在产地加工时，常用剪刀剪分的方法整理药材或剪分后所得入药部位的专用术语。有两种解释，一指在药材上留下剪过的痕迹，如1963版《中国药典》石斛（耳环石斛）项下"……无剪口……"。二指分开不同的入药部位，如剪分五加科植物三七、西洋参等位于主根和地上茎之间的"芦"作为入药部位的特指，即"剪口……经加工后根茎的俗称"（GB/T 19086-2008《文山三七》、GB/T 36397—2018《西洋参分等质量》）。实际上，"剪口"术语在产地加工的过程中早于1963版《中国药典》就已沿用，且一般以入药部位的特指为主。

由于人参类的传统产地加工方法没有将"芦"分开药用，故人参的"剪口"术语极少见或无。

58.连珠/连珠状　川芎、藁本、羌活等根茎药材，节与节间密集，节膨大，节间凹陷，似一串算盘珠。如黄连即以"连珠色黄"而得名。乌药（又称乌药珠）、香附、甘遂等由于中部缢缩，亦成连珠状。巴戟天药材为干后皮部收缩，具纵皱纹及横裂纹，有的皮部横向断裂而露出木部，形如连珠或鸡肠（广西称鸡肠风）。果实中亦有连珠状者，如槐角等。

59.钉角　盐附子、草乌、三七等表面有的具突起的支根，习称"钉角"。

60.角质/角质样　角质指部分中药的质地坚硬，断面半透明或有光泽的特征。如水牛角、羚羊角、穿山甲、重楼（致因不详）等。角质样指具有角质且断面较平坦的特征。植物药出现角质与角质样特征的成因可能因部分中药富含淀粉、多糖成分或不易干燥（因鲜品的细胞活性不易失水而影响中药的质量或产量）而采取不同的加工方法或其他原因所致。一是产地加工时一般煮/蒸至无白心，如现行《中国药典》产地煮/或蒸至无白心或置沸水中略燀及断面有角质/角质样的品种有明党参、北沙参、天麻、郁金、延胡索、土贝母、附子（黑顺片）、白及、百合、红参、姜黄、香附、薤白、山慈菇、五倍子、天冬、莪术等约17种。二是或因炮炙时加热，如姜半夏、制天南星、制白附子、制何首乌、鸡内金（可能与杀后烫去毛有

关）等。三是其他处理，如清半夏（白矾辅料）、牛膝（致因不详）、夏天无（致因不详）、家种黄芩（致因不详）、蟾酥（致因不详）等。然而产地加工的加热处理还有蒸/燀或水煮品种，但无角质样特征，如马齿苋、石斛、栀子、大腹皮、槟榔、红大戟、山茱萸、木瓜、桑寄生、槲寄生、桑椹等。四是可能死苗或严寒，如白芷、重楼、川贝母等。参见"起镜面"[61]、"玻璃样光泽"[62]、"僵个"[97]等。

61.起镜面　断面平坦、明亮，呈角质样[60]，半透明，为淀粉糊化的结果。如天麻、玄胡、郁金、白及、姜黄、莪术等亦称"起镜面"，又称"角质样"或具"蜡样光泽"。整体具"蜡样光泽"的如滑石。

62.玻璃样光泽　中药断面形如玻璃光滑而平整且具有一定的反光性质，习称"玻璃样光泽"。如煤珀、芦荟、马宝、青礞石、信石、石膏、阿魏、浮石、血竭、乳香、天然熊胆等。

63.鸡眼　部分根茎入药的中药根茎上具有的圆盘状茎痕（为地上茎脱落后留下的痕迹），习称"鸡眼"。如黄精、玉竹、射干、生姜等亦具有此特征。参"凹窝"[34]、"肚脐眼/凹肚脐"[35]。

64.虎皮斑　炉贝表面有黄白相间的斑块，似虎皮，故炉贝有"虎皮贝"之称（黄者系未去净的鳞叶表皮）。又指虎杖茎秆，苏颂"三月生苗，茎如竹笋状，上有赤斑点……"；李时珍"杖言其茎，虎言其斑也。"

65.肾形/肾形片　药材与饮片的外形似肾脏的特征。如五味子、沙苑子、南五味子、补骨脂、女贞子、槐角、浙贝母片（宽面纵切）等。

66.延展性　指矿物能被压成薄片或抽成细丝的性质。如金、铜等。

67.坚实　质坚而重。如三七、郁金、三棱、莪术、天麻、姜黄、片姜黄、檀香等。

68.坚硬　质坚而硬。如苏木、降香、油松节等。

69.松泡　质轻而松。如南沙参、胡黄连等。

70.油润/油性　药材性油润、质柔软，具有中药的固有特征。横切面常见油点，分泌物较多，习称"油润"或"油性"。如当归、独活、党参、牛膝等。注意与"油条/走油/泛油"的区别。

71.柴性　木化程度高，折断呈干柴状。如常山、山豆根（广豆根）等。

72.脆性　指矿物容易被击破或压碎的性质。如自然铜、方解石等。

73.绵性　韧皮纤维发达，质柔软而润泽，如核桃楸皮、狼毒（绵大戟）等。

74.金心玉栏/金井玉栏　指药材横切面皮部白色，木部黄色，习称"金心玉栏"或"金井玉栏"。如桔梗；板蓝根类似。

75.育儿囊　海龙、海马雄性尾前腹面的稍突出的囊状袋，习称"育儿囊"。雌雄皆入药。

76.珍珠疙瘩/珍珠点　野山参稀疏参须上着生的瘤/疣状突起[98]（愈伤组织残痕），形似珍珠。合欢皮表面有横向皮孔密生，椭圆形，红棕色。均习称"珍珠疙瘩/珍珠点"。

77.茸毛/绒毛　药材表面细而柔软的表皮毛。如白头翁、祁州漏芦、豆蔻、化橘红、马钱子、覆盆子、密蒙花、旋覆花、墨旱莲、豨莶草、仙鹤草、广藿香、大蓟、小蓟、枇杷叶、艾叶、蒲公英、茵陈、辛夷等。其茸毛/绒毛色泽、部位、多少而有不同。

78.剑脊　指药材有屋脊与剑脊之形状。如乌梢蛇、海螵蛸。

79.亮银星　牡丹皮、厚朴、白鲜皮、徐长卿等药材内表面或断面可见一种白色闪光的结晶物质（牡丹皮、徐长卿为牡丹酚，厚朴为厚朴酚，白鲜皮为白鲜碱）。

80.染指　许多中药的粉末（如铅丹等）或含黄、红、蓝、绿等色素的中药水提物能使手指染色，如栀子、黄连、黄柏、大黄、红花、青黛、玄参、牛黄、雄黄等。

81.蚕形　根或根茎类药材，形似"蚕形"。如粉光西洋参（野光参）、蚕羌、峨眉野连等。

82.起霜/吐脂　中药表面或断面有白色粉霜析出，习称"起霜"或"吐脂"。茅苍术折断后暴露稍久，断面便有白毛状结晶析出。天冬、锁阳、五味子、女贞子、蔓荆子等干燥或贮存过久后析出白色结晶。

83.铁杆　药材圆柱形、细长、质坚硬

者称"铁杆"。如"铁杆木香""铁杆赤芍"等。

84.绢丝样 绢：用桑蚕丝或化学纤维长丝以平纹或重平组织织成的色织或半色织丝织物。经、纬一般加弱捻。质地较缎、绵薄而坚韧。可利用织物中桑蚕丝和化学纤维长丝的不同染色性能而染成双色。如天香绢、迎春绢等。《辞海》绢丝为绢纺的产品。线密度很细，通常为 $4.17 \times 2 \sim 16.67 \times 2$ 特，外观洁净，光泽润美，手感柔和。适于织造轻软的高级织物，或加工成缝纫丝、刺绣丝以及制织丝毯等。某些中药具有绢丝样的特征与结构，习称"绢丝样"，如生石膏、浮石、覆盆子等。

85.蚯蚓头/旗杆顶 "蚯蚓头"又名"旗杆顶"。药材根头部尖锤状，其上密集棕色的横向细环纹，形似"蚯蚓头"（节上着生多数棕色纤维状毛须，为基生叶柄残留的叶柄维管束）。如防风（即关防风）；前胡（白花前胡）、甘肃丹参亦有称之为"蚯蚓头"的。

86.铜皮/铁皮 指三七、草乌表面的颜色。黄亮者称"铜皮"，色黑者称"铁皮"。

87.彩皮 肉桂、厚朴等树皮上常有灰绿色花斑，老师傅称此花斑为"彩皮"，系苔藓或地衣（菌藻共生体）之痕迹。

88.粘/黏舌/吸舌 一些药材具有吸湿性，以舌舐之，可吸舌，习称"黏舌/吸舌"。如龙骨、龙齿、竹黄（天竺黄）、人工天竺黄、软滑石（高岭石）、鹿角霜、天然熊胆等。

89.粘/黏性 富黏液质，断面呈胶状，嚼之亦黏牙。如石斛、天冬等。

90.清水货 部分贵重药材，未浆胶汁、未盐渍或饿食后减少腹中内容物，保持原药质量，习称"清水货"。如燕窝、银耳、全蝎、土鳖虫等。

91.棕毛 药材表面硬而较粗的棕毛须，呈纤维状，多系叶柄或叶基维管束。如香附、藜芦、前胡（白花前胡）、南柴胡（红柴胡）、禹州漏芦、三棱等。其中，藜芦称"穿蓑衣"，漏芦（禹州漏芦）称"戴斗笠"。白花前胡称"棕苞"。参"扫帚头"[38]。

92.裂隙 由射线细胞、薄壁细胞干枯皱缩而成的裂隙。如南沙参、防风、黄芪等。

93.筋脉点/筋脉纹 有多种释义。一指有限外韧维管束，单子叶植物根茎断面的棕色小点，为散在的有限外韧维管束，如石菖蒲、射干、黄药子、高良姜、片姜黄等。二指导管，横切面可见木质部的小孔（导管），略呈放射状排列（点状散在）的筋脉点；纵切面可见条纹状木质部的筋脉纹。因不同品种其色泽不同，如天花粉为黄色筋脉点、附子为黄白色筋脉点等。三指异常维管束，牛膝/川牛膝断面有黄白色/淡黄色小点（异常维管束），断续排列成数轮同心环。

94.滑车/滑车样结构 《辞海》"滑车习称'葫芦'。最早指绳索或链条依次绕过若干滑轮所组成的简单起重牵引装置……"。《人体解剖组织学》"滑车样结构是一种在人体与动物骨骼和骨骼肌系统中普遍存在的力学结构……滑轮类似于骨骼的某些突起。"因在动物骨骼的鉴定中将"滑车/滑车样结构"直接用"滑车"表述。如虎骨、豹骨。

95.解理、断口　矿物受力后沿一定结晶方向裂开成光滑平面的性能称为"解理"，所裂成的平面称为"解理面"。解理是结晶物质特有的性质、其形成和晶体构造的类型有关，所以是矿物的主要鉴定特征。矿物受力后不是沿一定结晶方向断裂，断裂面是不规则和不平整的，这种断裂面称为"断口"。非晶质矿物也可产生断口。如云母、方解石、软滑石（高岭石）、胆矾、青礞石等。

96.横环纹　根类药材根头下着生致密的环状横纹。如西党参、奶参等。

97.僵个　贝母类等在生长过程中冻坏或死苗；或加工过程中过急干燥等而致干枯僵化，表面或断面的质地与颜色如"角质/角质样"[60]，变成僵子，习称"僵个""僵子""僵粒"。如油松贝、油浙贝母等，则不能药用。

98.瘤状突起/疣状突起　有多种释义，一是"瘤状突起"指药材表面具有不规则的类圆形或半圆形的突起，如三七、白术、黄芩等。"疣状突起"指药材表面具有比瘤状突起小的类圆形或半圆形的突起，如党参等。二是指由单个、多个突起组成的中药个体或中药表面突出的形似瘤状物的外形。如夏天无、猫爪草、桑椹子、覆盆子、荜茇、栀子、赭石、石决明等。"瘤/疣状突起"，亦称"疙瘩"[99]、"小疙瘩"[100]等，部分品种可能同时具备三种特征。

99.疙瘩　有大有小，一般而言，"疙瘩"[99]比"瘤/疣状突起"[98]要小。有多种释义，一指根类药材根头部膨大部分。如板蓝根、广豆根、苦参的根头部。二指根及根茎药材短缩的根茎（不规则块状），如龙胆、白薇、紫菀、徐长卿、芫花白前、威灵仙的根茎部分。三指茎木类中药的节疤为入药部位或一部分。如苏木、檀香、油松节等。此类大的可能比"瘤状突起"大得多或数倍，故按"疙瘩"的概念归类确有不妥，但传承时使用的是"疙瘩"一词，故从之。

100.小疙瘩　一般而言，"小疙瘩"比"疙瘩"[99]要小。有多种释义，一指根和根茎类药材表面的支根或须根痕，如防风、升麻、羌活、川芎、藁本、三七、草乌等。其中草乌的大支根又称"钉角"[59]。二指茎痕或牙痕，如银柴胡（茎痕）、白及（芽痕）、党参（茎痕及芽）；白术、半夏、三棱（荆三棱）、泽泻指的为芽痕。泽泻的芽痕位于块茎下端，又称"多花"（按大小列入"疙瘩"较为合适）。三指节或皮孔，如九节菖蒲指为节（鳞叶痕交互排列成节），防风、当归、独活、南柴胡等指的为皮孔。四指茎木类中药如大血藤的表面有疣状突起（小疙瘩）。五指果实类中药如猪牙皂表面有细小的疣状突起等等。

实际上"瘤状突起/疣状突起"[98]"疙瘩"[99]"小疙瘩"三术语有着千丝万缕的联系与相互交织，为了规范用语而分为三。

101.糠心　一指个大药材因产地加工烘烤不当，出现中空糠心现象，习称"糠心"。如白术、山药、大黄等。二指南大黄（马蹄大黄）断面黄绿，大而腐朽的髓部也称"糠心"，故有大黄"十大九糠"之说。

102.鬃眼　一指犀角窝子上的细眼。二指犀角顶端钝圆发亮稍显鬃眼状的圆点。三指广陈皮的油室。

103.翻口　芸香科植物橘、橙等类的果实在产地加工时趁鲜横切成2瓣，由于外果皮与中果皮的缩水程度不一，导致切口呈一弧形外翻，习称"翻口"。如枳壳、枳实、香圆等。

各论

第二篇 各品种与独有术语类

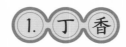

1. 丁香

【历史沿革】本品《名医别录》有鸡舌香记载。《本草拾遗》"鸡舌香和丁香同种。"《雷公炮炙论》"凡使有雌雄，雄颗小；雌颗大，似枣核。方中多使雌，力大，膏煎中用雄。"马志"丁香生交、广、南番。二月、八月采。按广州图上丁香，树高丈余，木类桂；叶似栎叶，花圆细，黄色，凌冬不凋。其子出枝蕊上如钉，长三四分，紫色。中有粗大如山茱萸者，俗呼为母丁香尔。"即为本种。

【来源】本品为桃金娘科植物丁香 *Eugenia caryophllata* Thunb.的干燥花蕾。通常在9月至次年3月间，当花蕾由青绿色转为鲜红色时采收。除去花梗，晒干。

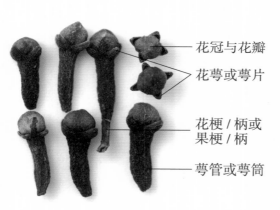

花冠与花瓣
花萼或萼片
花梗/柄或果梗/柄
萼管或萼筒

图 1-1 丁香

【鉴别要点】本品略呈研棒状，长1~2cm，状如"丁"字或"钉子"。上部花冠近圆球形，直径0.3~0.5cm；花瓣4，复瓦状抱合，棕褐色至褐黄色，花瓣内为多数雄蕊和花柱，搓碎后可见众多黄色细粒状的花药。下部萼管（又称"萼筒"）为圆柱状，略扁，有的稍弯曲；长1~1.3cm，宽约0.5cm，厚约0.3cm，红棕色或棕褐色，基部渐狭小，表面粗糙，刻之有油渗出；萼管上端有4片三角形肥厚的萼片，十字状分开。花蕾剖开后可见多数雄蕊，花丝向中心弯曲，中央有一粗壮直立的花柱。质坚实而重，"水试"[29]则萼管垂直下沉（可与提取挥发油的区别）；富油性，断面用指甲划之可见油质渗出。药材与饮片见图1-1。水试见图1-2。

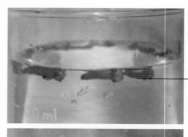
色黄，浮于水面

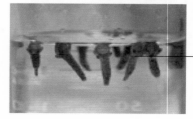
原色，直立水中

上：提油品；下：原药材
图 1-2 丁香水试

【质量】本品气芳香浓烈，味辛辣，有麻舌感。以个大、粗壮、鲜紫棕色、香气浓郁、富油性者为佳。

【附注】丁香又名公丁香、丁字香。笔者认为，丁香因形如"丁字"或"钉子"而得名（有待考证）。而公丁香、母丁香之分不是真正的公母之分，雄者即花蕾，雌者即果实（见下母丁香）。

2. 母丁香

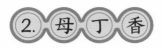

【历史沿革】本品见本著1.丁香项下。出自《雷公炮炙论》。《本草拾遗》"鸡舌香与丁香同种，花实丛生，其中心最大者为鸡舌，击破有顺理，而解为两向，为鸡舌，故名，乃是母丁香也。"

【来源】本品为桃金娘科植物丁香 *Eugenia caryophyllata* Thunb.的干燥近成熟果实。果将熟时采摘，晒干。

【鉴别要点】本品呈卵圆形或长椭圆形，长1.5～3cm，直径0.5～1cm。表面黄棕色或褐棕色，或带有土红色粉末，粗糙，有细皱纹；顶端有4裂宿存萼片向内弯曲成钩状；基部有果梗痕。果皮与种皮薄壳状，质脆，易破碎脱落与剥离（有的已无果皮或种皮，仅为种仁）。种仁倒卵形，暗棕色；由2片肥厚的子叶合抱而成（内藏少数种子，但因种子未成熟，故多已干瘪，不易察见），子叶形如鸡舌，不规则抱合，习称"鸡舌香"；显油性；中央具一明显的纵沟（有一条细杆状的胚根与胚），由子叶的中央伸到较宽的先端；质较硬，难折断。见图2。

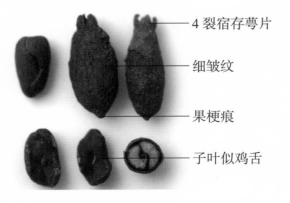

图 2　母丁香

（图中标注）
- 4裂宿存萼片
- 细皱纹
- 果梗痕
- 子叶似鸡舌

【质量】本品气香，味麻辣。以个大、光泽新鲜、油性足为佳。

【附注】《本草图经》"鸡舌香，今人皆于乳香中时时得木实似枣核者，以为鸡舌香，坚顽枯燥，绝无气味，烧亦无香，不知缘何得香名，无复有芬芳也……。"笔者认为前述"木实"应为乳香树的果核，其核果倒卵形，长约1cm，具3棱，钝头，果皮肉质，肥厚，每室具种子1枚。其果核被"塌香"（溶塌在地上的乳香）包裹而致，故"鸡舌香"可能为乳香之误名。

3. 人 参 （园参、白参）

【历史沿革】本品始载于《神农本草经》，列为上品。"人参……一名人衔，一名鬼盖。生山谷。"《名医别录》"人参生上党山谷及辽东。"苏颂"初生小者三四寸许，一桠五叶；四五年后生两桠五叶，未有花茎；至十年后生三桠；年深者生四桠，各五叶。中心生一茎，俗名百尺杵。三月、四月有花，细小如粟，蕊如丝，紫白色。秋后结子，或七八枚，如大豆，生青熟红，自落。"李时珍"上党，今潞州也。民以人参为地方害，不复采取。今所用者该是辽参。……人参因根如人形而得名，伪者皆以沙参、荠苨、桔梗采根造作乱之。"据考证古代本草所谓"上党人参"即今五加科人参而非桔梗科党参（不同观点参西洋参项）。古代最早的人参即产于山西上党（潞州），以此为道地，至清代而以辽参为道地。

【来源】本品为五加科植物人参*Panax ginseng* C.A.Mey.的干燥根和根茎。栽培者称"园参"，又名"秧参"。一般应采生长5年及以上者，多于秋季采挖，洗净。经晒干或烘干的园参称"生晒参"。经水烫，浸糖后干燥的传统称"白参"（或"糖参""白糖参"）。生晒品（园参、野山参、林下山参、移山参）、"白糖参""大力参""掐皮参"因表面灰黄色或色泽相近、断面淡黄白色或黄白色，故统称广义的"白参"（产地加工方法见附注）。蒸熟后晒干或烘干的表面与断面均呈棕红色，故称"红参"。目前临床上使用以"生晒参"为主。

移山参、林下山参、野山参、红参另详专条。

【鉴别要点】生晒参：主根（参体）呈纺锤形或圆柱形，长3～15cm，直径1～2cm。表面未除表皮者土黄色或灰黄色、除去表皮者淡黄色或类白色，上部或全体有疏浅断续粗横纹（如在生长过程中被人移动，其横纹往往扩散到参体的下部或腿上，习称"跑纹"）及明显的纵皱与支根痕，下部有支根2～3条，末端多分歧，并着生多数细长的须根，须根上常有不明显的细小疣状突起（习称"珍珠疙瘩/珍珠点"[76]）。根茎（"芦"[56]）长1～4cm，直径0.3～1.5cm，多拘挛而弯曲，具一至数条不定根（艼）和稀疏的凹窝碗状茎痕（"芦碗"[56]）。质较硬，体轻；断面平坦、淡黄白色，显粉性，形成

层环纹棕黄色、圆形"同心环"[43]，皮部有黄棕色的点状树脂道及放射状裂隙。完整的根茎及须根者，习称"全须生晒参"；除去表皮与支根仅留主根与根茎者，习称"白干参"。见图3-1。

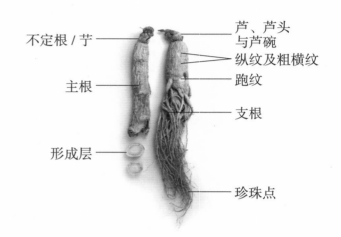

不定根 / 艼　　　　　　芦、芦头
　　　　　　　　　　　与芦碗
主根　　　　　　　　纵纹及粗横纹
　　　　　　　　　　　跑纹
　　　　　　　　　　　支根
形成层

　　　　　　　　　　　珍珠点

左：白干参；右：全须生晒参
图3-1　生晒参

白糖参：主根长约3.5～12cm，直径0.6～2cm。表面淡黄白色，上端有较多的断续环纹，遍体有点状表皮剥落及细根痕迹。断面平坦，粉质，黄白色，有时韧皮部附近有淡黄色圈，中心部常有放射状裂隙。见图3-2。

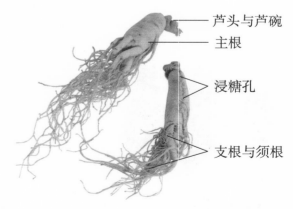

芦头与芦碗
主根

浸糖孔

支根与须根

图3-2　白糖参

掐皮参：主根长约6～15cm，直径约

1.2～2.5cm，表面淡黄色，上端环纹不明显，但可见许多加工所致的凹点。支根浅棕色，支根与须根用线扎成牛尾状。断面白色。见图3-3。

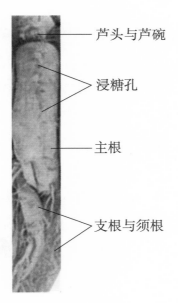

图 3-3　掐皮参

【饮片】生晒参呈圆形或斜片（形如瓜籽，习称"瓜子片"）薄片，形成层环圆形（"同心环"[43]）棕黄色，皮部有黄棕色的点状树脂道及放射状裂隙。见图3-4。

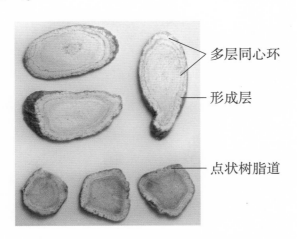

上：斜片（瓜子片）；下：横片（圆片）

图 3-4　生晒参

【质量】本品香气特异。生晒参气香，味苦、微甘。白糖参、掐皮参，气香，味甘微苦。以条粗、质硬、本色及完整者为佳。

【附注】1.园参相关术语：《生晒参分等质量》GB/T22536-2018（替代2008版。GB为中华人民共和国国家标准简称"国标"的缩写；T为"推"字首拼，即为"推荐"标准，下同）对其相关术语进行了解释，摘录其临床最常用的商品规格的相关术语如下（☆为《鲜园参分等质量》GB/T22533-2018（替代2008版）内容）。

生晒参：以鲜园参为原料刷洗除须后，晒干或烘干而成的产品。

全须生晒参：芦、体、须完整的生晒参产品。

白干参：以鲜园参为原料刷洗除须去表皮后，晒干或烘干而成的产品。

白曲参：以鲜人参为原料，刷洗后除去毛须，晒干或烘干至半干时，用棉线将人参绑成曲状，继续干燥而成的产品。（曲参为日本、韩国传统加工制品之一。近年来，我国也少量生产，销往香港、台湾。曲参加工方法类似于生晒参。晾晒后将未完全干燥的人参放在木板上，把主根和支根用手整平并使其变软，然后把支根或主根下卷曲一圈，用绳将芦头和支根绑在一起，继续干燥而得的成品。见图3-5。

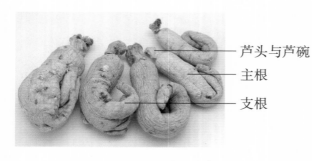

芦头与芦碗
主根
支根

图 3-5　白曲参

皮尾参：以鲜人参为原料，刷洗后切去分支，晒干或烘干而成的人参产品，表面灰棕色，断面黄白色。（是生晒参中质次、等级最低的品种。通常是用走浆的小支头鲜人参，去掉芦头、支根和参须或从人参主体上凸出被摘下，除去须根粗大较长的支根加工干燥而成。本品呈圆柱形，条状，无芦，无分枝及须根。表面灰棕色，断面黄白色。气香，味苦，无杂质、虫蛀、霉变。混装（不分等级）。本著作者注）。

边条参☆：人参的一种。具有"芦长、主根长、支根长"三长的人参，俗称"边条人参"或"边条参"（生长较缓慢，高品质、参形好、药用价值高、功效作用强的优质长白山人参品类。边条参须经两次移栽，即"两倒栽"）。

白混须：以鲜人参支根和须根为原料，晒干或烘干而成的产品。

白直须：以鲜人参支根和须根为原料，干燥并经过捋顺整理成捆的产品。

人参主根：人参根茎的主体部分，从肩部到支根上部的长度。

艼：生长于芦上的不定根（两端细、中间粗，形如枣核状的艼，习称"枣核艼"）。

树脂道分泌物：生晒参横向切面的韧皮部可见到黄棕色点状或块状物。

疤/疮痕：人参根因病、虫、鼠害及机械损伤和人为损伤等原因留下的痕迹。

红皮/水锈：人参表皮呈现红褐色铁锈颜色的现象。

生晒参片：生晒参经过软化切成的薄片，重新干燥而成的制品。

体☆：人参的主根，即肩头到较大支根的部分。

纹☆/环纹：在主根上形成一圈一圈的环状纹理。

跑纹☆：肩部的环纹延伸到主体下部。

断纹☆：环纹不连续或不完整。

抽沟：因浆气不足或跑浆而导致干货表面不平整的现象（见《红参分等质量》GB/T22538-2018）。

人参腿☆：主体下部较粗的支根。

芦☆：主根上部的根茎。

芽苞☆：芦头上的越冬芽。

芦碗☆：地上茎的残痕。

马牙芦☆：根茎部位有多个芦碗，状如马牙。

珍珠点/珍珠疙瘩：须根上瘤状凸起的愈伤组织残痕。

2.生晒参的等级与规格，见表1~表6。

表1　全须生晒参、生晒参规格

规格/支	支数/500g	单支重/g
10	≤ 10	≥ 50.0
15	≤ 15	≥ 33.0
20	≤ 20	≥ 25.0
25	≤ 25	≥ 20.0
30	≤ 30	≥ 16.7
40	≤ 40	≥ 12.5
50	≤ 50	≥ 10.0
60	≤ 60	≥ 8.3

表2　全须生晒参等级

项目	特等	一等	二等
主根	呈纺锤形	呈纺锤形	呈纺锤形
支根	不绑尾或轻绑尾、绑尾者不准夹小参或参须	不绑尾或轻绑尾、绑尾者不准夹小参或参须	不绑尾或轻绑尾、绑尾者不准夹小参或参须
芦须	芦头和人参须根齐全	芦头和人参须根较齐全	芦头和人参须根严重残
表面	黄白色或灰黄色；无水锈、抽沟	黄白色或灰黄色；轻度水锈、抽沟	黄白色或灰黄色；明显水锈、抽沟
断面	淡黄白色，呈粉性	淡黄白色，呈粉性	淡黄白色，呈粉性
质地	较硬、有粉性、无空心	较硬、有粉性、无空心	较硬、有粉性、无空心
气味	特异香气、味微苦、甘	特异香气、味微苦、甘	特异香气、味微苦、甘
破损、疤痕	无	轻度	明显
虫蛀、霉变、杂质	无	无	无

绑尾：用白线将人参侧根和须缠绕固定。

表3　生晒参等级

项目	特等	一等	二等
主根	圆柱形	圆柱形	圆柱形
表面	黄白色或灰黄色；无水锈、抽沟	黄白色或灰黄色；轻度水锈、抽沟	黄白色或灰黄色；明显水锈，有抽沟
断面	淡黄白色，呈粉性	淡黄白色，呈粉性	淡黄白色，呈粉性
质地	较硬、有粉性	较硬、有粉性	较硬、有粉性
气味	特异香气、味微苦、甘	特异香气、味微苦、甘	特异香气、味微苦、甘
破损、疤痕	无	轻度	有
虫蛀、霉变、杂质	无	无	无

表4　生晒参片等级

项目	特等	一等	二等
形状	圆形或椭圆形；整齐，薄厚均匀，无裂片，无碎片	圆形或椭圆形；较整齐，薄厚略均匀，无裂片，无碎片	圆形或椭圆形；不整齐，薄厚不均匀，有轻度碎片
颜色	外表皮淡黄白色或灰黄色，切面淡黄白色或类白色	外表皮淡黄白色或灰黄色，切面淡黄白色或类白色	外表皮淡黄白色或灰黄色，切面淡黄白色或类白色
质地	体轻、质脆	体轻、质脆	体轻、质脆
气味	特异香气、味微苦、甘	特异香气、味微苦、甘	特异香气、味微苦、甘
虫蛀、霉变、杂质	无	无	无
破损、疤痕	无	轻度	有
虫蛀、霉变、杂质	无	无	无

表5　白干参产品规格

规格/支	支数/500g	单支重/g
40	≤ 40	≥ 12.5
50	≤ 50	≥ 10.0
60	≤ 60	≥ 8.3
80	≤ 80	≥ 6.3

表6　白干参产品等级

项目	特等	一等	二等
主根	圆柱形	圆柱形	圆柱形
表面	色白，光滑，无抽沟，表皮残留小于5%	色白，较光滑，有轻度抽沟，表皮残留小于5%	色白或淡黄白色，不光滑，有抽沟，表皮残留小于5%
质地	坚实、有粉性、无空心	坚实、有粉性、无空心	坚实、有粉性、无空心
气味	气香、味甘、微苦	气香、味甘、微苦	气香、味甘、微苦
疤痕、水锈	无	轻度	有
虫蛀、霉变、杂质	无	无	无

3.人参的商品规格多：根据人参的生长习性、产地及产地加工方法与土质、入药部位、大小不同分多种商品规格。一是按生长习性与繁殖方法不同分园参（栽培品）、野山参（又称山参，野生品）、林下山参（介于前二者，播种在山林野生状态下自然生长的野生品）、移山参（将幼小的野山参移植于田间或将幼小的园参移植于山野而成长的人参）。由于繁殖技术的不断更新，除野生人参（纯野生，濒危植物）外，对"林下山参""移山参""野山参"相关国标、法

规与标准显得有些混乱，如《中国药典》载"林下参"，后改为"林下山参"；而国标将前二者改为"野山参"，把传统的"野山参"更名为"野生人参"。同样是"野山参"一名，也会把未详尽标准的专家们弄得糊里糊涂。详见本著4.移山参～8.西洋参参类的各种国标及下表。二是按产地不同分国产参、朝鲜参（又称"高丽参"）。三是按产地加工方法不同分生晒参（即生参，鲜品晒干者；现代称白参（与传统白参不同，传统白参即糖参，为加糖品，现已少用或不用）、红参（蒸炙即熟品；高丽参又称"别直参"，质优）。四是按入药部位不同分参体（主根）、参须（多为园参的支根与须根）、全须参（根及根茎全体）。五是按大小分个人参（4～10g/个不等）、米人参（0.5g/粒左右）。一般而言，市场销量以园参参体的生晒参国产货为主，进口货为辅；野山参多为国产全须新鲜晒干品（也含部分多年的林下山参）；参须则以红参须为主，白参须为辅。但红参国产与进口货很难区分。由于人参的商品规格多，除参须外，均具有"芦"[56]、"芦碗"[56]（米人参少见）、枣核艼等特征。但园参与野山参、白参与红参各有不同区别点。由于上述因素，导致人参类品种的商品规格相当繁杂。

4.各版国标对野山参、野生人参、移山参的定义的变化见表7。

表7 不同版本的国标对野山参、野生人参、移山参的定义

版本	标准号	文件名	内容名称	定义
2002	GB/T 18765 -2002	野山参	野山参	自然生长于深山密林下的野生人参
2008	GB/T 18765 -2008	野山参	野生人参	自然传播，生长于深山密林的原生态人参
			野山参	自然生长于深山密林的人参（不包括野生人参）
2015	GB/T 18765 -2015	野山参	野生人参	自然传播，生长于深山密林的原生态人参
			野山参	播种后，自然生长于深山密林15年以上的人参
2008	GB/T 22532 -2008	移山参	野生人参	自然传播，生长于深山密林的原生态人参
			野山参	自然生长于深山密林下的人参（不包括野生人参）
			移山参	移栽在山林中具有野山参部分特征的人参，包括野山参苗移栽、园趴（幼苗移栽）、池底
2015	GB/T 22532 -2015	移山参	移山参	同上"移山参"

备注：后两版的野山参及移山参中的"野生人参"相当于2002版的"野山参"（此后无新标准）。2015版移山参未载"野生人参""野山参"的概念。

5.人参植物的部分特点：人参为多年生宿根草本，高30~60cm。主根肥大，肉质，黄白色，圆柱形或纺锤形；根状茎（芦）短，直立。主根常分歧，根据分歧的形状与程度常用"六体"区别（但概念有别，相关定义见本著6.野山参项下）。茎直立，圆柱形，不分枝；一年生植株茎顶只有一叶，叶具3小叶，俗名"三花"；二年生茎仍只一叶，但具5小叶，叫"巴掌"；三年生者具有二个对生的5小叶的复叶，称"二甲子"；四年生者增至三个轮生复叶，叫"灯台子"；五年生者增至四个轮生复叶，叫"四匹叶"；六年生者茎顶有五个轮生复叶，叫"五匹叶"。复叶掌状，小叶3~5片，中间3片近等大，有小叶柄。

6.野山参、林下山参、移山参、园参的繁殖要求见表8。

表8 四种人参的繁殖要求

要求	野山参/野生人参	林下山参/林下参	移山参	园参
定义	自然传播、生长于深山密林的原生态	播种后，自然生长于深山密林	移栽在山林中具有野山参部分特征	人工栽植培育而成
播种方式	由种子自然落地或被鸟兽吞食后排出体外，在山林中自然发芽生长	人工将野山参种子播种于林下	从池床种植环境移栽到林下野生环境	种子播种于人工制成的参床上
生长	无人为因素，既不移动，又不经任何管理，长期自然生长而成	无人为因素，既不移动，又不经任何管理，长期自然生长而成	除移栽与修整外，稍加管理，长期自然生长而成	全人工管理下生长
生长年限	几十年、上百年不等	15年以上	10年以上	5~6年
存活率	濒临灭绝，无法统计	5%	较高	最高

7.园参、移山参、林下山参/林下参、野山参/野生人参的采收加工与鲜药的鉴别要点。

（1）园参：9～10月间采挖生长5年及以上的人参。用镐细心刨起，防止断根和伤根，去掉泥土，再行加工。新鲜品称"园参水子"。根状茎整芦较短，多为螺旋状互生的转芦，故无雁脖芦、圆芦与堆花芦特征；一面或两面生芦碗。主根上端有粗横纹，不呈螺旋状，有时全体皆可见横纹。须根如扫帚状，较短而脆，其上有不很明显的疣状突起。

（2）移山参：采挖时间及加工方法同园参，年限10年及以上。新鲜的移山参称"移山参水子"。体形似野山参。芦常骤然变细或变粗，不呈堆花芦，而大多为"竹节芦"[47]或转芦，常出现线芦。但主根下部往往较肥大，纹粗而浅，常延续到主根中部，须根珍珠点较少。

（3）林下山参：采挖时间及加工方法同园参，年限15年及以上。新鲜的林下山参称"林下山参水子"。体形似野山参。根茎上的芦碗稀疏，芦多呈细长的"线芦"或节间十分明显的"竹节芦"，无典型的圆芦和年限久老的堆花芦（即"三节芦"或"两节芦"不典型）。不定根（艼）较细，多下垂，但主根多与根茎近等长或较短，呈圆柱形、菱角形或人字形，但环纹多在膀头。有较明显的疣状突起（珍珠点）。

（4）野山参：5～9月间采挖，数十年不等。用骨针拨松泥土，将根及须根细心拔出，防止折断，去净泥土，茎叶。新鲜品称"野山参水子"。根状茎有的整芦形似雁脖，习称"雁脖芦"或"回脖芦"（一般是直立的，但因生长受阻等原因，从某部位扭曲），上部四面密生芦碗，有的为堆花芦；下部具有较长的圆芦，整芦具典型的"两节芦"或"三节芦"特征。主根上端有细而深的密螺旋纹，且一纹到底，习称"铁线纹"。须根稀疏而长，不易折断。其上有明显疣状突起（珍珠点）。

附：珍珠点的形成：人参每年在主须根上长出季节性的更细吸收根，用于吸收水分和无机盐营养，这些更细须根绝大多数每年秋天脱落一次并腐烂，在脱落处就形成了残痕（即愈伤组织残痕），如此积累，在主须上形成的"瘤状物"，称之为"珍珠疙瘩"（或"珍珠点"）；极少数未脱落的吸收根则形成主须根上的侧须根。

8.人参加工法主要分红参类、白参类（生晒参类、糖参类）。

（1）红参类：取园参水子剪去支根及须根，洗刷干净，蒸2～3小时，至参根呈黄色，皮呈半透明状为宜，取出烘干或晒干。主要成品有普通红参、模压红参、边条参、大力参（"参体横断面角质，外白内红"。因切片后以红为主，故笔者认为列入红参项下为妥，见本著7.红参项下。但市场上亦有列入红参类，也有列入白参类的）等。

（2）白参类：一是生晒参类：取鲜参洗刷干净，日晒1天后，再用硫黄熏过晒干而成。主要成品有生晒干参（去须后主干）、全须生晒参等。主要为园参水子或移山参水子的加工品。二是糖参（传统习称"白参"：为各种鲜参的加工品。取鲜参洗刷干净，置沸水中浸泡3~7分钟，捞出，再入凉水中浸泡10分钟左右，取出晒干，再经硫黄熏过。然后用特制的针沿参体平行及垂直的方向扎小孔，浸于浓糖汁（100mL水溶135g糖）中24小时。取出后曝晒1天，再用湿毛巾打潮，使其软化，进行第2次扎孔，浸于浓糖汁中24小时。取出后，冲去浮糖，晒干或烤干。三是掐皮参：加工法与糖参相似，一般将参体浸沸水中3次，每次1~2分钟，约三成熟时，再将支根置沸水中约20分钟。参体经扎孔后放入较稀的糖汁中浸3次，取出微火烘烤，使皮与内部分离，再用竹刀轻扎外皮，使成点状即成。四是冻干参：取采收24h内、参体直径大于10mm的新鲜人参，清洗干净与除去杂质；于80℃~90℃、时长30~90秒的条件下瞬间高温灭菌；置于真空冷冻干燥机仓内，进行预冻（温度为-40℃~-30℃、常压）、升华干燥（温度同前，压强为0~10帕，时长为2.5~3.5小时）、解析干燥（温度提升到28℃~35℃）等操作（因参体直径、水分含量的不同，故温度、压强、时间均有所不同），即得冻干参干品。其特点是加工时间短、有效成分可能保留最多、外形饱满。见图3-6。此外，冻干参的名称尚有称冻参、泡参、活性参等，其工艺有待建立国标。

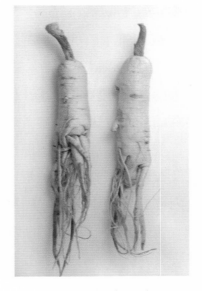

图3-6 冻干参

9.人参过去常见的伪品。

（1）野豇豆根：为豆科植物野豇豆 *Vigna vexillata* (Linn.)Benth.的干燥根。表面黄棕色，有纵皱纹及横向皮孔样疤痕。根呈圆柱形或长纺锤形，不分枝或少数有分枝；长约20cm，直径约0.3~1.5cm，顶端有残留木质茎或茎痕，无芦碗；质坚韧，折断面显纤维性。除去栓皮蒸制后，外表显棕红色，角质样，微透明，有明显的纵皱。气微臭，味淡，有豆腥味。

（2）商陆根：为商陆科植物商陆 *Phytolacca acinosa* Roxb.、垂序商陆 *Phytolacca americana* Linn.的干燥根。主根圆锥形，顶端有地上茎残基，无芦碗，有明显的纵皱；下部有分枝。除去栓皮蒸制后表面红棕色或暗红棕色，半透明状；质地坚实，断面有数层同心性木化环纹，习称"罗盘纹"[42]，角质样，半透明；久嚼有麻舌感。

（3）华山参：为茄科植物华山参

Physochlaina infundibularis Kuang的干燥根。根呈圆柱形或圆锥形；顶端常有1至数个短的根茎，长10～20cm，直径1～3.5cm，其上有类圆形的茎痕及疣状突起；根头部有横向密集的细环纹。未去栓皮者表面棕褐色，除去栓皮加工后的表面黄棕色，有明显的皱纹及黄白色横长皮孔，半透明状，隐约可见内部纵走的维管束。质坚实，断面较平坦、角质样，有细密的放射状纹理。味甘而微苦。本品有毒。

（4）莨菪：为茄科植物莨菪*Hyoscyamus niger* Linn.的干燥根。表面灰黄色，有横向突起的皮孔状疤痕及纵皱纹。根呈圆柱形，长10～20cm，直径0.8～2.5cm；顶端有芽痕，无芦碗。质坚实，断面不平坦，淡黄色，接近形成层的韧皮部呈棕色。味微苦。本品有大毒。

（5）山莴苣根：为菊科植物山莴苣*Lactuca indica* Linn.的干燥根。表面灰黄色或灰褐色，具细皱纹及横向点状须根痕。根呈圆锥形，多自顶端分枝，长5～15cm，直径0.7～1.7cm；顶端有圆盘状的芽或芽痕，无芦碗。加工蒸煮后为黄棕色，半透明状，有细纵皱纹；顶端有残茎或茎痕，无芦及芦碗；质地坚实，易折断，断面较平坦，隐约可见形成层环，有时有放射状裂隙。气微、味微甜而后苦。

（6）栌兰根：为苋科植物栌兰*Talinum paniculatum*(Jacq.)Gaertn.的干燥根。表皮灰黑色，有纵皱及点状突起的须根痕。根为圆柱形或长纺锤形，有的有分枝，长10～20cm，直径0.7～1.7cm；顶端

有残留的本质茎基，无芦碗。除去栓皮蒸煮后表面为灰黄色，半透明，隐约可见内部纵走的维管束。质坚硬，断面较平坦，蒸制品呈角质样，中心常有空腔。气微，味淡而微有黏滑感。

（7）桔梗：为桔梗科植物桔梗*Platycodon grandiflorum*(Jacq.)A.DC.的干燥根。表面白色或淡黄白色，不去外皮的表面棕黄色至灰棕色，具纵皱及沟纹，并有横长皮孔样斑痕。根呈圆柱形，偶有分枝，长7～20cm，直径1～2.5cm。顶端有较短的芦，上生数半个半月形芦碗。质硬脆，断面皮部类白色，中心木质部淡黄色，形成层环明显。无臭，味微甜后苦。

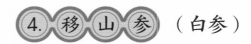

4. 移山参 （白参）

【历史沿革】本品见本著3.人参项下。

【来源】本品为五加科植物人参*Panax ginseng* C.A.Mey.“移栽在山林中具有野山参部分特征人参”的干燥根和根茎。将幼小的野山参移植于田间或将幼小的园参移植于山野而生长的称“移山参”。一般应采生长10年及以上的，多于秋季采挖，洗净。经晒干或烘干者，称“生晒移山参”。

【鉴别要点】生晒移山参：主根有的下部急速膨大，白嫩肥胖，习称“大屁股”，呈现上黑下白之阴阳色；皮质略泡而嫩，显粗糙，不光润，有稀疏不紧密的浮浅横环纹（习称“螺旋纹”），常一纹到底（习称“跑纹”），无紧皮细纹特

征。参体以顺体、笨体为多见。参腿较顺长，1~3条或多条；腿上下肥大；参须细嫩而短，下端分枝较多，无主须，珍珠点（"珍珠疙瘩/珍珠点"[76]）稀疏而小。"芦"[56]常骤然变细或变粗，芦长常与主根等长或稍短，不呈堆花芦，而呈大多是"竹节芦"[47]、或转芦（芦碗基部无环芦四周的对生竹节状，常螺旋状互生排列，可能为移栽而致）、或常出现线芦；"芦腕"[56]疏松不紧密，长而稀疏；艼多为顺长体，年久者有的有枣核艼，有时出现下粗上细的形状，艼上翘，旁伸者多，有时艼体超过主体。池底参芦越长上端越细，呈下粗上细状；艼上翘、旁伸，横纹粗浅、皮质粗糙多皱；多烧须、红锈、疤痕等。见图4。

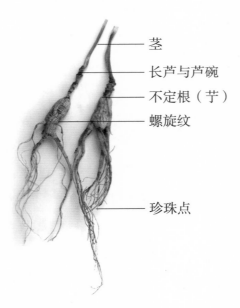

茎
长芦与芦碗
不定根（艼）
螺旋纹

珍珠点

图 4 移山参

【质量】本品气味与性味同人参的生晒参。以条粗、质硬、本色及完整者为佳。

【附注】1.移山参为近些年产地新的繁殖方法而得名。分"山移"与"家移"2种："山移"是将幼小的野山参移植于田间或林下自然生长；"家移"是将幼小的园参移植于山野。"移山参"亦称秧参、山参扒货、山扒、别直参等。"移山参"产地包括了下列5种移栽方式（GB/T22532-2008；2015只载园趴、池底2种，其概念也有所不同，见下）。

（1）"山参扒货"：又称"籽货"，是指野人参的幼苗重新移栽于山野林下，不加管理，任其自然生长，经若干年后采挖。

（2）"池底"：是指园参成熟收获时或参苗换参地移栽时，采挖后被遗漏下来，经过自然生长若干年，有野山参部分特征，被发现后采挖。

（3）"老栽子"：是指从园参中挑选近似山参形态的人参，经人工修整后再移栽山野林下，任其自然生长若干年后采挖。

（4）"园参籽扒"：又称"籽扒"，是指园参种籽撒播于整好的参地里，每年在上面加一层薄土，在人工稍加管理下任其自然生长，不再移植，一扒到底，经若干年后采挖。

（5）"园参扒货"，是指园参收获时，挑选芦长体美的人参，经修整再移植参地继续生长，或将生长几年后的"籽扒"挖出，经修整再移植另一块参地继续生长，经若干年后采挖。

2.移山参相关定义与术语：《移山参鉴定及分等质量》GB/T22532-2008

（20090501实施）应为首次国标。并将山移（野山参移栽）、家移、园趴、池底等归类为移山参。《移山参鉴定及分等质量》GB/T22532-2015（替代2008版），据此，有关移山参范畴便十分清楚。GB/T22532-2008相关术语的解释如下（GB/T22532-2015不同或增加的用/※标注）。

（1）野生人参：自然传播，生长于深山密林的原生态人参。

（2）野山参：自然生长于深山密林下的人参（不包括野生人参）/野山参苗移植于林下自然生长，有野山参部分特征※。

（3）移山参：移栽在山林中具有野山参部分特征的人参。

（4）野山参移栽：野山参苗移植于林下自然生长，有野山参部分特征。

（5）园趴：人参幼苗移植于林下自然生长若干年后，有野山参部分特征。

（6）池底：园参收获后，遗留在参地中自然生长若干年后，有野山参部分特征。

（7）生晒移山参：鲜移山参经过刷洗后烘干或晒干的产品。

（8）移山参五形：芦、艼、体、纹、须。

1）芦类。

人参芦：主根上部的根茎。

人参芽苞：人参芦头上的越冬芽。

芦碗：人参地上茎的残痕。

圆芦：芦下部与主根相连的一段芦，呈圆柱状，其上有疙瘩状芦碗残痕，但芦碗不明显。

堆花芦：圆芦上部的一段芦，芦碗较大，状如马牙/圆芦上部芦碗密集，状如堆花的一段芦※。

马牙芦：堆花芦上部的一段芦，芦碗较大/紧密※，状如马牙。

二节芦：同时具有圆芦和堆花芦或堆花芦和马牙芦的根茎。

三节芦：同时具有圆芦、堆花芦、马牙芦的根茎。（※无此条）

缩脖芦：因生长条件限制，芦较短。

后憋芦：原有芦损伤后的再生芦。

竹节芦：芦碗间距大，不紧密，形如竹节。

人参因生长的环境（土壤肥力、质地；气候、水量、周围的其它植物、虫害等）不同，导致芦的形态与位置各异，名称也有所不同。如芦的顶端（茎的残痕）多为"马牙芦"；"马牙芦"与"圆芦"间的一段中间芦多为"堆花芦"；"圆芦"段的芦碗残痕明显时，也可称为"竹节芦"或"转芦"。一般园参只具有"马牙芦"与"堆花芦"的二节芦特征；同品种的其他参的芦有的具"节芦"特征，有的具"三节芦"特征，一般与品种的关系不大，但"三节芦"一般为参龄较长的品种。因芦的名称较多，且相互交错，不同地域或同域不同人的认知有别，即使同一参芦其称谓也不一致（编者注）。

2）艼类。

人参艼：芦上生长出的不定根。

枣核艼：两端细、中间粗、形如枣核

的人参芋。

毛毛芋：较细的不定根。

蒜瓣芋：形如大蒜的不定根瓣。

顺长芋※：上粗下细较长的芋。

掐脖芋※：圆芦和体之间长出的芋。

3）体类。

体：人参的主根，即"参体"，传统与参农的经验鉴别常将参体的外形分为"六体"，但不同地域的著作与国标对"六体"的表述略有不同，见本著6.野生人参项下（编者注）。

灵体：形如元宝形或菱角状，两条腿明显分开的体。

疙瘩体：主根粗短，形如疙瘩状。

顺体：主根顺长。

笨体：主根形状不灵活，腿有两条以上。

过梁体：主根分岔角度较大，形如山梁。

横体：主根横向生长。

芋变：主根消失，芋继续生长代替主根，又称芋变参。

泡体※：经速冻后加工的参，参体外观充实，内部发糠，不易切片。

4）纹类。

纹：在主根上形成的纹理。

浮纹：浮浅的人参纹。

断纹：环纹不连续。

粗纹：粗糙的人参纹。

跑纹：肩膀头的环纹延伸到主体下部。

环纹：一圈一圈的环状纹。

5）须类。

须：移山参腿上生长的细长根。

珍珠疙瘩：须根上的瘤状凸起。为愈伤组织残痕。※

6）其他。

人参腿：人参较粗的支根。

异物：人参本身以外之物，如金属、木条等。

红皮（水锈）：人参表皮呈现铁锈颜色的现象。

疤痕：因损伤留下的痕迹。

跑浆：鲜人参主体变软的现象，俗称"跑浆"。

3.移山参五形与等级。

（1）鲜移山参的五形与等级。

五形	一等品	二等品	三等品
芦	芦长，有两节芦，芦碗较大，芽苞（芦头上的越冬芽）完整。	有两节芦，多为竹节芦，芦碗较大，芽苞完整。	有两节芦，多为竹节芦、缩脖芦，芦碗较小。
芋	枣核芋、毛毛芋、芋不超过主体40%，无疤痕、水锈。	有枣核芋，毛毛芋，芋不超过主体50%，无水锈。	芋变或没芋，有伤残、水锈。
体	灵体、短体，淡黄白色，有光泽，腿分裆自然，不跑浆，无疤痕、水锈。	顺体、过梁体、笨体，不跑浆，淡黄色、有光泽、无疤痕、水锈。	没芋没体或芋变（主根消失，芋继续生长代替主根，又称芋变参），有伤残、水锈。
纹	环纹细而深。	环纹粗而浅或断纹、跑纹。	纹残缺不全。
须	须长，柔韧性好。	须长不清疏，柔韧性差。	须不清疏，柔韧性差。

（2）生晒移山参五形与等级。

五形	一等品	二等品	三等品
芦	芦长，有两节芦，芦碗较大。	有两节芦，多为竹节芦，芦碗较大。	有两节芦，多为竹节芦、缩脖芦，芦碗较小。
艼	艼大小不超过主体40%，无疤痕水锈。	艼大小不超过主体50%，无水锈。	艼大，有伤残水锈。
体	灵体、短体，淡黄白色，有光泽，腿分裆自然，不抽沟无疤痕、水锈。	顺体、过梁体、笨体，有光泽，不抽沟，无疤痕、水锈。	艼变或没艼，有伤残、水锈。
纹	环纹细而深。	环纹粗而浅或断纹、跑纹。	纹残缺不全。
须	须长，柔韧性好。	较长，不清疏，柔韧性差。	较短，须不清疏，柔韧性差。

5. 林下山参

（林下参、野山参；白参）

【历史沿革】本品见本著3.人参项下。

【来源】本品为五加科植物人参*Panax ginseng* C.A.Mey.的干燥根和根茎。将野山参种子播种于山林野生状态下自然生长的称"林下山参"，习称"籽海"；又称野山参。一般应采生长15年及以上的人参，多于秋季采挖，洗净。经晒干或烘干者，称"生晒林下山参"或"生晒野山参"。

【鉴别要点】本品主根多与根茎近等长或较短，呈圆柱形、菱角形或人字形，长1～6cm。表面灰黄色，具纵皱纹，上部或中下部有环纹（多在膀头）。一般无

"跑纹"。支根多为2～3条，多为灵体或顺体（太肥的土地也会出笨体），不臃肿而显顺长形；主须清少而细长，清晰不乱，支须多细软柔，有较明显的疣状突起（即"珍珠疙瘩/珍珠点"[76]）。根茎（"芦"[56]）细长，少数粗短。细长者而"芦碗"[56]稀疏，多呈细长的"线芦"或节间十分明显的"竹节芦"[47]，无典型的圆芦和年限久老的堆花芦（即无"三节芦"或"两节芦"）；粗短者中上部具密集而深陷的茎痕（芦碗）。不定根（艼）较细，多下垂。质较硬，体轻。断面平坦、淡黄白色，显粉性，形成层环纹棕黄色、圆形"同心环"[43]。圆芦、下垂艼、铁线纹、分腿灵活自然、皮条须和珍珠点是林下山参重要的鉴别特征。见图5。

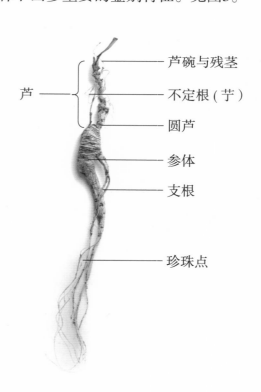

图5 林下山参（野山参）

芦碗与残茎
不定根（艼）
圆芦
芦
参体
支根
珍珠点

【质量】本品香气特异。味苦、微甘。以条粗、质硬、本色及完整者为佳。

【附注】1."林下参"为2005版《中国药典》首载,2010版《中国药典》更名为"林下山参",习称"籽海",2020版《中国药典》沿用。故此,"林下参""林下山参"为人参近年增加的名称。但根据《野山参鉴定及分等质量》GB/T18765-2015(替代2008版)二版标准对野生人参、野山参定义:野生人参是指自然传播,生长于深山密林的原生态人参(2002版为"野山参")。野山参是指播种后,自然生长于深山密林15年以上的人参。野山参即指《中国药典》原载的"林下参""林下山参",故本著沿用后名。

2.GB/T18765-2015相关术语的解释,摘录其临床最常用的商品规格的相关术语如下(余见《生晒参分等质量》GB/T22536-2018、《移山参鉴定及分等质量》GB/T22532-2015项下)。

生晒野山参:鲜野山参经过刷洗后烘干或晒干的产品。

节芦:具有圆芦和马牙芦的芦。

三节芦:具有圆芦、堆花芦、马牙芦的芦。

紧皮细纹:皮质细腻肩部环纹清晰紧密。

皮条须:柔韧性强,有弹性,珍珠点明显,较长的须根。

3.GB/T18765-2015野山参相关质量要求,见表1~表3。

表1 鲜野山参、生晒野山参规格

级别	鲜野山参规格(鲜品质量/g)	生晒野山参规格(干品质量/g)
特级	m ≥ 60	m ≥ 15
一级	45 ≤ m<60	12 ≤ m<15
二级	35 ≤ m<45	9 ≤ m<12
三级	25 ≤ m<35	7 ≤ m<9
四级	18 ≤ m<25	5 ≤ m<7
五级	12 ≤ m<18	3 ≤ m<5
六级	5 ≤ m<12	1.3 ≤ m<3
七级	m<5	m<1.3

表2 鲜野山参的五形与等级

五形	一等品	二等品	三等品
芦	三节芦,芦碗紧密,芦较长,个别有双芦或三芦以上,芽苞完整	两节芦或三节芦,芦碗紧密,个别三芦以上。芽苞完整	一节或两节芦,芦碗较大,芦碗排列扭曲,有残缺、水锈、疤痕
艼	枣核艼,艼重量不得超过主体50%,不跑浆	枣核艼、蒜瓣艼或毛毛艼,艼重量不得超过主体50%,不跑浆	有毛毛艼、顺长艼或艼变,艼大,有疤痕、水锈
体	灵体、疙瘩体,黄褐色或黄白色,紧皮细腻,有光泽,腿分裆自然,无下粗,不跑浆,无疤痕	顺体、过梁体,黄褐色或黄白色,紧皮细腻,有光泽,腿分裆自然,不跑浆,无疤痕	顺体、笨体、横体,黄褐色或黄白色,皮较松,体小、艼变、有病疤及水锈
纹	主体上部环纹细而深,紧皮细纹	主体上部环纹明显	主体上部环纹不全,断纹或纹较少
须	细而长,柔韧不脆,疏而不乱,珍珠点明显,主须完整,艼须下伸	细而长,柔韧不脆,主须完整,艼须下伸	有长有短,柔韧不脆,有残缺

表3　生晒野山参五形与等级

五形	一等品	二等品	三等品
芦	三节芦，芦碗紧密、芦较长，个别有双芦或三芦以上	两节芦或三节芦，芦碗较大、紧密，个别三芦以上	二节芦、缩脖芦，芦碗较粗，芦碗排列扭曲，有残缺、疤痕、水锈
芋	枣核芋，芋重量不得超过主体50%，不抽沟，色正有光泽	枣核芋、蒜瓣芋或毛毛芋，芋重量不得超过主体50%，色正有光泽	芋大或无芋，有残缺、疤痕、水锈
体	灵体、疙瘩体，色正有光泽，黄褐色或黄白色，腿分裆自然，不抽沟，无疤痕、不泡体	顺体、过梁体，色正有光泽，黄褐色或黄白色，腿分裆自然，不抽沟，不泡体	顺体、笨体、横体，黄褐色或黄白色，皮较松，抽沟，体小、芋变，有疤痕、水锈
纹	主体上部环纹细而深，紧皮细纹	主体上部环纹明显	主体上部环纹不全，断纹或纹较少
须	细而长，疏而不乱，柔韧不脆，有珍珠点，主须完整，芋须下伸	细而长，疏而不乱，柔韧不脆，有珍珠点，芋须下伸	细而长，柔韧不脆，有伤残及水锈

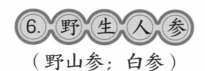

6. 野生人参

（野山参；白参）

【历史沿革】本品见本著3.人参项下。

【来源】本品同人参。采挖自然传播生长于深山密林数十年以上原生态人参的干燥根和根茎。秋季当果实成熟呈鲜红色，较易发现，挖时尽可能连须根一起挖出，除净泥土，洗净，晒干或烘干。一般以整株根和根茎入药。

【鉴别要点】本品主根短粗，与根茎等长或较短，菱形或圆柱形，长2～10cm。表面灰黄色，具纵纹，其皮黄褐色，老而不粗，紧结光润，细腻如绵，习称"细结皮"（亦称"紧皮"）。主根上端有紧密而深陷的黑褐色环状横纹，螺旋状，细密而深，习称"铁线纹"；主根顶端呈圆弧形，似肩膀下垂，习称"溜肩膀"（亦称"圆腹"）。根茎（"芦"[56]）细长，一般长3～9cm，常与主根等长或更长，有的整芦形似雁脖，习称"雁脖芦"或"回脖芦"；上部扭曲，茎痕（"芦碗"[56]）密集；下部（靠近主根的一段）根茎较光滑而无茎痕，不显芦碗，圆柱形，习称"圆芦"（据形状不同又分"线芦"与"草芦"）。芦上具较粗的不定根，形似枣核（亦称"芦芋"）；完整的芦亦称"三节芦"。支根多为2条（呈人字形，最多3条，短突，上粗下细），习称"少数腿"。须根稀疏细长，长约主根的数倍，柔韧不易折断（习称"皮条须"），清晰不乱，其上着生多数细小的疣状突起，习称"珍珠疙瘩"[76]或"珍珠点"，亦称"珍珠须"。全体呈淡黄白色，皮细、光润。野山参的芦、芋、体、纹、须五种外形全部符合野山参特征，习称"五形全美"。见图6-1、6-2。

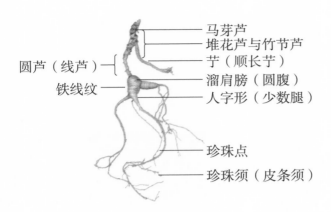

图6-1　野生人参

马芽芦
堆花芦与竹节芦
艼（顺长艼）
圆芦（线芦）
铁线纹
溜肩膀（圆腹）
人字形（少数腿）
珍珠点
珍珠须（皮条须）

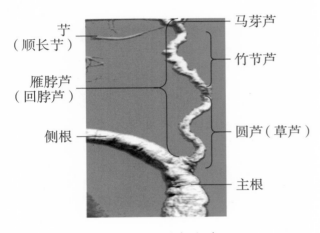

图6-2　野生人参

艼（顺长艼）
马芽芦
竹节芦
雁脖芦（回脖芦）
圆芦（草芦）
侧根
主根

【质量】本品气香浓厚，味甘微苦。其性状除全形外，以支大、鲜品浆足、纹细、芦长、碗密、有圆芦及珍珠点、"五形全美"者为佳。

【附注】1.《野山参鉴定及分等质量》GB/T18765-2002（即后几版移山参、野山参中的"野生人参"，本品种下述的野山参=野生人参。因该GB比较简单，故掺有本著作者的部分解释），摘录其临床最常用的商品规格的相关术语如下（余见《生晒参分等质量》GB/T22536-2018、《移山参鉴定及分等质量》GB/T22532-2015、《野山参鉴定及分等质量》GB/T18765-2015项下）。

（1）生晒野山参的五形：芦、艼、体、纹、须。

1）芦形：即主根上部根茎的形态，根据不同部位又分如下多种。

雁脖芦：又称"回脖芦"，主根上部的根茎较长，有的整芦形似引颈飞翔的雁脖。但又可归属于三节芦的范畴。

马牙芦：即最上面（堆花芦上部的）一段芦，是新脱落茎痕形成的芦碗，边棱平齐，中心凹陷，状如马牙。

堆花芦：即圆芦上段为近十年间脱落的茎痕形成的密集芦碗，左右交错层叠，状如堆花。

竹节芦：即在一定间隔处呈环节状突起（其上一侧有芦碗），形如竹节。

圆芦：即芦的下端，与主根相连，相连部分为原始芦（为数十年前逐年形成的芦），由于芦的逐年生长与代谢或脱落、加上土壤的挤压等原因而致。圆芦又分线芦（根茎细长而较圆滑者，习称"线芦"）、草芦（根茎较粗长而不太圆滑者，习称"草芦"）。

二节芦：即同一芦上"同时具有圆芦和堆花芦或堆花芦和马牙芦的根茎"。

三节芦：即同一芦上从上至下依次有"马牙芦""堆花芦"（或"竹节芦"）和圆芦三段，是野山参的主要特征之一。

2）艼形：芦上生长的不定根的形态。

枣核艼：两端细、中间粗、形如枣核。

毛毛艼：较细的不定根。

艼变：主根消失，艼继续生长代替主根，又称艼变参等。

3）体形：主根即肩头到较大支根（或侧根）的部分，常分歧。根据主根、腿的形态常用六种体态进行区分，习称"六体"。但民间有根据参龄的长短以色泽"老体"或"嫩体"区分的。

灵体：指野山参体态玲珑，"体腿明显分开，腿具有两条，形如菱角状、跨海式或元宝形。"两腿分裆自然。

疙瘩体："主根粗短，形如疙瘩状。"

顺体："主根顺长。"民间亦称"顾体"，指野山参根顺长且直（单腿或双腿并拢者，多不是野山参），几不分歧或在下部分歧。

笨体："主根形状较差，不灵活，腿有两条以上，长短不齐。"指野山参根形体态笨拙；腿粗细长短不匀称，几不分歧或在下部分歧。

过梁体："主根分岔较粗长，形如山梁。"

横体："主根横向生长，没有环纹。"

老体：指野山参年长皮老，呈黄褐色，质地紧密有光泽，环纹更加细密。

嫩体：指野山参年限较短，皮色白嫩，须根嫩脆色白易折断，断面黄白色。

4）纹形：在主根肩部有细而深的螺丝状横环纹（横纹粗糙，浮浅而不连贯者则不是纯山参）。

5）须形：支根上生长的较细长的根，老而柔韧，清疏而长，不易折断，有弹性（习称"皮条须"），其上缀有小米粒状的小疙瘩，即"珍珠点"（须色白而嫩脆者俗称水须，则不是纯野山参）。

（2）野山参的质量标准："鲜、生晒野山参，任何部位不得粘接，体内无异物，体不得做纹。"其规格与等级见下各表。

表1 鲜野山参、生晒野山参规格

级别	鲜野山参 规格／质量·g^{-1}	生晒野山参 规格／干品质量·g^{-1}
一级	≥ 100	≥ 25
三级	≥ 60 ~ < 80	≥ 15 ~ < 20
四级	≥ 45 ~ < 60	≥ 12 ~ < 15
五级	≥ 35 ~ < 45	≥ 9 ~ < 12
六级	≥ 25 ~ < 35	≥ 7 ~ < 9
七级	≥ 18 ~ < 25	≥ 5 ~ < 7
八级	≥ 12 ~ < 18	≥ 3 ~ < 5
九级	≥ 5 ~ < 12	≥ 1.5 ~ < 3

表2 鲜野山参的五形与等级

五形	一等品	二等品	三等品
芦	具有3节芦，圆芦、堆花芦分明，个别有双芦或3芦以上，无疤痕、水锈	具有3节芦或2节芦，芦碗较大，个别有双芦和3芦以上，无疤痕、水锈	有1节或2节芦，芦碗较大，芦头排列扭曲，有残缺、水锈、病疤痕
芋	枣核芋，芋大小不得超过主体20%，不跑浆，须长下伸，无疤痕、水锈	枣核芋或毛毛芋，芋不得超过主体30%，不跑浆，须长下伸，无疤痕、水锈	有毛毛芋或芋变，芋大，有疤痕、水锈
体	灵体、疙瘩体，黄褐色或淡黄白色，紧皮细腻，有光泽，腿分裆自然，无下粗、不跑浆，无疤痕、水锈	顺体、过梁体，黄褐色或黄白色，紧皮细腻，有光泽，腿分裆自然，不跑浆，无疤痕、水锈	顺体、笨体、横体，黄褐色或黄白色，皮较松，体小、芋变，有疤痕及水锈
纹	膀头上的环纹细而深，紧皮细纹、不跑浆	膀头上的环纹细而深，紧皮细纹、不跑纹	膀头上的环纹不全，断纹或纹较差

五形	一等品	二等品	三等品
须	细而长，柔韧不脆，疏而不乱，珍珠点明显，无伤残	细而长，柔韧不脆，有珍珠点，主须无伤残	有长有短，柔韧不脆，有珍珠点，有残缺、病疤

表3 生晒野山参五形与等级

五形	一等品	二等品	三等品
芦	3节芦，圆芦、堆花芦分明，个别有双芦或3芦以上，无疤痕、水锈	3节芦或2节芦，个别有双芦和3芦以上，芦碗较大，无疤痕、水锈	2节芦、缩脖芦，芦碗较粗，芦头排列扭曲，有残缺、病疤、水锈
芋	枣核芋，芋大小不得超过主体20%，不抽沟，须长下伸，色正有光泽，无疤痕、水锈	枣核芋或毛毛芋，芋不得超过主体30%，不抽沟，须长下伸，色正有光泽，无疤痕、水锈	芋大或无芋，有残缺、疤痕、水锈
体	灵体、疙瘩体，色正有光泽，黄褐色或黄白色，不抽沟，腿分档自然，无疤痕、水锈	顺体、过梁体，色正有光泽，黄褐色或黄白色，腿分档自然，不抽沟，无疤痕、水锈	顺体、笨体、横体，黄褐色或黄白色，皮较松，抽沟，体小、芋变，有疤痕、水锈
纹	膀头上的环纹细而深，紧皮细纹，不跑纹	膀头上的环纹细而深，紧皮细纹、不跑纹	膀头上的环纹不全，断纹或环纹较差
须	细而长，疏而不乱，柔韧不脆，有珍珠点，无伤残	细而长，疏而不乱，柔韧不脆，有珍珠点，主须无伤残	细而长，柔韧不脆，有珍珠点，有部分残缺及水锈

2.野山参的鉴别古今都很重视，为了便于记忆与掌握其鉴别要点，流传的歌诀就有多首：

"芦长碗密（圆腹圆芦）枣核芋，紧皮细纹珍珠须。"

"马牙燕脖芦，下伸枣核芋，身短体横灵，环纹深密生，肩膀圆下垂，皮紧细光润，腿短两三只，分档人字形，须疏根瘤密，山参特殊形。"

"芦碗紧密相互生，圆膀圆芦枣核芋。紧皮细纹疙瘩体，须似皮条长又清。珍珠点点缀须上，具此特点野山参。"

3.人参真的是一年一个芦头吗?这个说法对于野生人参（或和野山参/林下山参）是不对的（可能只适合园参的判断），如100年的野生人参岂不是要有100个芦头了，真是简单的数数芦头就能断定山参年份，那么我们人人都是鉴别人参的好手，也正是针对顾客对人参芦头的误解和追求长芦头的心理，很多不良商家想出拼接粘连芦头的造假方法，以此来虚造山参的年份，欺骗顾客。因人参是多年生草本植物，芦碗是人参地上茎叶逐年更生残留的疤痕，高年限的人参，其有圆芦、竹节芦（对花芦）、堆花芦，甚至还有憋芦（又称"伤残芦""后憋芦""再生芦"，即原有芦损伤后的再生芦），参龄越长芦头也会越来越不明显，无法单靠数芦碗去判断。此时就要结合人参的体、纹、皮、须、点等去综合判断分析，如同老山参就像老人，年份越大、经历的风霜越多，越是皮老纹深、伤痕累累，不耐看。

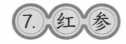
7. 红 参

【历史沿革】本品见本著3.人参项下。

【来源】本品为五加科植物人参*Panax ginseng* C.A.Mey.的干燥根和根茎的蒸熟品。

【鉴别要点】主根呈纺锤形、圆柱形或扁方柱形，长3~10cm，直径1~2cm。表面半透明，红棕色，偶有不透明的暗黄褐色斑块（习称"黄马褂"），具纵沟、皱纹及细痕；上部有时具断续的不明显环纹；下部有2~3条扭曲交叉的支根，并带弯曲的须根或仅具须根残迹。根茎（芦头）长1~2cm，上有数个凹窝状茎痕（"芦碗"[56]），有的带有1~2完整或折断的不定根（芋）。质硬而脆。断面平坦，"角质样"[60]，棕红色。见图7-1、7-2、7-3。

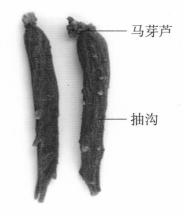

图 7-2　普通红参

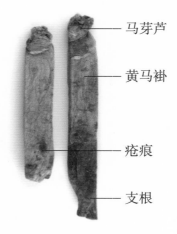

图 7-3　模压红参

【饮片】本品呈类圆形或椭圆形（形似瓜子，俗称"瓜子片"）薄片。外表皮红棕色，半透明；切面平坦，红棕色，角质样，质硬而脆，偶有浅色圆心。见图7-4。

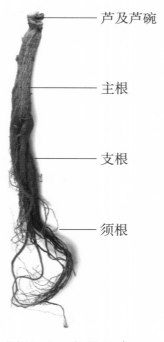

图 7-1　全须红参

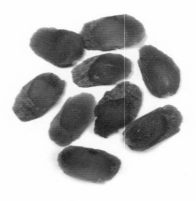

图 7-4　红参（瓜子片）

【质量】本品气微香而特异，味甘、微苦。

【附注】1.《红参分等质量》GB/T22538-2018对红参做了相关规定。红参以5年及5年以上鲜园参为原料，经过刷洗、蒸制、干燥的人参产品。相关术语如下。

普通红参：支根多呈丛状的一类产品。

模压红参：以红参为原料，经过软化、压制成形的单支或多支的产品。

边条红参：性状同普通红参，一般具有三长（芦长、主根长、支根长）的一类产品。

全须红参：芦、体、须完整的一类产品。

切参：红参切除芦头、支根、仅留部分主根，经过模压的产品。

人参支根：生长于人参主根下端较粗的分根。

人参主根长：人参肩部到支根上部的长度。

人参须根：生长在人参主根、支根和不定根上的根。

红中尾：较粗的红参支根及不定根。

红参艼：按照红参工艺加工的人参艼。

红直须：商品多捆成小把，且直径低于2mm的红参支根。

红混须：商品未经捋顺整理、打捆，且直径低于2mm的红参支根。

红弯须：直径低于2mm，长度不超过30mm呈条形弯曲状的红参须根。

模压红混须：以红混须为原料，经过软化、定量、压制成形的产品。

红参片：红参主根，经过软化切成的薄片。

干浆参：体质轻泡，瘪瘦，或多抽沟的红参干货。

破肚：生长过程中主根开裂的现象。

粘连：模压红参加工时参与参之间粘连在一起的现象。

生心：红参内部的白色或黄色硬心。

芦头全：模压红参压块后每支红参必须具有完整的根茎。

空心：红参内部的空隙。

黄皮：红参表面出现较厚的黄色表皮。

疮/疤痕：人参根因病、虫、鼠害及机械损伤和人为损伤等原因留下的痕迹。

质地：红参坚实，断面角质样。

气味：红参特有的香气。

光泽：红参表面上具有的自然光泽。

抽沟：因浆气不足或跑浆而导致干货表面不平整的现象。

小货：模压红参中规格为80条以下的产品。

2.大力参：《大力参分等质量》GB/T22537-2018（替代2008版）。以鲜园参为原料，水洗后下须，烫制或蒸制，凉水浸制后干燥的人参产品。俗称"烫通参、汤通参"。参体横断面角质。主根长5～15cm，表面淡黄白色，半透明，有明显纵皱，上端有棕色横纹。细支根及须根均已除去。质硬而脆。断面平坦，透明角质状，外白内红，皮层与髓部之间有明显的黄色环。味苦而甘。

用于加工大力参的鲜人参较生晒参原

料为优。除具有生晒参的各项优点之外，由于煮烫能使人参所含的淀粉糊化，酶类受到破坏，因而质地坚实，在耐贮藏方面优于生晒参。大力参是介于生晒参和红参之间的一个品种，所以，大力参具有生晒参和红参的双重特点，即外皮类似生晒参，内部类似红参样。有些地区当白参使用；有些地区当红参使用。因切片后以红为主，故笔者认为列入红参项下为妥。

3.朝鲜红参：加工法与国产红参相同。体较足壮，上生双马蹄芦与肩齐，单芦的名"独碗芦"，中部皆深陷，边缘甚整齐，质坚硬。主根长约6～10cm，直径约1～2cm。表面红棕色，有顺纹，上部或显黄衣，全体显纵棱。支根多弯曲交叉。质坚体重。断面角质发亮，有菊花纹。香气浓厚，味甘微苦。

4.市售以普通红参、模压红参及二者的切片多见。各种规格、等级应分别满足下列各表的要求。

表1　普通红参规格

规格／支	支数/500g	单支重/g
10	≤ 10	≥ 50.0
15	≤ 15	≥ 33.0
20	≤ 20	≥ 25.0
32	≤ 32	≥ 15.0
48	≤ 48	≥ 10.0
64	≤ 64	≥ 7.0
80	≤ 80	≥ 6.0
小支	> 80	< 6.0

表2　普通红参等级

项目	特等	一等	二等
主根	呈圆柱形	呈圆柱形	呈圆柱形
支根	多个分支	多个分支	多个分支
表面	表面半透明，红棕色，有自然光泽，无抽沟、无黄皮	表面半透明，红棕色，有自然光泽，抽沟、黄皮不超过1/3	红棕色无光泽，有抽沟、有黄皮
质地	坚实、角质样、个别空心	坚实、角质样、个别空心	坚实，偶有生心、空心
气味	气微香而特异，味甘、微苦	气微香而特异，味甘、微苦	气微香而特异，味甘、微苦
破损、病疤	无	≤ 15%	> 15%
虫蛀、霉变、杂质	无	无	无

表3　模压红参规格

规格／支	支数/600g	单支重/g	整体长/cm
8	10	55 ～ 70	≥ 11
10	14	37 ～ 55	≥ 11
15	19	27 ～ 37	≥ 10
20	28	19 ～ 27	≥ 8
30	38	14 ～ 19	≥ 8
40	48	11 ～ 14	≥ 8
50	58	10 ～ 11	≥ 8
60	68	8 ～ 10	≥ 8
70	78	7 ～ 8	≥ 7
80	88	6 ～ 7	≥ 7
小货	89 ～ 108	≤ 6	≥ 6
大尾	240 ～ 260	≥ 2.3	3.5 ～ 7
中尾	260 ～ 280	2 ～ 2.3	2.0 ～ 3.5
切参一	≤ 47	≥ 11	3 ～ 5
切参二	48 ～ 66	7 ～ 10	3 ～ 5

注：模压红参规格除600g外，尚有500g、400g、200g、150g、100g、75g、50g、37.5g、双支、单支等小包装，每一规格支数按600g规格相应减少，大尾30g包装。

表4　模压红参等级

项目	特等	一等	二等
疤痕	≤10%（主根）	≤20%	≤30%
破肚	无	≤10%	≤20%
粘连	无	无	≤30%
生心、夹杂	无	无	无
芦头全	完整	部分完整	部分完整
空心	无	无	≤10%

表5　红参片的规格

等级规格	片厚/mm	直径/mm
一级	0.5～2.0	≥15
二级	0.5～2.0	≥12
三级	0.5～2.0	≥10

表6　红参片的等级

项目	特等	一等	二等
形状	类圆形或椭圆形、无生心、碎片；整齐，薄厚均匀	类圆形或椭圆形、无生心、碎片；较整齐，薄厚略均匀	类圆形或椭圆形、无生心、碎片；不整齐，薄厚不均匀
颜色	红棕色或淡棕色；无黄皮	红棕色或淡棕色；轻度黄皮	红棕色或淡棕色、色泽较差；有黄皮
虫蛀、霉变、杂质	无	无	无

本著作者注：由于目前产地鲜切盛行，红参片在全国"17个中药材专业市场"上随处可购，因此，不排除某些不法商家将小个红参压扁后宽面斜切片的。表6有"特等"，但表5中则无；边条红参、全须红参、其他红参加工产品的规格与等级参《红参分等质量》GB/T 22538—2018。

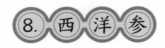

8. 西洋参

【历史沿革】本品载于《本草纲目拾遗》，"西洋参，若对半劈开者，名片

参，不佳。反藜芦。入药选皮细洁，切开中心不黑，紧实而大者良。近日有嫌其性寒，饭锅上蒸数十次而用者，或用桂圆肉拌蒸而用者。……洋参以辽参之白皮泡丁，味类人参，惟性寒，宜糯米饭上蒸用，甘寒补阴退热。"《本草从新》，名西洋人参，"性寒微甘。味厚气薄，补肺降火，生津液，除烦倦，虚而有火者相宜，出大西洋佛兰西。"《增订伪药条辨》"西洋参，欲鉴别其真伪，必须分气味、形色、性质。真光西参，色白，质轻，性松，气清芬，切片内层肉纹有细微菊花心之纹眼，味初嚼则苦，渐含则兼甘味，口觉甚清爽，气味能久留口中。若副光伪参，色虽白，质重而坚，内层肉纹多实心，无菊花心纹眼，亦无清芬之气，嚼之初亦先苦后甘，数咽后，即淡而无味，不若真者能久留口中。毛西参，皮纹深皱微灰黑色，内肉松白，质亦轻，性松，气清芬，味苦兼甘，含咽清爽鲜洁为道地。伪毛参，皮纹深陷，质坚实，味微苦中兼微甘，后即淡而兼涩味粘舌者，此即伪也。"

【来源】本品为五加科植物西洋参 *Panax quinquefolium* L. 的干燥根。均系栽培品，选取生长3～6年的根，秋季采挖，除去分枝、须尾，洗净，晒干或低温干燥。喷水湿润，撞去外皮，再用硫黄熏之，晒干后，其色白起粉者，称为"粉光西洋参"。挖起后即连皮晒干或烘干者，为"原皮西洋参"。市售以前者为主。

【鉴别要点】粉光西洋参：本品呈纺

锤形、圆柱形或圆锥形、"蚕形"[81]，长3～12cm，直径0.8～2cm。表面浅黄褐色或黄白色，可见横向环纹（顶端的细纹较密）及线状皮孔，并有细密浅纵皱纹及须根痕。主根中下部有一至数条侧根；多已折断；须根上具"珍珠疙瘩/珍珠点"[76]的特征。有的上端有根茎（芦头，习称"剪口"[57]），环节明显，茎痕（"芦碗"[56]）圆形或半圆形具不定根疔或已折断。体重，质坚实，不易折断，断面平坦，浅黄白色，略显粉性，皮部可见黄棕色点状树脂道及细管，形成层环纹（"同心环"[43]）棕黄色，木部略呈放射状纹理。见图8-1、8-2、8-3。

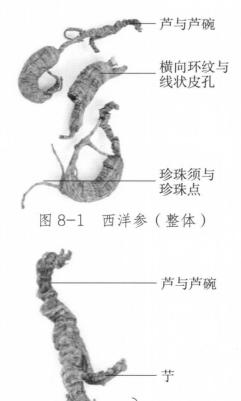

图 8-1　西洋参（整体）

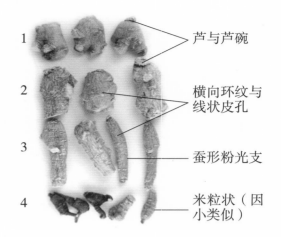

1：圆粒；2：短粒；3：支；4 米洋参

图 8-3　西洋参（粉光）

原皮西洋参：本品表面黄褐色、深黄褐色、土灰色。余同粉光西洋参。

【饮片】本品多呈圆形或椭圆形薄片。浅黄白色，皮部可见黄棕色点状树脂道及细管，形成层环纹（"同心环"[43]）棕黄色，木部略呈放射状纹理，有细微"菊花心"[24]之纹眼。见图8-4。

【质量】本品气微而特异，味微苦、甘。以条匀、质硬、体轻、表面横纹紧密、气清香、味浓者为佳。一般又以野生者为上品，栽培者次之。

图 8-2　西洋参（剪口）

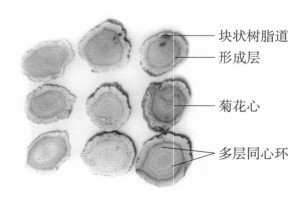

图 8-4　西洋参（圆片）

【附注】1.根据西洋参的生长习性、

产地及产地加工方法、入药部位、大小不同分多种商品规格。一是按生长习性与繁殖方法不同分栽培品、野生品。二是按产地不同分国产西洋参与进口西洋参。目前市售以国产的为主。三是按产地加工方法不同分粉光西洋参、原皮西洋参；硬支西洋参、软支西洋参。一般均为生晒品（即无红西洋参之商品）。四是按入药部位与形状大小不同分原丛、圆粒、短粒、支。五是市售商品中尚有米洋参，每粒在一克以下，因小而习称"米洋参"，其色泽有黄褐色、棕褐色不等。多系进口，故《西洋参分等质量》GB/T36397-2018未载。因西洋参的入药部位均已除去须根，故具有人参的芦、芦碗、环纹、枣核艼等部分特征。但全须生晒西洋参的特征与人参大同小异。

（1）粉光西洋参：野生者形较小，或有分歧，色白而光，外表横纹细密；体轻；气香而浓，味微甜带苦。栽培者，皮色白，细纹不及野生者紧密；体重质坚而味淡。

（2）原皮西洋参：野生者形粗如大拇指，或较小；外表土黄色，横纹色黑而细密；内部黄白色；体质轻松；气香味浓，品质优良。栽培者，形与野生者相似，但外皮淡黄，皮细，横纹不黑而较疏。体质结实而沉重。味较淡。

（3）硬支西洋参、软支西洋参见下。

2.《西洋参分等质量》GB/T36397-2018对西洋参做了相应规定。

（1）相关术语。

西洋参：以鲜西洋参为原料，刷洗后晒干或烘干而制成的产品。可分为硬支西洋参和软支西洋参。

硬支西洋参：加工温度高于50℃，硬度大，断面乳白色，维管束红点多，粉性大，气微而特异，味微苦、甘，不适于切片的干燥加工产品。

软支西洋参：加工温度低于50℃，硬度小，断面黄白色，油性大，气微而特异，味微苦、甘，适于切片的干燥加工产品。

皮孔：西洋参表面具有的线状突起。

疤痕：西洋参根因病、虫、鼠害及机械损伤和人为损伤等原因留下的痕迹。

红支：西洋参加工不当，表面变红，树脂道变成暗红色的产品。

青支：西洋参加工不当，表面变青，参根内部也呈青色的产品。

树脂道：参根韧皮部棕黄色或棕色的点状或块状物。

参段（剪口）：西洋参修剪下较粗的主根下端和侧根根段。（应为"去剪口……较粗的主根和侧根根段"，本著作者注）。

原丛：只剪去须根产品。

圆粒：修剪后主根长度与直径较接近的产品。

短粒：修剪后主根长度明显大于直径的产品。

枝：修剪后用于切片的软支产品。

滋气味：西洋参所特有的香气与滋味。

（2）西洋参规格、等级应分别满足下表要求。

表1　西洋参规格

类型	规格/g	平均单支重/g	长度/cm
原丛	35以上	≥35.0	—
	30	≥30.0	—
	25	≥25.0	—
	20	≥20.0	—
	15	≥15.0	—
	10	≥10.0	—
	7	≥7.0	—
	5	≥5.0	—
	3.5	≥3.5	—
	3	≥3.0	—
	2.5	≥2.5	—
	2	≥2.0	—
	1.5	≥1.5	—
	1	≥1.0	—
圆粒、短粒	25以上	≥25.0	—
	20	≥20.0	—
	15	≥15.0	—
	10	≥10.0	—
	7	≥7.0	—
	5	≥5.0	—
	3.5	≥3.5	—
	3	≥3.0	—
	2.5	≥2.5	—
	2	≥2.0	—
	1.5	≥1.5	—
	1	≥1.0	—
枝	25以上	≥25.0	—
	20	≥20.0	—
	15	≥15.0	≥6
	10	≥10.0	≥6
	7	≥7.0	—
	5	≥5.0	—

表2　西洋参等级要求

项目	特等	一等	二等
形状	纺锤形、圆柱形或圆锥形、类圆球形	纺锤形、圆柱形或圆锥形、类圆球形	纺锤形、圆柱形或圆锥形、类圆球形
表面性状	表面浅黄褐色或黄白色，可见横向环纹和线形皮孔状突起	表面浅黄褐色或黄白色，可见横向环纹和线形皮孔状突起	表面浅黄褐色或黄白色，可见横向环纹和线形皮孔状突起
芦头	有，已修剪	有，已修剪	有，已修剪或未修剪
纵皱纹	细密	有	有或无
断面	黄白色，平坦，可见树脂道斑点，形成层环纹明显呈棕黄色	黄白色，平坦，可见树脂道斑点，形成层环纹明显呈棕黄色	黄白色，或浅黄棕色，平坦，可见树脂道斑点，形成层环纹明显，呈棕黄色
滋气味	气微而特异，味微苦、甘，气味浓	气微而特异，味微苦、甘，气味较浓	气微而特异，味微苦、甘，气味尚浓
疤痕	无	无	有，轻微
红支、青支、虫蛀、霉变、杂质	无	无	无

3.《医学衷中参西录》：西洋参，性凉而补，凡欲用人参而不受人参之温补者，皆可以此代之。惟白虎加人参汤中之人参，仍宜用党参，而不可代以西洋参，以其不若党参具有升发之力，能助石膏逐邪外出也。且《本经》谓人参味甘，未尝言苦，适与党参之味相符，是以古之人参，即今之党参，（不同观点参人参项）若西洋参与高丽参，其味皆甘而兼苦，故用于古方不宜也。

4.全须生晒西洋参：主根圆柱形或短圆柱形，下部有分歧状支根，有时下部

066

无支根分歧则主根呈圆锥形或纺锤形，长1.5～9cm，直径0.5～3cm；外表淡黄色或土黄色，有密集的细环纹，另有纵皱及少数横长皮孔。根茎已除去或部分残留，圆柱形或扁圆柱形，长0.1～1.3cm，直径0.1～1cm，具1～4个凹窝状茎痕，不定根有时可见。支根无或2～6个，具须根，上有疣状突起[98]。质硬脆，断面淡黄白色，有棕色或棕黄色环，皮部散有橙红色或红棕色小点，有放射状裂隙。气微香，味苦微甘。市售极少见。

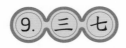

【历史沿革】本品始载于《本草纲目》。李时珍"生广西、南丹诸州番峒深山中，采根暴干，黄黑色。团结者，状略似白及；长者如老干地黄，有节。味微甘而苦，颇似人参之味。"为金疮要药，又名山漆、金不换。考证古代本草所述与描写即为当今所用三七。

【来源】本品为五加科植物三七*Panax notoginseng* (Burk.)F.H.Chen的干燥根和根茎。三七为种子繁殖，育苗移栽。选移栽3～7年生者，挖取根部，洗净泥土，剪分茎基、主根、支根及细根（《中国药典》收载的三七即为该品）。将主根晒至半干，反复搓揉，或放入转筒中滚动摩擦，然后晒干，习称"无蜡干货"。或再置容器内，加入蜡块，反复振荡，使表面光亮呈棕黑色，习称"蜡光干货"（目前市场上少见）。本品以夏末、秋初（8～9月）开花前采者，充实饱满，品质较佳，产量高，称"春三七"或"春七"。冬月（10～11月）采者（因留种），形瘦皱缩，质量较差，产量低，称"冬三七"或"冬七"。其剪下的粗支根，习称"筋条"；茎基习称"剪口"[57]、"芦"[56]；细根为"毛根"或"绒根"。

【鉴别要点】三七：主根呈类圆锥形、圆柱形、丁字形或类圆形，长1～6cm，直径1～4cm。表面本色为黄褐色至棕褐色或灰褐色、灰黄色（习称"铜皮"[86]），具光泽，有断续的纵皱纹、支根痕及横向隆起的皮孔。顶端有茎痕；周围有"瘤状突起"[98]（根据突起的多少、位置、形状不同而习称不同，主根顶端茎痕周围有瘤状突起的支根痕，形似猴头、狗头或狮子头，分别习称"猴头、狗头三七/狮子头"，亦称"小疙瘩"[100]；形如丁字形的习称"钉角"[59]；圆锥形或圆柱形、突起无重叠者习称"一根筋"）。体重，质坚实（习称"铁骨"），不易折断。断面木部与皮部常分离（即形成层环状），一般而言，皮部色深，有的为灰绿色、黄绿色、墨绿色、黄色、棕黑色；木部色稍浅，有的为浅墨绿色、灰色或灰白色，微呈放射状排列（俗称"菊花心"[24]）。常将表面色泽与质地合称"铜皮铁骨"。春三七外形饱满，表面皱纹细密而短或不明显。断面常呈灰绿色，木质部菊花心明显，无空隙。冬三七外形不饱满，表面皱纹多且深长或呈明显的沟槽状。断面常呈黄绿色，木质部菊花心不明显，多有空隙。见图9-1、9-2。

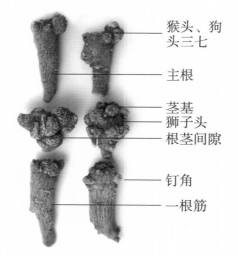

图 9-1 三七（无蜡干货）

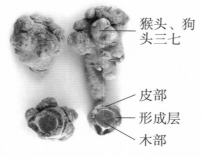

上：蜡光干货；下：无蜡干货
图 9-2 三七

筋条：呈圆柱形，长2~6cm，上端直径约0.8cm，下端直径约0.3cm。见图9-3。

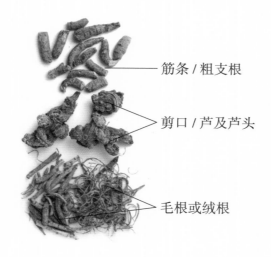

图 9-3 三七（不同部位）

剪口：即"芦"[56]，头短，呈不规则的皱缩块状或条状，表面有数个明显的茎痕或老茎残留及环纹，偶见"芦碗"[56]，断面中心灰绿色或白色，边缘深绿色或灰色。见图9-3。

【饮片】本品纵切片呈长类圆形或不规则片状，长约4~5cm，宽1~2cm，厚0.1~0.2cm；横切片呈类圆形或类圆不规则形，直径1~2cm，厚0.1~0.2cm；切面呈放射状排列（俗称"菊花心"[24]），皮部与木部色泽深浅不一；质脆而坚实。见图9-4。

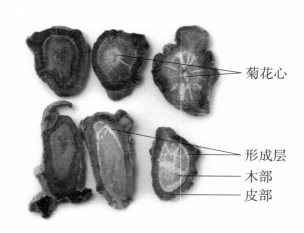

上：横片；下：纵片
图 9-4 三七

【质量】本品气微，味苦回甜。以皮细（铜皮、铁皮），体重质坚（铁骨），表面光滑、水洗干货、一根筋（个大的）、无裂痕、断面灰绿色或绿色者为佳。

【附注】1.籽条：播种后未移栽的三七的根和根茎习称"籽条"，又称"姑娘七"（产地行话，喻指未移栽），瘦小，具有三七芦、主根、支根或绒根的所有特征。见图9-5。虽与《中国药典》所载三七移栽品种来源相同，但未移栽且性状不符《中国药典》要求；成分可能不达标，不能作三七用（目前市场上有此商品）。

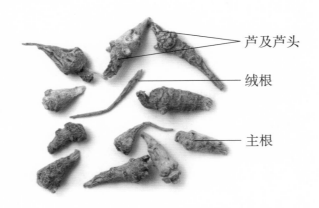

图9-5　籽条（姑娘七）

2.《文山三七》GB/T19086-2008的现行标准对其名词与要求摘选如下。

头：俗称，表示三七大小专用规格单位，指质量为500g的干燥三七主根个数（头数越少的等级越高）。

剪口：经加工后根茎的俗称。

筋条：中部直径大于0.4cm支根的俗称。

毛根：须根及中部直径小于0.4cm支根的俗称。

春三七：摘除花薹后采挖的三七。

冬三七：留种后采挖的三七。

干燥：将三七主根、根茎、支根、毛根分别晾晒至含水量13%以下，或在40~45℃条件下烘烤干燥至含水量13%以下。

三七规格：分10头、20头、30头、40头、60头、80头、无数头、剪口、筋条、毛根、三七片……等规格。见表1。

表1　文山三七不同入药部位的感官分级

部位与规格	个数	优等品	合格品
10头	≤10	外观饱满、光滑、体形较圆、无病斑、无异味的春三七	外观不饱满、可有沟槽状，体形较长、无病斑、无异味
20头	11~20		
30头	21~30		
40头	31~40		
60头	41~60		
80头	61~80		
无数头	>80	—	无病斑、无异味。
剪口	—	体形较大，外观饱满无病斑、无异味的春三七剪口。	无病斑、无异味。
筋条	—	洁净、较粗、均匀、无病斑、无异味。	洁净、较细、无病斑、无异味。
毛根	—	洁净、干燥、较粗、断根少、无异味。	较细、干燥、可有较多断根、无异味
三七切片	—	纵切片：长约4cm~5cm，宽1cm~2cm，厚0.1cm~0.2cm；横切片：直径1cm~2cm，厚0.1cm~0.2cm，切角呈黄绿色或灰绿色。质脆而坚实，味苦而微甘，干燥，无杂质、霉变	纵切片：长约4cm~5cm，宽1cm~2cm，厚0.1cm~0.2cm；横切片：直径1cm~2cm，厚0.1cm~0.2cm，切角呈黄绿色或灰绿色。质脆而坚实，味苦而微甘，干燥，无杂质、霉变

3.说明与讨论：《文山三七》GB19086-2008的现行标准中一是无"芦"一称；二是"绒根"改为"毛根"；三是切片要求中"优等品"与"合格品"没有区别，且切面表述为"切角"（应为切面，编者注）；四是无打蜡产品。这些可能为当地民间的传统称法，如"芦""绒根"民间有如此传统称法的则不要轻易改掉；且表述要规范，这样对传承与当地产业可能更有益。

4.《中药大辞典》（2006）载竹节三七，为五加科三七同属（人参属）植物秀丽假人参*Panax pseudo-ginseng* Wall.var. *elegantior*（Burkill）Hoo & Tseng的呈竹鞭状的根茎。在西藏少数地区均供药用，功用同三七。

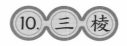

10. 三棱

【历史沿革】本品载于《本草拾遗》。陈藏器"三棱总有三、四种，京三棱黄色体重，状若鲫鱼而小。"《本草图经》苏颂"今举世所用三棱，皆淮南红蒲根也，泰州尤多。……今三棱荆、湘江、淮水泽之间皆有。叶如莎草，极长，茎三棱如削，大如人指，高五、六尺，茎端开花，大体皆如莎草而大，生水际及浅水中，苗下即魁，其旁有根横贯，一根则连数魁，魁上发苗，采时断其苗及横根。形扁如鲫鱼者，三棱也；根末将尽一魁，未发苗，小圆如乌梅者，黑三棱也；又根之端，钩屈如爪者，为鸡爪三棱，皆皮黑肌白而至轻。三者本一物，但力有刚柔，各适其用，因其形为名，如乌头、乌喙，云母、云华之类，本非两物也。今人乃妄以凫茈、香附子为之。又《本草》谓京三棱形如鲫鱼，黑三棱形如乌梅而轻，今红蒲根至坚重，刻削而成，莫知形体，又叶扁茎圆，不复有三棱处，不知何缘名三棱也。今三棱皆独旁引二根，无直下根，其形大体多亦如鲫鱼。"李时珍"三棱多生荒废陂池湿地，春时丛生，夏秋抽高茎，茎端复生数叶，开花六七枝，花皆细碎成穗，黄紫色，中有细子。……其根多黄黑须，削去须皮，乃如鲫状，非根似鲫也。"综合历代诸家本草对三棱的论述，可知历代三棱有多种，药材形如鲫鱼而体重的似为黑三棱；色黑形如乌梅者应为莎草科荆三棱，是最早药用的三棱。

【来源】本品为黑三棱科植物黑三棱*Sparganium stoloniferum* Buch.-Ham.的干燥块茎。冬季至次年春采挖，洗净，削去外皮，晒干或趁鲜切片晒干。

【鉴别要点】本品呈略扁圆锥形，长2～6cm；直径2～4cm，长径：短径约4：3。表面黄白色或灰黄色；有刀削痕；顶端有环状茎痕，其上偶有残留黄褐色或棕黑色纤维状的叶基维管束，习称"棕毛"[91]；节呈环状，数节，节上有密集的点状叶痕，其上着生退化的毛状叶；长径两侧的中上部有纵向生长的数个芽痕突起，即"小疙瘩"[100]；四周有多数点状根痕，略呈横向环状排列；两侧面凹凸不平。体重，"质坚实"[67]，入水下沉，极难折断。切面平坦，黄白色或灰白色，向内色较深，中间有多数不明显的维管束小点（即"筋脉点"[93]）及条状根纹。见图10-1。

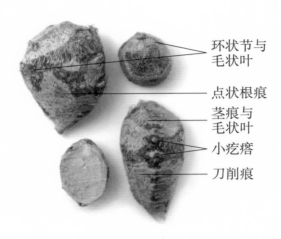

图 10-1　三棱

【饮片】本品呈类圆形的薄片或厚片。外表皮灰棕色。切面灰白色或黄白色，粗糙，有多数明显的细"筋脉点"[93]。但因有产地鲜切片与传统炮制切片，故饮片色泽有较大不同。见图10-2。

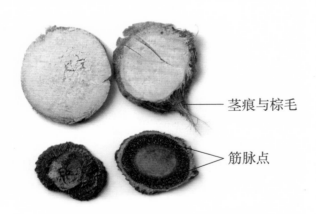

上：产地鲜切片；下：传统炮制切片

图 10-2　三棱

【质量】本品气微弱，味淡，嚼之微有麻辣感。以个匀、体重、质坚实、去净外皮、表面黄白色者为佳。

【附注】1.任仁安、李家实分别主编的《中药鉴定学》均载黑三棱科植物黑三棱，药材商品名称"荆三棱"。

2.三棱饮片产地鲜切与传统切片的讨论：如图10-2上、下均为同一来源的三棱饮片。一是产地鲜切片因缩水性大，故表面凹凸不平；且色泽为浅黄白色、黄色至黄棕色。二是传统切片是由药材润透后再切片（因三棱质硬，很难润透，常常需"搭汽"加热后趁热切片），晒干后醋炙；或取净药材置开水锅内浸没，煮至五、六成透时，加醋再煮至八成透，停止加水，并停止续火，留在锅内闷透，吸尽余汤，捞出，晾至外皮无水分，切片，晒干。故表面较平整与光滑；但由于传统切片经过了加温与醋煮透的处理，而导致了饮片的色泽变化，因加温或煮透的程度不同，有呈黄褐色、褐色、深褐色或黑色等不同色泽。如图10-2下全透者为黑色；部分透者外层为黑色、靠内层为褐色至深褐色，本品以往在湖南较为习用，目前市场上也有此货。三是现行《中国药典》在三棱的饮片项下"……切面灰白色或黄白色，粗糙……"，显然为产地鲜片。笔者认为产地鲜切片可能比传统切片的浸出物含量高，建议产地鲜为好，且可节省成本。

3.同属（黑三棱属）植物作三棱用的尚有：小黑三棱*Sparganium simplex* Huds.和细叶黑三棱*Sparganium stenophyllum* Maxim.的块茎。前者主产于东北地区；后者主产于东北地区与河北省。

4.曾经混用的品种：尚有莎草科植物

荆三棱*Scirpus flariatilis* Ohwi的块茎，曾在东北及内蒙古、陕西、新疆、江苏、湖南、湖北、广东、广西等地亦作三棱使用，商品习称"黑三棱"（《开宝本草》记载的黑三棱即该品），《药材学》以"荆三棱"收载。与现行《中国药典》所载三棱品种的植物名称及药材商品名称常互相混用。荆三棱（即黑棱）……药材呈近圆球形或倒圆锥形，长约3~4cm，直径约2~3cm。表面黑褐色或红棕色，有皱纹，须根痕较少；去皮者外形与上述品种相似；质坚硬而体轻，入水中多漂浮于水面；横切面平坦，黄色，有散在的维管束；气微，味淡。见图10-3、10-4。与《中国药典》所载品种的对比见下表。

表1　三棱正品与混淆品的区别

来源	商品药材名	形状	直径的长径：短径	质地	水试
正品	黑三棱科黑三棱	荆三棱	扁圆锥形	约4：3	质重	下沉
混淆品	莎草科荆三棱	黑三棱	圆球形或倒圆锥形	—	质轻	漂浮

注：见著后参考文献，任仁安、李家实分别主编的《中药鉴定学》，P199、209。

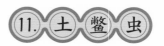

11. 土鳖虫

【历史沿革】本品原名䗪虫，载于《神农本草经》，列为中品，别名地鳖、土鳖；并述"䗪虫，味咸寒……一名地鳖。生川泽。"《名医别录》"蟅虫，生河东川泽及沙中，人家墙壁下、土中湿处。十月采，暴干。"陶弘景"形扁如鳖，有甲不能飞，小有臭气……故名土鳖。"《新修本草》"此物好生鼠壤土中，及屋壁下。状似鼠妇，而大者寸余，形小似鳖，无甲而有鳞。小儿多捉以负物为戏。"《本草衍义》"䗪虫，今人谓之簸箕虫，为其象形也。"据上所述并参考《本草图经》附图，可知古今用药来源相符。

【来源】本品为鳖蠊科昆虫地鳖*Eupolyphaga sinensis* Walker或冀地鳖*Steleophaga plancyi* Boleny的雌虫干燥体。前者全国各地均有分布；后者分布于河北、河南、陕西、甘肃、青海及湖南等地。夏季捕捉，将采收的虫体禁食一天，用清水冲洗，除去体表污泥杂质，入开水中烫泡3~5分钟，烫透后捞出用清水洗净，摊竹帘上暴晒3~5天或烘干，习称

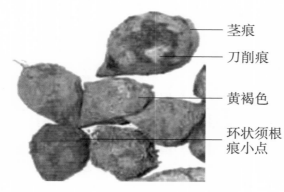

图10-3　荆三棱（三棱伪品）

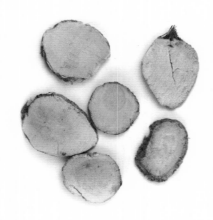

图10-4　荆三棱（三棱伪品）

"清水货"[90]。

【鉴别要点】地鳖：呈扁平卵形，盖状，长1.3～3cm，宽1.2～2.4cm；前端较窄，后端较宽。背部紫褐色至黑色，具光泽，无翅；前胸背板较发达，盖住头部；腹背板横环9节，呈覆瓦状排列。腹面红棕色，头部较小，有丝状触角1对；胸部有足3对，具细毛和刺；触角与足常脱落；腹部有横环节。质松脆，易碎，断面腹内有灰黑色物质。见图11-1。

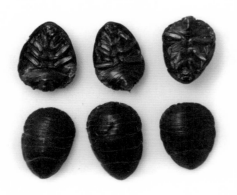

图 11-1　土鳖虫（地鳖）

冀地鳖：形态与地鳖相似，呈宽卵圆形，较地鳖宽，体背较地鳖扁；体黑褐色，无光泽；长2.2～3.7cm，宽1.4～2.5cm。背部黑棕色，通常在前胸背板前缘及身体周围边缘带有淡黄褐色或红褐色斑块及圆形黑色小点；体背面有密集的小颗粒状突起。见图11-2。

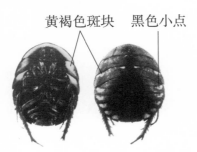

黄褐色斑块　黑色小点

图 11-2　土鳖虫（冀地鳖）

【质量】本品气腥臭，味微咸。以健壮；色泽鲜、具光泽；体轻、腹中无泥的"清水货"[90]；虫体完整者品质最优。腹中含泥者品质较次。

【附注】以下为混淆品与增重品及区别要点。

1.姬蠊科昆虫赤边水蠊（东方后片蠊）*Opisthoplatia orientalis* Burmister的干燥虫体，习称"金边土鳖虫"。本品呈长椭圆形，比地鳖稍长，长2.5～3.5cm，宽1.5～2cm。背面黑棕色，有光泽，呈甲壳状，有10个横节，第1节较宽，边缘有黄色狭边，以下9节边缘为红棕色，每节均有锯齿，第2、3节的两侧，各有1对特异的翅状物。腹面红棕色，有光泽。主产福建、湖北、广东、广西等地。见图11-3。

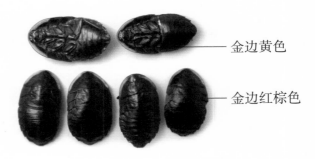

金边黄色

金边红棕色

图 11-3　土鳖虫伪品
（赤边水蠊／金边土鳖虫）

2.龙虱科昆虫三星龙虱*Cybister tripunctatus orientalis* Gschewendtner、黄边大龙虱*Cybister japonicus* Sharp的干燥虫体，又称"水鳖虫"。多生于池塘、稻田、水沟或湖边浅滩水草丛生处。除西北外，几乎遍布全国。

（1）三星龙虱又名"东方潜龙虱"，虫体呈长卵形，中央微隆起，前狭后宽；长1.5~2.8cm，宽1~1.5cm。背面黑绿色，有的较黑，有1对较厚的鞘翅，边缘有棕黄色狭边，除去鞘翅可见浅色膜质翅2对/1对（任仁安、李家实各主编的《中药鉴定学》/《中药大辞典》，其表述不一，有待考证）。腹面红褐色至黑褐色，有时部分棕黄色，有横纹。头前端、前胸及鞘翅两侧有黄色或橘色条斑、足胫端两侧生刺，刺长短不等，其外侧十分膨阔。

（2）黄边大龙虱，形态与三星龙虱近似，但较大，长3.5~4cm。前胸及鞘翅两侧黄条斑中间夹有一条黑色斑纹。雌虫鞘翅上密布沟纹或皱纹，仅端部或中缝处无纹。

3.地鳖虫、冀地鳖、金边地鳖的区别点是：三者均似鳖，但地鳖略呈卵圆形；冀地鳖则略呈长椭圆形，且胸部两侧各有一小圆黑斑；金边地鳖则周边第1节为黄色、余9节为红棕色，故曰"金边土鳖"，注意与冀地鳖的区别。误用品龙虱呈长卵圆形，全体具光泽，有黑绿色甲壳及浅色翅膜，可明显区分。

4.因土鳖虫冬末与早春为冬眠期，夏秋两季繁殖最强，故夏季捕捉。暴晒3~5天或烘干，这样容易加工保存，有利于提高药用价值。土鳖虫雌雄异型，雌虫无翅，雄虫有翅。目前土鳖虫已大量人工饲养，有人为了增重，大量喂精饲料后捕捉烫死。据反映，这样可增重至体重的30%~60%。而正常腹内容物含量最多达33.8%，最少为14.4%。因此，验收时应注意鉴别。

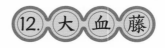

12. 大血藤

【历史沿革】本品原名红藤。《图经本草》称"血藤，生信州，叶如婆蒿叶，根大如母子，其色黄，五月采，行血、治气块。"并附有信州血藤图，与本种近似。吴其濬"罗思举《简易草药》大血藤即千年健，汁浆即见血飞，……雌雄二本。治筋骨疼痛，追风健腰膝。今江西庐山多有之，土名大活血。蔓生紫茎，一枝三叶，宛如一叶擘分。或半边圆，或有角而方，无定形，光滑厚韧。根长数尺，外紫内白。有菊花心，掘出暴之，紫液津润。浸酒一宿红艳如血"。该书认为大血藤即当时《图经本草》的血藤，与现今使用的品种一致。

【来源】本品为木通科植物大血藤 Sargentodoxa cuneata(Oliv.)Rehd.et Wils.的干燥藤茎。秋、冬二季采收，除去侧枝，截段，干燥。

【鉴别要点】本品呈圆柱形，略弯曲，直径1~3cm。表面灰棕色或棕色，粗糙，有浅纵沟和明显的横裂纹及疣状突起（"小疙瘩"[100]）；栓皮有时呈片状剥落而露出暗红棕色或红棕色内皮，有的可见膨大的节及略凹陷的枝痕或叶痕。平整的横断面皮部呈红棕色环状，有六处向内嵌入木部，木部黄白色，导管小孔清晰可见，被红棕色射线隔开，呈放射状花纹（"车轮纹"[25]）。中央髓部红棕色。质坚体轻，折断面裂片状。气微，味微涩。见图12-1。

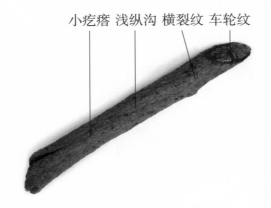

小疙瘩 浅纵沟 横裂纹 车轮纹

图 12-1　大血藤

【饮片】本品呈类椭圆形的厚片。外表皮灰棕色，粗糙。切面皮部红棕色，有数处向内嵌入木部，木部黄白色，有多数导管孔，射线呈放射状排列（"车轮纹"[25]）。见图12-2。

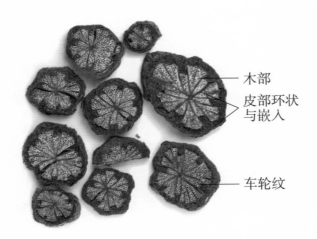

木部
皮部环状
与嵌入

车轮纹

图 12-2　大血藤

【质量】本品以条匀，粗如拇指者为佳。

【附注】1.大血藤目前市场上有直径3～5cm者，传统用药则以直径小者为佳。二者其基源值得考究。

2.应注意本品在全国不少地区与"鸡血藤"互用。

3."罗思举《简易草药》大血藤即千

年健"可能为当地的"同物异名"，不妨考证。

4.大血藤采收后，要及时产地加工，否则，像鸡血藤一样，成分代谢而影响质量。

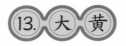

13. 大 黄

【历史沿革】本品始载于《神农本草经》，列为下品。李当之名为"将军"。吴普"生蜀郡北部或陇西。八月采根，根有黄汁。"苏恭"其性湿润而易蛀坏，大干乃佳。"苏颂"以蜀川锦纹者佳。正月内生青叶，似蓖麻，大者如扇。根如芋，大者如碗，长一二尺。……四月开黄花，亦有青红似荞麦花者。"由上所述，古代本草所指大黄，可能是包括大黄属掌叶组的一些植物。《本草纲目》和《植物名实图考》的大黄附图，其叶片均有接近中裂的掌状纹理，再看地理分布，可认为历代本草所指的大黄主要为现今的掌叶大黄等正品大黄。

【来源】本品为蓼科植物掌叶大黄*Rheum palmatum* L.、唐古特大黄*Rheum tanguticum* Maxim.ex Balf.或药用大黄*Rheum officinale* Baill.的干燥根和根茎。前两种习称"北大黄"；后一种习称"南大黄"。秋末茎叶枯萎或次春发芽前采挖，除去细根，刮去外皮，切瓣或段，绳穿成串干燥或直接干燥。

【鉴别要点】北大黄：本品呈类圆柱形、圆锥形、卵圆形或不规则块状，长

3～17cm，直径3～10cm。除尽外皮者，顶端有凹陷茎痕；表面黄棕色至红棕色，有的可见类白色菱形的"网状纹理"[27]（俗称"锦纹"，系由灰白色薄壁组织与棕红色射线交错而成）及菊花状螺旋形"星点"散在（即大黄表面与断面均具有"锦纹"与"星点"的特征），残留的外皮棕褐色，多具绳孔及粗皱纹，见图13-1。质坚实。断面髓部可见淡红棕色或黄棕色，

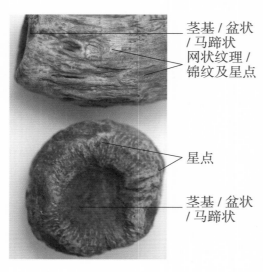

图 13-1 大黄

有的中心稍松软、显颗粒性，微有油性，近外围有时可见暗色形成层及半径放射向的橘红色射线，习称"红肉白筋"（"红肉"为木质部；"白筋"为木射线），清晰不乱，呈现大理石纹理或槟榔样条纹，习称"槟榔纹"[21]★或"槟榔渣"或"锦纹"。根茎髓部宽广，有"星点"紧密环列或散在，并有黄色至棕红色的弯曲线纹，亦称"锦纹"，见图13-2。根木部发达，具放射状纹理，形成层环明显，无星点。嚼之粘牙，有砂粒感。水提液"染指"[80]。

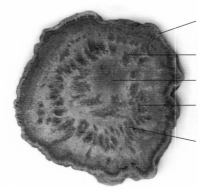

图 13-2 大黄（产地鲜切横片）

南大黄：即药用大黄，俗称"马蹄大黄"。多横切成段，一端（茎基）稍大（形如仰面观的马蹄"盆状"，盆深1.5～2.5cm，盆口周边现"星点"或称"筋脉点/筋脉纹"[93]）；少数亦呈圆锥形或腰鼓形，长约6～12cm，直径约5～8cm，栓皮已除去，表面黄棕色或黄色，有微弯曲的棕色线纹（锦纹）。横断面黄褐或黄绿色，多空隙，星点较大，排列不规则，质较疏松，富纤维性。气味较弱。商品有雅黄、南川大黄等。余同北大黄。见图13-1、13-2。

【饮片】本品呈圆形、类圆形、圆锥形、半圆形或扇形厚片或块片状，长与直径各3～4cm。气清香，味苦微涩，嚼之粘牙，有沙粒感，唾液染成黄色。传统饮片呈"骨牌"☆状（长宽厚约为30×20×2mm）。见图13-3。

【质量】本品气清香，味苦而微涩。以外表黄棕色、锦纹及星点明显、体重、质坚实、有油性、气清香、味苦而不涩、嚼之发黏者为佳。变色"糠心"严重者不可药用。

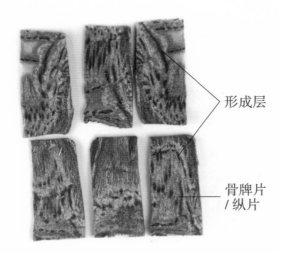

形成层

骨牌片/纵片

图 13-3　大黄（传统饮片）

【附注】1.大黄大而腐朽的髓部习称"高粱碴"或"糠心"[101]，松散，似高粱大小的粗颗粒，故有大黄有"十大九糠"之说。见图13-4。

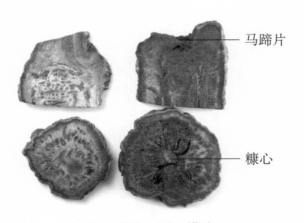

马蹄片

糠心

上：纵片；下：横片
图 13-4　大黄（产地鲜切片）

2.根据基源和产地的不同，大黄又分西大黄、南大黄和雅黄。西大黄来源为掌叶大黄及唐古特大黄；南大黄来源为产于川东与湖北、贵州及陕西毗邻地区的药用大黄；雅黄来源为产于四川甘孜、阿坝、凉山州及青海、云南的药用大黄。切面星点区别：北大黄星点小，数多，环列；南

大星点大，数少，散在。优质大黄横切面有许多黄色、棕红色相互交错形成的"星点状锦纹"。据有人对"北大黄星点环列，南大黄星点散在"的研究，两者基本相同。由于切片部位不同，星点环列或散在。

3.同属（大黄属）植物藏边大黄Rheum emodi Wall.、河套大黄Rheum hotaoense C.Y.Cheng et Kao、波叶大黄Rheum rhabarbarum L.、华北大黄Rheum franzenbachii Munt.、天山大黄Rheum wittrockii Lundstr.等的根和根茎，在部分地区或民间称"山大黄"或"土大黄"，均不是正品大黄，泻下作用差。

4.有著记载"南大黄……由于根茎中心干后收缩陷成马蹄形，故称'马蹄大黄'"。笔者认为"马蹄大黄"不仅仅是南大黄的特征，北大黄也有此特征。因大黄属多年生草本植物，地上部分每年枯死。茎中空，因此，茎基外围、质地比中部生长旺盛、坚硬，故采收后，外围组织比中部组织的缩水性小，故而形成马蹄形（即"盆状"）。

5.★见方石林.实用中药鉴别P300："西大黄断面红肉白筋，清晰不乱，呈现槟榔样的条纹，称槟榔纹"。但有的著作称"槟榔碴"。

6.☆现行《中国药典》大黄的用量区间为3～15g（2005版《中国药典》为3～30g），其高限量是低限量的5倍（10倍）。有时小孩及年老体弱患者用量在3g左右及以下，因此，片型宜薄（不

是指薄片）而小，一般切长宽厚约为30×20×2mm的纵片为宜。按此法切制，经检测每片重约1g。调配分量准确度较高。目前有的饮片重达30g/片以上（即产地加工品）。

7.《中国药典》1953版首载大黄，为蓼科植物大黄*Rheum officinale* Baillon或其变种的干燥根茎。

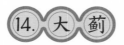

14. 大蓟

【历史沿革】大蓟、小蓟并列于《名医别录》。陶弘景"大蓟是虎蓟，小蓟是猫蓟，叶并多刺，相似"。苏颂"小蓟处处有之，……四月高尺余，多刺，心中出花，头如红蓝花而青紫色。大蓟苗根与此相似，但肥大尔"。寇宗奭"大小蓟皆相似，花如髻。但大蓟高三四尺，叶皱，小蓟高一尺许，叶不皱，以此为异"。历代本草记载的大蓟并非一种，《本草纲目》的大蓟图和《植物名实图考》的大蓟图与本种相似。

【来源】本品为菊科植物蓟*Cirsium japonicum* Fisch.ex DC.的干燥地上部分。夏、秋二季花开时采割地上部分，除去杂质，晒干。

【鉴别要点】本品茎呈圆柱形，棕褐色或绿褐色，有纵直的棱线。质略硬而脆，断面灰白色，髓部疏松或中空。叶皱缩，多破碎，绿褐色，边缘具不等长针刺，茎、叶均披灰白色蛛丝状毛（"茸毛/绒毛"[77]）。质松脆。头状花序球形或椭

圆形，总苞黄褐色，苞片披针形，先端微带紫黑色，花冠常脱落，露出灰白色羽状冠毛。见图14-1、14-2。

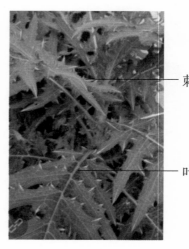

刺较长

叶羽状深裂

图14-1　大蓟（植物）

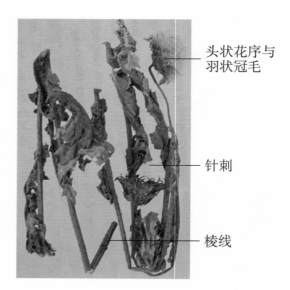

头状花序与羽状冠毛

针刺

棱线

图14-2　大蓟

【饮片】本品呈不规则的段片。茎短圆柱形，表面绿褐色，有数条纵棱，被丝状毛；切面灰白色，髓部疏松或中空。叶皱缩，多破碎，边缘具不等长的针刺；两面均具灰白色丝状毛。头状花序多破碎。见图14-3。

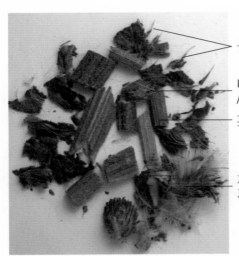

图 14-3 大蓟

【质量】本品气微，味淡。以色灰绿，叶多者为佳。

【附注】1.《名医别录》最早收载大蓟与小蓟，名"大小蓟根"，至明代《本草品汇精要》始分立"大蓟"与"小蓟"。1977年版《中国药典》开始收载菊科植物蓟的根或地上部分作为大蓟药材，至2005年版开始仅保留地上部分。此外，因各地用药习惯不同，数种不同属的植物、不同的药用部位作大蓟或小蓟药用。北京地区大小蓟不分；东北地区以小蓟当大蓟用；湖南、湖北地区以大蓟当小蓟用；而且药用部位也不相同，北方多用地上部分，湖南、湖北、广东、广西等华南地区多用根。在陕西、山西、甘肃、青海、新疆等省区多以同科植物飞廉*Carduus nutans* L.的全草误作大蓟入药。

2.大蓟与小蓟的区别：一是大蓟高三四尺，小蓟高一尺许。二是叶的"茸毛/绒毛"[77]大蓟较多、小蓟较少。三是叶刺大蓟较长粗（因而名虎蓟）、小蓟较短细（因而名猫蓟）。四是叶形大蓟羽状深裂、小蓟全缘或微齿裂。

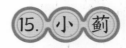

15. 小蓟

【历史沿革】本品始载于《名医别录》，与大蓟同条。《本草图经》"小蓟根，《本经》不著所出州土，今处处有之，俗名青刺蓟。苗高尺余，叶多刺，心中出花头，如红蓝花而青紫色。北人呼为千针草。当二月苗初生二三寸时，并根作茹，食之甚美。"并附"冀州小蓟根"图。所绘花序形态与刺儿菜*Cirsium setosum*(Willd.)MB.相似。《救荒本草》刺蓟菜图、《本草纲目》小蓟图均与刺儿菜相似。但《植物名实图考》小蓟图则似飞廉*Carduus nutans* L.。

【来源】本品为菊科植物刺儿菜*Cirsium setosum*(Willd.)MB.的干燥地上部分。夏、秋二季花开时采割，除去杂质，晒干。

【鉴别要点】本品茎呈圆柱形，长5～30cm，直径0.2～0.5cm；表面灰绿色或带紫色，具纵棱及白色柔毛（"茸毛/绒毛"[77]）；质脆，易折断，断面中空。叶无柄或有短柄；完整的叶片呈长椭圆形或长圆状披针形，长3～12cm，宽1.5～3cm；全缘或微齿裂，齿尖具针刺；上表面绿褐色，下表面灰绿色，两面均具白色"柔毛"[77]。头状花序单个或数个顶生；总苞钟状，苞片5～8层，黄绿色；花紫红色。见图15-1、15-2。

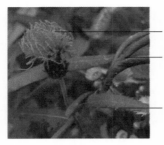

图 15-1 小蓟（植物）

花紫红色

全缘或
微齿裂

刺短

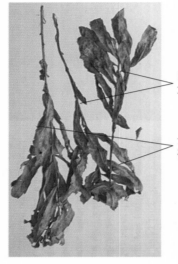

图 15-2 小蓟

叶无柄或
有短柄

全缘或
微齿裂

【饮片】本品呈不规则的段状。茎呈圆柱形，表面灰绿色或带紫色，具纵棱和白色柔毛；切面中空。叶片多皱缩或破碎，叶齿尖具针刺；两面均具白色柔毛。头状花序，总苞钟状；花紫红色。见图15-3。

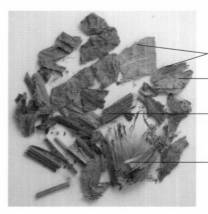

图 15-3 小蓟

短针刺
叶茸毛
/绒毛

茎纵棱及
茸毛/绒毛

花灰白色
羽状冠毛

【质量】本品气微，味微苦。以色绿、叶多者为佳。

【附注】1.青海地区则用根及茎。考诸古代本草书籍多用根。

2.1963年版《中国药典》开始收载菊科植物小蓟*Cirsium segetum* Bge.的干燥全草，1977、1985年版《中国药典》收载菊科植物刺儿菜*Gephalanoplos segetum*(Bge.) Kitam.或刻叶刺儿菜*Gephalanoplos setosum* (Willd.)Kitam.的干燥地上部分。1990~2020年版《中国药典》收载的学名为刺儿菜*Cirsium setosum*(Willd.)MB.，可见其植物名与学名经过了多次更改。

3.小蓟与大蓟的区别见本著14.大蓟项下。

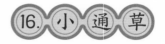

16. 小 通 草

【历史沿革】本品出自《四川中药志》，《广群芳谱》中又称为旌节花。入药部位为枝条髓部，取时用细竹条通出，有通草的功效，而较通草细，故称"小通草"。

【来源】本品为旌节花科植物喜马山旌节花*Stachyurus himalaicus* Hook.f.et Thoms.、中国旌节花*Stachyurus chinensis* Franch.或山茱萸科植物青荚叶*Helwingia japonica*(Thunb.)Dietr.的干燥茎髓。秋季割取茎，截成段，趁鲜取出髓部，理直，晒干。

【鉴别要点】本品呈圆条状，长80~120cm，直径8~12mm。外表平坦无纹理，白色，中无空心，习称"实心通草"。

质轻松绵软，水浸（"水试"[29]）之有滑腻感。见图16。

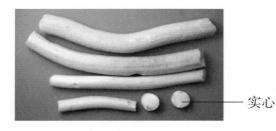

—— 实心

图 16　小通草

【质量】本品以条匀，色白者为佳。

【附注】1.同属（旌节花属）植物中尚有倒卵叶旌节花*Stachyurus obovata*(Rehd) Cheng、凹叶旌节花*Stachyurus retusus* Yang、四川旌节花*Stachyurus szechuanense* Fang、柳叶旌节花（铁泡桐）*Stachyurus salicifolius* Franch.四种在四川亦以茎髓同供药用。

2.江西省尚有以虎耳草科绣球属植物伞形绣球（伞花八仙、土常山）*Hydrangea umbellata* Rehd.的茎髓作小通草入药。

3.小通草种类分布情况见下表。

小通草药源种类和资源情况

植物名	拉丁学名	主产区
喜马山旌节花	*Stachyurus himalaicus*	四川、贵州、湖南、湖北、云南、广西
中国旌节花	*Stachyurus chinensis*	陕西、四川、贵州、湖南、安徽、甘肃、河南、湖北
宽叶旌节花	*Stachyurus chinensis* var. *latus*	四川、陕西、湖北、安徽、河南
倒卵叶旌节花	*Stachyurus obovatus*	四川、贵州
柳叶旌节花	*Stachyurus salicifolius*	四川、贵州、云南
矩圆叶旌节花	*Stachyurus oblongifolius*	四川、贵州、湖南

植物名	拉丁学名	主产区
云南旌节花	*Stachyurus yunnanensis*	四川、贵州、云南
凹叶旌节花	*Stachyurus retusus*	四川
青荚叶	*Helwingia japonica*	四川、贵州、陕西、广西、湖北、江西
白粉青荚叶	*Helwingia japonica* var. *hypoleuca*	四川、陕西、湖北
中华青荚叶	*Helwingia chinensis*	四川、甘肃、湖北
西南绣球	*Hydrangea davidii*	四川、贵州、云南
棣棠花	*Kerria japonica*	四川、贵州、陕西、湖北
穗序鹅掌柴	*Schefflera delavayi*	湖南

4.注意与本著213.通草的区别。

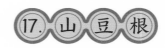

17. 山 豆 根

【历史沿革】本品载于《开宝本草》。苏颂"山豆根，生剑南及宜州、果州山谷。今广西亦有，以忠州、万州者为佳。苗蔓如豆，根以此为名叶青，经冬不凋，八月采根用。广南者如小槐，高尺余"。古代本草所载山豆根非一种，但以越南槐为正品及质佳。

【来源】本品为豆科植物越南槐*Sophora tonkinensis* Gagnep.的干燥根和根茎。秋季采挖，除去杂质，洗净，干燥。主产于广西、广东，习称"广豆根"。

【鉴别要点】本品根茎呈不规则的结节状，顶端常残存茎基，习称"疙瘩"[99]，其下着生根数条。根呈长圆柱形，常有分枝，长短不等，直径

0.7～1.5cm。表面棕色至棕褐色，有不规则的纵皱纹及横长皮孔样突起。质坚硬，难折断，显"柴性"[71]，断面皮部浅棕色，木部淡黄色。见图17-1。

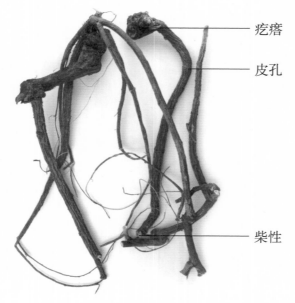

右侧标注：
疙瘩
皮孔
柴性

图 17-1　山豆根

【饮片】本品呈不规则的类圆形厚片或段片。外表皮棕色至棕褐色。切面皮部浅棕色，木部淡黄色。见图17-2。

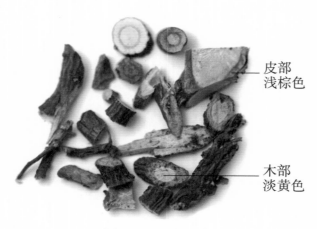

右侧标注：
皮部浅棕色
木部淡黄色

图 17-2　山豆根

【质量】本品有豆腥气，味极苦。以条粗、质坚、味苦者佳。

【附注】该品种存在同名异物的现象，如木蓝根：豆科木蓝属植物华东木蓝 *Indigofera fortunei* Craib.及同属植物的干燥根。朱砂根：紫金牛科植物朱砂根 *Ardisia crenata* Sims的根。均为非正品的易混淆品。

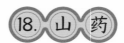

18. 山药

【历史沿革】本品原名薯蓣，始载于《神农本草经》，列为上品。苏颂"春生苗，蔓延篱援。茎紫，叶青，有三尖，似牵牛更厚而光泽，夏开细白花，大类枣花，秋生实与叶间，状如铃，今人冬春采根，刮之白色者为上"。

【来源】本品为薯蓣科植物薯蓣 *Dioscotea opposita* Thunb.的干燥根茎。冬季茎叶枯萎后采挖，切去根头，洗净，除去外皮和须根，干燥，习称"毛山药"；或除去外皮，趁鲜切厚片，干燥，称为"山药片"；也有选择肥大顺直的干燥山药，置清水中，浸至无干心，闷透，切齐两端，用木板搓成圆柱状，晒干，打光，习称"光山药"。

【鉴别要点】毛山药：本品略呈圆柱形，弯曲而稍扁，长15～30cm，直径1.5～6cm。表面黄白色或淡黄色，有纵沟、纵皱纹及须根痕，偶有浅棕色外皮残留。体重，质坚实，不易折断；断面白色，"粉性"[13]，偶有"糠心"[101]。见图18-1。

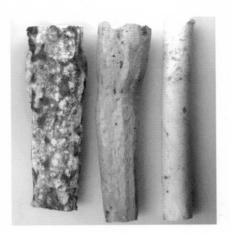

左中：毛山药　　　右：光山药
图 18-1　山药

光山药：呈圆柱形，两端平齐，长9～18cm，直径1.5～3cm。表面光滑，白色或黄白色。见图18-1。

铁杆山药：又称铁棍山药，为众多山药品种之一。圆柱形，长60～80cm，最长可达100cm以上，直径2.5cm左右，表皮土褐色，密布细毛，有紫红色斑块。见图18-2。

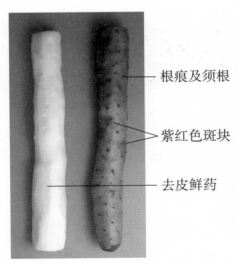

—— 根痕及须根

—— 紫红色斑块

—— 去皮鲜药

图 18-2　鲜山药（铁杆/棍）

【饮片】本品产地鲜切片呈不规则的厚片，皱缩不平，切面现颗粒状。传统切片呈斜片或横片（即圆片）的规则厚片，切面平整。切面白色或黄白色，质坚脆，粉性；偶有糠心。见图18-3。

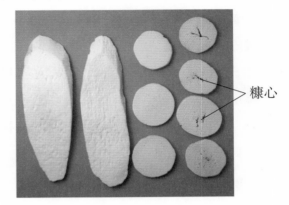

—— 糠心

产地鲜切斜片　　　传统切制圆片
图 18-3　山药

【质量】本品气微，味淡、微酸。以质坚实，粉性足，色白、嚼之发黏、无糠心者质佳。

【附注】1.参薯：*Dioscotea alata* L.的块茎。主产于四川、湖北及湖南等省。自产自销并外销。块根圆柱形或棒状（野生者），栽培品变化较大，扁球形、掌状、姜块状、棒状或圆锥形均有，长短粗细不一。表面黄白色或浅棕色，断面白色或浅黄色，富粉性。气无，味甘、淡。

2.山药入药部位的名称：《药用植物学》为"根"、《中药志》为"块状茎"、《中药大辞典》《中国植物志》均为"块茎"、《中国药典》《药材学》《中药鉴定学》均为"根茎"；并有四著的内容及图注文中均有"块茎"及"块状茎"的描述，因此，山药的同一入药部位名称就有4种（见《中国药典》数种中药入药部位的名称冠以"根茎"的讨论）。编者认为山药入药部位的名称与参薯相同，应称"块茎"为妥。

3.木薯：为大戟科植物木薯*Manihot esculenta* Crantz.的块根。加工成圆形片或斜切片状，片厚2~4mm，直径2~5cm。外表白色或淡黄色，偶见棕色外皮残留。切面粉白色，有淡黄色筋脉点辐射状散在，偶见淡棕色环（形成层），多数中央具裂隙。木心淡黄色呈纤维形，或木心被抽去呈孔洞状，粉性足，手捏之有滑感。气无，味甜微酸。

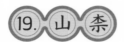

19.山奈

【历史沿革】本品原名三赖，始见于明代刘文泰《本草品汇精要》："其根分苅，春月抽芽，直上生一叶似车前而卷，至秋旁生一茎，开碎花红白色，不结子，其本旁生小根，作丛，每根发芽，亦生一叶，至冬则凋，土人取根作段，市之，其香清馥，……出广东、福建"。所述的植物形态及产地与今山奈相符。《本草纲目》列入芳草类，并载"山奈生广中，人家栽之。根叶皆如生姜，作樟木香气。……切断暴干，则皮赤黄色，肉白色"。亦与今之山奈相符；但其所附山奈植物图与《植物名实图考》的山奈图，均非今日《中药志》所载之山奈。

【来源】本品为姜科植物山奈*Kaempferia galanga* L.的干燥根茎。冬季采挖，洗净，除去须根，切片，晒干。

【鉴别要点】本品多呈圆形或近圆形的横切片，直径1~2cm，厚0.3~0.5cm。外皮浅褐色或黄褐色、皱缩，有的有根痕、鳞叶残痕及环纹，或残存须根；切面类白色、粉性、光滑而细腻，边缘外皮向中间紧缩，中柱常鼓凸，习称"缩皮凸肉"。质脆，易折断。见图19-1。

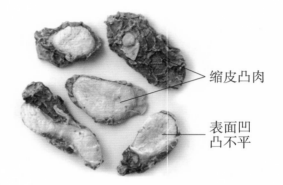

缩皮凸肉

表面凹凸不平

图19-1　山奈（产地鲜切片）

【饮片】本品产地鲜切片呈不规则的厚片，表皮与边缘外皮皱缩不平，"缩皮凸肉"特征明显。传统切片呈较规则的圆厚片，切面光滑而细腻、较平整，"缩皮"特征明显，而"凸肉"特征不甚明显。见图19-2。

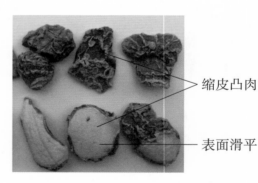

缩皮凸肉

表面滑平

图19-2　山奈（传统切片）

【质量】本品气香特异，味辛辣。以色白、粉性足、饱满、气浓厚而辣味强者为佳。

【附注】1."缩皮凸肉"的特征一般为产地鲜切品比较明显，因鲜品表皮与中柱（《中药志》载）的缩水性不一致而致。

而传统切制（即现行《中国药典》方法）是将药材干品洗泡、润透后的切制品，故"缩皮"明显，而"凸肉"不甚明显。

2.苦山奈，为云南西南部的临沧地区和德宏傣族景颇族自治州产的另一种山奈属植物，鲜时根茎黄色，味苦；干后味亦苦，断面类白色，投入酒精中，醇液显浅黄色，曾有因食用过量而中毒的，不能当山奈用。

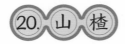

20. 山楂

【历史沿革】本品原名赤爪子。载于《唐本草》。李时珍"赤爪、棠球、山楂，一物也。古方罕用，故唐本虽有赤爪，后人不知即此也。……其类有两种，皆生山中。一种小者，山人呼为棠杬子、茅楂、猴楂，可入药用。树高数尺，叶有五尖，桠间有刺……。一种大者，山人呼为羊杬子，树高丈余，花叶皆同，但实稍大而色黄绿，皮涩肉虚为异尔。"历代本草的记述与今所用的山楂一致。

【来源】本品为蔷薇科植物山里红 *Crataegus pinnatifida*.Bge.var.*major* N.E.Br.或山楂*Crataegus pinnatifida* Bge.的干燥成熟果实。秋季果实成熟时采收，切片，干燥。多为栽培，果大肉厚，色红，多切成片后入药。二者商品习称"北山楂"。

【鉴别要点】山里红：果实近球形，直径1～2.5cm。表面鲜红色至紫红色，有光泽，满布灰白色的斑点，顶端有宿存花萼（宿萼），其中央凹陷，形如石榴宿萼，习称"石榴嘴"，基部有果柄残痕。果肉厚，深黄色至浅棕色，切面可见淡黄色种子3～5颗，有的已脱落。质坚硬。

山楂：果实类球形，直径1～1.5cm。表面深红色，有小斑点，基部有细长果柄。质坚硬。余同山里红。

【饮片】本品呈圆形片，皱缩不平，直径1～2.5cm，厚0.2～0.4cm。外皮红色，具皱纹，有灰白色小斑点。果肉深黄色至浅棕色。中部横切片具多粒浅黄色果核，但核多脱落而中空。有的片上可见短而细的果梗或花萼残迹。见图20-1。

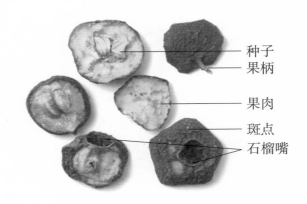

种子
果柄
果肉
斑点
石榴嘴

图 20-1　山楂（产地鲜切片）

【质量】本品气微清香，味酸、微甜。山里红一般以片大、色红、肉厚者为佳。山楂：以个匀、色棕红、肉质者为佳。

【附注】野山楂：为*Crataegus cuneata* Sieb.et Zucc.的干燥成熟果实。习称"南山楂"。主产于江苏、浙江、湖南、广东、广西、云南等省区。均为野生。南山楂果实较小，类球形，直径0.8～1.4cm，有的压成饼状，常有种子露出。表面棕色至红棕色，有细纹和灰白色小点，有宿萼痕迹。质坚硬，核大，果肉薄，棕红色，气微，味酸微涩。见图20-2。

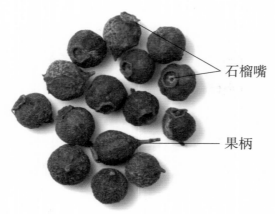

图20-2　南山楂

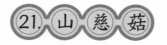
21. 山慈菇

【历史沿革】本品见于《本草拾遗》。陈藏器"山慈菇生山中湿地，叶似车前，根如慈姑"。李时珍"山慈菇处处有之，冬月生叶，如水仙花之叶而狭。……花白色，亦有红色、黄色，上有黑点，其花簇成一朵。……其根状如慈菇及小蒜。"

【来源】本品为兰科植物杜鹃兰 *Cremastra appendiculata*(D.Don)Makino、独蒜兰 *Pleione bulbocodioides*(Franch.)Rolfe或云南独蒜兰 *Pleione yunnanensis* Rolfe的干燥假鳞茎。前者习称"毛慈菇"，后二者习称"冰球子"。夏、秋二季采挖，除去地上部分及泥沙，分开大小置沸水锅中蒸煮至透心，干燥。

【鉴别要点】毛慈菇：呈不规则扁球形或圆锥形，顶端渐突起，基部有须根痕。长1.8～3cm，膨大部直径1～2cm。表面黄棕色或棕褐色，有纵皱纹或纵沟，中

部有2～3条微突起的环节，如腰带状，习称"玉带缠腰"或"玉带腰箍"[33]，节上有鳞片叶干枯腐烂后留下的丝状纤维。质坚硬，难折断，断面灰白色或黄白色，略呈角质。见图21-1。

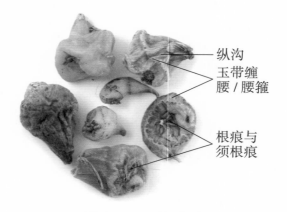

图21-1　杜鹃兰

冰球子：呈圆锥形，瓶颈状或不规则团块，直径1～2cm，高1.5～2.5cm。顶端渐尖，尖端断头处呈盘状，基部膨大且圆平，中央凹入，有1～2条环节，有"玉带缠腰"或"腰箍"[33]的特征，多偏向一侧。撞去外皮者表面黄白色，带表皮者浅棕色，光滑，有不规则皱纹。断面浅黄色，角质半透明。见图21-2、21-3。

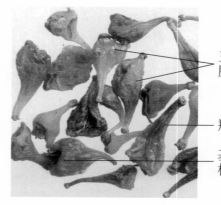

图21-2　独蒜兰

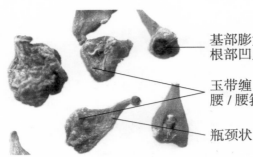

基部膨大；根部凹入

玉带缠腰／腰箍

瓶颈状

图21-3　云南独蒜兰

【饮片】本品呈不规则的厚片，断面灰白色或黄白色，略呈角质。见图21-4。

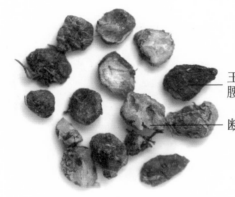

玉带缠腰／腰箍

断面角质

图21-4　山慈菇

【质量】本品气微，味淡，带黏性。以个大、饱满、断面黄白色、质坚实者为佳。

【附注】1.独蒜兰属同属植物中尚有3种假鳞茎，形态与前两种相似。其区别点如下。

（1）大花独蒜兰*Pleione grandiflora* Rolfe，本种特点花叶同期，叶1片。花之唇瓣椭圆形，其中间褶片4～5条，呈不规则的锐齿状缺刻或鸡冠状突起。分布于云南、西藏。

（2）南独蒜兰*Pleione hookeriana* Moore，花叶同期，叶1片。花之唇瓣肾形，中间褶片7条，呈髯毛状。分布于湖北、广西、广东、四川、云南等省区。

（3）岩石独蒜兰*Pleione scopulorum* W.W.Smith，花叶同期，叶2片。花较大花独蒜兰小，唇瓣肾形，中间褶片4～5条，呈不规则的锐齿状缺刻或鸡冠状突起。分布于云南、西藏等省区。

2.同科杜鹃兰属植物杜鹃兰*Cremastra variabilis* (Blume) Nakai [*C.appendiculata*(D. Don)Makino]，因[ ]内学名与【来源】项《中国药典》载的杜鹃兰学名相同，应是同名同物，但[ ]外学名有别，有待与《中国药典》商榷。

3.常见伪品。

（1）百合科郁金香属植物老鸦瓣*Tulipa edulis*(Miq.)Bak.的鳞茎。其鳞茎含秋水仙碱等多种生物碱，并含有淀粉。在我国中部地区以及山东、云南等省作山慈菇入药；新疆地区则以伊犁光慈菇*Tulipa iliensis* Regel的鳞茎为山慈菇。

（2）防己科青牛胆属植物金果揽（青牛胆）*Tinospora sagittata*(Oliv.)Cagnep.或金牛胆*Tinospora capillipes* Cecnep.的块茎在广西、湖南、贵州等地混称"山慈菇"。

（3）天南星科犁头尖属植物犁头尖*Typhonium divaricatum*(L.)Decne.的块茎在广西个别地区尚有混称"山慈菇"，其功能主治均与兰科"山慈菇"迥异。

（4）马兜铃科细辛属植物长花轴土细辛*Aasrum longepedunculatum* O.C.Schmidt广西南宁、桂林、梧州与福建南平等均混称"山慈菇"，主要是以其叶形略似慈菇而生于山地，因而得名。实际药用并不与兰科"山慈菇"相混。此外，广东亦有以大块瓦Asarum geophilum Hemsl.或花脸细辛Asarum maximum Hemsl.的全草或根及根状茎混称山慈菇的类似情况。

（5）云南丽江山慈菇为百合科植物Iphigenia indica A. Gray，其鳞茎含秋水仙碱。曾误作山慈菇用而中毒，应注意鉴别。

（6）西藏以同科山兰属植物独叶山兰Oreorchis foliosa Lindl.作山慈菇入药，当地又名小白及。

（7）现行《中国药典》在饮片项下要求切薄片，但产地鲜切品与传统炮制品均为厚片。

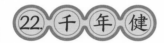

22. 千 年 健

【历史沿革】本品始载于《本草纲目拾遗》，列于草部，并列《柑园小识》"千年健出交趾，近产于广西诸上郡，形如藤，长数尺，气极香烈。"

【来源】本品为天南星科植物千年健Homalomena occulta(Lour.)Schott的干燥根茎。春、秋二季采挖，洗净，除去外皮，晒干。

【鉴别要点】本品呈圆柱形，稍弯曲，有的略扁，长15～40cm，直径0.8～1.5cm。表面黄棕色或红棕色，粗糙，可见多数扭曲的纵沟纹、圆形根痕及黄色针状纤维束（习称"纤维性"[55]）。质硬而脆，断面红褐色，黄色针状纤维束群多而明显（习称"一包针"）。见图22-1。

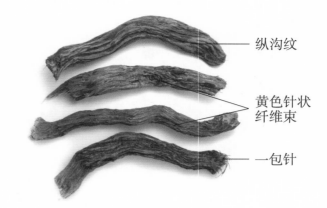

图 22-1 千年健

【饮片】本品呈类圆形或不规则形厚片，外表皮黄棕色至红棕色，粗糙，有的可见圆形根痕，切面红褐色，具有众多黄色纤维束（习称"一包针"），有的呈针刺状，可见深褐色具光泽的油点。见图22-2。

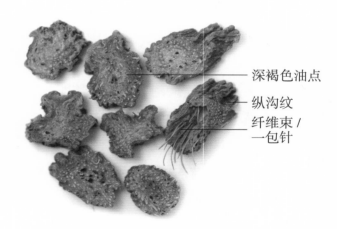

图 22-2 千年健

【质量】本品气香，味辛、微苦。以质硬、色红棕、香气浓者为佳。

【附注】1.《中药志》载。

（1）大血藤：《植物名实图考》载有大血藤，据所附植物图可知，系现行《中国药典》所载大血藤Sargentodoxa cuneata (Oliv.) Rehd. et Wils.品种，但因其下曾引《简易草药》"大血藤即千年健"。故后人也常将千年健误名为大血藤，且常将千年健归在藤本类。其实二者为不同药物，不应混用。

（2）大千年健：云南和广西有两种植株大小不同的千年健，其一当地称大千年健，即根茎和叶都比较粗大；而另一种则较小，二者均确认为同一个种。

2.大千年健：为千年健同属（千年健属）品种。分布于西双版纳，为我国新确认品种。经鉴定为大千年健*Homudomense gigontea* Engl.，又名"大平丝芋"。根茎粗约3cm，叶大，长40～50cm，叶柄长60～100cm，当地有时当作千年健采挖。与《中国药典》所载品种比较，二者根茎粗细、叶片和叶柄的大小、长短均有不同，注意鉴别。是否为上述《中药志》所载大千年健品种，值得考究。

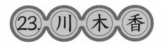

23.川木香

【历史沿革】本品《晶珠本草》"川木香清培根热。同园植藏木香除种类区别外，叶茎亦比藏木香小，根单一，白色，很坚硬，状如蝇子草根，味很辛辣。"近代陈仁山《药物出产辨》对木香与川木香的质量论述"木香产西藏、印度、叙利亚等处，名番木香，味浓厚。有产四川，名川木香，味轻清。"据考，本品与《晶珠本草》记载相符。

【来源】本品为菊科植物川木香*Vladimiria souliei* (Franch.)Ling或灰毛川木香*Vladimiria souliei*(Franch.)Ling var.*cinerea* Ling的干燥根。秋季采挖，除去须根、泥沙及根头上的胶状物，干燥。

【鉴别要点】本品呈圆柱形（习称"铁杆"[83]木香）或有纵槽的半圆柱形（习称"槽子木香"），稍弯曲，长10～30cm，直径1～3cm。表面黄褐色或棕褐色，具纵皱纹，外皮脱落处可见丝瓜络状细筋脉（习称"网状纹理/网状皱纹"[27]）；根头偶有黑色发黏的胶状物，习称"糊头（油头）"。体较轻，质硬脆，易折断，断面黄白色或黄色，有深黄色稀疏油点及裂隙，木部宽广，有放射状纹理（习称"菊花纹/菊花心"[24]）；有的中心呈枯朽状。见图23-1。

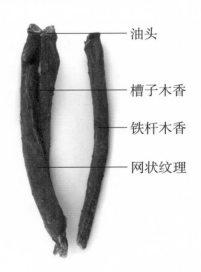

图 23-1　川木香

【饮片】川木香：本品呈类圆形切片，直径1.5～3cm。外皮黄褐色至棕褐色。切面黄白色至黄棕色，有深棕色稀疏油点，木部显"菊花纹/菊花心"[24]，有的中心呈枯朽状，周边有一明显的环纹，体较轻，质硬脆。见图23-2。

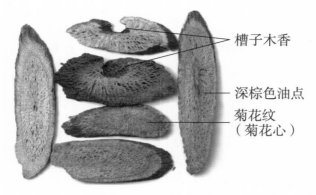

槽子木香

深棕色油点

菊花纹
（菊花心）

图 23-2　川木香

煨川木香：形如川木香，色深，质脆。

【质量】本品气微香，味苦，嚼之粘牙。以条粗、质硬、香气浓、油性足、无须根者为佳。

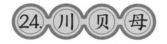

24. 川贝母

【历史沿革】本品原名贝母，始载于《神农本草经》，列为中品。陶弘景"形似聚贝子，故名贝母"。苏恭"其叶似大蒜，四月蒜熟时，采之良"。《本草纲目拾遗》将川贝与浙贝分开，谓川贝味甘而补肺，不若用象贝治风火痰嗽为佳。治虚寒咳嗽以川贝为宜。历代本草所载并非一种，初期药用贝母的原植物无法考证；《证类本草》之峡州贝母应为百合科贝母。

【来源】本品为百合科植物川贝母*Fritillaria cirrhosa* D. Don、暗紫贝母*Fritillaria unibracteata* Hsiao et K.C.Hsia、甘肃贝母*Fritillaria przewalskii* Maxim.、梭砂贝母*Fritillaria delavayi* Franch.、太白贝母*Fritillaria taipaiensis* P.Y.Li或瓦布贝母*Fritillaria unibracteata* Hsiao et K.C.Hsia var. *wabuensis*(S.Y.Tang et S.C.Yue)Z.D.Liu,S.

Wang et S.C.Chen的干燥鳞茎。川贝母、甘肃贝母、暗紫贝母按性状不同分别习称"松贝""青贝"；梭砂贝母习称"炉贝""虎皮贝"（见下述各品种项下）；太白贝母和瓦布贝母为"栽培品"。夏、秋二季或积雪融化后采挖，除去须根、粗皮及泥沙，晒干或低温干燥。

【鉴别要点】川贝母：鳞茎呈圆锥形或卵圆形，顶端稍尖或钝圆，高1~1.3cm，直径1~1.5cm，表面淡黄白色，光滑，外层两鳞叶形状大小近似，味微甜而苦。

暗紫贝母：鳞茎呈圆锥形或心脏形，顶端较尖，少数钝圆，基部较平或中央微凹。高0.5~1cm，直径0.4~1cm。表面类白色；光滑；外层两枚鳞叶大小悬殊，大鳞叶近心形，小鳞叶近披针形，紧裹于大鳞叶之中，只露新月形部分在外，习称"怀中抱月"，内有心芽及细小鳞叶；顶端钝圆或稍尖，闭合，底部平，微凹入，偶有残存须根（习称"蒜泥点"或"蒜泥蒂"）。质坚实，断面白色，粉性。气微，味微甜而苦。

甘肃贝母：鳞茎细小，呈圆锥形、心脏形至长卵圆形，顶端稍尖或钝圆，高2.5~5mm，直径2~4mm；表面类白色或淡黄白色，外层两枚鳞叶大小悬殊，紧密抱合，无裂隙；味微甜。

梭砂贝母：鳞茎呈卵状圆锥形或长卵圆形，顶端稍尖、基部多凸出略呈锥形。有的鳞茎盘残留须根，高1.2~2cm，直径0.8~1.3cm，表面黄白色，稍粗糙，常有黄棕色斑块,习称"炉贝"或"虎皮贝",外层两枚鳞叶形状及大小相似,偶有大小悬殊的,顶端开裂而略尖,露出内部细小鳞叶或心芽,味微苦。

栽培品:呈类扁球形或短圆柱形,高0.5~2cm,直径1~2.5cm。表面类白色或浅棕黄色,稍粗糙,有的具浅黄色斑点。外层鳞叶2瓣,大小相近,顶部多开裂而较平。

【质量】均以质坚实、完整、粉性足、色白者为佳。

【附注】1.据报道约有38种贝母属植物的鳞茎作贝母入药。如《中华本草》载常见同属不同种的有如下混淆品。

(1)平贝母:为百合科植物平贝母*Fritillaria ussuriensis* Maxim.的干燥鳞茎。主产于黑龙江五常、尚志及吉林抚松、临江、桦甸等处。鳞茎呈扁圆球形。高5~10mm,直径6~20mm。表面白色或淡黄色,常有黄色斑痕,外层2鳞片较厚,大小相似,互相合抱,基部中央凹入,具须根痕。质坚实而脆,断面白色,粉性,微臭,味苦。为现行《中国药典》收载"平贝母"品种。

(2)生贝母(现行《中国药典》载为"伊贝母"):为百合科植物新疆贝母(又称天山贝母)*Fritillaria walujewii* Regel或伊犁贝母*Fritillaria pallidiflora* Schrenk的干燥鳞茎。5~7月间采挖,除去泥沙,晒干,再去须根和外皮。主产新疆。

1)伊犁贝母:呈圆锥形。高1~1.5cm,直径1~2cm。表面淡黄白色,稍粗糙。外层鳞片肥大心脏形,大小悬殊而紧密抱合,顶端稍尖,少有开裂。基部微凹陷。质轻而疏松,断面颗粒性,微带粉质。气微,味微苦。

2)新疆贝母:呈圆球形。高0.5~1.2cm,直径1~1.5cm。表面类白色,光滑。外层鳞两片,月牙形,肥厚,大小约相等而紧靠成环状,内有一枚较大的内鳞片及球茎心芽各一枚;顶端平展而开裂,基部圆形。质坚实,富粉性。气微,味苦。

(3)一轮贝母:为百合科植物一轮贝母*Fritillaria maximowiczii* Freyn的干燥鳞茎。呈圆锥形,高0.4~1.2cm,直径0.4~0.8cm。表面浅黄色或浅黄棕色。顶端渐尖,基部突出多数鳞芽。一侧有浅纵沟。质坚硬,难折断,断面胶质。气味微弱。主产华北、东北等地。当地为民间用药。

(4)湖北贝母:又名板贝。百合科植物*Fritillaria hupehensis* Hsiao et K.C.Hsia的干燥鳞茎。主产湖北鹤峰、宣恩、建始、利川、恩施以及巫山等处。过去在恩施板桥集散,故又称"板贝"。鳞茎呈圆球形或圆锥形。高1.5~2.2cm。表面类白色或淡黄白色。外层鳞片两片大小相近偶有悬殊,顶端开裂。茎基常残留须根。质坚实,断面粉白色。气微,味苦。为现行《中国药典》收载"湖北贝母"品种。

(5)安徽贝母:百合科植物安徽贝母*Fritillaria anhuiensis* S.C.Chen et S.F.Yin的干燥鳞茎。主产安徽皖西大别山区及皖南山区。原为野生,现已改家种。鳞茎类圆锥形、扁球形或心形。直径0.6～1.7cm，高0.8～1.8cm。表面类白色或微黄色，顶端钝圆或突起，基部中间凹入，常有须根痕。外层鳞片两瓣，大小悬殊。质坚脆，断面白色粉性。气微，味苦。多选用小粒充川贝母销售。

（6）东贝母：百合科植物东贝母*Fritillaria thunbergii* var. *chekiangensis* Hsiao et K.C.Hsia的干燥鳞茎。主产浙江东阳等地。鳞茎圆锥形或长圆形，直径0.8～1.1cm，高1～1.3cm。表面白色或微黄。外层两鳞瓣大小悬殊。气微味苦。在当地大者当浙贝，小者充川贝，外销广东等地。

2.《中华本草》载常见伪品。

（1）土贝母：为葫芦科植物土贝母*Bolbostemma paniculatum*(Maxim.)Franquet的干燥鳞茎。又称"藤贝母"。呈不规则的块状、多角状或三棱形，直径1.5～2.5cm。外面暗棕色至透明的红棕色，凹凸不平，多直裂纹，顶端有一突起的芽状物。质坚，断面角质。微有焦糊气，味微咸而苦。为治疗疮疡肿毒及蛇虫咬伤药。为现行《中国药典》收载"土贝母"品种。

（2）光慈菇：为百合科植物老鸦瓣*Tulipa edulis*(Miq.)Baker的干燥鳞茎。呈卵圆形，高1～1.5cm，直径0.7～1.4cm。顶端锐尖，底部圆平有根痕。表面白色或淡黄色，光滑，一侧有凹沟。质硬而脆，有粉性，无臭，味淡。

（3）草贝母（丽江山慈菇）：为百合科植物益辟坚（丽江山慈菇）*Iphigenia indica* Kunth.et Benth.的干燥鳞茎。呈不规则圆锥形，高0.6～1cm，直径0.7～1.5cm。表面浅黄色，有的具棕色斑及纵条纹。一侧有一浅纵沟，顶端渐尖，基部凹入或微突出，有须根痕。质坚硬，断面粉质或胶质。臭微弱，味极苦。本品含秋水仙碱，为有毒药物，多用于治痈肿瘰疬。

（4）唐菖蒲：为鸢尾科植物唐菖蒲*Gladiolus gandavensis* Vaniot Hcutt的干燥球茎。为不规则块状，较扁，大小不等。两端有凹窝，无粉性，断面角质样。无臭，味淡。

3.在上述【来源】的品种中，偶见混有表面乳白色或黄白色，表面与断面角质样等与【性状】不符的"僵个"（又称"僵子"[97]），产生的可能原因为冻透、死苗或干燥方法不当（急温烘烤）的鳞茎。

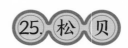
25.松贝

【历史沿革】本品见本著24.川贝母项下。

【来源】本品见川贝母项。来源于暗紫贝母、川贝母、甘肃贝母的干燥鳞茎；主要来源于暗紫贝母。主产四川阿坝藏族自治州的松潘、黄胜关、毛尔盖等地。采收详见本著24.川贝母项。

【鉴别要点】本品呈类圆锥形或近球形，高0.3～0.8cm，直径0.3～0.9cm。其小如豆如珠，故有"珍珠贝""米贝"之称。表面类白色。外层鳞叶2瓣，大小悬殊，大瓣紧抱小瓣，未抱部分呈新月形（习称"怀中抱月"）；顶部闭合，内有类圆柱形、顶端稍尖的心芽和小鳞叶1~2枚；先端钝圆或稍尖；底部平、微凹入，可直立放稳（习称"观音坐莲"），中心有一灰褐色的鳞茎盘（习称"缕衣黑笃"），偶有残存须根（习称"蒜泥点"或"蒜泥蒂"）。质硬而脆，断面白色，富粉性。见图25。

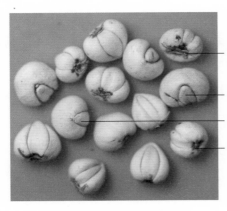

蒜泥点 / 蒜泥蒂

怀中抱月

观音坐莲

缕衣黑笃

图 25　松贝

【质量】本品气微，味微苦。以质坚实、完整、粉性足、色白者为佳。

【附注】1.由于能达到要求的松贝目前价格昂贵，常有掺混与掺假现象发生。如混有开口贝与"僵个"[97]等，一般应控制在5%（粒/粒）及以下为宜；有用浙贝母的幼鳞茎、上述同属（贝母属）不同种的多种贝母掺入其中者，应注意鉴别。

2.《中华人民共和国药典．中药材及原植物彩色图鉴》在川贝母药名项下的川贝母只收载栽培品图、甘肃贝母收载了松贝、青贝2图、而暗紫贝母只载青贝1图。《中药大辞典》川贝母项下"直径1~1.5cm"，则很难达到"松贝"的要求。

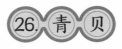

26. 青贝

【历史沿革】本品见本著24.川贝母项下。

【来源】本品见川贝母项。主要来源于川贝母、暗紫贝母、甘肃贝母的干燥鳞茎。主产青海玉树、四川甘孜及云南德钦等地。采收详见本著24.川贝母项。

【鉴别要点】本品呈类扁球形或略呈圆锥形，颗粒多歪曲，高0.4~1.4cm，直径0.4~1.6cm。外表色白微黄，外层鳞叶2瓣，大小相近，相对抱合（习称"观音合掌"）。顶部开裂（习称"开口笑"）；内有心芽和小鳞叶2~3枚及细圆柱形的残茎。断面粉白色，颗粒性，富粉性而坚实。见图26。

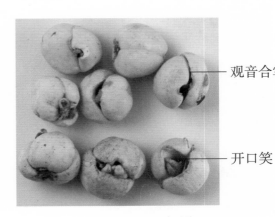

观音合掌

开口笑

图 26　青贝

【质量】本品气微，味淡。以质坚实、完整、粉性足、色白者为佳。

【附注】《中华人民共和国药典．中药材及原植物彩色图鉴》在川贝母药名项下的甘肃贝母、暗紫贝母各载有青贝图。

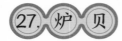

27. 炉贝

【历史沿革】本品见本著24.川贝母项下。

【来源】本品见川贝母项。来源于梭砂贝母的干燥鳞茎。主产于青海、四川和云南毗邻地区。产于青海玉树、四川甘孜一带为北路货，产于四川昌都地区、云南金沙江、中甸、丽江等处为南路货。过去多在打箭炉（即现今康定的古地名）集散，故名"炉贝"。采收详见本著24.川贝母项。

【鉴别要点】本品呈长圆锥形如马齿（习称"马牙状"），高0.7~2.5cm，直径0.5~2.5cm。表面类白色或浅棕黄色，有的具棕黄色斑点，形成虎纹（习称"虎皮斑"[64]"虎皮贝"）。外层鳞叶2瓣，大小相近。顶部较廈尖，均呈开口状，露出细小的小鳞叶或心芽（习称"马牙嘴"或"鸭婆嘴"）。鳞茎盘突出，不能直立。断面均显粉白色，粉质而较坚。见图27。

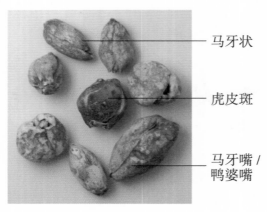

马牙状

虎皮斑

马牙嘴/
鸭婆嘴

图 27　炉贝

【质量】本品气微弱，味淡。以质坚实、完整、粉性足、色白者为佳。

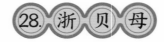

28. 浙贝母

【历史沿革】本品始载于《本草纲目拾遗》，赵学敏引《百花镜》"浙贝出象山，俗呼'象贝母'"。又引叶暗斋"宁波象山所出贝母，亦分两瓣，味苦而不甜，其顶平而不尖，不能如川贝之象荷花蕊也。"

【来源】本品为百合科植物浙贝母 Fritillaria thunbergii Miq.的干燥鳞茎。初夏植株枯萎时采挖，洗净。大小分开，大者除去芯芽，习称"大贝"；小者不去芯芽，习称"珠贝"。分别撞擦，除去外皮，拌以煅过的贝壳粉，吸去擦出的浆汁，干燥；或取鳞茎，大小分开，洗净，除去芯芽，趁鲜切成厚片，洗净，干燥，习称"浙贝片"。

【鉴别要点】大贝：为鳞茎外层的单瓣鳞叶，略呈新月形或元宝状（习称"元宝贝"），高1~2cm，直径2~3.5cm。外表面类白色至淡黄色，内表面白色或淡棕色，被有白色粉末。质硬而脆，易折断，断面白色至黄白色，富粉性。见图28-1右。

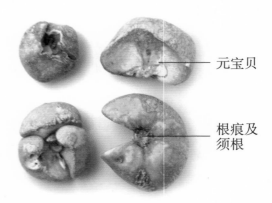

元宝贝

根痕及
须根

左：珠贝　　　右：大贝
图 28-1　浙贝母

珠贝：为完整的鳞茎，呈扁圆球形，高1~1.5cm，直径1~2.5cm。表面类白色，外层鳞叶2瓣，肥厚，略似肾形，互相抱合，内有小鳞叶2~3枚和干缩的残茎，内表面淡黄白色。见图28-1左。

【饮片】本品呈不规则厚片，有的为牛角形、弯月形或肾形，直径1~2cm，边缘表面淡黄色，切面平坦，粉白色。质脆，易折断，断面粉白色，富粉性。见图28-2。

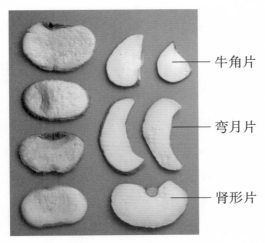

左：产地鲜切　右：传统切制
图28-2　浙贝母

【质量】本品气微，味微苦。以鳞叶肥厚、质坚实、粉性足、断面白色者为佳。

【附注】1.《中药志》载东贝母 *Fritillaria thunbergii* var.*chekiangensis* Hsiao et K.C.Hsia，浙江东阳一带栽培。鳞茎除浙江亦作浙贝母用外，主销广东，代川贝母用。植株矮小，高15~30cm，叶以对生为主。鳞茎呈类卵圆形至长圆形，高1~1.3cm，直径0.7~1cm；表面白色至稍带淡黄色，由一枚较大的鳞叶和1、2枚较小的鳞叶抱合而成，顶端钝圆，不裂或

微裂；质坚实，气微，味苦。以颗粒均匀、内外洁白、无根须、粒小者为佳（每10g，22粒以上者为一级品）。

2.浙贝母的传统片形：如图28-2为三种不同切面的片形，肾形片为宽面纵切片（片形最大，省工省时）、牛角片为窄面纵切片（片形最小，费工费时）、弯月形为宽面横切片（介于前二者）。

3.在上述【来源】的品种中，偶见混有表面乳白色或黄白色，表面与断面角质样等与【性状】不符的"僵个"（又称"僵子"[97]），产生的可能原因为死苗、干燥方法不当（急温烘烤）或天气寒冷冻坏而致。

29. 川 乌

【历史沿革】本品以乌头名始载于《神农本草经》，列为下品。《名医别录》"乌头，正月、二月采，阴干。长三寸以上为天雄。"《本草经集注》"天雄似附子，细而长者便是，长者乃至三、四寸许，此与乌头、附子三种，本并出建平，谓为三建。今宜都很山最好，谓为西建，钱塘间者，谓为东建，气力劣弱，不相似，故曰西水犹胜东白也。"《新修本草》"天雄、附子、乌头等，并以蜀道绵州、龙州出者佳。"唐以前统称乌头，均为野生品，以宜都、绵州、龙州质量为优。宋代的《太平圣惠方》《博济方》《太平惠民和剂局方》等临床方书中开始有大量的川乌头、草乌头的名称出现。

《本草图经》"乌头、乌喙、天雄、附子、侧子并出蜀土，都是一种所产……其苗高三、四尺已来，茎作四棱，叶如艾，花紫碧色作穗，实小紫黑色如桑椹。本只种附子一物，至成熟后有此四物……绵州彰明县多种之"，并详细记载了乌头的栽培方法，载有"梓州草乌头"图。《本草纲目》"乌头有两种：出彰明者即附子之母，今人谓之川乌头是也。春末生子，故曰春采为乌头。冬则生子已成，故曰冬采为附子……其产江左、山南等处者，乃本经所列乌头，今人谓之草乌头者是也……根苗花实并与川乌头相同；但此系野生，又无酿造之法，其根外黑内白，皱而枯燥为异尔，然毒则甚焉。"从历代本草可知乌头、附子同出一物，春季采母根为乌头，秋冬采子根为附子；川乌头、草乌头名称的分化始于宋代，由于四川绵州乌头栽培兴起后，栽培品和野生品药性、毒性和功效存在差异，逐渐形成了两味药材，"川乌头"这一称谓，因产地栽培延续至今。

【来源】本品为毛茛科植物乌头 Aconitum carmichaeli Debx.的干燥"母根"。6月下旬至8月上旬采挖，除去子根、须根及泥沙，晒干。

【鉴别要点】本品呈不规则圆锥形，稍弯曲，中部多向一侧膨大，形似"乌鸦头"。顶端常有残茎。长2~7.5cm，直径1.2~2.5cm。表面棕褐色或灰棕色，皱缩，有小瘤状突起的支根（俗称"钉角"[59]）及子根脱离后的痕迹。质坚实，

断面类白色或浅灰黄色，粉质，可见多角形环纹（筋脉点[93]）。气微，味辛辣，麻舌。见图29-1。

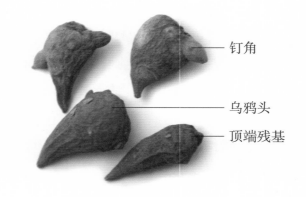

钉角
乌鸦头
顶端残基

图 29-1　川乌

【饮片】生川乌：本品生品一般外用，少为入散剂或酒剂，多捣碎用，故无切片。

制川乌：多呈不规则的纵厚片或横厚片，表面褐色或黄褐色，周皮黑色，有棕色形成层环纹（"筋脉点"[93]）。体轻，质脆，断面"角质样"[60]、有光泽，气微，味辛，微有麻舌感。见图29-2。

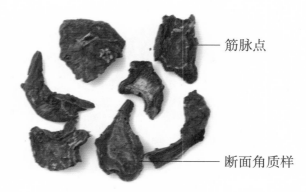

筋脉点

断面角质样

图 29-2　制川乌

【质量】生品以饱满、质坚实、断面色白，有粉质者为佳。制川乌以（纵）切片小、厚薄均匀、断面角质样[60]为佳。

【附注】1.古代本草文献一直强调，

母根为乌头，子根为附子，春季采乌头，秋冬采附子，是指在不同季节采收同一植物的不同部位所形成功效有别的两味中药。四川彰明、江油地区栽培乌头有千年历史，已成为乌头和附子的主产区。现代采用高山育种，低海拔平坝栽培，冬至下种，夏至采收，母根为乌头，子根为附子。药材生长周期短，采收季节改变，其药力不足，医者只能增加药量以达药效。有文献报道南方一些地区将野生的乌头 *Aconitum carmichaeli* Debx.的母根和子根均作草乌用；在陕西汉中地区和华北、华东等地将栽培的乌头未经炮制的生子根称为川乌，而母根作草乌，以上问题应予以注意。

2.草乌与川乌的主要区别。

区别项目	川乌	草乌
表面特征	棕褐色或灰棕色，有小的瘤状支根及子根脱落后的痕迹，皱缩	灰褐色或黑棕褐色，有点状须根痕和瘤状侧根，皱缩有纵皱纹
质地与断面	坚实，断面类白色或浅黄色	质硬，断面灰白色或暗灰色，有裂隙，髓部较大或中空

3.因川乌为毒性管理中药，现行《中国药典》对制川乌有限量、含量和用量要求，即本品含双酯型生物碱以乌头碱（$C_{34}H_{47}NO_{11}$）、次乌头碱（$C_{33}H_{45}NO_{10}$）和新乌头碱（$C_{33}H_{45}NO_{11}$）的总量计，不得过0.040%（防止中毒）；含苯甲酰乌头原碱（$C_{32}H_{45}NO_{10}$）、苯甲酰次乌头原碱（$C_{31}H_{43}NO_9$）及苯甲酰新乌头原碱（$C_{31}H_{43}NO_{10}$）的总量应为0.070%～0.15%

（保证疗效）；用量1.5～3g，先煎、久煎。因此，在炮制制川乌的切制时，要遵循"用量区间大及毒性药宜切薄小片"的要求，否则，很难保证分剂量相对准确。

4.支根与附子的联系与区别：在不同文献中，将川乌的支根既称支根的、膨大的支根又称附子的，附子上的个大者支根又称"扒耳"，这些都属于"根"的变态范畴，"根"的变态常见的有圆锥根、圆柱根、圆球根、块根等。实际上川乌、附子等同时具有多种形态的根，如圆锥根、块根等。一般块根当附子，圆锥根就留在药材上。故此，川乌药材上的小块根未摘的理所当然地当川乌用、摘下者当附子用，二者其加工方法也不相同。

5.天雄属乌头母根还是属子根附子：在古代本草著作中的乌头项下有"天雄"[22]一名，"天雄"属"母根"还是属"子根"有不同说法，如《名医别录》"乌头……长三寸以上为天雄。"按东汉当时的度制1尺=23～24cm计算，三寸约相当于现代的7cm左右，长度与乌头、附子相当。《本草经集注》"天雄似附子，细而长者便是，长者乃至三、四寸许……"，按南朝当时的度制1尺=24.58～24.7cm的均数（1尺=24.64cm）计算，三、四寸相当于现代的7.4～9.9cm，似乎又像乌头，而著中称"天雄似附子……"。但"天雄"属"子根"的论述也较多，如李时珍在【集解】中述：大明曰：天雄大而长，少角刺而虚……连聚生者名为虎掌，并是天雄一裔……。保昇曰：正者为乌头；两歧者为乌喙；细长三、四寸者为天雄；根旁如芋散生者，为附子；旁连生者为侧子，五物同出而异名……。颂曰：……而《广雅》云：奚毒，附子也。一岁为侧子，二年为乌喙，三年为附子，四年为乌头，五年为天雄。今一年种之，便有此五物。岂今人种莳之法，用力倍至，故尔繁盛乎？时珍曰：……其天雄、乌喙、侧子，皆是生子多者，因象命名；若生子少及独头者，即无此数物也。……其品凡七，本同而末异。其初种之小者为乌头；附乌头而旁生者为附子；又左右附而偶生者为鬲子；附而长者为天雄；附而尖者为天锥；附而上出者为侧子；附而散生者为漏篮子，皆脉络连贯，如子附母，而附子以贵，故专附名也。凡种一而子六、七以上，则皆小；种一而子二、三，则稍大；种一而子特生，则特大。天雄、乌头、天锥，皆以丰实盈握者为胜。漏篮、侧子，则园人以乞役夫，不足数也。谨按：此记所载漏篮，即雷敩所谓木鳖子，大明所谓虎掌者也。其鬲子，即乌喙也。天锥，即天雄之类，医方亦无此名，功用当相同尔。故此，对古代的天雄一药的入药部位有待考究。

30. 川芎

【历史沿革】本品原名芎䓖，始载于《神农本草经》，列为上品。《图经本草》"今关陕、蜀川、江东山中多有之，而以蜀川者为胜。"李时珍"出关中者，

呼为京芎，亦曰西芎；出蜀中者，为川芎；出天台者，为台芎；出江南者，为抚芎，皆因地而名也"。

【来源】本品为伞形科植物川芎 *Ligusticum chuanxiong* Hort.的干燥根茎。夏季当茎上的节盘显著突出，并略带紫色时采挖，除去泥沙，晒后烘干，再去须根。

【鉴别要点】本品呈不规则结节状拳形团块，直径2～7cm。表面黄褐色，粗糙皱缩，有多数平行隆起的轮节，多数连珠或"连珠状"[58]，顶端有凹陷的数个类圆形茎痕（习称"芦碗"[56]），下侧及轮节上有小瘤状根痕，作小瘤状隆起（习称"小疙瘩"[100]）。质坚实，不易折断，断面黄白色或灰黄色，散有黄棕色的油室，形成层环呈波状（习称"蝴蝶花纹"）。见图30-1。

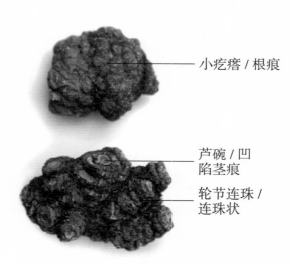

小疙瘩／根痕

芦碗／凹陷茎痕

轮节连珠／连珠状

图30-1 川芎

【饮片】本品呈不规则的薄片，有的形似蝴蝶，习称"蝴蝶片"。外表皮黄褐色，有皱缩纹。切面黄白色或灰黄色，具有明显波状环纹或多角形纹理，习称"蝴

蝶花纹"。散生黄棕色油点。质坚实。见图30-2。

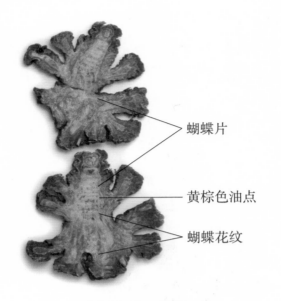

蝴蝶片

黄棕色油点

蝴蝶花纹

图 30-2　川芎

【质量】本品气浓香，味苦、辛，稍有麻舌感，微回甜。以个大、质坚实、断面色黄白、油性大、香气浓者为佳。

【附注】1.《中药志》载。

（1）茶芎：为*Ligusticum chuanxiong* Hort.cv.'Chaxiong'Mss.的干燥根茎。湖南、湖北、江西等省栽培，又称"抚芎"，其原植物、药材外形及薄层层析结果均与川芎近似，为川芎的栽培变种或栽培变型；不同点为叶的末回裂片较宽。根茎呈结节状团块，表面灰黄褐色至黄棕色，有数个瘤状突起，顶部中央有圆形茎痕，还有疣状突起的根痕。本著258.藁本项引《新编中药志》【附注】"在贵州瓮安、陕西陇县和四川南川部分地区有用金芎*Ligusticum chuanxiong* Hort.cv.'Jinxiong'的块茎作藁本用。"即茶芎与金芎均为川芎*Ligusticum chuanxiong* Hort.

的栽培品种（此类甚多，如菊花类、橘类、牡丹类等），二者是否有区别，有待考究。

（2）东川芎：吉林省延边朝鲜族自治州栽培东川芎*Cnidium officinale* Makino，系新中国成立前由日本引种，多自产自销，有时销至外省，目前产量很少。茎外形与川芎近似，为不规则团块状，长3～10cm，直径2～5cm，暗褐色，表面有皱缩的结节状轮环，断面淡褐色，有特异的芳香，味微苦。

2.川芎的传统片形：以川芎拳形团块的宽面纵切，其片形似展翅的蝴蝶，俗称"蝴蝶片"。

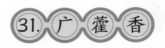

31. 广藿香

【历史沿革】本品始载于《南州异物志》："藿香交趾有之"。其后《交州记》、《广志》等历代史记均有记载。《嘉祐本草》收录了《南州异物志》"藿香出海边国"的记述，苏颂"藿香岭南多有之"。李时珍"藿香方茎有节中虚，叶微似苏叶……，唐史云顿逊国出藿香，插枝便生，叶如都梁者是也"。以上史志收载的藿香，与现在商品广藿香相符。

【来源】本品为唇形科植物广藿香*Pogostemon cablin*(Blanco)Benth.的干燥地上部分。枝叶茂盛时采割，日晒夜闷（"发汗"[37]），反复至干。按产地不同分石牌广藿香及海南广藿香。

【鉴别要点】本品茎略呈方柱形，

多分枝，枝条稍曲折，长30~60cm，直径0.2~0.7cm；表面被柔毛；质脆，易折断，断面中部有髓；老茎类圆柱形，直径1~1.2cm，被灰褐色栓皮。叶对生，皱缩成团，展平后叶片呈卵形或椭圆形，长4~9cm，宽3~7cm；两面均被灰白色"绒毛"[77]；先端短尖或钝圆，基部楔形或钝圆，边缘具大小不规则的钝齿；叶柄细，长2~5cm，被柔毛。见图31-1。

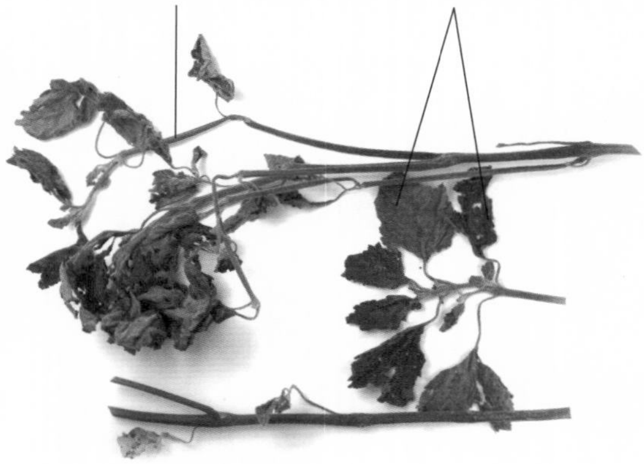

茎方柱形，被柔毛　　两面被绒毛

图 31-1　广藿香

石牌广藿香：枝条较瘦小，表面较皱缩，灰黄色或灰褐色，节间长3~7cm，叶痕较大而凸出，中部以下被栓皮，纵皱较深，断面渐呈类圆形，髓部较小。叶片较小而厚，暗绿褐色或灰棕色。

海南广藿香：枝条较粗壮，表面较平坦，灰棕色至浅紫棕色，节间长5~13cm，叶痕较小，不明显凸出，枝条近下部始有栓皮，纵皱较浅，断面呈钝方形。叶片较大而薄，浅棕褐色或浅黄棕色。

【饮片】本品呈不规则的段状。茎略呈方柱形（老茎圆柱形，嫩茎略呈方柱

形），表面灰褐色、灰黄色或带红棕色，被柔毛。切面有白色髓。叶破碎或皱缩成团，完整者展平后呈卵形或椭圆形，两面均被灰白色绒毛；基部楔形或钝圆，边缘具大小不规则的钝齿；叶柄细，被柔毛。见图31-2。

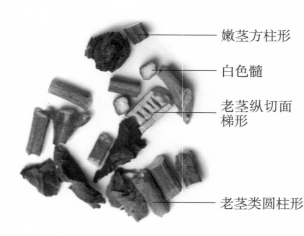

嫩茎方柱形

白色髓

老茎纵切面梯形

老茎类圆柱形

图 31-2　广藿香

【质量】本品气香特异，味微苦。以茎叶粗壮，不带根，香气浓厚者为佳。

【附注】与广藿香同作藿香药用的另一种藿香属植物藿香Agastache rugosus (Fisch.et Mey.) O.Ktze.，主产于湖南、四川、江苏、浙江等地，习称"土藿香"。明以前各本草所载的藿香均为广藿香。至明代江浙一带所产之土藿香开始作为藿香药用以补充药源不足，至此藿香与广藿香共同作为藿香正品入药。但至清代，众多医家开始关注广藿香与藿香功效的差异，对两者进行了一些区分。而在现代，经过多种手段对两者的化学成分、生物效应等方面进行了对比研究，发现两者在化学成分、生物活性、药理作用等方面均有所区别；《中国药典》1963年版首载广藿香、

1977年版将两者分条收载在正文中，而后各版正文中只载广藿香；藿香从2010版《中国药典》开始至今，均载于"附录"中。广藿香具有芳香化浊，开胃止呕，发表解暑的功效。用于治湿浊中阻，脘痞呕吐，暑湿倦怠，胸闷不舒，寒湿闭暑，腹痛吐泻，鼻渊头痛等症。藿香作用和广藿香差不多，只是功效较差一些，我国西南部分地区作为民间习惯用药，但有研究表明其化学成分甲基胡椒酚的代谢产物（1-羟基甲基黑椒酚等）有致癌性。这表明，广藿香与藿香并不能互相替代使用，建议医者在临床中对两者进行区别。

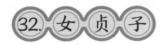

32. 女贞子

【历史沿革】本品原名女贞实，载于《神农本草经》，列为上品。苏恭"女贞叶似冬青树及狗骨，其实九月熟，黑似牛李子。"李时珍"女贞即今俗呼蜡树者……叶长者四五寸，子黑色。"以上记述及《证类本草》、《植物名实图考》的女贞图与现今女贞子商品药材一致。

【来源】本品为木犀科植物女贞 *Ligustrum lucidum* Ait.的干燥成熟果实。冬季果实成熟时采收，除去枝叶，稍蒸或置沸水中略烫后，干燥或直接干燥。

【鉴别要点】本品呈卵形、椭圆形或"肾形"[65]，长6～8.5mm，直径3.5～5.5mm。表面黑紫色或灰黑色，皱缩不平，表面或断面有白色粉霜析出（习称"起霜"[82]），基部有果梗痕或具宿萼及短梗。体轻。外果皮薄，中果皮较松软，易剥离，内果皮木质，黄棕色，具纵棱，破开后种子通常为1粒，肾形，紫黑色，油性。见图32。

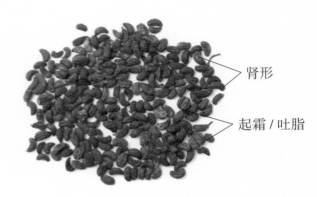

肾形

起霜/吐脂

图 32　女贞子

【饮片】女贞子：同药材。

酒女贞子：形如女贞子，表面黑褐色或灰黑色，常附有白色粉霜，微有酒香气。

【质量】本品气微，味甘、微苦涩。以粒大、饱满、色灰黑、质坚实者为佳。

【附注】《中药志》载。

（1）商品女贞子中，有胖、瘦二型果实，以瘦的居多。经初步调查，发现二者皆出于同一植株，胖型者多长在向阳一面的枝条上，甚至整个果序全是胖型者也有。经解剖观察，发现瘦型者仅一种子发育，胖型者二个种子全发育。

（2）本种的枝、叶、树皮亦供药用，有祛痰、止咳功能。治咳嗽、支气管炎。

（3）同属（女贞属）植物藏女贞 *Ligustrum thibeticum* Decne.，其果实在西藏也作女贞子入药，功效相似。

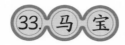 **33. 马宝**

【历史沿革】本品《本草纲目》载有鲊答。李时珍"鲊答生走兽及牛马诸畜肝胆之间，有肉囊裹之，多至升许，大者如鸡子，小者如粟如榛。其状白色，似石非石，似骨非骨，打破层叠。"李氏描述颇似马宝之类。

【来源】本品为脊索动物门哺乳纲马科动物马*Equus caballus orientalis* Noack胃肠中的结石。全年均可收集，将病马宰杀后如胃肠中有结石者，取出洗净，晾干。

【鉴别要点】本品呈球形、卵圆形或扁圆形，大小不等，一般直径为6～20cm，重250～2500g，但亦有小如豆粒者。表面粉白色、灰白色或青黑色，微具"玻璃样光泽"[62]，光滑或凹凸不平。每层能剥离，呈暗灰色，显出多数米粒大小的粗斑花纹，晶莹发黑，习称"蚊虫翅膀"。质坚重如石。锯开面青灰色或灰白色，有"同心层纹"[45]（习称"涡纹"），有的还可见灰黑色细密纹理，中心常有未消化的植物性食物或金石等异物。见图33。

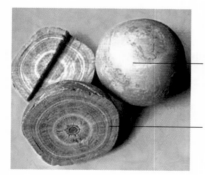

玻璃样光泽
同心层纹

图 33 马宝

【质量】本品气无味淡，嚼之可成细末。以个大、质坚实、光滑、色灰白、剖面有层纹者为佳。

【附注】《中药志》载。

（1）毛毡：为马宝劣品，剖开后有黄色或褐色毛，不能入药。

（2）驴宝：为马科动物驴*Equus asinus* Linnaeus胃肠及膀胱中的结石，形状与马宝相似，但表面深灰色，质较轻，剖面层次不明显，中心有似未变化的粪球，可否作马宝入药，尚待研究。

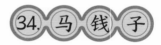 **34. 马钱子**

【历史沿革】本品原名番木鳖，载于《本草纲目》，别名马钱子。李时珍"状如马之连钱，故名。"《本草原始》"番木鳖，子如木鳖子大，形圆而扁，有白毛，味苦。鸟中其毒，则麻木搐急而毙；狗中其毒，则苦痛断肠而毙。若误服之，令人四肢拘挛。"以上记述与现今马钱子相近。

【来源】本品为马钱科植物马钱*Strychnos nux-vomica* L.的干燥成熟种子。冬季采收成熟果实，取出种子，晒干。

【鉴别要点】本品呈纽扣状圆板形，常一面隆起，一面稍凹下，直径1.5～3cm，厚0.3～0.6cm。表面密被灰棕或灰绿色绢状"茸毛"[77]，自中间向四周呈辐射状排列，有丝样光泽。边缘稍隆起，较厚，有突起的珠孔；底面中心有突起的圆点状种脐。质坚硬，平行剖面可见淡黄白色胚乳，角质状，子叶心形，叶脉5～7条。见图34。

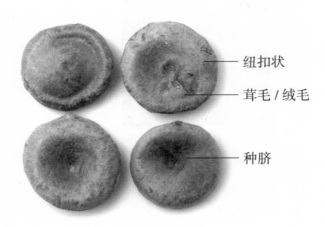

纽扣状

茸毛/绒毛

种脐

图34 马钱子

【饮片】生马钱子：同药材。

制马钱子：本品形如马钱子，两面均膨胀鼓起，边缘较厚。表面棕褐色或深棕色，质坚脆，平行剖面可见棕褐色或深棕色的胚乳。微有香气，味极苦。

【质量】本品气微，味极苦。以个大，肉厚饱满，表面灰棕色微带绿，有细密毛绒，质坚硬无破碎者为佳。

【附注】1.《中药志》载。

（1）山马钱：在我国云南南部及缅甸、泰国等地尚有一种山马钱Strychnos nux-blanda Hill，其种子有时混杂在进口的马钱子中。种子呈盘状椭圆形，一端略尖；长1.6～2.0cm，直径1.5～1.7cm，厚0.5～0.7cm；边缘有一条隆起的脊，稍尖端有突起的珠孔。表面淡黄色，密被毛茸，毛茸易脱落或从基部折断。质地坚硬如角质。断面半透明状，白色或灰白色；子叶广卵形，叶脉5～7条，胚根长约3mm。无苦味。山马钱化学成分与马钱子差异较大，不能作马钱子药用，应注意区别。

（2）云海马钱：在我国云南、海南、广西、广东以及菲律宾、印尼、马来西亚、泰国、越南尚有一种云海马钱Strychnos ignatii Berg.［Strychnos balansae Hill；Strychnos hainanensis Merr.et Chun］，即"海南马钱"Strychnos hainanensis Merr.et Chun）与前者括号内后学名完全相同），商品称"吕宋果"，但国内不习销。种子呈不规则卵形；长2～2.5cm，宽约1.3cm，厚约0.5cm；全体不平坦，有钝棱。表面黄棕色，被不规则排列的茸毛，种皮易脱落而露出深褐色的胚乳，有的商品毛已脱落。味极苦。常作为提取士的宁的原料。

（3）牛眼马钱：在福建尚用一种土马钱，原植物为牛眼马钱Strychnos angustiflora Benth.，这种马钱也分布于云南、广西、广东。种子扁圆形，直径0.8～1.5cm，厚0.2～0.3cm；一面稍凹，另一面稍凸起。表面深污绿色，被匍匐状短茸毛，自种子中央向四周射出。种子在福建用于毒狗。

2.云南马钱：为Strychnos pierriana A.W.Hill的成熟干燥种子，产于我国云南，种子长扁圆形（"长籽马钱"），边缘较中央微薄并向上翘起，毛茸粗糙且疏松，胚乳角质状，子叶脉纹3条，味苦。

3.《中国药典》1953版首载番木鳖，为马钱科植物番木鳖Strychnos nux-vomica Linné的成熟干燥种子，即马钱子。

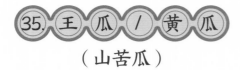

35. 王瓜 / 黄瓜
（山苦瓜）

【历史沿革】本品《神农本草经》列为中品。又名山苦瓜、土瓜、老鸦瓜等。李时珍"王瓜三月生苗，其蔓多须，嫩时可茹。其叶圆如马蹄而有尖，面青背淡，涩而不光，六、七月开，五出小黄花成簇。结子累累，熟时有红黄二色，皮亦粗涩。但如栝楼根之小者，澄粉甚白腻，须深掘二、三尺乃得正根。"

【来源】本品为葫芦科植物王瓜 *Trichosanthes cucumeroides*（Ser.）Maxim. [*Bryonia cucumeroides* Ser.]的近成熟或成熟果实。秋季果熟近成熟或成熟时采收，鲜用或连柄摘下，防止破裂，用粗线串起果柄，挂于阳光下或通风处干燥。

【鉴别要点】本品果实呈卵状椭圆形或椭圆形，长约6cm，栽培品可达9cm，宽3～6cm。中央窄，顶端留有长3～7mm的柱基，基部钝圆。表面有10～12条苍白色条纹，熟后橙红色。果皮薄，光滑，稍有光泽。果梗长5～20mm。种子略呈十字形，似螳螂头，长约12mm，宽14mm，中央室成一宽约5mm的环带（"玉带缠腰"[33]），两侧有扁圆形的较小空室，黄棕色，表面有凹凸不平的细皱纹。见图35。

【质量】本品具香甜气，味甘、微酸。

【附注】1.江浙一带有将王瓜的果皮和种子作栝楼和栝楼仁药用的，而王瓜药材形态及效用与栝楼有明显区别，为不同中药，不宜混淆。

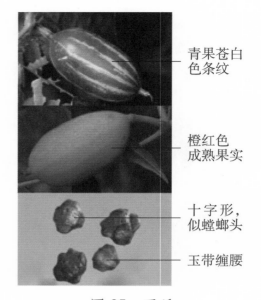

青果苍白色条纹

橙红色成熟果实

十字形，似螳螂头

玉带缠腰

图 35　王瓜

2.王瓜为不常用中药，其入药部位有果实、果皮、种子、根分别药用。因不同著作有当王瓜、黄瓜、山苦瓜作为中药正名收载的，但其各名称项下的学名相同，故从其《中药大辞典》及李家实·《中药鉴定学》之说。

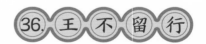

36. 王不留行

【历史沿革】本品始载于《神农本草经》，列为上品。历代本草多有收载，但考其所述品种不尽相同。麦蓝菜之名，始见于《救荒本草》。李时珍"多生麦地中。苗高者一二尺。三四月开小花，如铎铃状，红白色。结实如灯笼草子，壳内包一实，大如豆。实内细子，大如菘子，生白熟黑，正圆如细珠可爱。"

【来源】本品为石竹科植物麦蓝菜 *Vaccaria segetalis*(Neck.)Garcke的干燥成熟种子。夏季果实成熟、果皮尚未开裂时采割植株，晒干，打下种子，除去杂质，再晒干。

【鉴别要点】本品呈球形，直径约2mm。表面黑色，少数红棕色，略有光泽，有细密颗粒状突起，习称"麻点"[40]，一侧有一带状浅沟。质硬。胚乳白色，胚弯曲成环，子叶2。见图36-1。

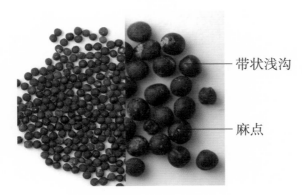

带状浅沟

麻点

左：原图　　　右：放大图
图 36-1　王不留行

【饮片】王不留行：同药材。

炒王不留行：呈类球形爆花状，表面白色，质松脆。见图36-2。

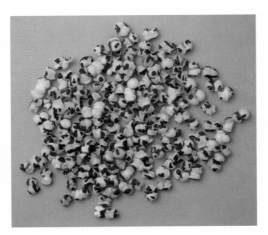

图 36-2　炒王不留行

【质量】本品气微，味微涩、苦。以粒均匀、饱满、色黑者为佳。饮片爆花率应达到90%以上。

【附注】《中药志》载：本品由于全国各地用药习惯不同。原植物品种复杂，应注意鉴别。

（1）豆科野豌豆属植物种子如窄叶野豌豆Vicia anguatifolia L.ex Reichard，野豌豆Vicia sepium L.和硬毛果野豌豆Vicia hirsuta(L.)S.F.Gray。王不留行和野豌豆属植物主要区别：前者种脐生于顶端，内陷，种子表面有显明的细小疣状突起；而后者种脐侧生，弧形，突起，种子表面无明显突起。

（2）尚有桑科无花果Ficus carica L、藤黄科的金丝桃属Hypericum、野牡丹科野牡丹属Melastoma及锦葵科的黄花稔属Sida等植物的种子作王不留行使用，但以植物麦蓝菜的种子使用最普遍，故列为正品。

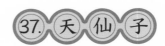

37.天仙子

【历史沿革】本品原名莨菪，载于《神农本草经》，列为下品。《图经本草》称为天仙子。苏颂"处处有之，苗茎高二三尺。叶似地黄，四月开花，紫色。茎荚有白毛，五月结实，有壳作罌子状，如小石榴。房中子至细，青白色，如粟米粒"。李时珍"其子服之，令人狂浪放宕，故名"。

【来源】本品为茄科植物莨菪Hyoscyamus niger L.的干燥成熟种子。夏、秋二季果皮变黄色时，采摘果实，暴晒，打下种子，筛去果皮、枝梗，晒干。

【鉴别要点】本品呈类扁肾形或扁卵

形，直径约1mm。表面棕黄色或灰黄色，有细密的颗粒状突起（习称"麻点"[40]）及"网状纹理"[27]，略尖的一端有点状种脐。切面灰白色，油质，有胚乳，胚弯曲。见图37。

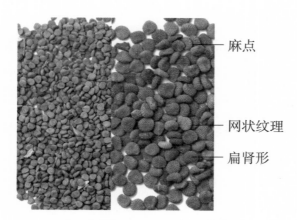

左：原图　　　右：放大图

图 37　天仙子

【质量】本品气微，味微辛。以颗粒大、饱满者为佳。

【附注】《中药志》载。

（1）小天仙子：同属（天仙子属）植物小天仙子（北莨菪）*Hyoscyamus bohemicus* F.W.Schmidt的种子。在东北地区也作天仙子药用。药材性状相似，原植物主要区别为：一年生草本（正品为二年生草本），根细瘦木质；无基生的莲座状叶丛，叶不分裂或微具浅裂。花与果均较上种略小。

（2）亚天仙子：在新疆尚产一种中亚天仙子*Hyoscyamus pusillus* L.。为一年生草本，通常高6~35cm。果萼筒状漏斗形，其种子在当地也代天仙子药用。定性分析表明种子含莨菪碱及东莨菪碱。

（3）南天仙子：有一种进口及广东所产的南天仙子。原植物为爵床科植物水蓑衣*Hygrophila salicifolia*(Vahl)Nees，系高达60cm的草本植物，叶对生，披针形，花淡紫红色，2唇形，蒴果长约1cm，含种子16~24颗。种子类圆形而扁平，一端略尖，直径1mm，表面暗红色而平滑，种脐明显，边缘有一圈灰黄色透明物，遇水则呈黏液状，干后黏液状物变硬。气微、味淡。广布于长江流域以南地区。

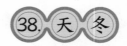

38. 天冬

【历史沿革】本品始载于《神农本草经》。《本草图经》"今处处有之。春生藤蔓，大如钗股，叶如茴香，……有逆刺，亦有涩而无刺者。……皆名天门冬。其根白或黄紫色，大如手指，长二、三寸，大者为胜。"

【来源】本品为百合科植物天冬*Asparagus cochinchinensis*(Lour.)Merr.的干燥块根。秋、冬（质量较好）采挖，洗净，除去茎基与须根，分档，置沸水中煮或蒸至外皮易剥落时为度；趁热除去外皮，洗净，微火烘干。

【鉴别要点】本品呈长纺锤形，略弯曲，长5~18cm，直径0.5~2cm。表面黄白色至淡黄棕色，半透明，光滑或具深浅不等的纵皱纹，偶有残存的灰棕色外皮。质硬或柔润，有黏性[89]，断面"角质样"[60]，中柱黄白色。干燥或贮存过久后析出白色结晶，习称"起霜"[82]。见图38-1。

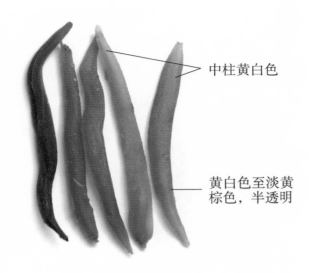

图 38-1　天冬

【饮片】本品呈类圆柱状段或厚片。表面黄白色至淡黄棕色；断面角质样[60]，半透明，未去心者中间有一条黄色细木心，中柱约占断面的1/4。质滋润柔韧，具黏性。见图38-2。

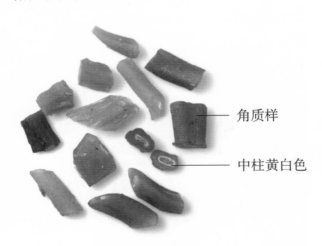

图 38-2　天冬

【质量】本品气微，味甜、微苦。以条粗壮、色黄白、半透明者为佳。

【附注】《中药志》载：尚有下述同属（天门冬属）植物块根的混淆品。

（1）多刺天门冬：为 *Asparagus myriacanthus* Wang et S.C.Chen ［*A.spinosissina*

Wang et S.C.Chen nom,nud.］的块根。植物为披散的半灌木，多刺，茎上部明显具密的纵凸纹。在分枝上的刺长于花梗，通常长2.5～5mm。叶状枝每6～14枚成簇，锐三棱形，长0.6～2cm，宽0.5～1mm。根在中部膨大，呈纺锤形，肉质，长6～12cm，直径1～2cm。分布于云南西北部及西藏东南部，本品在西藏也作天门冬药用。

（2）滇南天门冬：为 *Asparagus subscandens* Wang et S.C.Chen的块根。为多年生草本，上部多成攀援状；茎平滑，无刺，分枝纵棱上多少具软骨质齿。叶状枝通常3～7成簇，镰刀状，长3～7mm，宽0.5～0.7mm；雄蕊6，3枚较长。根在距基部3～10cm处纺锤状膨大，膨大部分长4～6cm，直径1～1.6cm。分布于云南南部，当地称天门冬、土门冬，小茎叶天冬，常与天门冬混用，或有时在民间也作土百部药用。

（3）羊齿天门冬：为 *Aspangus fillicinus* Ham ex D.Don的块根。在云南等地民间称"小天冬"。为直立草本，高50～70cm。根簇生，在基部或近基部处即膨大，膨大部分长2～5cm，直径5～10mm。叶状枝每5～8枚成簇，扁平，镰刀状，长3～15mm，宽0.8～2mm，有中脉。花梗细长，长12～20mm。分布于山西、河南、陕西、甘肃、湖北、湖南、浙江、四川、贵州和云南。本品在民间还常作土百部药用，在天门冬的商品药材中不能混入同用。

（4）短梗天门冬：为 *Asparagus*

lycopodineus Wall.ex Baker〔*Aspangus filicimus* var. *brevipes* Baker〕的块根。为多年生草本，高45～100cm。茎在上部有时具翅。叶状枝通常3枚成簇，扁平，镰刀状，长5～12mm，宽1～3mm，有明显的中脉。花梗很短，长仅1～1.5mm。根在距基部1～4cm处膨大，膨大部分长2～4.5cm，直径5～8mm。外皮呈暗褐色为其特点，分布于云南、广西、贵州、四川、湖南、湖北、陕西南部、甘肃南部。本品在湖南、四川部分地区又作土百部、山百部药用，在四川有些地区又称乌小天冬、乌麦冬，民间认为有润肺止咳的功能。

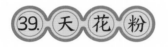

39.天花粉

【历史沿革】本品始载于《神农本草》。《本草纲目》栝楼"其根直下生，年久者，长数尺，秋后掘者，结实有粉。"有野生或栽培品，因其根多粉，洁白如雪，故名天花粉。

【来源】本品为葫芦科植物栝楼 *Trichosanthes kirilowii* Maxim.或双边栝楼 *Trichosanthes rosthornii* Harms的干燥根。秋、冬二季采挖，洗净，除去外皮，切段或纵剖成瓣，干燥。

【鉴别要点】本品呈不规则圆柱形、纺锤形或瓣块状，长8～16cm，直径1.5～6cm。表面黄白色或淡棕黄色，有纵皱纹、细根痕及略凹陷的横长皮孔，有的有黄棕色外皮残留。质坚实而重，不易折断。断面白色或淡黄色，富粉性，横切面

可见散有黄色筋脉纹点及导管群呈放射状排列，纵切面可见黄色条状的"筋脉纹"[93]。见图39-1。

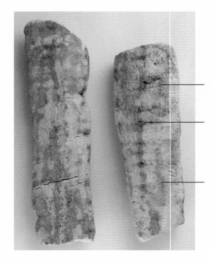

横长皮孔
根痕
黄棕色外皮残留

图 39-1　天花粉

【饮片】本品呈类圆形、半圆形或不规则形的厚片。外表皮黄白色或淡棕黄色。切面可见黄色木质部小孔，略呈放射状排列。见图39-2。

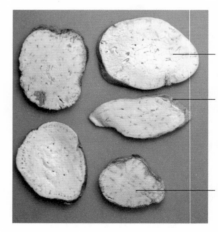

断面白色
黄棕色外皮
黄色筋脉纹点

图 39-2　天花粉

【质量】本品气微，味微苦。以色白、质坚、粉性足、筋脉纹少者为佳。

【附注】《中药志》载。

1.除上述植物作天花粉用外，同属

（栝楼属）多种植物的块根在产地部分地区也做天花粉入药。

（1）南方栝楼*Trichosanthes damiaoshanensis* C.Y.Cheng et C.H.Yueh，块根薯状或长纺锤形，直径2～9cm。表面灰黄色。断面白色，粉性。味苦微涩。分布广东、广西、四川、贵州、云南等省区。

（2）长萼栝楼*Trichosanthes sinopunctata*.C.Y.Chenget C.H.Yueh，块根长纺锤形或圆柱形，直径4～8cm。表面淡灰黄色。断面黄白色，粉性，稍有土腥气。味稍苦涩。分布于广东、广西。

（3）王瓜*Trichosanthes cucumeroides*（Ser.)Maxim。块根纺锤形，2～9个呈簇生状，直径约3cm；断面洁白或黄白色，粉性；味稍苦涩。分布于江苏、浙江及江西。

2.混杂品：以下植物的块根在一些地区曾误作天花粉入药，服后多有恶心、呕吐等不良反应。

（1）湖北栝楼*Trichosanthes hupchensia* C.Y.Cheng et C.H.Yuch，亦称"营花粉"。块根粗厚，圆柱形，直径4～12cm，带皮者表面浅棕色，有密集的斜向或纵向延长而突起的皮孔；去皮者表面灰黄色，断面色稍浅，粉性差，纤维较多。横切面可见棕黄色导管小孔呈放射状排列，似菊花纹状，味极苦。分布于湖北、四川，湖北曾使用。

（2）长猫瓜*Trichosanthes cucumeroides*(Ser.)Maxim.var.*cavaleriei*(Lévl.)W.J. Chang。块根梭状椭圆形，2～5个呈簇生状，直径1～3cm。表面浅灰黄色，具纵向线状皮孔。切面灰黄色，纤维性，稍角质样。味苦。分布于湖北、湖南、贵州、四川等省，四川曾使用。

3.伪品。

（1）葫芦科苦瓜属木鳖*Momordica cochinchinensis*(Lour.)Spreng.。块根极粗壮，直径8～18cm，带皮者表面浅棕黄色，微粗糙，有较密的椭圆形皮孔；去皮者表面色稍浅，断面浅黄灰色，质较松，粉性甚差，纤维极多。横断面韧皮部有多层横向颓废筛管层纹，木部有较密的棕黄色导管小孔；味苦。分布于湖北、湖南、广东、广西、四川、云南等省区，湖北、四川等地曾使用。

（2）萝摩科植物飞来鹤*Cynanchum auriculatum* Royle ex Wight。块根不规则纺锤形或近圆柱形，直径2～4cm，带皮者表面棕褐色至黑褐色，去皮者表面黄棕色。断面淡灰黄色，粉性，味淡略涩。分布于长江下游，湖南曾使用。

（3）葫芦科马㼎儿属异叶马㼎儿*Melothria heterophylla*(Lour.)Cogn.。块根纺锤形或近圆柱形，单生或2～4个呈簇生状，直径约2cm，粗细不匀。表面棕黄色，断面粉性，气微，味微苦。分布于福建、广东、广西、贵州、云南等省区，以云南使用范围最广。

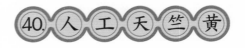

40. 人 工 天 竺 黄

【来源】本品采用火烧竹林或将竹钻孔，使竹受暴热或受伤害后，产生流液沥溢于节间凝固而成。及时采集。

【鉴别要点】本品呈不规则的块状或颗粒。表面蛋白色、洁白色、灰黄白色，微现"玻璃样光泽"[62]或蛋白光泽，半透明，略带光泽。体轻，质硬，易碎，吸湿性强，舔之"黏舌"[88]。置于水中产生气泡，质变硬。见图40-1。

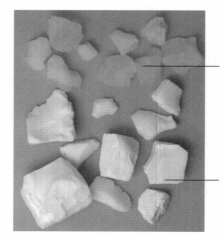

图40-1　人工天竺黄

— 玻璃样光泽

— 蛋白光泽

【质量】本品气微，味淡，舔之"黏舌"[88]，以片大、色灰白、质细、体轻、吸湿性强者为佳。见图40-2。

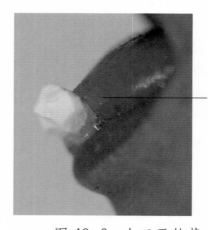

— 黏舌

图40-2　人工天竺黄

【附注】1.人工天竺黄与掺伪品的区别如下

内容	人工天竺黄	掺伪品
外观	不规则的块状或颗粒。表面蛋白色、洁白色、灰黄白色，微现玻璃光泽或蛋白光泽，半透明，略带光泽	不规则类多角形。表面青白色、紫灰白色，橙黄色
吸湿性	吸湿性强。置于水中产生气泡，嚼之黏舌	无变化，不黏舌
质地	体轻，质硬，易碎，不能刻划玻璃	体重，质硬，不易碎，能刻划玻璃
水浸	水浸液加酚酞指示剂呈玫瑰红色	水浸液加酚酞指示剂不变色

2.人工天竺黄除上述方法外，尚有人工合成天竹黄，是以蛋白石为基质加入有机成分制成（《中药志》）。

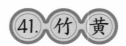

41. 竹黄

【历史沿革】本品载于《开宝本草》。李时珍"按吴僧赞宁云：竹黄生南海镛竹中。此竹极大，又名天竹。其内有黄，可以疗痰。本草作天竺者，非矣。等竹亦有黄，此说得之。"

【来源】本品为禾本科植物青皮竹 Bambusa textilis Mc Clure或华思劳竹（又名薄竹）Schizostachyum chinense Rendle等秆内的分泌液干燥后的块状物。秋、冬二季采收。

【鉴别要点】本品呈不规则的片块或颗粒，大小不一。表面灰蓝色、灰黄色或灰白色，有的洁白色，半透明，或象牙色而略带光泽。体轻，质硬而脆，易破碎，断面灰白色。吸湿性强，舔之"黏舌"[88]。置于水中产生气泡，原为象牙色的逐渐变成淡绿色或天蓝色。见图

41-1、41-2。

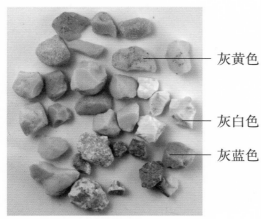

图 41-1　竹黄

—— 灰黄色
—— 灰白色
—— 灰蓝色

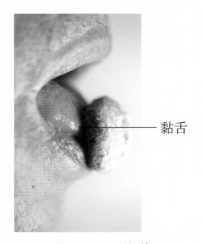

图 41-2　竹黄

—— 黏舌

【质量】本品气微，味淡，舔之"黏舌"[88]。以片大、色灰白、质细、体轻、吸湿性强者为佳。

【附注】1.《中药志》载。

（1）天竺黄与人工合成竹黄的比较：人工合成竹黄是以蛋白石为基质加入有机成分制成，与天然天竺黄相比，其无机成分的含量基本与天然天竺黄相当，但Si、Al、Mn、Fe的含量相差较大，而有机成分氨基酸含量则更低，若以天然天竺黄所含氨基酸总量为100%计算，人工合成的竹黄仅为天然天竺黄中氨基酸含量的1%。

（2）天竺黄的形成原因：古代本草中只记载了是竹内所生或竹黄是南海镛竹中，未说明其形成的原因。1954年出版的《国药提要》记载："天竹黄是苦竹、淡竹受一种病的作用，于节间分泌水液后渐干涸凝结而生之石状物质"。1960年出版的《药材学》又记载："天竹黄，自然生者不易得，大部分以人工使行受暴热后，促使竹沥溢在竹节中，凝固而成竹黄，辟出取之，晾干，即得成品"。1973年报道了天竹黄形成原因与竹黄蜂在青皮竹内寄生生活有关。当竹黄蜂产卵于青皮竹的节间，进而发育成成虫后，即咬洞而出，使竹节间积累大量伤流液，竹黄蜂只是起了使竹子受伤的作用，以后随着竹子成长老化、伤流液逐渐干固而凝结成天然竹黄。天然竹黄（竹黄蜂成虫咬洞形成者）、人工天竹黄（人工打洞伤流液凝固者)以及竹子伤流液成分分析，均证实他们的化学成分是相同的。

（3）竹黄菌：20世纪80年代，在我国南方地区市场上出现另一种竹黄，它是肉座菌科竹黄菌*Shiraia bambusicola* P.Henn.的子座及孢子，寄生在竹类植物的竹秆上，寄主为短穗竹*Brachystachyum densiflorum* Keng，或寄生在簕竹属*Bumbusa*、毛竹属*Phyllostachys*的枝干上，民间常用竹黄菌浸白酒服，认为有活血散瘀、通经活络作用，用于治疗关节炎、腰肌劳损等症。真菌竹黄菌*Shiraia bambusicola*的水溶性成分有D-甘露醇、蛋白酶、淀粉酶以及15种氨基酸。见图41-3。

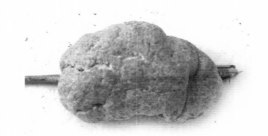

图 41-3 竹黄菌

2.竹黄药名与品种混乱现象见下表。

序	著作与页码	药名	别名	来源与入药部位	形成原因
1	2020版中国药典[57]	天竺黄	—	青皮竹 Bambusa textilis McClure 或华思劳竹 Schizostachyum chinense Rendle 等秆内的分泌液干燥后块状物	竹黄蜂咬洞
2	任仁安.中药鉴定学[547]	竹黄	—	同上	同上
3	李家实.中药鉴定学[572]	竹黄	—	青皮竹 Bambusa textilis Mc Clure 或华思劳竹 Schizostachyum chinense Rendle 等秆内的分泌液干燥后块状物	同上
4	康廷国.中药鉴定学[408]	天竺黄	—	同上药典	同上
5	2006版中药大辞典[439]	天竹黄	竹黄、天竺黄、竹膏、竹糖	青皮竹 Bambusa textilis Mc-Clure 或薄竹 Leptocanna chinensis (Rendle) Chia et H.L.Fung 等竹节间的伤流液经干涸凝结而成的块状物	同上
6	1960版药材学[1139]	天竹黄	—	苦竹 Phyllostachys reticulata C.Koch 或淡竹 Phyllostachys nigra Munro var. henonis Makino 的节孔中因病而生成的块状物	同上
7	新编中药志[914]	天竺黄	—	青皮竹 Bambusa textilis McClure 或华思劳竹 Schizostachyum chinense Rendle ［Leptocanna chinensis (Rendle) Chia et H.L.Fung］的竹黄	同上
8	全国中草药汇编下册[102]	天竹黄	天竺黄、竹黄	大节竹 Indosasa crassiflora McClure、大麻竹 Sinocalamus giganteus (Wal.) Keng.f.、华箬篱竹 Schizostachyum chinense Rendle 伤流液凝结成的块片状物	同上
9	新编中药志[914]	人工天竹黄	—	在竹秆上人工打洞伤流液凝固者	人工打洞
10	新编中药志[914]	人工合成竹黄	—	以蛋白石为基质加入有机成分制成	人工合成
11	2006版中药大辞典[1246]	竹黄	淡竹黄、竹三七、竹参、竹赤斑菌、竹花、竹茧等	真菌类子囊菌纲肉座科竹黄属真菌竹黄 Shiraia bambusicola P.Henn. 的子座及孢子	真菌类
12	全国中草药汇编下册[260]	竹黄	淡竹黄、竹三七、竹参等	真菌类子囊菌纲肉座科竹黄属真菌竹黄 Shiraia bambusicola Henn. 的子座	同上

注：不同著作对青皮竹学名中的命名人有不同写法，如"McClure""Mc-Clure""Mc Clure"，故本著从原著。

3.1960版《药材学》[1139]商品名称与规格。

（1）商品名称：产于云南红河流域的屏边、盘龙江流域的麻栗坡和西双版纳自治州等地，习称云竹黄；产于广东连山、怀集，广西桂平等地，习称广竹黄；产于越南北圻者，习称西竹黄；产于印度尼西亚的苏门答腊及马来西亚等，习称洋竹黄。

（2）商品规格。

1）云竹黄：即云南竹黄，又名片竹黄，色黄白，带光泽，质坚脆，两片相击可发出铮铮的清音，投入水中产生气泡，并逐渐变为淡绿色至蔚蓝色。过去分大片、二片、三片、四片、匀片等规格，产量不大。现分三等，上等：成瓦片状，往往一面白，一面黑；次等：为各种不同块状物；最次：呈粉末状，又名米黄。

2）竹黄精：系在进口竺黄内新拣出的色白如玉质的颗粒，亦为上品。

3）老竹黄即西竹黄：亦称洋竹黄。系由香港输入，多是不整齐块粒，灰白色或间有透明黄白色者，并掺有泥块，炭块和灰屑。

4）广竹黄：亦称土竹黄，其品质很差。上档品质与老竹黄相似；下档品质泥屑很重，黄白色颗粒极少，并掺有砂砾等小块。

4.人工合成天竹黄的形、色、黏舌均似天然品，但质坚而重，不易碎，其水浸液加酚酞试液显红色，可与天然竹黄区别。

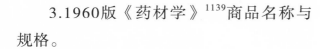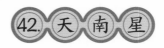

42.天南星

【历史沿革】本品以虎掌之名始载于《神农本草经》，列为下品。陶弘景"形似半夏，但大而四边有子如虎掌。"苏颂"天南星即本草虎掌也"。《本草拾遗》"天南星生安东山谷。叶似荷，独茎，用根"。《图经本草》"处处平泽有之。二月生苗，似荷梗，其茎高一尺以来。"李时珍"虎掌固叶形似之，非根也。南星因根圆白，形如老人星状，故名南星，即虎掌也"。

【来源】本品为天南星科植物天南星 Arisaema erubescens (Wall.) Schott、异叶天南星 Arisaema heterophyllum Bl.或东北天南星 Arisaema amurense Maxim.的干燥块茎。秋、冬二季茎叶枯萎时采挖，除去须根及外皮，干燥。

【鉴别要点】天南星：呈扁球形饼状，直径2～5.5cm。表面淡黄色或淡棕色，顶端较平，中心茎痕浅凹（习称"凹窝"[34]或"肚脐眼/凹肚脐"[35]），有叶痕环纹，周围有大的"麻点/棕眼"[40]状根痕；块茎周边一般无小侧芽。质坚硬，断面白色，粉性。

异叶天南星：呈稍扁的球状，直径1.5～4cm。中心茎痕深陷，呈凹状，周围有1～2行环形排列显著的根痕，周边偶有少数微凸起的小侧芽，有的已磨平。

东北天南星：呈扁圆形饼状，直径1.5～4cm。中心茎痕大，较平坦，环纹少呈浅皿状，麻点状根痕细小而不整齐，周围有微突出的小侧芽。

天南星药材见图42-1。

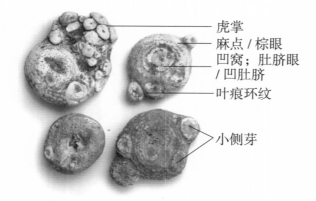

图 42-1　天南星

【饮片】生天南星：一般外用。

制天南星：本品呈类圆形或不规则形的薄片。黄色或淡棕色，质脆易碎，断面"角质"[60]状。见图42-2。

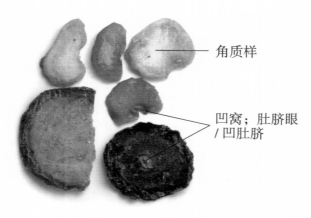

图 42-2　制天南星

【质量】本品气微，味麻舌刺喉。以个大、色白、粉性足者为佳。

【附注】1.《中药志》载，中药天南星的来源除以上三种外，尚有天南星属Arisaema多种植物的块茎在不同地区作天南星使用。

（1）象头花Arisaema franchetianum Engl.，别名紫盔南星，大半夏、老母猪半

夏（云南），虎掌、虎掌南星（四川），狗爪南星（四川、贵州）。在四川作天南星使用，也有切成片晒干称为黑南星。块茎扁平，主块茎上周边着生数个突出的小侧芽，略似爪，直径1.5～6cm；表面深棕色；质坚硬，角质。

（2）灯台莲Arisaema sikokianum Franch.et Sav.var.serratum(Makino)Hand. Mazz.，别名绿南星（湖北）、大叶天南星（江西）、齿叶南星（湖北、湖南）。江西、湖南、湖北等省作天南星用。块茎较小，直径1～3cm，周围根痕不明显。

（3）花南星Arisaema lobatum Engl.，别名绿南星、蛇芋头（湖北、四川）、狗爪半夏（四川）。陕西、甘肃、湖北等省作天南星使用。块茎扁圆形，直径2～5cm；表面深棕色。幼时可见周围着生小块茎，长大后小块茎即脱落而留有疤痕。

（4）象南星Arisaema elephas Buchet。别名虎掌、黑南星（四川），大麻芋子（云南），水包谷（贵州），象鼻子（西藏）。陕西、甘肃、四川作天南星使用，在四川将块茎切片晒干为黑南星。块茎扁圆形，直径2～5cm，茎痕明显而大，浅皿状，四周小根痕明显，有多数突出的小芽痕（一般5～6个）。

（5）刺柄南星Arisaema asperatum N.E.Brown，别名白南星（湖北），山苞谷（陕西）。陕西、甘肃作天南星使用。块茎扁圆形，直径1.5～6.5cm，表面棕色，周围麻点状根痕细小，周边有较多突出的

侧芽。

（6）朝鲜南星Arisaema angustatum Franch.et Sav.var.peninsulae(Nakai)Nakai，别名山苞米、大参（东北）。东北作天南星使用。块茎扁圆形，直径1.5～3.5cm，表面浅棕色，粗糙，顶端凹陷茎痕较浅，根痕不明显，周边无突出侧芽。

（7）螃蟹七Arisaema fargesii Buchet，别名虎掌南星（湖北、甘肃），白南星（湖北）。甘肃作天南星使用，称为虎掌南星。块茎扁平，类多角形或圆形，直径3～5cm，表面棕色光滑，顶端茎痕平坦，根痕较粗，茎痕周围有多数突起的球状侧芽；质坚硬角质。

（8）此外还有：全缘灯台莲Arisaema sikokianum Franch.et.Sav.在湖北、湖南等地作天南星使用。七叶灯台莲Arisaema sikokianum Franch.et Sav.var.henryanum(Engl.)H,Li，在湖北、湖南也作天南星使用。云台南星Arisaema du-bois-reymondiae Engl.，别名虎掌、虎掌天南星（江苏），江苏、安徽、江西等省个别地区作天南星入药。黄苞南星Arisaema flarn(Forsk.)Schott，别名达果（西藏），在西藏作天南星入药。川中南星Arisaema wilsonii Eng.在四川个别地区作天南星入药。多裂南星Arisaema multisectum Engl.在产地个别地区天南星入药。短柄南星Arisaema brevipes Engl.在陕西也作天南星使用。黑南星Arisaema rhombilerme Buchet在四川作天南星入药。

2.虎掌南星：据时珍一指"……叶形似之，非根也。"又指"……形如老人星状，故名南星，即虎掌也"。故此，虎掌南星既指南星之叶；又指南星之块茎。但时珍所述前后似乎有点矛盾，值得考究。

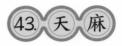

43. 天麻

【历史沿革】本品原名赤箭，始载于《神农本草经》，列为上品。天麻之名首载于《雷公炮炙论》。《开宝本草》名天麻，与赤箭分为二种；《本草衍义》"赤箭，天麻苗也"，与天麻疗效不同；《本草纲目》则将赤箭与天麻合并，并指出赤箭以形状而名，天麻则赤箭之根。目前主为栽培。以四川荥经、云南昭通、彝良所产最为著名。

【来源】本品为兰科植物天麻Gastrodia elata Bl.的干燥块茎。顶端有残留茎基的为"春麻"；或顶端有红棕色至深棕色"鹦哥嘴"状顶芽为"冬麻"。一般野生的为前者（抽苗后才能发现）；家种的为后者。春季4～5月间采挖的为"春麻"；立冬前9～10月间采挖的为"冬麻"，质量较好。挖起后趁鲜洗净，蒸透，摊开低温干燥。

【鉴别要点】本品呈椭圆形或长条形，略扁，皱缩而稍弯曲，长3～15cm，宽1.5～6cm，厚0.5～2cm。表面黄白色至淡黄棕色，有纵皱纹，形如姜之皮，习称"姜皮"，表面有由潜伏芽排列而成的横环纹多轮，习称"点轮环"，又称"米环纹""芝麻点"[39]，有时可见棕褐色菌索。顶端有红棕色至深棕色鹦嘴状的芽，习称"鹦哥嘴"或"红小瓣"，或残留茎基；顶端两侧弧形，习称"落肩膀"。另端有自母麻脱落后的圆脐状凹疤痕，习称"肚脐眼"[35]。质"坚实"[67]，不易折断，断面较平坦，黄白色至淡棕色，"角质样"[60]或"起镜面"[61]。见图43-1。

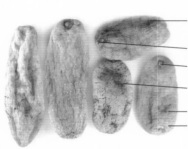

点状环纹 / 米环纹 / 芝麻点 / 潜伏芽
鹦哥嘴 / 红小瓣
肚脐眼 / 凹肚脐
菌索
姜皮
落肩膀

图 43-1　天麻

【饮片】本品呈不规则的薄片。外表皮淡黄色至黄棕色，有时可见点状排成的横环纹。切面黄白色至淡棕色。角质样[60]，半透明（"起镜面"[61]）。见图43-2。

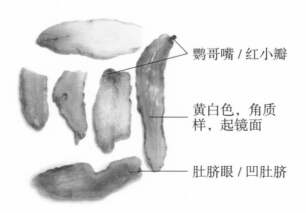

鹦哥嘴 / 红小瓣

黄白色，角质样，起镜面

肚脐眼 / 凹肚脐

图 43-2　天麻

【质量】本品气微，似"鸡屎臭"，味甘，有黏性。以质地坚实沉重、断面明亮（习称"明天麻"）、无空心、有"鹦哥嘴"者（"冬麻"）质佳；质地松泡、断面色晦暗、空心、残留茎基者的"春麻"质次。

【附注】1.《中药志》载：有外形与天麻略相似的伪品，应注意鉴别。

（1）大丽菊：菊科植物大丽菊*Dahlia Pinnata* Cav.干燥块根，长纺锤形，略扁，长约8cm，直径约4cm，顶端有茎基痕，末端无圆脐形疤痕，表面灰黄白色，有纵皱纹。断面类白色或浅棕色，角质样。味淡，嚼之黏牙。

（2）芭蕉李：美人蕉科植物芭蕉李*Canna edulis* Ker.干燥块茎，卵圆形或长椭圆形，长3～10cm，宽2～4cm，略扁，顶端有灰褐色的叶痕和芽，末端无疤痕，表面灰黄棕色，环节不明显，质柔软，断面褐棕色，角质样，有众多小白点散在。味甜，嘴之有黏性。

（3）马铃薯：茄科植物马铃薯*Solanum tuberosum* L.块茎加工而成。椭圆形，略扁，长4～10cm，直径2～5cm。有的顶端有茎基痕，表面灰黄或灰棕色，有横向皱纹和网状裂纹。断面浅灰棕色，角质样。味淡。

2.周铉将天麻共分5个变型，分别是原变型红天麻*Gastrodia elata* f.*elata* Bl.、乌天麻*Gastrodia elata* f.*glauca* S.Chow（1983）、绿天麻*Gastrodia elata* f.*viridis*(Makino)Makino（1940）、黄天麻*Gastrodia elata* f.*flavida* S.Chow（1983）、松天麻*Gastrodia elata* f.*alba* S.Chow（1983）。

3.天麻采收应在休眠期或恢复生长前采收。在北方或高海拔地区，天麻生长周期短，一般10月下旬就开始休眠，为防止天麻冻坏，应在11月上旬前收获；南方及低海拔地区，天麻生长周期较长，通常在10月下旬至11月中旬才停止生长，天麻进入休眠的时间晚，宜在11月下旬至12月前收获，此时采收的为"冬麻"。也可在翌年3月下旬前收获，此时采收的为"春麻"。

4.天麻的鉴别要点：鹦哥嘴（红小瓣）、米环纹（芝麻点）、落肩膀、肚脐眼、质坚实、鸡屎臭、断面角质样（起镜面）。

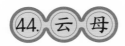

44. 云 母

【历史沿革】本品始载于《神农本草经》，列为上品。亦名白云母、石云珠、千层玻、银精石、千层纸、金星石、老鸹金。《名医别录》称云华、云英、云液、云砂、磷石。《本草纲目》"今兖州云梦山及江州、淳州、杭越间亦有之，生土石间。作片成层可析，明滑光白者为上。其片有绝大而莹洁者，今人以饰灯笼，亦古扇屏之遗意也。江南生者多青黑，不堪入药。"

【来源】本品为硅酸盐类云母族矿物白云母*Muscovite*.的矿石。全年均可采，挖出后洗净泥土，除去杂质。主含铝钾的硅酸盐$[KAl_2(AlSi_3O_{10})(OH)_2]$。

【鉴别要点】本品呈不规则块状，数层或数十层叠合在一起。薄片体轻，质韧，有"弹性"，弯曲后能自行挺直，可折叠而不易折断，可层层剥离，气微味淡，薄

片一般无色透明，但往往染有绿、棕、黄和粉红等色调的"假色"[52]；具"玻璃样光泽"[62]；用指甲可刻划成痕。"解理"[95]面呈珍珠光泽，称"珠光"[53]；透明度为71.7~87.5%；硬度为2~2.5，具弹性（指矿物在外力作用下而变形，外力取消后，在弹性限度内，能恢复原状的性质）。弹性系数为（1475.9~2092.7）×106Pa（15050~21340Kg/cm²）。见图44-1。

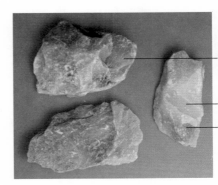

玻璃样光泽

解理/珠光
假色

图44-1 云母

【饮片】云母：本品呈不规则的薄片碎片，表面平滑，无色透明，具"玻璃样光泽"[62]，有弹性，质韧能曲折，断面不平坦，有土腥气。

煅云母：呈灰白色或灰棕色细粉。无光泽。微有焦土气，无味。见图44-2左。

醋云母：形如煅云母，具酸醋气。见图44-2右。

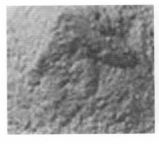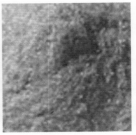

左：煅云母　　　右：醋云母
图44-2 云母

【质量】本品味甘，性平。以薄片状、扁平、色黄微绿、易剥离、无色透明、片大、洁净无杂质者为佳。

【附注】属于云母群的云母石种类繁多；但入药者以白云母和金云母（镁云母）两种为良。主含铝钾的硅酸盐 $[KAl_2(AlSi_3O_{10})(OH)_2]$，其中三氧化二铝（$Al_2O_3$）38.5%，二氧化硅($SiO_2$)45.2%，氧化钾（$K_2O$）11.8%，水($H_2O$)4.5%。此外，还含有钠、镁、铁、锂等，并含微量的氟、钛、钡、锰、铬等成分。因此，显色各异。

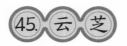

45. 云芝

【历史沿革】本品亦名杂色云芝（刘波《中国药用真菌》）；黄云芝、灰芝（《新华本草纲要》）；瓦菌、彩云革盖菌（《中国药用真菌图鉴》）等。

【来源】本品为多孔菌科真菌彩绒革盖菌 *Coriolus versicolor*(L. ex Fr.)Quel 的干燥子实体。全年均可采收，除去杂质，晒干。

【鉴别要点】本品菌盖单个呈扇形、半圆形或贝壳形，常数个叠生成覆瓦状或莲座状；直径1～10cm，厚1～4mm。表面密生灰、褐、蓝、紫黑等颜色的绒毛（菌丝），构成多色的狭窄"同心环带"[44]，习称"火鸡尾巴"，边缘薄。腹面黄棕色、淡黄色或乳白色，无菌管处呈白色，菌管密集，管口近圆形至多角形，部分管口开裂成齿。革质，不易折断，断面菌肉类白色，厚约1mm；菌管单层，长0.5～2mm，多为浅棕色。见图45。

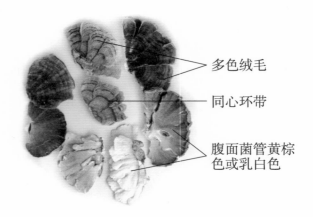

多色绒毛

同心环带

腹面菌管黄棕色或乳白色

图 45　云芝

【质量】本品具有菌类的特异香气，味淡。以表面密生灰、褐、蓝、紫黑等颜色鲜艳的绒毛；腹面黄棕色、淡黄色或乳白色，故有"七彩云芝"之说；直径小者为佳。

【附注】1.本品为一年生子实体。如次年采收者则表面色暗、腹面灰褐色或深褐色，手指推搓腹面菌管极易脱落；无菌类特香味，故不可药用。

2.2005版《中国药典》首载云芝。其【功能与主治】免疫调节剂，用于治疗慢性肝炎、活动性肝炎。2010～2020版《中国药典》【功能与主治】健脾利湿，清热解毒。用于湿热黄疸，胁痛，纳差，倦怠乏力。前后表述不同，值得商榷。以云芝提取物的制剂分别见于《江苏省药品标准》（1985年）、《吉林省药品标准》（1986年）、《辽宁省药品标准》（1987年）、卫生部《药品标准·中药成方制剂》（第四册，1991年）。以及【历史沿革】的佐证，云芝属现代使用的中药。

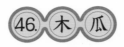
46. 木瓜

【历史沿革】本品载于《名医别录》。苏颂"木瓜处处有之，而宣城者为佳。木状如奈，春末开花，深红色。其实大者如瓜，小者如拳，上黄似着粉。宣人种莳尤谨，遍满山谷。始实成则镞纸花粘于上，夜露日烘，渐变红，花文如生。本州以充土贡，故有宣城花木瓜之称。榠楂酷类木瓜，但看蒂间别有重蒂如乳者为木瓜，无者为榠楂也。"古今药用之木瓜基本一致。

【来源】本品为蔷薇科植物贴梗海棠 *Chaenomeles speciosa*(Sweet)Nakai的干燥近成熟果实，习称"皱皮木瓜"。夏、秋二季果实绿黄时采收，置沸水中烫至外皮灰白色，对半纵剖，晒干。

【鉴别要点】本品呈纵剖的卵状两瓣，长4～8cm，宽2～5cm，厚1～1.5cm。外表面紫红色或棕红色，微有光泽，有多数不规则的深皱纹，剖面周边均向内卷曲，果肉红棕色，中心部分可见凹陷的棕黄色子房室，种子常脱落，脱落处表面平滑而光亮。种子形似桔核稍大而扁，表面红棕色，有皱纹。质"坚实"[67]。见图46-1。

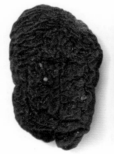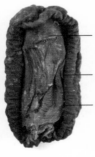

棕黄色子房室

棕红色深皱纹/皱皮

周边内卷

图 46-1 木瓜

【饮片】本品呈类月牙形薄片，表面红棕色，有皱纹，周边紫红色或红棕色，切面边缘向里卷曲，果肉厚，棕红色，中心有凹陷的子房室，有裂隙和孔洞。断面质地细腻。木质感，坚硬。见图46-2。

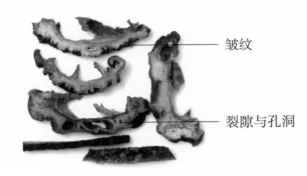

皱纹

裂隙与孔洞

图 46-2 木瓜

【质量】本品果肉微有清香气，味酸微涩。以外皮抽皱、肉厚、内外紫红色、质坚实、味酸者为佳。

【附注】同属（木瓜属）植物榠楂 *Chaenomeles sinensis* (Thouin)Koehne的成熟果实，习称"光皮木瓜"。植物高5～10m，枝无刺。叶缘带刺芒状细腺锯齿，托叶膜质。花单生于叶腋；花冠淡粉红色。果实长圆形。药材多纵剖为2～4瓣，外表红棕色，光滑无皱或稍粗糙，剖面果肉粗糙，显颗粒性；种子多数，扁三角形。气微，果肉微酸涩。见图46-3。

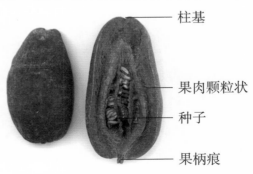

柱基

果肉颗粒状

种子

果柄痕

图 46-3 光皮木瓜

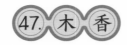

47. 木香

【历史沿革】本品始载于《神农本草经》，列为上品。《名医别录》称蜜香、青木香。《唐本草》谓"此有二种，当以昆仑来者为佳，西湖来者不善。"苏颂"今惟广州舶上来，他无所出。根窠大类茄子，叶似羊蹄而长大，亦有叶如山药而根大开紫花者……以其形如枯骨，味苦黏牙者为良。"李时珍"昔人谓之青木香。后人因呼马兜铃为青木香，乃呼此为南木香、广木香以别之。"从昆仑及广州舶上来者为广木香，与现今所用木香基本相符。

【来源】本品为菊科植物木香 *Aucklandia lappa* Decne.的干燥根。秋、冬二季采挖，除去泥沙及须根，切段，大的再纵剖成瓣，干燥后撞去粗皮。

【鉴别要点】本品呈圆柱形、半圆柱形，枯骨形或为纵切片，长5～15cm，直径0.5～5.5cm。表面黄棕色、灰褐色或棕褐色，栓皮大多已除去，有明显皱纹、纵沟及侧根痕，有时可见"网状纹理/网状皱纹"[27]。质坚硬，难折断。断面稍平坦，灰黄色、灰褐色或棕褐色，皮部疏松，木部结实，俗称"皮松肉紧"[36]；散有深褐色油室小点，俗称"朱砂点"[46]。形成层环棕色，有放射状纹理，老根中央多枯朽。见图47-1。

【饮片】本品为类圆形厚片，直径15～30mm。表面显灰褐色或棕黄色，中部有明显菊花纹/菊花心状的放射纹理，俗

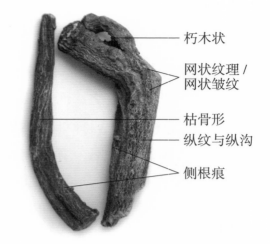

朽木状
网状纹理/网状皱纹
枯骨形
纵纹与纵沟
侧根痕

图 47-1　木香

称"菊花心"[24]，间有暗褐色或灰褐色环纹，周边外皮显黄棕色至灰褐色，有纵皱纹，质坚。见图47-2。

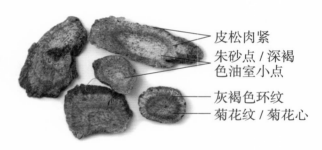

皮松肉紧
朱砂点/深褐色油室小点
灰褐色环纹
菊花纹/菊花心

图 47-2　木香

【质量】本品气强烈芳香，味苦辛，稍刺舌。以色黄白、质坚实、香浓者、油性大者为佳。

【附注】现行《中国药典》载有多种木香。

（1）土木香：同科植物土木香 *Inula helenium* L.或总状土木香 *Inula racemosa* Hook.f.的干燥根。前者习称"祁木香"；后者习称"藏木香"（《中国药典》未载）。祁木香主根肥大，呈圆柱形至长圆形或圆锥形，略弯曲，枯骨形或为纵切片，长5～20cm。表面黄棕色或暗棕色，

有纵皱纹及须根痕。根头粗大，顶端有凹陷的茎痕及叶鞘残基，周围有圆柱形支根。质坚硬，断面黄白色至浅灰黄，有凹点油室。气微香，味苦、辛。主产于河北、新疆、甘肃、四川等省区。藏木香主产于西藏、新疆等省区。主根形态与前者相似。

（2）川木香：详见本著23.川木香项下。

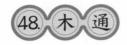

【历史沿革】本品原名通草，载于《神农本草经》。亦名附支、丁翁、菖藤、王翁、万年、野木瓜。

【来源】本品为木通科植物木通*Akebia quinata*(Thunb.) Decne.三叶木通*Akebia trifoliata* (Thunb.)Koidz.或白木通*Akebia trifoliate*(Thunb.)Koidz. var. *australis*(Diels) Rehd.的干燥藤茎。秋季采收，截取茎部除去细枝，阴干。

【鉴别要点】本品呈圆柱形，常稍扭曲，长30～70cm，直径0.5～2cm。表面灰棕色至灰褐色，外皮粗糙而有许多不规则的裂纹或纵沟纹，具突起的皮孔。节部膨大或不明显，具侧枝断痕。体轻，质坚实，不易折断，断面不整齐，皮部较厚，黄棕色，可见淡黄色颗粒状小点，排列成若干同心环状层纹，被类白色射线分隔成若干束，俗称"蜘蛛网纹"[26]；木部黄白色，射线呈放射状排列，有明显的"车轮纹"[25]，髓小或有时中空，黄白色或黄棕色。见图48-1。

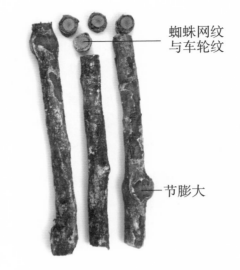

蜘蛛网纹与车轮纹

节膨大

图48-1　木通（三叶木通）

【饮片】本品切片厚0.2～0.4cm，边缘不整齐，残存皮部黄棕色，木部浅黄棕色或浅黄色，有黄白色放射状纹理及裂隙，其间布满导管孔，髓部较小，类白色或黄棕色，偶有空腔。气微，味淡。见图48-2。

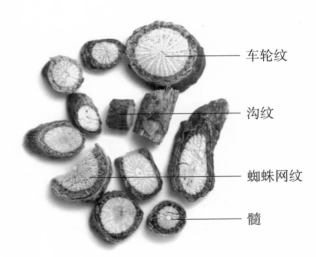

车轮纹

沟纹

蜘蛛网纹

髓

图48-2　木通

【质量】本品气微，味微苦而涩。以条匀、无粗皮、切面黄白色、具放射状纹者为佳。

【附注】取消关木通的药用标准：曾经作为药材木通类（木通、山木通、川木通、关木通等）的主流商品，因该品对肝肾有毒性作用，故而取消药用，详见本著51.关木通项下与附录。

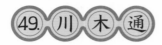

49.川木通

【历史沿革】本品《植物名实图考》"小木通产湖口县中，茎叶深绿，蔓长袅娜，每枝三叶，叶似马兜铃而细，俚医用以利小便。……绣球藤生云南，巨蔓逾丈，一枝三叶，叶似榆而深齿，叶际抽葶，开花有丝长寸许，扎结成球色黄绿。"结合附图考证，与现今川木通原植物基本相符。

【来源】本品为毛茛科植物小木通Clematis armandii Franch.或绣球藤Clematis montana Buch.-Ham.的干燥藤茎。春、秋二季均可采收。截取茎干、除去粗皮晒干，或趁新鲜切片晒干。

【鉴别要点】小木通：长圆柱形，略扭曲，直径1～3.5cm。表面黄棕色或黄褐色，有纵向凹沟及棱线，残余皮部易撕裂，节膨大。质坚硬。切片，圆形或略斜向切片，厚约2～4mm，边缘不整齐，残存皮部黄棕色，切面木部浅棕色或浅黄色，宽广，有明显的"车轮纹"[25]，满布小孔，排列成若干"同心环"[43]状层纹，被类白色射线分隔成若干束，俗称"蜘蛛网纹"[26]。髓位于中央，类白色或黄棕色，有时中心有空腔。体轻，不易折断，断面不整齐。小木通药材见图49-1右。

绣球藤：横切面维管束大小相间排列。绣球藤药材见图49-1左。

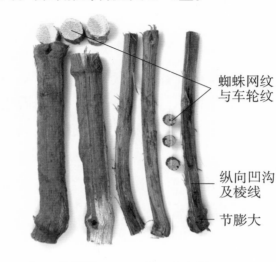

蜘蛛网纹
与车轮纹

纵向凹沟
及棱线

节膨大

左：绣球藤　　右：小木通
图 49-1　川木通

【饮片】本品横切片呈圆形。直径2～4cm，厚0.2～0.4cm。略斜向切片，边缘不整齐，残存皮部黄棕色；木部浅棕色或浅黄色，宽广，有6至多个黄白色放射状纹理及裂隙，系由放射状木射线宽狭不等形成，木部满布小孔，排列成若干同心环状层纹；髓位于中央，类白色或黄棕色，有时中心有空腔。体轻，不易折断，断面不整齐。见图49-2。

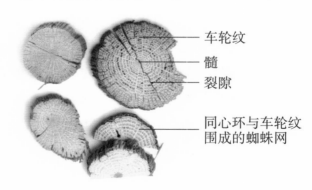

车轮纹

髓

裂隙

同心环与车轮纹
围成的蜘蛛网

图 49-2　川木通

【质量】本品无臭，味淡。以体轻，断面色黄，无黑心者为佳。

【附注】1.除上两种外，尚有使用同

属（铁线莲属）植物小蓑衣藤*Clematis gouriana* Roxb. ex DC.的茎藤。茎藤有6条深纵沟，形成明显的6棱形；横切面呈6瓣状，木质部被髓射线分成6大6小相间排列的12束，小束外端内陷，大束又被2条次生射线分成3束，韧皮纤维束外层成波状环，内层断续排列成弧状。

2.《中国药典》1963版首载川木通，为毛茛科植物山木通*Clematis armandi* Franch.的干燥藤茎；《中国药典》1977～2020版所载川木通为毛茛科植物小木通*Clematis armandii* Franch.或绣球藤*Clematis montana* Buch. –Ham.的干燥藤茎。从学名表述：即山木通=小木通（但前者学名中"种名"前者少i）；且与本著所载山木通（详见本著50.山木通项下）为同名异物。

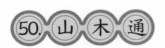

50. 山木通

【历史沿革】本品载于《植物名实图考》。又名大叶光板力刚、过山照、九里花、老虎须、老虎毛、雪球藤等。《湖南省中药材标准》（2009版）、《湖南省中药饮片炮制规范》（2010版）分别收载。

【来源】本品为毛茛科植物钝齿铁线莲*Clematis apiifolia* var. *argentilucida*(H. Leveille &. vaniot)W. T. Wang的干燥藤茎。秋末冬初采割，除去细枝及叶，洗净，干燥。

【鉴别要点】本品呈圆柱形，略扭曲，长50～100cm，直径2～3.5cm。表面黄棕色或黄褐色，有纵向凹沟及棱线；节

多膨大，有叶痕及侧根痕，残存皮部易撕裂。质坚硬，不易折断。横切面木部黄白色，有明显的"车轮纹"[25]，可见放射状纹理，其间布满小孔，被类白色射线分隔成若干束（俗称"蜘蛛网纹"[26]）与排列成若干"同心环"[43]状层纹。髓部较小，类白色。见图50-1。

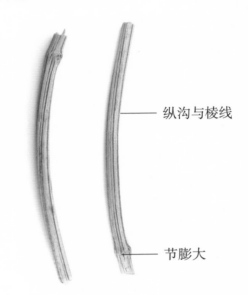

纵沟与棱线

节膨大

图 50-1　山木通

【饮片】本品呈圆形厚片或段片。余同药材。见图50-2。

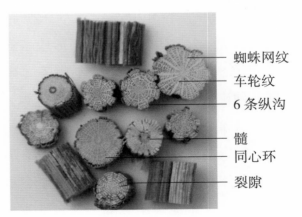

蜘蛛网纹
车轮纹
6条纵沟
髓
同心环
裂隙

图 50-2　山木通

【质量】本品气微，味淡。以切面木部黄白色、髓部类白色、表皮少者为佳。

【附注】本品历版《中国药典》未载。除上述品种外，尚有如下同属不同种的品种做山木通使用。

（1）《中国植物志》《中华本草》《中药大辞典》《中国高等植物图鉴》《江苏南部种子植物手册》等均为上述同科铁线莲属山木通Clematis finetiana Lévl.et Vant.的干燥藤茎。但均无【性状】描述。

（2）浙江山木通为Clematis chekiangensis Pei的干燥藤茎。

（3）铁线莲属植物为多年生木质藤本、草质藤本、直立灌木或草本，多为攀援灌木。该属植物世界约有300种，分布各大洲，主要分布在热带及亚热带，寒带地区也有。我国约有108种，分布全国各地。从上述学名可见木通一类的品种繁多，给鉴别也带来巨大挑战。至于《植物名实图考》所载山木通属于哪种值得考究。

51. 关木通

【历史沿革】本品古代本草未见记载。清《通化县志略》称木通；马木通（《东北植物图志》）；苦木通（《中药材品种论述》）；1963版《中国药典》首载关木通（至2000版共6版《中国药典》）；国药监注[2003]121号"关于取消关木通药用标准的通知"，于2003年4月1日实施取消关木通药用标准。为与其他木通类区分，故载此品。

【来源】本品为马兜铃科植物东北马兜铃Aristolochia manshuriensis Kom.的干燥藤茎。10月至次年2月采收，截取直径1.5～3cm的木质茎，刮去栓皮，截断或切片，晒干或烘干。

【鉴别要点】本品呈长圆柱形，稍扭曲，长约1m，直径1.5～3cm，两端平截。表面灰黄或浅棕黄色，有浅纵纹及斑状浅棕色残余栓皮；具微膨大的节，每一节有一明显的枝痕。质坚、体轻，不易折断。横切面黄色或黄白色，皮部较窄，色浅；木部宽广，有整齐的导管小孔呈多层"同心环"[43]状排列，与类白色射线（俗称"车轮纹"[25]）交叉似蜘蛛网状，俗称"蜘蛛网纹"[26]。有时有裂隙。髓部不明显。见图51-1。

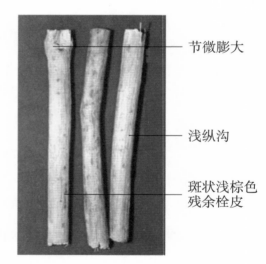

　　　　　　　　　　节微膨大

　　　　　　　　　　浅纵沟

　　　　　　　　　　斑状浅棕色
　　　　　　　　　　残余栓皮

图51-1　关木通

【饮片】本品呈圆形薄片，横切面黄色或黄白色。皮部较窄，色较浅，木部宽广，有整齐环列的小孔（大型导管）与类白色射线"车轮纹"[25]，呈蜘蛛网状。髓部不明显；摩擦残余粗皮，有樟脑样臭。见图51-2。

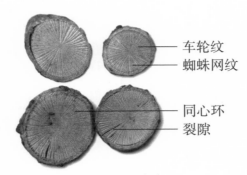

车轮纹
蜘蛛网纹
同心环
裂隙

图 51-2 关木通

【质量】本品气微，摩擦残余粗皮有樟脑样臭，味苦。

【附注】关木通的毒性反应：关木通含马兜铃酸，因欧洲一些患者使用了我国生产含有关木通的"龙胆泻肝丸"后发现有致肝肾的毒性反应，故我国政府取消了关木通的药用。实际上关木通毒性早在《中药大辞典》（1977版）中就已载明，这可能与中药不良反应的相关法规滞后及政府的监管有关。

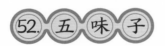

52. 五味子

【历史沿革】本品始载于《神农本草经》，列为上品。苏恭"五味，皮肉甘、酸，核中辛、苦，都有咸味。此则五味具也。"苏颂"春初生苗，引赤蔓于高木，其长六七尺。叶尖圆似杏叶。三四月开黄白花，类莲花状。七月成实，丛生茎端，如豌豆许大，生青熟红紫。"李时珍"五味今有南北之分，南产者色红，北产者色黑，入滋补药必用北产者乃良。"经本草考证，五味子古今用药基本一致。

【来源】本品为木兰科植物五味子*Schisandra chinensis*(Turcz.)Baill.的干燥成熟果实。习称"北五味子"。秋季果实完全成熟时采收，拣出果梗等杂质，晒干。

【鉴别要点】本品呈不规则的圆球形或扁球形，直径5～8mm。外皮紫红色或暗红色，皱缩，显油性，果肉柔软，有的表面呈黑红色或出现"白霜"，俗称"起霜/吐脂"[82]。种子1～2粒，呈"肾形"[65]，表面棕黄色，有光泽，种皮硬而脆，较易破碎，种仁呈钩状，黄白色，半透明，富有油性。见图52。

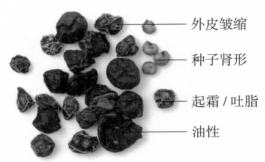

外皮皱缩
种子肾形
起霜／吐脂
油性

图 52 五味子

【饮片】五味子：同药材。

醋五味子：本品形如五味子，表面乌黑色，油润，稍有光泽。醋炙品有醋香气。

【质量】本品果肉气弱，味酸；种子破碎后，有香气，味辛、微苦。以粒大、果皮紫红、肉厚、柔润者为佳。

【附注】1.据调查，同属（五味子属）有些植物在少数地区也有作五味子用的，如红花五味子*Schisandra rubriflora* Rehd. et Wils.、滇藏五味子*Schisandra neglecta* A.C.Smith、披针叶五味子*Schisandra lancifolia*(Rehd.et Wils)A.C.Smith、翼梗五味子*Schisandra henryi* Clark.、球蕊五味子*Schisandra spherandra* Stapf等。

2.现行《中国药典》还载南五味子

（详见本著171.南五味子项下）。

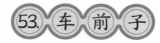

53. 车 前 子

【历史沿革】本品始载于《神农本草经》，列为上品。苏颂"春初生苗，叶布地如匙面，累年者长及尺余，中轴数茎，作长穗如鼠尾。花甚细密，青色微赤。结实如葶苈，赤黑色。今人五月采苗，七八月采实。"

【来源】本品为车前科植物车前 *Plantago asiatica* L.或平车前 *Plantago depressa* Willd.的干燥成熟种子。夏、秋二季种子成熟时采收果穗，晒干，搓出种子，除去杂质。

【鉴别要点】本品呈椭圆形、不规则长圆形或三角状长圆形，稍扁，长约2mm，宽约1mm。表面淡棕色或黑褐色，于扩大镜下可见微细皱纹（横皱纹），背面略隆起，腹面较平坦，稍凸一面的中部有黄色凹点状种脐，俗称"开眼"。质硬，切面灰白色。"水试"[29]则黏滑而膨胀。见图53。

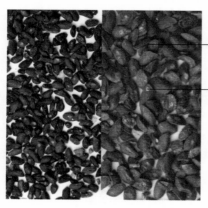

— 横皱纹

— 开眼

左：原图　　　　右：放大图
图53　车前子

【饮片】车前子：同药材。

盐车前子：形如车前子，表面黑褐色。气微香，味微咸。

【质量】本品气微，味淡，嚼之带黏液性。以颗粒饱满、色黄棕、纯净者为佳。

【附注】商品车前子，有时分为大粒车前子（长2mm，宽1mm）和小粒车前子（长1～1.5mm，宽不足1mm），前者主要为上述植物车前的种子，主产于江西、河南等地；后者主要为上述植物平车前的种子，主产于黑龙江、辽宁、河北等地。

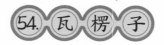

54. 瓦 楞 子

【历史沿革】本品原名魁蛤，始载于《名医别录》，列为上品。《名医别录》"生东海，正圆，两头空，表有文，取无时。"《本草拾遗》载有"蚶"，"出海中，壳如瓦屋。"《纲目》将魁蛤与蚶合为一条，并引《尔雅》注"魁陆即今之蚶也，状如小蛤而圆厚。"又引《临海异物志》"蚶之大者径四寸，背上沟文似瓦屋之垄，肉味极佳。今浙东以近海田种之，谓之蚶田。"上述形态特征与今所用的瓦楞子一致。

【来源】本品为蚶科动物毛蚶 *Arca subcrenata* Lischke、泥蚶 *Arca granosa* Linnaeus或魁蚶 *Arca inflata* Reeve的贝壳。秋、冬至次年春捕捞，洗净，置沸水中略煮，去肉，干燥。

【鉴别要点】毛蚶：贝壳长卵圆形，

质坚厚，壳长约5.4cm，高约4.6cm，两壳极膨胀，宽为高的3/4～4/5，右壳比左壳稍小，背侧两端略有棱角，壳顶稍偏前方，两壳顶间的距离中等。壳表面具放射肋30～34条，习称"瓦楞"[28]，并与弧形生长轮脉相交；肋凸较密，呈方形小结节，左壳上较明显；被有棕褐色绒毛状壳皮，外皮常易磨损脱落，壳面常呈白色。壳内面白色或灰黄色，边缘具有与壳面放射肋相应的齿和沟。铰合部较平直，铰合齿约50个，中间小而密；两侧大而疏。前闭壳肌痕小略呈马蹄形；后闭壳肌痕为卵圆形。本品无臭，味淡。

泥蚶：贝壳卵圆形，极坚厚，壳长约4.3cm，高约3.6cm，两壳相当膨胀，宽度略小于高度。两壳顶间的距离较远，壳表放射肋发达，共18～21条，肋上具有极显著的断续颗粒状结节，此结节在壳边缘部分不甚明显，壳内面灰白色，边缘具有与壳面放射肋相应的深沟。铰合部较平直，铰合齿约40个。前闭壳肌痕较小，呈三角形；后闭壳肌痕大，近方形。本品无臭，味淡。

魁蚶：贝壳斜卵圆形，坚厚，一般壳长8～10.4cm，高6.2～8.5cm，大者长可达12.2cm，高10.2cm。两壳合抱，左壳比右壳稍大，两壳极膨胀，壳顶突出，向内弯曲，稍超过韧带面。韧带梭形，具黑褐色角质厚皮。背部两侧略呈钝角，壳前缘及肤缘均呈圆形；后缘延伸呈截形。外表面放射肋宽，平滑整齐，无明显结节，肋约42～48条，以43～44条较多见；生长轮

脉明显、弧形，与肋相交，有时轮脉间高出一层、宽窄不一、色泽有明显区别；壳面白色，被棕褐色绒毛状壳皮，壳顶部壳皮常脱落，使壳顶呈白色。壳内面白色，铰合部较平直，铰合齿60～70枚，中间者细小直立，两端渐大而外斜。闭壳肌痕明显，前痕小，卵形；后痕大呈梨形，外套痕明显，鳃黄赤色。壳边缘厚，有与放射肋沟相应的齿状突起。本品气无，味淡。

瓦楞子见图54-1。

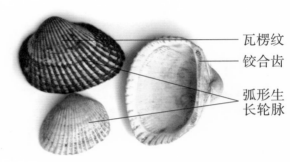

瓦楞纹
铰合齿
弧形生长轮脉

图54-1　瓦楞子

【饮片】瓦楞子：本品呈不规则碎块。表面灰白色，较大碎块可见放射状肋线。内表面光滑。有海腥味。余同药材。

煅瓦楞子：本品呈不规则碎块或粗颗粒。两面灰褐色，可见放射状肋线。有较浓的海腥味。见图54-2。

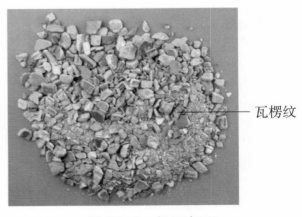

瓦楞纹

图54-2　煅瓦楞子

【质量】本品以整齐、洁净、无残肉、无沙土者为佳。

【附注】瓦楞子中有相当部分为同科动物结蚶*Anodara modifera*（Martens）的贝壳混充其中，因其贝壳与瓦楞子极为相似，不易区别，造成了瓦楞子入药品种的混乱。瓦楞子与混伪品的主要性状特征比较见下表。

品名	形状	放射状纵肋	铰合部	毛茸
毛蚶	贝壳较短而宽，呈长卵形，长2.5～7cm；两壳通常不等，右壳较小	壳外表面的放射状纵肋愣平，肋愣30～34条；无粒状突起	铰合小齿38～50枚	具有带毛的壳皮
泥蚶	贝壳较短小，呈卵圆形，长2.5～4.3cm；左右两壳等大，壳顶间距离较远	壳外表面的放射状纵肋愣由断续的粒状突起构成；纵肋愣18～21条	铰合小齿32～41枚	不具毛茸
魁蚶	贝壳很大，坚厚，呈斜卵圆形，长6.5～10.4cm；极膨胀，合抱近于球形	壳外表面的放射状纵肋愣平，纵肋愣42～48条，无粒状突起	铰合小齿60～70枚	被有棕色外皮及细毛
结蚶	贝壳较短小，呈长椭圆形，长2.1～3.3cm；左右两壳等大，极膨胀，壳顶稍接近	壳外表面的放射状纵肋愣由断续的粒状突起构成，纵肋愣20～24条	铰合小齿43～50枚	不具毛茸

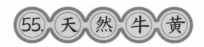

55. 天然牛黄

【历史沿革】本品始载于《神农本草经》，列为上品。《名医别录》"牛黄……牛胆中得之，即阴干百日使燥……"；苏颂"一子如鸡子黄大，重叠可揭折，轻虚而气香者为佳，然人多伪之，试法但揩磨手指甲上，透甲黄者为真"。《本草纲目》称"丑宝"。

【来源】本品为牛科动物牛*Bos taurus domesticus* Gmelin的干燥胆结石，称"天然牛黄"。宰牛时，如发现有牛黄，即滤去胆汁，将牛黄取出，除去外部薄膜，阴干。根据在牛不同部位的结石其形状不同而名称有别：胆囊中产生的结石为"胆黄/蛋黄"；胆管中产生的结石为"管黄"；肝管中产生的结石为"肝黄"。

【鉴别要点】胆黄/蛋黄：牛黄中的一种，多呈卵形、不规则球形、方圆形或三角形（形似禽蛋而故名），直径0.6～3.3cm。表面金黄色或棕黄色，细腻而稍有光泽。有的蛋黄表面具有的一层黑色光亮的薄膜，习称"乌金衣"；有的粗糙，具有疣状突起；有的具有龟裂纹，体轻，质酥脆，易分层剥落。断面金黄色，可见细密的"同心层纹"[45]。取本品少量，加清水调和，涂于指甲上，能将指甲染成黄色/并有清凉之感，习称"挂甲/透甲"。见图55。

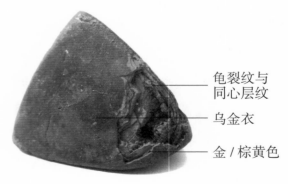

龟裂纹与同心层纹
乌金衣
金/棕黄色

图 55　牛黄（蛋/胆黄）

管黄：牛黄中的一种，呈管状，表面不平或有横曲纹，或为破碎的小片，长约3cm，直径1～1.5cm。表面红棕色或棕褐色，有裂纹及小突起。断面有较少的层纹，有的中空，色较深。

【饮片】本品呈粉末或细颗粒，鉴别要点同药材。

【质量】本品味甘，凉。以药材完整、色棕黄、质酥脆、断面层纹清晰而细腻者为佳。

【附注】1.陶弘景"牛黄，今人多皆就胆中得之耳。唯以磨爪甲，舐拭不脱者是真。"挂甲/透甲是两种不同的概念，挂甲指天然牛黄色素分子极小，可以渗入指甲之中，水液可使指甲染黄，习称"挂甲"；透甲是指天然牛黄用水调和，涂于指甲之后，指盖下面有一种清凉之感，习称"透甲"。有时两种概念混用。

2.《唐本草》"牛黄……黄有三种：散黄，粒如麻豆；漫黄，若鸡卵中黄，糊在肝胆；团黄，为块形，有大小，并在肝胆中。"

3.现行《中国药典》载牛黄"为牛科动物牛*Bos taurus domesticus* Gmelin（即黄牛）的干燥胆结石"。李家实《中药鉴定学》、李衍文等《汉拉英中草药名称辞典》所载牛黄学名均同《中国药典》。因牛属动物的学名复杂，根据现行第四版《国际动物命名法规》的规定，现引证相关内容及说明如下。

（1）与学名引证有关的主要内容包括：双名法原则、同等原则、优先权原则、第一修订人原则、异物同名关系原则、第22条日期的引证、第51条命名者姓名的引证及第79条《动物学中适用名称目录》。其中"双名法原则"规定：动物物种species学名由两个名称组成，即属名+种加词；亚种subspecies学名由3个名称组成，为属名+种加词+亚种名。习惯上，为了科学、规范、准确地指明一种动物，通常在种加词或亚种名后面加上命名人和发表年份。

（2）牛科、牛亚科、属等。国内牛科各亚科有：牛亚科*Bovinae*、羚羊亚科*Antilopinae*、赛加羚亚科*Saiginae*、藏羚亚科*Pantholopinae*、羊亚科*Caprinae*。国内牛亚科分3属：一是牛属：包括黄牛*Bos taurus*、牦牛*Bos grunniens*、高峰牛*Bos indicus*、大额牛*Bos frotalis*、云南野牛*Bos gaurus readei*；二是水牛属：水牛*Bubablus bubalis*；三是其他属……。

（3）牛黄：即牛科动物牛属*Bos*家养*domesticus*黄牛*taurus*的干燥胆结石。与黄牛同属的动物有牦牛、高峰牛、大额牛、云南野牛，这些牛是否也能产生胆结石？如能其鉴别要点又怎样？均有待考证。

4.因天然牛黄的资源短缺，现行《中国药典》载有人工牛黄，详见本著56.人工牛黄项下。

5.常见伪品。

（1）猪蛋黄：卵形或球形、表面黄色、红黄色或灰黄白色，光滑或粗糙，具龟裂纹。体轻，质较松脆，断面同心层纹厚薄不匀，夹层可见红黄色、黄色及灰白色斑点，有时中心有草杂。气微腥臭，味微苦凉。水溶后涂指甲不能染成黄色。

（2）骆驼黄：《本草衍义》"牛黄，亦有骆驼黄，皆西域所出也。骆驼黄极易得，医家当审别考而用。"卵圆形或不规则圆球形，表面棕黄色，色泽深浅不一，粗糙无光泽，具横曲裂纹；质松易碎；断面粗糙，层纹不显，不能分层剥离，气微臭，味微苦带咸。

（3）熊黄：卵圆形，表面黄棕色或黄褐色，色泽深浅不一，无光泽，具裂纹，并略有小凹点；断面黄棕色，粗糙，不显层纹。气微臭，味微苦。

（4）人为伪品：传统用水飞黄泥加动物胆汁混合而成，体重，质硬，亦能"挂甲"。

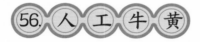 56. 人工牛黄

【历史沿革】本品因天然牛黄的资源短缺，2005版《中国药典》首载人工牛黄（至2020版均载），并在其项下对其5种主要组分（胆红素、猪去氧胆酸、牛胆粉、胆酸、胆固醇）的质量进行了规定。其临床应用，有明显的解热、抗惊厥、祛痰和抑菌作用，尤以解热及祛痰作用比较肯定。

【来源】本品为牛或猪等的胆汁中提取成分，参照天然牛黄的已知成分配制而成：胆红素0.7%，牛羊胆酸12.5%，猪胆酸15%，胆甾醇2%，无机盐（包括硫酸镁、硫酸亚铁、磷酸钙）5%，淀粉加至100%。

【鉴别要点】本品形似鸡蛋形，顶端有小孔，表面呈黑褐色，断面黄棕色，无层纹。质轻松。水溶液亦能"挂甲"。见图56-1。

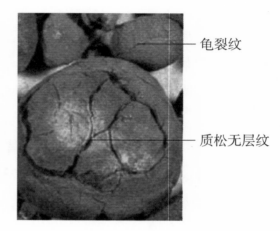

——龟裂纹

——质松无层纹

图56-1　人工牛黄

【饮片】本品呈黄色疏松粉末。见图56-2。

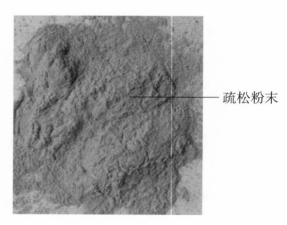

——疏松粉末

图56-2　人工牛黄

【质量】本品气微清香而略腥，味微甜而苦，有清凉感者为佳。

【附注】伪品常见用黄连、大黄、黄柏、姜黄、鸡蛋黄等的粉末或植物黄色素与动物胆汁混合加工而成，其外表色浅

黄，体较重，断面棕褐色，粗糙，无层纹，味苦，无清香气，入口即化成糊状，无"挂甲"现象。

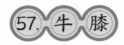

57. 牛 膝

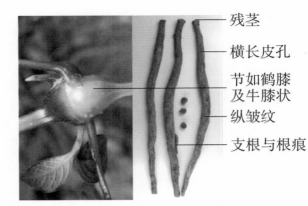

左：原植物节　　右：药材
图 57-1　牛膝

【历史沿革】本品始载于《神农本草经》，列为上品。陶弘景"今出近道蔡州者，最长大柔润。其茎有节似牛膝，故以为名也。"苏颂"今江淮、闽粤、关中亦有之，然不及怀州者为真。春生苗，茎高二三尺，青紫色，有节如鹤膝及牛膝状。叶尖圆如匙，两两相对。于节上生花作穗，秋结实甚细。"寇宗奭"今西京（现河南洛阳）作畦种，有长三尺者最佳。"可见早在宋代怀牛膝已在河南北部栽培。

【来源】本品为苋科植物牛膝 *Achyranthes bidentata* Bl.的干燥根。冬季茎叶枯萎时采挖，除去须根和泥沙，捆成小把，晒至干皱后，将顶端切齐，晒干。

【鉴别要点】本品呈细长圆柱形，有时稍弯曲，上端较粗，长30～60cm。直径0.2～1cm。表面灰黄色或淡棕色，有细纵皱纹及侧根痕及横长皮孔。质硬脆，受潮变柔韧，易折断，断面淡黄色，"角质样"[60]，中央有黄白色小木心，周围有黄白色小点（异常维管束，习称"筋脉点/筋脉纹"[93]）断续排列成数轮"同心环"[43]（断面形成多数小型的点状异常维管束的同心环）。横切面常见油点，分泌物较多，习称"油润"或"油性"[70]。见图57-1。

【饮片】本品呈圆柱形的段状。外表皮灰黄色或淡棕色，有微细的纵皱纹及横长皮孔。质硬脆，易折断，受潮变软。切面平坦，淡棕色或棕色，略呈角质样而油润，中心维管束木部较大，黄白色，其外围散有多数黄白色点状维管束，断续排列成2～4轮。见图57-2。

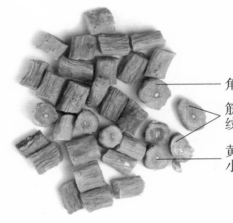

角质样
筋脉点/筋脉纹及同心环
黄白色小木心

图 57-2　牛膝

【质量】本品气微，味微甜涩。以根长、肉肥、皮细、黄白色者为佳。

【附注】1.在少数地区尚用同属（牛膝属）植物柳叶牛膝 *Achyranthes longifolia* Mak.的根作土牛膝药用。植株高约

1～2m。叶片呈披针形或狭披针形，下面常呈紫红色。根较粗短，新鲜时断面带紫红色，别名"红牛膝"。产于湖南、湖北、江西、四川等地。根含皂苷，分得齐墩果酸、齐墩果酸联结葡萄糖醛酸的酯、脱皮甾酮及熊果酸。药理试验，总皂苷对雌性小鼠有中期引产和抗生育作用。

2.土牛膝为同属（牛膝属）植物粗毛牛膝Achyranthes aspera L.的根。其主根较短，分枝较多。分布于福建，广东、广西、四川、贵州、江西等省。有的省标为牛膝的野生品；广东以其全草入药。

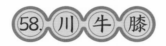

58.川牛膝

【历史沿革】本品始见于《滇南本草》，"白牛膝强筋骨，功胜川牛膝"。但无形态描述。

【来源】本品为苋科植物川牛膝Cyathula officinalis Kuan的干燥根。秋、冬两季采挖，除去泥土、地上茎及须根，用微火烘至八、九成干，再修剪一次，炕干或晒干。

【鉴别要点】本品呈圆柱形，微扭曲，偶有分枝，长30～60cm，直径0.5～3cm。表面棕黄色或灰褐色，有纵皱纹及侧根痕，散在多数横向突起的皮孔，顶端多膨大有时残留根茎和茎基。质坚韧，不易折断，切断面黄白色或棕黄色，有多数淡黄色小点（维管束）（习称"筋脉点/筋脉纹"[93]），排列成数轮"同心环"[43]（断面形成多数小型的点状异常维管束的同心环）。见图58-1。

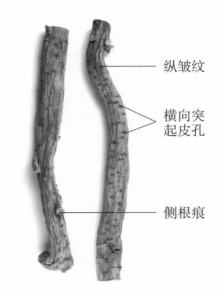

图 58-1　川牛膝

【饮片】本品呈圆形或椭圆形厚片。外表皮黄棕色或灰褐色。切面浅黄色至棕黄色。可见多数排列成数轮同心环的黄色点状维管束。见图58-2。

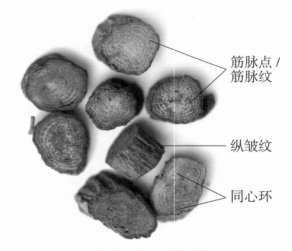

图 58-2　川牛膝

【质量】本品气微，味稍甜，微苦。以根粗壮、分枝少、无芦头、质柔韧、断面黄色、纤维少者为佳。

【附注】同属（牛膝属）植物麻牛膝Cyathula capitata（wall.）Moq.的根在四川

金沙江一带及云南、贵州等省也称川牛膝
入药。过去曾将这个品种误订名为川牛
膝。其植物形态与川牛膝相似，常在采收
中相混。但本品花球团干后呈暗褐色，退
化雄蕊先端深裂或近流苏状。药材较粗
短，外皮灰褐色或棕红色，折断面纤维性
较强。味甘、后苦麻刺舌。

59. 升麻

【历史沿革】本品始载于《神农本草
经》，列为上品。李时珍"其叶似麻，其
性上升，故名。"

【来源】本品为毛茛科植物大三叶升
麻Cimicifuga heracleifolia Kom.、兴安升麻
Cimicifuga dahurica（Turcz.）Maxim.或升麻
Cimicifuga foetida L.的干燥根茎。依次称为
"关升麻""北升麻""西升麻"。秋季
采挖，除去泥沙，晒至须根干时，燎去或
除去须根，晒干。

【鉴别要点】关升麻、北升麻：本品
呈不规则的长形块状，多分枝，呈结节
状，长10~20cm，直径2~4cm。表面黑
褐色或棕褐色，粗糙不平，有坚硬的细须
根残留，上面有数个下陷圆形空洞的茎基
痕（习称"芦碗"[56]），外皮脱落处露出
"网状筋脉/网状纹理"[27]，形状特殊而丑
陋；下面凹凸不平，具须根痕。体轻，质
坚硬，不易折断，断面不平坦，有裂隙，
纤维性，黄绿色或淡黄白色。

西升麻：本品呈不规则的结节状，表
面黑棕色，有数个圆形空洞（茎痕）。见

图59-1。

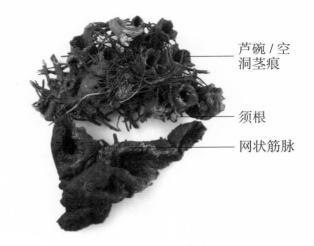

图 59-1 升麻

【饮片】本品呈不规则的长形块状或
结节状，黄绿色或淡黄白色，显网状沟
纹，有裂隙，纤维性；体轻，质坚硬。里
白外黑而紧实者，习称"鬼脸升麻"。见
图59-2。

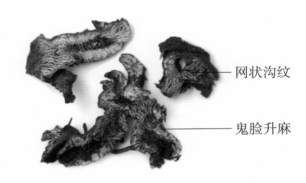

图 59-2 升麻

【质量】本品味辛、微甘；性微寒。
以根条粗、表面黑褐色，断面蓝紫色，质
坚实，无芦头、无须根、表面色黑褐者
为佳。

【附注】1.李时珍"今人惟取里白外黑
而紧实者，谓之鬼脸升麻，去须及头芦，
锉用。"

2.伪品，应注意鉴别。

（1）同属（升麻属）植物单穗升麻 *Cimicifuga simplex* Wormsk的根茎表面棕黑色或棕黄色，茎基直径0.7～1.5cm，有多数须根及根痕。

（2）菊科植物华麻花头 *Serratula chinensis* S.Moore的根，习称"广东升麻"，表面灰黄色或浅灰色，质脆，易折断，断面浅棕色或灰白色。

（3）虎耳草科植物落新妇 *Astilbe chinensis*（Maxim.）Franch.et Sav.的根茎，习称"红升麻"，表面棕色或黑棕色，根茎呈不规则长块状，有数个圆形茎痕，有棕黄色绒毛。

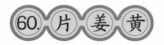

60. 片姜黄

【历史沿革】本品始见《唐本草》，"……石顽谓有二种。按：今市肆姜黄，确有二种，名片姜黄者，是本已切为厚片，而后晒干，形似干姜，色不黄，质亦不坚，治风寒湿者即此……"。片姜黄在古代方书中与片子姜黄互称互代，最早载于宋代《太平惠民和剂局方》之五痹汤中，清代郑奋扬编著、民国曹柄章增订的《（增订）伪药条辨》卷二"……以扁如干姜形者，为片子姜黄……，片姜黄切厚片，色淡黄兼黑，边有须根……"。

【来源】本品为姜科植物温郁金 *Curcuma wenyujin* Y. H. Chen et C. Ling的干燥根茎。冬季茎叶枯萎后采挖，洗净，除去须根，趁鲜纵切厚片，晒干。

【鉴别要点】本品呈长圆状或不规则片状，大小不一，长3～6cm，宽1～3cm，厚0.1～0.4cm。外皮灰黄色，粗糙皱缩，有时可见环节及须根痕。切面黄白色至棕黄色，有一圈环纹及多数筋脉小点，习称"筋脉点/筋脉纹"[93]。质脆而"坚实"[67]。断面灰白色至棕黄色，略显粉性。见图60。

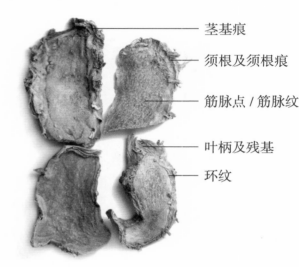

茎基痕
须根及须根痕
筋脉点/筋脉纹
叶柄及残基
环纹

图60 片姜黄

【质量】本品味微苦而辛凉。以药材外皮灰黄，切面棕黄色，质地坚实，气香特异者为佳。

【附注】现行《中国药典》另载有姜黄，为姜科植物姜黄 *Curcuma longa* L.的干燥根茎（详见本著187.姜黄项下）。

61. 化橘红

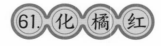

【历史沿革】本品始载于清代《本草纲目拾遗》，其中《识药辨微》"化橘红，外皮淡红，内腹皮白，周身亦有猪鬃皮……"。

【来源】本品为芸香科植物化州柚

Citrus grandis 'Tomentosa' 或柚*Citrus grandis*（L.）Osbeck的未成熟或近成熟的干燥外层果皮。前者习称"毛橘红""黄七爪""绿七爪"；后者习称"光橘红""光五爪"或"光七爪"。夏季果实未成熟时采收，置沸水中略烫后，将果皮割成5~7瓣，除去果瓤和部分中果皮，压制成形，干燥。单片呈柳叶状，习称"尖化红"或"柳叶橘红"。

【鉴别要点】化州柚：呈对折的五角或展平的七角星状，单片呈柳叶状。完整者展平后直径15~28cm，厚2~5mm；外表面黄色或黄绿色，密布"茸毛/绒毛"[77]，故习称"毛橘红"，有皱纹及小油室；内表面黄白色或淡黄棕色，有脉络纹。质脆，易折断，断面不整齐，外缘有1列不整齐的下凹的油室，内侧稍柔而有弹性。

柚：外表面黄绿色至黄棕色，无毛，有皱纹及小凹点，呈对折的五、六角或展平的七角星状，故习称"光五爪""六爪红"或"光七爪"；单片呈柳叶状；内表面多为黄白色，有脉络纹。质脆，易折断，断面不齐，外侧有一列不整齐的油点，内侧黄白色。见图61-1、图61-2。

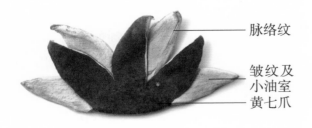

图 61-1　化橘红（化州柚）

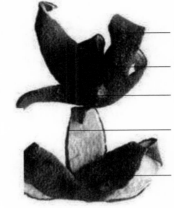

图 61-2　化橘红（柚）

【饮片】本品呈丝状或不规则块状。外表面黄绿色或黄棕色，有"茸毛/绒毛"[77]或无毛，皱纹及小油点；内表面黄白色或淡黄棕色，有脉络纹。质脆，易折断。见图61-3。

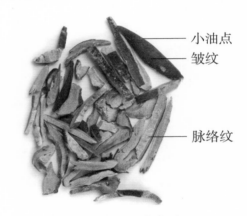

图 61-3　化橘红

【质量】本品气芳香，味苦、微辛；性温。以药材皮薄均匀，气味浓郁者为佳。

【附注】四川、浙江、福建等地，曾以福橘 *Citrus reticulata* Blanco var.*deliciosa* H.H.Hu、朱橘*Citrus reticulata* Blanco var.*erythrosa* Tanaka等橙红色外层果皮薄片入药，亦称"橘红"或"芸皮"，其为不规则橙红色薄片，光泽无毛，香气微浓，味苦而涩，性味功效稍逊，不可做化橘红用。

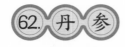

62. 丹 参

【历史沿革】本品始载于《神农本草经》，列为上品。苏颂"二月生苗，高一尺许。茎方有棱，青色，叶相对，三月至九月花成穗，红紫色，似苏花，根赤色，大者如指，长尺余，一苗数根"；李时珍"……一枝五叶，叶如野苏而尖，青色皱毛，小花成穗如蛾形，中有细子。其根皮丹而肉紫"。

【来源】本品为唇形科植物丹参*Salvia miltiorrhiza* Bge.的干燥根和根茎。春、秋二季采挖，除去泥沙，干燥。

【鉴别要点】本品根茎短粗，顶端有时残留茎基，根数条，长圆柱形，略弯曲，有的分枝并具须状细根，长10～20cm，直径0.3～1cm。表面棕红色或暗棕红色，粗糙，具纵皱纹。老根外皮疏松，多显紫棕色，常呈鳞片状剥落。质硬而脆，断面疏松，有裂隙或略平整而致密，皮部棕红色，木部灰黄色或紫褐色，导管束黄白色，呈放射状排列，习称"车轮纹[25]"。见图62-1。

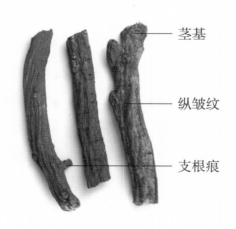

茎基

纵皱纹

支根痕

图 62-1　丹参

【饮片】本品呈类圆形或椭圆形的厚片，外表皮棕红色或暗棕红色，粗糙，具纵皱纹。切面有裂痕或略平整而致密。见图62-2。

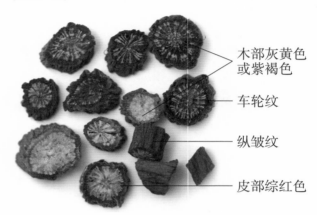

木部灰黄色或紫褐色

车轮纹

纵皱纹

皮部综红色

图 62-2　丹参

【质量】本品气微，味苦；性微寒。以药材粗壮、紫色者为佳。

【附注】同属（鼠尾草属）植物中下列品种在少数地区亦作非正品丹参用。

（1）南丹参*Salvia bowleyana* Dunn，产于湖南、江西、浙江、福建等地。根呈圆柱形，直径0.5cm，表面灰红色或橘红色，质地较坚硬，根横切面可见木质部束7～9个。

（2）甘西鼠尾*Salvia przewalskii* Maxim，主产于甘肃、青海、四川、云南等地，又称"甘肃丹参"。根呈圆锥形，直径1～4cm。表面暗紫红色，根头部常见数个茎基丛生，因形似蚯蚓而习称"蚯蚓头/旗杆顶"[85]。根扭曲呈辫子状，外皮脱落部分呈红褐色。根横切面可见维管束稍偏于一侧，木质部导管3～4行切向排列，木纤维位于导管周围。

（3）三叶鼠尾*Salvia trijuga* Diels，主

产于云南、四川、西藏等地。根茎短，下生数条圆形的根，砖红色。

（4）白花丹参Salvia miltiorrhiza Bge var.alba C.Y.Wu.et H.W.Li，主产于山东。根茎短，下生数根。根长圆柱形，直径0.7cm，可见分枝，须根多。其外表、纹理、颜色、断面、气味同丹参。

（5）紫丹参始载于《滇南本草》，为唇形科植物云南鼠尾草Salvia yunnanensis C.H.Wright的干燥根及根茎，又名滇丹参、小丹参、奔马草等，彝族称其为呆乃色，为多年生草本植物，主要分布于云南、贵州、四川等地。收载于1974年版《云南省药品标准》。见管小军等"彝药紫丹参的质量评价"。紫丹参的根茎粗糙，具有密集的叶柄痕（习称"蚯蚓头/旗杆顶"[85]，与上述甘西鼠尾有相同的特征），常拐曲。其根呈圆锥形，支根略呈纺锤形，其颜色呈红棕色或紫红色。由此可见，传统所用紫丹参与《中国药典》所载丹参为同科同属不同"种"的品种。

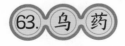

63. 乌药

【历史沿革】本品始载于《开宝本草》，《本草图经》"乌药，木似茶槚，高五、七尺。叶微圆而尖，作三丫，面青背白。四、五月开细花，黄白色，六月结实。（根）如山芍药，而有极粗大者，又似钓樟根，然根有二种，岭南者黑褐色而坚硬，天台者白而虚软，并八月采。根似

作车毂形如连珠状者佳。"李时珍"……根、叶皆有香气，但根不甚其大，才如芍药尔，嫩者肉白，老者肉褐"。《本草纲目拾遗》"乌药，生岭南邕州、容州及江南。树生似茶，高丈余。一叶三丫，叶青阴白。根状似山芍药及乌樟根，色黑褐，作车毂纹，横生。八月采根，直者不用。"据此，古今乌药一致。

【来源】本品为樟科植物乌药Lindera aggregata（Sims）Kosterm.的干燥块根。全年均可采挖，除去根与根茎，洗净，趁鲜切片，晒干，或直接晒干。

【鉴别要点】本品多呈纺锤状，略弯曲，两头稍尖，中部膨大，有的中部收缩成"连珠状"[58]，习称"乌药珠"。长6~15cm，直径1~3cm。表面黄棕色或黄褐色，有纵皱及横裂纹及稀疏的细根痕。质坚硬，不易折断。横切面类圆形，浅棕色而微红，稍显粉性；外层皮部棕色，甚薄；中心色较深，木质部有放射状纹理（习称"车轮纹"[25]）及环纹。见图63-1。

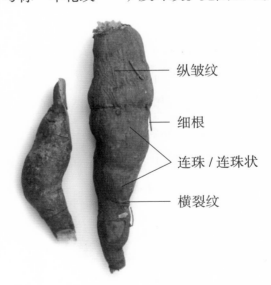

纵皱纹

细根

连珠／连珠状

横裂纹

图63-1 乌药

【饮片】本品呈厚约1～2mm类圆形薄片。外表皮黄棕色或黄褐色。切面黄白色或淡黄棕色，射线放线状，习称"车轮纹"[25]；射线与年轮环纹形成"菊花心/菊花纹"[24]；多轮年轮环纹形成"同心环"[43]，中心颜色较深。质脆，气香。见图63-2。

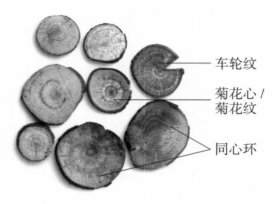

车轮纹

菊花心/菊花纹

同心环

图 63-2 乌药

【质量】本品气香；味微苦、辛；口嚼有清凉感。药材以连珠状、黄棕色、质嫩而硬脆、块根肥大、气香、横断面浅棕色者为佳。质老、苋根、不呈纺锤状的直根，不可供药用。

【附注】防己科植物樟叶木防己 *Cocculus laurifolius* DC.的根，又叫"衡州乌药"，广东省有作乌药用。本品主含生物碱，如右旋N-甲基衡州乌药碱（（+）-N.methyl-coclaurine）等，有利尿、驱虫作用。可从中提取生物碱半合成dL-去甲基乌药碱，此碱有强心作用。

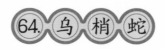

64. 乌 梢 蛇

【历史沿革】本品始载于《开宝本草》，其名为乌蛇，《本草纲目》释名为乌梢蛇。马志"背有三棱，色黑如漆，性善"；寇宗奭"乌蛇脊高，世称剑脊乌梢，尾细长。"李时珍认为剑脊细尾者为上。可见古今所用乌梢蛇的品种一致。

【来源】本品为游蛇科动物乌梢蛇 *Zaocys dhumnades*（Cantor）的干燥体。于夏、秋二季捕捉后剖开腹部或先剥皮留头尾，除去内脏，盘成圆盘状，干燥。

【鉴别要点】本品呈圆盘状，盘径约12～16cm。表面黑褐色或绿黑色，密被菱形鳞片；背鳞行数成双，背中央2～4行鳞片强烈起棱，形成两条纵贯全体的黑线。头盘在中间，扁圆形，眼大而下凹陷，有光泽。上唇鳞8枚，第4、5枚入眶，颊鳞1枚，眼前下鳞1枚，较小，眼后鳞2枚。脊部高耸成屋脊状，习称"剑脊"[78]或"屋脊""屋脊背"；腹部剖开边缘向内卷曲，脊肌肉厚，黄白色或淡棕色，可见排列整齐的肋骨。尾部渐细而长，尾下鳞双行。见图64-1。

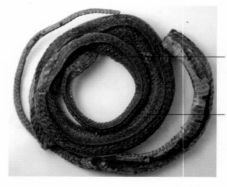

剑脊/屋脊/屋脊背

菱形鳞片

图 64-1 乌梢蛇

【饮片】乌梢蛇：本品呈不规则长段，背部银灰色或淡灰棕色，鳞迹菱形或椭圆形，腹部灰白色，鳞迹长方形，体轻，质微韧。见图64-2。

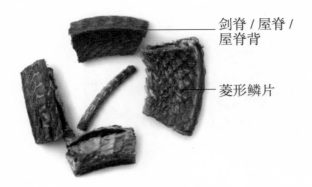

　　剑脊/屋脊/
　　屋脊背

　　菱形鳞片

图64-2　乌梢蛇

　　酒乌梢蛇：形如长段；表面偶见焦斑；微有焦香气。

　　【质量】本品气腥；味甘；性平。以头尾齐全、皮黑肉黄、质坚实者为佳。

　　【附注】乌梢蛇的伪品主要是同科动物，其中主要有。

　　（1）锦蛇属王锦蛇 *Elaphe carinata*(Guenther)、红点锦蛇 *Elaphe rufodorsata* (Cantor)、黑眉锦蛇 *Elaphe laeniurus* Cope、双斑锦蛇 *Elaphe bimaculata* Schmidt。

　　（2）鼠蛇属滑鼠蛇 *Pryas mucosus* (Linnaeus)、灰鼠蛇 *Pryas korros* (Schlegel)。

　　（3）连蛇属赤链蛇 *Dinodon rufozonatum* (Camtor)。

　　（4）游蛇属草游蛇 *Natrix stolata* (Linnaeus) 等。

　　上述伪品背鳞行列都是奇数，而乌梢蛇背部鳞片为偶数列。

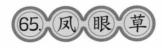

65. 凤眼草

　　【历史沿革】本品载于《本草纲目》

椿樗项下，"并入嘉祐椿荚……凤眼草，象形而得名，又名椿荚。"《圣济总录》载有"椿荚散"。赵学敏"芒种后，枝丫间复生二小叶，中心起蕊一粒，俨如凤眼，节节皆有……"。

　　【来源】本品为苦木科植物臭椿 *Ailanthus altissima* (Mill.)Swingle的干燥成熟果实。秋季果成熟时采收，除去果柄和杂质，晒干。

　　【鉴别要点】本品翅果呈菱状的长椭圆形，扁平，两端稍卷曲，长3～4.5cm，宽1～1.5cm。表面黄棕色，有细密的纵脉纹，膜质，微具光泽；中部具一条横向的凸纹，中央隆起呈扁球形，内含种子一枚，扁圆形，因形似眼而习称"丹凤眼"，种皮黄褐色，内有两片黄绿色肥厚的富油的子叶；少数翅果一端有残存的果柄。见图65。

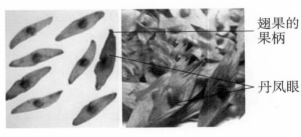

　　翅果的
　　果柄

　　丹凤眼

图65　凤眼草

　　【质量】本品气微；味苦、涩；性微寒。以药材完整、色黄棕色、种子饱满者为佳。

　　【附注】1.凤眼草实为果实入药，因象形而得名，故切勿望文生义误为草。

　　2.历版《中国药典》只载椿皮，为凤眼草同种植物的根皮与干皮。以往市场误分为椿皮（椿白皮）、樗皮（樗白皮）2种，但历版《中国药典》在椿皮项下的拉丁名有所区别，见下表。

中国药典版本	拉丁药名	植物来源
1963版[290]	CORTEX AILANTHI	樗树科 *Simarubaceae* 臭椿 *Ailanthus altissima* Swingle
1977版[609]、1985版[310] 1990版[314] 1995版[310] 2000版[291] 2005版[246]	同上	苦木科臭椿 *Ailanthus altissima* （Mill.）Swingle
2010版[332]、2015版[354] 2020版[369]	AILANTHI CORTEX	同上

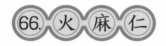

66.火麻仁

【历史沿革】本品始载于《神农本草经》，列为上品，称为"麻子"；而"火麻仁"之名始见于元代《日用本草》。《晶珠本草》载"种子青黄色，具花斑。"

【来源】本品为桑科植物大麻*Cannabis sativa* L.的干燥成熟果实。秋季果实成熟时采收，除去杂质，晒干。

【鉴别要点】本品呈卵圆形，长4～5.5mm，直径2.5～4mm。表面灰绿色或灰黄色，具光泽，有微细的白色或棕色"网状纹理"[27]，顶端略尖，基部钝圆，并有微凹陷的圆形果梗痕，两侧各有1条浅色棱线。果皮薄而脆，易破碎。种皮绿色，常附于内果皮上；子叶2片，乳白色，肥厚，富油性。见图66-1。

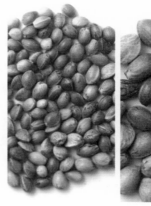

左：原图　　　右：放大图
图 66-1　火麻仁

【饮片】本品为捣碎后去果皮的粗颗粒。鉴别要点同药材。见图66-2。

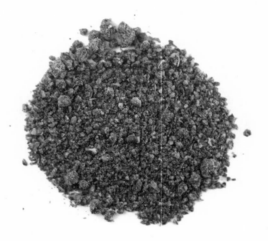

图 66-2　火麻仁

【质量】本品气微；味甘淡，嚼后稍有麻舌感。以药材色黄、粒大均匀、种仁饱满者为佳。

【附注】常见混伪品：菠菜子，藜科植物菠菜*Spinacia oleracea* L.的成熟果实，呈胞果卵圆形或卵三角形，长2～4mm，直径2～3mm，两侧扁，顶端较钝或具有2～4个"疣状突起"[98]，基部较尖，表面灰绿色或黄棕色，粗糙，有粗细、深浅不一的皱纹。

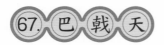

67. 巴戟天

【历史沿革】本品始载于《神农本草经》，列为上品。陶弘景"根状如牡丹而细，外赤内黑，用之打去心"；苏恭"……根如连珠，宿根青色，嫩根白紫，用之亦同，以连珠多肉厚者为胜"。

【来源】本品为茜草科植物巴戟天 *Morinda officinalis* How的干燥根。全年均可采挖，洗净，除去须根，晒至六七成干，轻轻捶扁，除去木心，晒干。

【鉴别要点】本品呈扁圆柱形，略弯曲，长短不等，直径0.5～2cm。表面灰黄色或暗灰色，具纵纹和横裂纹，有的皮部横向断离露出木部，形似连珠，习称"连珠状"[58]，又似鸡肠，故称"鸡肠风"；质韧，断面皮部厚，紫色或淡紫色，易与木部剥离。木部坚硬，黄棕色或黄白色。见图67-1。

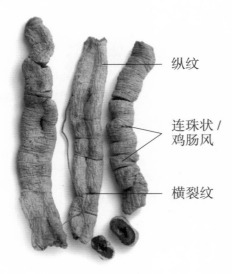

图 67-1　巴戟天

【饮片】本品呈扁圆柱形短段或不规则块状。表面灰黄色或暗灰色，具纵纹和横裂纹。切面皮部厚，紫色或淡紫色，中空。见图67-2。

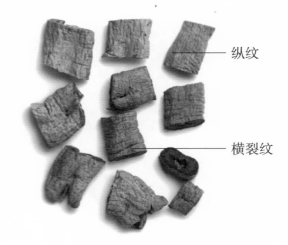

图 67-2　巴戟天

【质量】本品气微味甘而微涩。以条粗大且呈连珠状、肉厚、色紫、质软、无木心、味微甜、无虫蛀、体干者为佳。条细瘦、肉薄、色灰者质次。

【附注】巴戟天常见混伪品。

（1）同属（巴戟天属）植物羊角藤 *Morinda umbellata* L的根，在广东、福建等地称"建巴戟"，其根的木质心大，肉少，断面皮部较薄，木部占根的60%～70%。

（2）同属植物假巴戟（副巴戟）*Morinda shuanghuaensis* C Y. Chen et M.S. Huang的根，其根不呈连珠状，根皮薄，松脆，揉之易落。木心粗，约占根直径的80%以上。

（3）木兰科植物铁箍散*Schisandra propinqua* (Wall.)Baill. var.*sinensis* Oliv.的根及茎藤，称"香巴戟"，在四川、贵州少数地区误作巴戟天用。呈圆柱形，表面红棕色或棕褐色，木质心占80%以上。

（4）恩施巴戟为茜草科植物四川虎刺

Damnacanthus officinarum Huang的根，湖北恩施地区常作巴戟天入药。根鲜时为连珠状肉质根，药材呈短圆柱形，略弯曲。长0.4～2cm，直径0.3～1cm，表面棕黄色至棕黑褐色，具不规则皱纹。断面肉质，黄白色或略带淡紫色，中心具一直径约1～2mm去木心后留下的圆形孔洞。

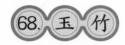

68. 玉竹

【历史沿革】本品始载于《名医别录》，其名为葳蕤。李时珍"其根横生似黄精，差小，黄白色，性柔多须，最难燥"。《雷公炮炙论》"凡使（葳蕤），勿用钩吻并黄精，其二物相似葳蕤，只是不同，有误疾人。葳蕤节上有毛，茎斑，叶尖处有小黄点"。陶弘景"《本经》有女萎无葳蕤，《别录》无女萎有葳蕤，而为用正同，疑女萎即葳蕤也，惟名异尔。今处处有，其根似黄精而小异，服食家亦用之。今市人别用一种物，根形状如续断，茎味至苦，乃言是女青根，出荆州。"

【来源】本品为百合科植物玉竹*Polygonatum odoratum*（Mill.）Druce的干燥根茎。秋季采挖，除去须根，洗净，晒至柔软后，反复揉搓、晾晒至无硬心，晒干；或蒸透后，揉至半透明，晒干。

【鉴别要点】本品呈长圆柱形，略扁，少有分枝，长4～18cm，直径0.3～1.6cm。表面黄白色或淡黄棕色，半透明，具纵皱纹和微隆起的环节，根茎中间或终端有数个圆点状的须根痕和圆盘状茎痕（习

称"芦碗"[56]），其中圆盘状茎痕（侧芽发育而成）因形似鸡眼，故习称"鸡眼"[63]，有的可见顶芽。质硬而脆或稍软，易折断，断面角质样或显颗粒性。见图68-1。

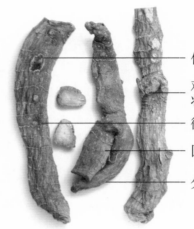

伤斑
鸡眼/芦碗/圆盘状侧芽茎痕
微隆起环节
圆点状须根痕
分枝根

图 68-1　玉竹

【饮片】本品呈不规则厚片或段。外表皮黄白色至淡黄棕色，半透明，有时可见环节。切面"角质样"[60]或显颗粒性。见图68-2。

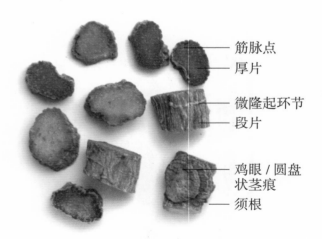

筋脉点
厚片
微隆起环节
段片
鸡眼/圆盘状茎痕
须根

图 68-2　玉竹

【质量】本品气微，味甘；性微寒；嚼之发黏。以条粗长、淡黄色饱满质结实，半透明状，体重，糖分足者为佳。

【附注】玉竹常见混淆品。

（1）为百合科植物深裂竹根七*Disporopsis pernyi*（Hua）Diels.的干燥根茎，本品呈长圆柱形，略扁，分枝较多，长4～18cm，直径0.3～1.2cm。表面黄白色或棕黄色，具纵皱纹及微隆起的环节，有白色圆点状的须根痕和圆盘状茎痕。质软，不易折断，断面角质样或显颗粒性。气微，味微苦，嚼之发黏。

（2）四川、贵州、云南用的小玉竹为同属（黄精属）植物康定玉竹*Polygonatum prattii* Baker的干燥根茎。本品呈细长圆柱形稍扁，直径2～5mm。表面黄白色或淡黄色，具纵沟。质硬而脆或稍软。断面角质样或颗粒性。气微，味甘，嚼之发黏。

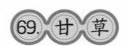

69. 甘草

【历史沿革】本品始载于《神农本草经》，列为上品。苏颂"……根长者三四尺，粗细不定，皮赤色，上有横梁，梁下皆细根也"。

【来源】本品为豆科植物甘草*Glycyrrhiza uralensis* Fisch.、胀果甘草*Glycyrrhiza inflata* Bat.或光果甘草*Glycyrrhiza glabra* L.的干燥根和根茎。春、秋二季采挖，除去须根及茎基，切成适当长度的段，晒干。

【鉴别要点】甘草：根呈圆柱形，长25～100cm，直径0.6～3.5cm。表面红棕色或灰棕色，外皮松紧不等，部分甘草（主产新疆）表皮呈挂"白霜"现象，习称"碱皮"，具显著的纵皱纹、沟纹、皮孔

（横生，微突起，呈暗黄色）及稀疏的细根痕；顶端常残留多个茎基，成疙瘩状，习称"疙瘩头"或"芦头"[56]。质坚实，断面略显纤维性，黄白色，粉性，中央有髓稍下陷，抽缩如胡椒眼大小，习称"胡椒眼"；形成层环明显，射线放射状（菊花心[24]），有的有裂隙。

胀果甘草：根和根茎木质粗壮，有的分枝，外皮粗糙，多灰棕色或灰褐色。质坚硬，木质纤维多，粉性小。根茎不定芽多而粗大。

光果甘草：根和根茎质地较坚实，有的分枝，外皮不粗糙，多灰棕色，皮孔细而不明显。

甘草见图69-1。

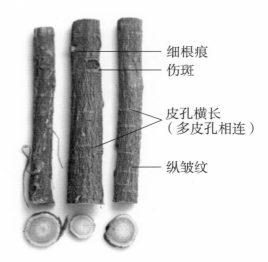

细根痕
伤斑
皮孔横长
（多皮孔相连）
纵皱纹

图69-1 甘草

【饮片】本品呈类圆形或椭圆形的厚片。外表皮红棕色或灰棕色，具纵皱纹。切面略显纤维性，中心黄白色，有明显放射状纹理及形成层环，习称"菊花纹/菊花心"[24]。见图69-2。

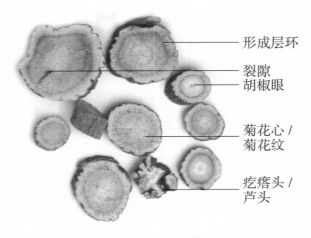

形成层环

裂隙
胡椒眼

菊花心 /
菊花纹

疙瘩头 /
芦头

图 69-2 甘草

【质量】本品气微，味甜而特殊。以外皮细紧、色红棕、质坚实、体重、断面黄白色、粉性足、味甜者为佳。

【附注】1.《中国药典》1953版首载甘草，为豆科植物甘草*Glycyrrhiza glabra* Linné var. *glandulifera* Regel et Herder或甘草属*Glycyrrhiza*其他植物的干燥根茎与根。

2.常见易混品，应注意鉴别。

（1）狗甘草：又名刺果甘草，来源于豆科植物刺果甘草*Glycyrrhiza pallidiflora* Maxim的干燥根及根茎，根呈圆柱状，头部分歧较多，全体大多扭曲，长20～100cm；表面灰黄色至灰褐色，具不规则的纵皱纹、沟纹及稀疏的细根痕，皮孔横长微突起。质硬实难折断；断面纤维性起粉，形成层环不甚明显，放射状纹理明显，并有裂隙；皮部约占横切面半径的一半，灰白色，木部淡绿黄色，气微，味较苦涩，嚼之微有豆腥味。

（2）黄甘草*Glycyrrhiza kansuensis* Chang et Peng,mss.（《全国中草药汇编》），

分布于甘肃及新疆。质地较甘草稍次。而李家实《中药鉴定学》载黄甘草*Glycyrrhiza korshiskyi* D. Hrig。二者"种名"明显不同，值得考究。

（3）其他尚有粗毛甘草*Glycyrrhiza aspera* Pell、云南甘草*Glycyrrhiza yunnanensis* Cheng f.et L.K.Tai等。

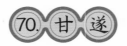

70. 甘 遂

【历史沿革】本品始载于《神农本草经》，列为下品。陶弘景"甘遂，赤皮者胜，白皮者都下亦有，名草甘遂，殊恶，盖谓赝伪之草，非言草石之草也。"《唐本草》"所谓草甘遂者，乃蚤休也，疗体全别。真甘遂苗似泽漆。草甘遂苗一茎，茎六、七叶，如蓖麻、鬼臼叶，生食一升，亦不能利，大疗痈疽蛇毒。且真甘遂皆以皮赤肉白作连珠实重者良，亦无白皮者。皮白乃是蚤休，俗名重台也。"李时珍"甘遂苗似泽漆，其根皮赤肉白、作连珠、大如指头、实重者良"。

【来源】本品为大戟科植物甘遂*Euphorbia kansui* T.N. Liou ex T.P. Wang的干燥块根。春季开花前或秋末茎叶枯萎后采挖，撞去外皮，晒干。

【鉴别要点】本品呈椭圆形、长圆柱形或"连珠状"[58]，亦有细长呈不规则的棒状者，略弯曲或扭曲；长1～5cm，直径0.5～2.5cm。除去栓皮者表面类白色或黄白色，凹陷处有棕色外皮残留；未去棕红色栓皮者，有明显纵槽纹和少数横长皮

孔。质脆，易折断，断面粉性，白色，木部微显放射状纹理；长圆柱状者纤维性较强。见图70-1。

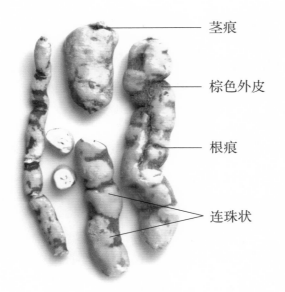

图 70-1　甘遂

【饮片】生甘遂：鉴别要点同药材。

醋甘遂：形如甘遂，表面黄色至棕黄色，有的可见焦斑。微有醋香气，味微酸而辣。见图70-2。

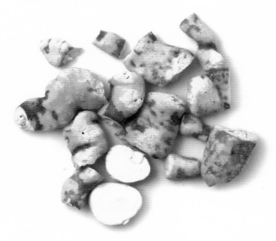

图 70-2　甘遂

【质量】本品气微，味微甘而辣，以条粗大、饱满、色白、粉性足、无纤维者为佳。

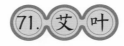

71.艾叶

【历史沿革】本品始载于《名医别录》，李时珍"……叶背白色被毛，叶片宽而柔厚，叶缘齿上有锐尖"。

【来源】本品为菊科植物艾 *Artemisia argyi* Lévl. et Vant.的干燥叶。夏季花未开时采摘，除去杂质，晒干。

【鉴别要点】本品呈多皱缩、破碎，有短柄。茎中部叶具短柄，完整叶片展平后呈卵状椭圆形，羽状深裂，裂片椭圆状披针形，边缘有不规则的粗锯齿；茎顶端叶无柄，叶片有时全缘完全不分裂，披针形或线状披针形。上表面灰绿色或深黄绿色，有稀疏的柔毛和腺点；下表面密生灰白色"绒毛"[77]。质柔软。"陈艾叶"一般指至少保存1年以上的艾叶，色泽灰白色，其余鉴别特点同艾叶。见图71-1。

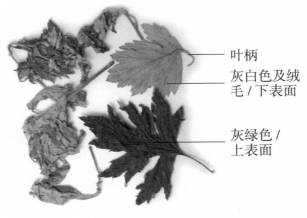

叶柄
灰白色及绒毛／下表面
灰绿色／上表面

图 71-1　艾叶

【饮片】艾叶：本品鉴别要点同药材。

艾绒：柔碎，筛去灰屑，呈灰白色绒状。见图71-2。

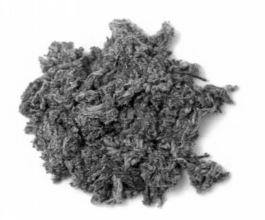

图 71-2　艾叶（艾绒）

【质量】本品气清香，味苦。以叶下表面灰白色、绒毛多、香气浓、干燥、无杂质者为佳。

【附注】1.常见易混品。

（1）内蒙古、宁夏、东北、河南、福建等省区用同属（蒿属）植物野艾蒿 *Artemisia lavandulaefolia* DC.入药。其区别点：叶二回羽状深裂，裂片条状披针形或线形，边缘通常卷曲，叶基分裂为假托叶，叶表面绿色，上面有腺点；总苞矩圆形，总苞片密被毛，花红褐色。

（2）四川、湖北用艾 *Artemisia vulgaris* L.的叶，与艾叶极为相似，唯其叶上表面无蛛丝状柔毛及白色腺点。

（3）菊科植物蒙古蒿 *Artemisia mongolica* Fisch的叶，本品呈长三角形，长6～12cm，宽5～7cm，展平后具羽状深裂，侧裂片条状披针形至条形，有的具假托叶3～4对；上表面深绿色，近无毛，下表面被白色短绒毛（中脉除外），气特异，味微苦。

2.《本草纲目》"凡用艾叶，须用陈久者，治令细软，谓之熟艾，若生艾灸火，则伤人肌脉。故孟子云：七年之病，求三年之艾。拣取净叶，扬去尘屑，入石臼内木杵捣熟，罗去渣滓，取白者再捣，至柔烂如绵为度，用时焙燥，则灸火得力。入妇人丸散，须以熟艾……"。

3.在我国现有的艾蒿品种有180余种，可谓种类繁多。我国民谚"清明插柳，端午插艾"。端午节这天中国人有割、插、挂、佩戴艾草的习俗，从古至今、从南到北都是如此，只是方法上有所不同。采艾要在鸡未鸣以前就出发，挑选最具人形的艾草带回去挂在门上，有的还将艾草扎成虎形，再粘贴艾叶于其上，以避凶化吉。

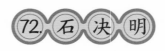

【历史沿革】本品始载于《名医别录》。《唐本草》"石决明是鳆鱼甲也，附石生，状如蛤，惟一片无对，七孔者良。今俗用者紫贝，全别，非此类也。"《开宝本草》"石决明生广州海畔，壳大者如手，小者如三两指；其肉南人皆啖之。亦取其壳，以水渍洗眼。七孔、九孔者良，十孔以上者不佳。"李时珍"石决明长如小蚌而扁，外皮甚粗，细孔杂杂，内则光耀，背侧一行有孔如穿成者"。

【来源】本品为鲍科动物杂色鲍 *Haliotis diversicolor* Reeve、皱纹盘鲍 *Haliotis discus hannai* Ino、羊鲍 *Haliotis ovina* Gmelin、澳洲鲍 *Haliotis ruber*（Leach）、耳鲍 *Haliotis asinina* Linnaeus或白鲍 *Haliotis laevigata*（Donovan）的贝壳。

夏、秋二季捕捞，去肉，洗净，干燥。

【鉴别要点】杂色鲍：呈长卵圆形，内面观略呈耳形，长7~9cm，宽5~6cm，高约2cm。

外表面：整个贝壳外表面分螺旋部、体螺部、螺肋部3部分。表面暗红色，或掺有黄、红色形成的杂色斑，但常因附生其他生物，如苔藓虫、石灰虫等，以致往往呈灰褐色。成体壳螺旋部、体螺部常被磨损，显露珍珠光泽。一是螺旋部，矮小，略高于体螺层的壳面，缝合线浅。二是体螺部，大，壳顶钝圆，位于壳后端；从螺旋部顶处开始向右边缘排列成一列整齐而逐渐增大的突起（中央为小孔）20余个，习称"疣状突起"[98]；前端突起小而不显著，不开孔的突起顶部呈下陷凹窝；末端6~9个疣状突起的开孔特大，开孔与内部相通，形成呼水孔（有呼吸及排泄作用，亦可从孔道伸出触手），孔口与壳面平；具有与螺旋部为圆心的细密弧形生长线。三是螺肋部，即被体螺部的突起和小孔隔成的螺肋区，成一宽大的倾斜面，占壳的绝大部分；有不甚规则的螺肋（内表面稍凸出、外表面不明显）和细密的生长线（延伸至体螺部，随着贝壳年龄的增大，发达的生长线逐渐形成明显的褶襞）。

内表面：似耳状，银白色，较光滑，具珍珠样彩色光泽，俗称"彩晕"[51]/"假色"[52]/"珠光"[53]。内唇呈宽约1.5cm、厚约2mm的卵圆形平面，与螺肋部约成75度的夹角；与体螺部大小几相等。外唇（与内唇对应的边）为贝壳的最薄处。体螺部中间有一较大类圆形的右侧闭壳肌痕。

皱纹盘鲍：呈长卵圆形，长8~12cm，宽6~8cm，高2~3cm。表面灰棕色，有多数粗糙而不规则的皱纹，生长线明显，常有苔藓类或石灰虫等附着物，末端4~5个开孔，孔口突出壳面，壳较薄。

羊鲍：近圆形，长4~8cm，宽2.5~6cm，高0.8~2cm。壳顶位于近中部而高于壳面，螺旋部与体螺部各占1/2，从螺旋部边缘有2行整齐的突起，尤以上部较为明显，末端4~5个开孔，呈管状。

澳洲鲍：呈扁平卵圆形，长13~17cm，宽11~14cm，高3.5~6cm。表面砖红色，螺旋部约为壳面的1/2，螺肋和生长线呈波状隆起，"疣状突起"[98]30余个，末端7~9个开孔，孔口突出壳面。各部位名称见图72-1。

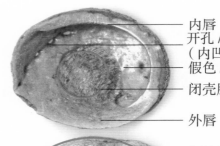

内唇
开孔/呼水孔（内凹外凸）
假色/彩晕/珠光
闭壳肌痕
外唇

螺旋部
缝合线
体螺部（圈内）
生长线
疣状突起/开孔/呼水孔
螺肋部

图 72-1 石决明（澳洲鲍）

耳鲍：狭长，略扭曲，呈耳状，长5~8cm，宽2.5~3.5cm，高约1cm。表面光滑，具翠绿色、紫色及褐色等多种颜色形成的斑纹，螺旋部小，体螺部大，末端5～7个开孔，孔口突出壳面，多为椭圆形，壳薄，质较脆。见图72-2。

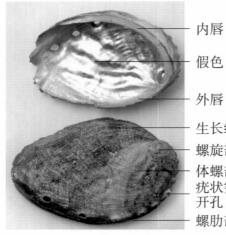

- 内唇
- 假色/彩晕/珠光
- 外唇
- 生长线
- 螺旋部
- 体螺部
- 疣状突起与开孔/呼水孔
- 螺肋部

图72-2 石决明（耳鲍）

白鲍：呈卵圆形，长11～14cm，宽8.5～11cm，高3～6.5cm。表面砖红色，光滑，壳顶高于壳面，生长线颇为明显，螺旋部约为壳面的1/3，"疣状突起"[98]30余个，末端9个开孔，孔口与壳平。

【饮片】石决明：呈不规则的碎块，灰白色，有珍珠样彩色光泽，质坚硬。

煅石决明：为不规则的碎块或粗粉，灰白色或灰褐色，无光泽，质酥脆；断面呈层状。见图72-3。

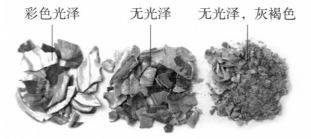

彩色光泽　　　无光泽　　　无光泽，灰褐色

左：生品　　中：煅至酥脆　　右：煅至红透

图72-3 石决明

【质量】本品质坚韧，气微，味微咸。以壳厚、内面光彩鲜艳者为佳。

【附注】1.常见易混品。

（1）美德鲍：为鲍科动物美德鲍*Haliotis midae* Linne的贝壳，本品呈椭圆形，长14～16cm，宽11～13cm。表面灰白色或灰棕色。生长线明显呈波状隆起。呼水孔开孔9～11个。内面中央有一个类圆形的闭壳肌痕，壳口外唇向外延伸且边缘呈刃状。

（2）半纹鲍：（又名半纹盘鲍），为鲍科动物半纹鲍*Haliotis semistriiata* Reeve的贝壳。本品呈宽卵形。内面观呈耳形，长2.5～4cm，宽1.8～3cm，高约0.3cm。表面灰棕色，具紫色、翠绿色或灰白色斑纹。螺旋部小，体螺部大，螺肋及生长线均颇为明显，末端4～5个开孔，以4个者居多，极个别有6个开孔，孔口与壳面平。贝壳内面具珍珠样彩色光泽，壳较薄，壳内唇边缘向内延伸形成向内微凹的遮缘。

2.药材的商品名称：上述药名是按药材来源的学名命名，但商品名称尚有光底石决明（即杂色鲍，俗称九孔鲍）、毛底石决明（皱纹盘鲍和羊鲍）等。一般认为光底石决明的质量较好。

3.各种石决明的区别见下表

品名	唇边缘	长/cm	宽/cm	高/cm	开孔/个
杂色鲍	壳口外唇边缘钝圆且不向外延伸	7～9	5～6	约2	6～9
皱纹盘鲍	壳口外唇边缘钝圆且不向外延伸	8～12	6～8	2～3	4～5
羊鲍	壳口外唇边缘钝圆且不向外延伸	4～8	2.5～6	0.8～2	4～5

品名	唇边缘	长/cm	宽/cm	高/cm	开孔/个
澳洲鲍	壳口外唇边缘钝圆且不向外延伸	13～17	11～14	3.5～6	7～9
耳鲍	壳口外唇边缘钝圆且不向外延伸	5～8	2.5～3.5	约1	5～7
白鲍	壳口外唇边缘钝圆且不向外延伸	11～14	8.5～11	3～6.5	9
美德鲍	壳口外唇向外延伸且边缘呈刃状	14～16	11～13	3.5～6	9～11
半纹鲍	壳内唇边缘向内延伸形成向内微凹的遮缘	2.5～4	1.8～3	约0.3	4～5

4.鲍的品种繁多：世界的鲍种类已达100种左右。鲍体的壳长大小主要因种因地及栖息环境、饵料等不同而异，如科比多岛的梯螺鲍*Haliotis jacrvensis*小至1cm左右，而美国西岸的茜红鲍*Haliotis rufescens*则长达30cm。据有关文献记载我国的鲍科种类有12种（包括原产、引进、人工繁殖及养殖者，但由于同物异名的变更，使得中文名称与学名的混乱，有待动物学家们的研究），也给鉴定带来了很大难度。

5.炮炙不及或过头：见本著127.牡蛎项下。

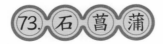

73.石菖蒲

【历史沿革】本品始载于《神农本草经》，列为上品。苏颂"其叶中心有脊，状如剑"。《本草图经》"菖蒲，今处处有之，而池州、戎州者佳。春生青叶，长一二尺许，其叶中心有脊状，如剑，无花实，五月、十二月采根，阴干。今以五月五日收之。其根盘屈有节，状如马鞭大，一根傍引三、四根，傍根节尤密，一寸九节者佳，亦有一寸十二节者。采之初虚软，暴干方坚实，折之中心色微赤，嚼之辛香少滓。人多植于干燥沙石土中，腊月移之，尤易活……"。

【来源】本品为天南星科植物石菖蒲*Acorus tatarinowii* Schott的干燥根茎。秋、冬二季采挖，除去须根和泥沙，晒干。

【鉴别要点】本品呈扁圆柱形，多弯曲，常有分枝，长3～20cm，直径0.3～1cm。表面棕褐色或灰棕色，粗糙，有疏密不匀的环节，节间长0.2～0.8cm，具细纵纹，一面残留须根或圆点状根痕，习称"小疙瘩"[100]；叶痕呈三角形，左右交互排列，有的其上有毛鳞状的叶基残余。质硬，断面纤维性，类白色或微红色，内皮层环明显，可见多数维管束小点散在（中心部较显著）及棕色油细胞。见图73-1。

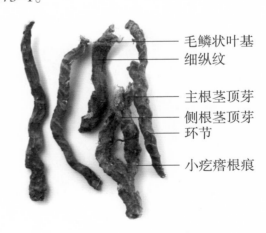

毛鳞状叶基
细纵纹
主根茎顶芽
侧根茎顶芽
环节
小疙瘩根痕

图 73-1　石菖蒲

【饮片】本品呈扁圆形厚片或长条形的段片，外表皮棕褐色或灰棕色，有的可见环节及根痕。切面纤维性，类白色或微红色，有明显环纹及油点，习称"筋脉点"[93]。见图73-2。

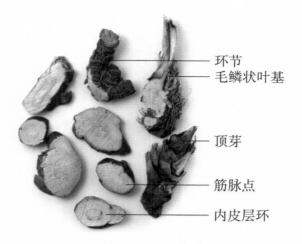

图 73-2　石菖蒲

【质量】本品气芳香，味苦、微辛。以条粗长、断面色类白、香气浓者为佳。

【附注】1.古代文献称菖蒲以"一寸九节者良"，故本品亦有"九节菖蒲"之名。但与多版《中国药典》收载的"九节菖蒲"同名，如1963版《中国药典》首载"九节菖蒲"与"石菖蒲"，九节菖蒲为毛茛科植物九节菖蒲Anemone altaica Fisch.的干燥根状茎；1977版《中国药典》为毛茛科植物阿尔泰银莲花Anemone altaica Fisch.ex C.A. Mey.的干燥根茎。习称"九节菖蒲"或"节菖蒲"。根茎呈细长纺锤形，表面棕黄色，具多数半环状突起的节，断面白色，气微，味微酸而稍麻舌。其成分与石菖蒲不同，不能代石菖蒲用。从古代文献可知，古代的"九节菖蒲"肯定不是《中国药典》所载的"九节菖蒲"，二者为同名异物。而古代的"九节菖蒲"是否为石菖蒲值得考证。

2.《本草新编》"石菖蒲，必须石上生者良，否则无功。"故此，古代石菖蒲的品种也可能比较混乱。

3.本品为根茎类中药，该类中药芽的生长方式有一个共性，其主根茎顶芽横走，侧根茎顶芽直立或横走。

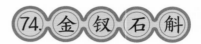

74.金钗石斛

【历史沿革】本品始载于《山海经》，《神农本草经》列为上品。陶弘景"……生石上，细实，桑灰汤沃之，色如金，形如蚱蜢髀为佳"。《唐本草》"作干石斛，先以酒洗挼蒸炙成，不用灰汤。今荆、襄及汉中、江左又有二种，一者似大麦累累相连，头生一叶而性冷（名麦斛）；一种大如雀髀，名雀髀斛，生酒渍服，乃言胜干者，亦如麦斛，叶在茎头。其余斛如竹，节间生叶也……"。《本草衍义》"石斛，细若小草，长三、四寸，柔韧，折之如肉而实。今人多以木斛浑行，医工亦不能辨。世又谓之金钗石斛，盖后人取象而言之，然甚不经。"

【来源】本品为兰科植物金钗石斛Dendrobium nobile Lindl的栽培品及其同属植物近似种的新鲜或干燥茎。全年均可采收，鲜用者除去根和泥沙；干用者采收后，除去杂质，用开水略烫或烘软，再边搓边烘晒，至叶鞘搓净，干燥。

【鉴别要点】本品茎下部呈圆柱形，中部及上部扁圆形，稍曲折略呈"之"字状，长20～40cm，直径0.4～0.6cm，节间长2.5～3cm。表面金黄色或黄中带绿色，基部有光泽，有深纵沟及纵纹，节上有互生花序柄及残存膜质叶鞘，形似"金钗"。质硬而脆，断面较平坦而疏松。见图74。

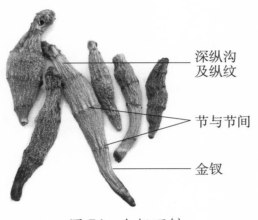

深纵沟及纵纹

节与节间

金钗

图74 金钗石斛

【饮片】本品呈扁圆柱形或圆柱形的段，表面金黄色或棕黄色，有光泽，有深纵沟或纵棱，有的可见棕褐色的节。切面黄白色至黄褐色，有多数散在的筋脉点。

【质量】本品气微，味淡或微苦，嚼之有"黏性"[89]。以条粗、色黄、嚼之黏性强、渣少者为佳。

【附注】1.《中国药典》收载石斛的品种来源情况。

（1）1963版《中国药典》首载石斛，为兰科石斛属*Dendrobium*植物的新鲜或干燥茎。即石斛属的所有品种该作石斛入药。

（2）1977版《中国药典》收载石斛为兰科植物环草石斛*Dendrobium loddigesii* Rolfe.、黄草石斛*Dendrobium chrysanthum* Wall.、马鞭石斛*Dendrobium fimbriatum* Hook. var. *oculatum* Hook.、金钗石斛*Dendrobium nobile* Lindl.或铁皮石斛*Dendrobium candidum* Wall.ex.Lindl.的新鲜或干燥茎（所载5种至2000版《中国药典》），首次将金钗石斛确名收载。

（3）2005版《中国药典》收载石斛为兰科植物金钗石斛*Dendrobium nobile* Lindl.、铁皮石斛*Dendrobium candidum* Wall.ex.Lindl.或马鞭石斛*Dendrobium fimbriatum* Hook.var. *oculatum* Hook.及其近似种的新鲜或干燥茎，虽未载前述五版《中国药典》的环草石斛、黄草石斛，但"……及其近似种……"，实际上扩大了所载石斛的来源。

（4）2010、2015版《中国药典》收载石斛为兰科植物金钗石斛*Dendrobium nobile* Lindl.、鼓槌石斛*Dendrobium chrysotoxum* Lindl.或流苏石斛*Dendrobium fimbriatum* Hook.的栽培品及其同属植物近似种的新鲜或干燥茎。2010版《中国药典》首次将铁皮石斛单列。

（5）2020版《中国药典》收载石斛为兰科植物金钗石斛*Dendrobium nobile* Lindl.、霍山石斛*Dendrobium huoshanense* C.Z.Tang et S.J.Cheng、鼓槌石斛*Dendrobium chrysotoxum* Lindl.或流苏石斛*Dendrobium fimbriatum* Hook.的栽培品及其同属植物近似种的新鲜或干燥茎。即增加了霍山石斛品种。

2.世界上石斛属约1000种植物。我国约有74种和2变种，因此，石斛品种繁多。石斛的商品规格大体按大小分为大草、小草；按片型的长短分长段与短段；按产地加工方法分枫斗（耳环石斛）等。

（1）大草石斛：为铁皮石斛、马鞭石斛、罗河石斛Dendrobium lohohense Tang. et Wang、广东石斛Dendrobium wilsonii Rolfe、细茎石斛Dendrobium moniliforme（L.）Sweet（又称铜皮石斛）等的加工品。干燥茎长一般在30cm以上，直径约3~5mm，圆柱形，略弯曲，表面金黄色而略带绿色，有光泽，具深纵沟纹，节明显，节间长约2~3.5cm。横切片断面类圆形，边缘有多数角棱，形成齿轮状，中间散布有类白色小点。气无，味微苦，嚼之带黏性。以条匀、金黄色、致密者为佳。多为短段。

（2）小草石斛：为美花石斛Dendrobium loddigesii Rolfe、罗河石斛、细叶石斛Dendrobium hancockii Rolfe的加工品。干燥茎长一般在30cm以下，直径约2~2mm，多弯曲盘绕成团，表面有细密纵纹理，金黄色而略带绿色，有光泽，节间长约1~1.5cm，断面类圆形，略带粉性。以卷曲、节密、金黄色、富粉质，嚼之有甘凉味、黏性足者为佳。多为长段。

（3）石斛不同加工品的商品名称有多种。

1）耳环石斛：又名"枫斗""龙头凤尾""西枫斗"，传统一般指铁皮石斛的加工品；目前多为石斛属多种植物的茎经特殊加工制成。干燥茎扭曲呈螺旋形或弹簧形；一般可见有1~4个旋纹，长约1~1.5cm，直径约3mm，一端可见茎基及残留的短须根，习称"龙头"，另一端为茎末稍细，无"剪口"[57]（参1963版《中

国药典》），习称"凤尾"，整粒亦称"龙头凤尾"；表面黄绿色，有细纵纹理，节明显或有时不明显。气无；味淡。以条粗肥、旋纹少、有头吊、富粉质者为佳。又以所用原料不同又可分为"铁皮枫斗"（铁皮石斛制成）、"铜皮枫斗"（细茎石斛制成）、"云南枫斗"（小美石斛制成）等。

2）圆枫斗：用铁皮石斛、细茎石斛、小美石斛等长于8cm的茎而不适宜加工成西枫斗者，将其剪成5cm左右的长度，在微火上烘干，同时扭卷成圆形，如钟表发条状。

3）结子斗：用铁皮石斛的茎节剪断，烘干时打成纽结状。

4）石斛段：切成长段者，习称"石斛棍""直条枫斗"。

商品还有葫芦斗、生川斗、广霍斗等规格名称，且枫斗一称值得考证。

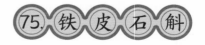
75. 铁 皮 石 斛

【历史沿革】本品本草类古籍中并未有直接描述铁皮石斛的记载，最早记载是1838年Wall.在John Lindley著作里将其定为新种发表。

【来源】本品为兰科植物铁皮石斛Dendrobium officinale Kimura et Migo的干燥茎。11月至翌年3月采收，除去杂质，剪去部分须根，边加热边扭成螺旋形或弹簧状，烘干；或切成段，干燥或低温烘干，前者习称"铁皮枫斗"（耳环石斛）；后

者习称"铁皮石斛"。

【鉴别要点】铁皮枫斗：本品呈"螺旋形"或"弹簧状"，形似耳环，又称"耳环石斛"，通常为2～6个"旋纹"（形似"枫斗"），茎拉直后长3.5～8cm，直径0.2～0.4cm。表面黄绿色或略带金黄色，有细纵皱纹，节明显，节上有时可见残留的灰白色叶鞘；一端可见茎基部留下的短须根，称为"龙头"，另一端为茎尖，较细称为"凤尾"[30]，整条习称"龙头凤尾"。质坚实，易折断，断面平坦，灰白色至灰绿色，略角质状。见图75-1。

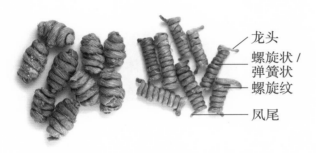

图75-1　铁皮石斛（铁皮枫斗）

铁皮石斛：本品呈圆柱形的段，长短不等。见图75-2。

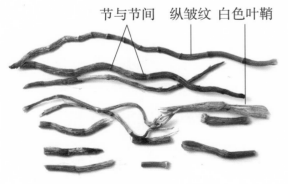

节与节间　纵皱纹　白色叶鞘

图75-2　铁皮石斛

【饮片】铁皮枫斗：同药材。

干石斛：本品呈扁圆柱形或圆柱形的段。表面金黄色、绿黄色或棕黄色，有光泽，有深纵沟或纵棱，有的可见棕褐色的节。切面黄白色至黄褐色，有多数散在的筋脉点。

【质量】本品气微，味淡，嚼之有"黏性"[89]。以条粗、色黄、嚼之黏性强为佳。

【附注】1.2010版《中国药典》首次将铁皮石斛从石斛品种中分列出来，成为单列品种。

2.1987年国务院发布的《野生药材资源保护管理条例》将铁皮石斛列为三级保护品种；1992年在《中国植物红皮书》中被收载为濒危植物。

3.上述所载，该品为1838年Wall.发现的新种，学名中理应有Wall.，如任仁安、李家实各主编的《中药鉴定学》为铁皮石斛*Dendrobium officinale* Wall.ex Lindl.，与现行《中国药典》等不同著作的学名有别，诸如此类，有待考证。

4.余详见本著74.金钗石斛项下。

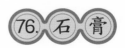

76. 石 膏

【历史沿革】本品始载于《神农本草经》，列为中品。李时珍"其文理细密，故名细理石。其性大寒如水，故名寒水石，与凝水石同名异物。……石膏有软、硬二种。软石膏，大块生于石中，作层如压扁米糕形，每层厚数寸。有红白二色，红者不可服；白者洁净，细文短密如束针，正如凝成白蜡状，松软易碎，烧之即白烂如粉。其中明洁，色带微青，而文长细如白丝者，名理石也。与软石膏乃一物二种，碎之则形色如一，不可辨矣。硬石膏，作块而生，直理起棱，如马齿坚白，击之则段段横解，光亮如云母、白石英，有墙壁，烧之亦易散，仍硬不作粉。其似硬石膏成块，击之块块方解，墙壁光明者，名方解石也，烧之则炸散亦不烂。与硬石膏乃一类二种。碎之则形色如一，不可辨矣……"。

【来源】本品为硫酸盐类矿物硬石膏族石膏。主含含水硫酸钙（$CaSO_4 \cdot 2H_2O$）。采挖后，除去杂石及泥沙。

【鉴别要点】本品呈纤维状的集合体，呈长块状、板块状或不规则块状，大小不一。白色、灰白色或淡黄色，有的半透明。大块者上下两面（即横断面）较平坦，无光泽及纹理；易分成小块，纵断面具"绢丝样"[84]纹理与"玻璃样光泽"[62]。体重，质软，具柔性与挠性。见图76-1。

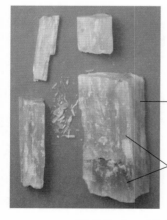

绢丝样及纹理

玻璃样光泽

图 76-1　石膏

【饮片】本品一般生品入药。呈不规则块状或粉末。白色、灰色或淡黄色，有

的半透明，断面呈纤维状或板状，并有绢丝样光泽。见图76-2。

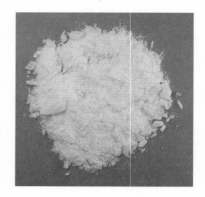

图 76-2　石膏

【质量】本品无臭，味淡。以色白、块大、质松脆、纵断面如丝、无夹层、无杂石者佳。

【附注】1.常见混伪品。

（1）方解石：为碳酸盐类方解石族矿物方解石，本品呈菱面体集合体，呈斜方扁块状或斜方柱状，白色，有的稍带浅黄或浅红色。表面光滑，有棱，透明至半透明；"玻璃样光泽"[62]，用小刀可刻划成痕、体较重，质硬而脆，易砸碎，碎片多呈斜方形或斜长方形，无臭无味。

（2）紫石英：为氟化物类矿物萤石族萤石，主含氟化钙（CaF_2），本品呈块状或粒状集合体。呈不规则块状，具棱角。紫色或绿色，深浅不匀，条痕白色。半透明至透明，有"玻璃样光泽"[62]。表面常有裂纹。质坚脆，易击碎。气微，味淡。

2.《本草纲目》"石膏，古法惟打碎如豆大，绢包入汤煮之，近人因其寒，火煅过用，或糖拌炒过，则不妨脾胃。"《药品化义》"石膏，略煅带生用，多煅则体腻性敛。"杨士瀛"煅过最能收疮晕，不至烂肌。"

77. 龙 骨

【历史沿革】本品始载于《神农本草经》，列为上品。陶弘景"生晋地川谷及太山岩水岸土穴中死龙处，采无时……。今多出梁、益、巴中……。作白地锦文，舐之着舌者良"。吴普"色青白者良"。苏恭"生硬者不好，五色具者良"。《新修本草》"今并出晋地，生硬者不好，五色具者良。"《中国药典》1963、1977版均载；1985～2020版均载附录中。

【来源】本品为古代哺乳动物如三趾马、犀类、鹿类、牛类、象类等的骨骼化石或象类门齿（上颌门牙）的化石。前者习称"龙骨"，后者习称"五花龙骨"。全年可采，挖出后，除去泥土及杂质。五花龙骨质酥脆，出土后露置空气中极易破碎，常用毛边纸粘贴。

【鉴别要点】龙骨：呈骨骼状。长骨呈长管状、短骨一般呈立方形、扁骨呈板状、不规则骨形态不规则；或已破碎呈不规则块状，大小不一。表面白色，灰白色或浅棕色；多较光滑，摸之细腻如粉质；有的具纵纹裂隙或棕色条纹、黑色斑点或花纹（习称"龙骨斑"）。质硬、不易破碎。断面不平坦，色白或色黄；多数有蜂窝状小孔的"骨松质"（长骨中空，在关节处最甚，其他三类均常见），长骨的髓腔呈圆柱状。表面与断面均吸湿性强，舐之黏舌/吸舌"[88]。"以质硬、色白、吸湿

力强者为佳"。本品无臭，无味。见图77-1。

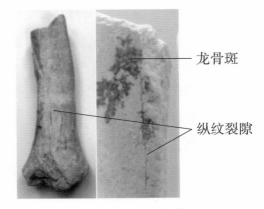

图 77-1　龙骨

五花龙骨：呈不规则块状，大小不一；偶见稍带弧形或破开的圆台状，长短不一，直径5～25cm。全体呈淡灰白色、淡黄白色或淡黄棕色，有的夹有红、白、黄、蓝、棕、黑或深浅粗细不同的纹理，偶有不具花纹者。表面光滑，略有光泽，有的有小裂隙，无吸湿性，舐之不黏舌（外表面为牙釉质）。质硬，断面多粗糙，一般牙尖约20cm以下多中空（牙髓完全化石的实心罕见），较酥脆，易片状剥落；断面与髓壁均吸湿性强，舐之黏舌/吸舌"[88]。本品气微，味淡。以质脆、分层、有蓝灰、红、棕等色的花纹、断面与髓壁吸湿力强者为佳。见图77-2。

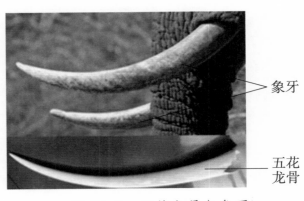

图 77-2　五花龙骨与象牙

以上两类，五花龙骨较一般龙骨为优。断面无吸湿性、烧之发烟有异味者不可供药用。

【饮片】龙骨：为不规则的碎块或粉末。碎块表面白色、灰白色或黄白色至淡棕色，较平滑，有的碎块具有纹理，或棕色条纹和斑点，质硬。碎断面不平坦，色白或黄白。有的中空，或具蜂窝状小孔，吸舌。见图77-3左。

五花龙骨：有的碎块具蓝灰色及红棕色深浅粗细不同的花纹。表面平滑，质硬，较酥脆，易成片状剥落，断面与髓壁吸舌力很强。粉末细腻如粉质，灰白色，有吸舌力。

煅龙骨：为不规则的碎块或粉末状，表面灰白色或浅灰白色，质较酥脆，微有吸湿性，余同上。见图77-3右。

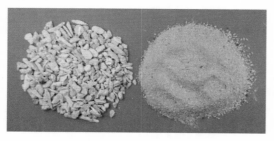

左：生龙骨　　　　　右：煅龙骨
图 77-3　龙骨

【质量】本品以质硬、色白、吸湿性强者为佳。五花龙骨以体轻、质脆、分层、有蓝灰、红、棕等色的花纹、吸湿性强者为佳。一般习惯认为以五花龙骨为优。

【附注】1.龙骨的伪品：龙骨断面无吸湿性，烧之发烟有异臭者（尚未化石的近代上述来源的骨骼，或今人以他种动物的骨骼伪充）不可供药用。

2.龙骨的【来源】【性状】区别与炮炙要求。

（1）龙骨的【来源】：上述多版《中国药典》均为古代哺乳动物如象类、三趾马、犀类、鹿类、牛类等的骨骼或象类的门齿化石。对此笔者认为：《中国药典》所载【来源】动物均为食草动物，其化石可能以这些动物的骨骼或象类的门齿为主；但也不排除其他动物的骨骼化石（即《中国药典》均为古代……等的骨骼或牙齿化石），因化石形成的原因是动物突然死亡且被深埋（即缺氧）的大地震而致，由此地震包括了地球上的所有植物与动物无一幸免，也就包括了食肉动物（不分长幼与大小）的所有骨骼，但均需有"吸湿性、舐之黏舌"的特点。

（2）五色/花、五花龙骨的色泽商榷：因色泽属【性状】范畴。故笔者有如下质疑与观点：一是《新修本草》"……五色具者良"及《中国药典》有白、黄、蓝、红、棕色的花纹。但龙骨的药材样品中尚有绿、紫、黑色的花纹，故此，五色应是泛指，其色可能或多或少。二是古代"五色具者良"是指"龙骨"还是指象类门齿化石的"五花龙骨"（图77-1的龙骨药材也有花斑）？"五花龙骨"在1963版《中国药典》前是否有载，花、斑或纹是怎样形成的？以上这些都值得考究。

（3）龙骨的【性状】：龙骨为上述动物的骨胳/骼（胳的异体字、枯骨）化石，因"骨的外周部骨组织致密，称'骨密质'；骨的内部呈海绵状，称'骨松质'"。故龙骨药材与饮片中可见"骨松质"。五花龙骨：为象类门齿化石（应属牙齿范畴）。"……雄象上颌门齿突出口外，略向上翘，长达1.5～1.8m，全齿呈弧形的圆锥体状，每对象牙重约20kg……"。见图77-2。据此，象类门齿化石的外形有一定的弧度，由于牙髓部位化石后形成中空（牙尖部分可能为实心，如同羚羊角），故一般无"骨松质"；中空断面的纵面观应为稍有弧度的圆台状，与龙骨（长骨）断面的纵面观多呈约圆柱状有较大区别。由于该品的【来源】局限，故临床使用罕见。

（4）炮炙要求：《中国药典》规定，龙骨（含五花龙骨）为生品"打碎"、煅品"煅至红透，碾碎"。"打碎""碾碎"后的形状是否可理解为"块状或粗颗粒状"，但部分厂家所供饮片为"粉末"，这样给【性状】鉴别带来很大困难。

3.龙骨替代品研究：鉴于龙骨作为古化石类物药，其资源濒危，有学者根据龙骨的功能与主治开始进行其他药材（如牡蛎、磁石、酸枣仁）与龙骨的对比性研究，以期寻找到龙骨的替代药材。但在这个过程中不能只用现代药学的研究方式，即只对比其成分或药理作用来研究用某种药材替代龙骨。如药理研究虽然表明相同剂量下酸枣仁对小鼠睡眠作用的影响强于龙骨，但酸枣仁为养心安神药，其味甘质润，能滋养阴血，主治阴血不足，心失所养的心神不宁，而龙骨为重镇安神药，药性寒凉，质重沉降，主治阳气躁动心神不

宁癫狂等症，从传统中医理论及性味归经等方面两者均有明显不同，脱离了中医药理论寻找的替代药材，势必不能用于临床，或效果将大打折扣。磁石也为重镇安神药，其性味归经功能主治与龙骨有相类似的地方，是否可从磁石等同属重镇安神药的药材中寻找龙骨的替代药材是目前研究的一个新的切入点。另外，人工合成龙骨与龙骨煅品的具体差异，以及是否可用人工合成龙骨替代龙骨用于临床，还需要更多的研究，生龙骨也面临着同样的问题；以期望用其他动物骨骼加以人工加工来替代生龙骨，不仅需要对其成分药理作用来比较，更应从传统中药的性味归经方面进行比较。当前虽已有学者对于龙骨药材的替代性开展了研究，但目前为止尚未明确龙骨的可替代药材，所以在今后中药新药的研发中就需要充分考虑龙骨等古生物化石类矿物药入药的可行性以及必需性，进行必要的有无此类药的药效对比是不可少的。

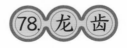

78. 龙 齿

【历史沿革】本品《本经》列为上品，附于龙骨项下。《本经》"生川谷及岩水岸土穴中死龙处"（据马继兴辑注本）。《别录》"生晋地及太山岩水岸土穴石中死龙处。"《本草图经》"今河东州郡多有之……齿小强，犹有齿形。"《本经逢原》"形似笔架，重数两，外光泽如瓷，碎之其理如石，内如龙骨，舐之

黏舌者真。亦有微黑，而煅之色如翡翠者为苍龙齿，较白者更胜。其小如笋尖或如指。"《中国药典》1963、1977版均载；2010～2020版均载附录中。

【来源】本品为古代哺乳动物如三趾马、犀类、鹿类、牛类、象类（除门齿外）的牙齿化石。全年可采，挖出后，除去泥土及杂质，敲去牙床。

【鉴别要点】本品呈较完整的齿状或破碎的块状，可分为门齿、犬齿及臼齿。门齿呈上扁根圆锥状；先端（牙冠与牙颈）正面近似梯形；侧面呈Λ形，略向内弯曲；牙根呈圆三角或卵圆圆锥状，大部分根长稍大于冠长或冠根长度相等，长约6cm，直径0.5～3.5cm，近根端处中空。犬齿呈圆锥状，先端较细或略弯曲，长约7cm，直径0.5～3.5cm，近根端处中空。臼齿呈圆柱形或方柱形，略弯曲，一端较细，一般长2～20cm，直径1～10cm。表面多有深浅不同的棱，有的具纵纹裂隙、青灰色条纹和斑点（习称"龙齿斑"）；其中牙冠表面呈青灰色或暗棕色、具玻璃光泽者，习称"青龙齿"；牙冠表面呈黄白色或乳白色、不具玻璃光泽，或无牙冠者，习称"白龙齿"。二者有时带有花纹或花斑者，习称"五花龙齿"（即"五花青龙齿""五花白龙齿"）。质地坚硬。牙冠表面舐之不黏舌/吸舌[88]；牙本质与牙骨质的硬度比牙釉质低，表面与断面均有吸湿性，舐之黏舌/吸舌[88]。断面粗糙，凹凸不平或有不规则的凸起棱线；偶见"龙齿斑"及外层黄白色，内层青灰色的釉质层。见图78-1、78-2、78-3、78-4。

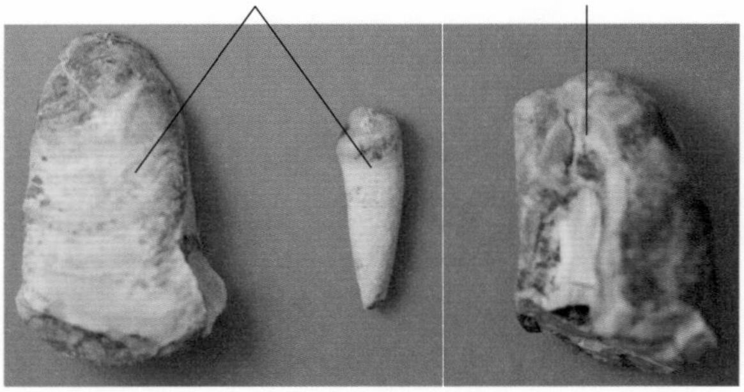

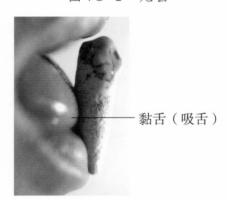

白龙齿　　青龙齿（牙釉质/珐琅质）

左：门齿/切牙　中：犬齿/尖牙　右：臼齿/磨牙
图 78-1　龙齿

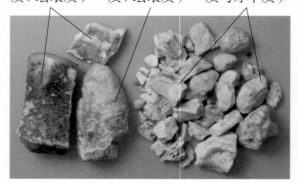

黏舌（吸舌）

图 78-2　龙齿

【饮片】本品呈不规则的碎块。表面青灰色、暗棕色或黄白色，具有棕黄色条纹及斑点，有的尚有具光泽的珐琅质。质坚硬，断面粗糙，凹凸不平，有吸湿性。见图78-3。

青龙齿（牙釉质/珐琅质）　白龙齿（牙釉质/珐琅质）　白龙齿（牙骨质与牙本质）

图 78-3　龙齿

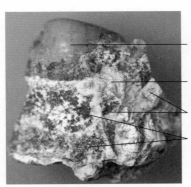

牙釉质/牙冠
（玻璃光泽）

牙骨质/牙颈（牙
冠外的所有部分）

五色俱全

花斑

图78-4　五花龙齿

【质量】本品无臭，无味。以不带牙床、吸湿性强者为佳。习惯以青龙齿品质较好。

【附注】1.牙齿的分类与龙齿的特征。

（1）牙齿的分类：按龙齿的【来源】可知，"哺乳纲……齿有门齿、犬齿、前臼齿和臼齿的区别，有的齿退化……"（《辞海》在"哺乳纲"及"牙齿"项下对牙齿有不同的表述。临床上有时将"前臼齿和臼齿"统称为"臼齿"的）。据此，龙齿药材应【来源】于除象类门齿（即象牙）外的上述四个类型的所有牙齿化石（均为食草哺乳动物，"犀……门齿不发达，无上犬齿……。牛/鹿……上颚无门齿/无上门齿……"），但各版《中国药典》无上述动物类的门齿（除象类门齿外）描述。

（2）龙齿的特征：为上述动物除象类门齿外的牙齿化石，具"牙釉质"、其牙髓纵断面直面观为圆锥状等，这是龙骨不具有的特点。牙/龙齿无"骨松/疏质"，牙冠为"牙釉质（珐琅质）"；牙颈、牙根的表层为"牙骨质"，里层为"牙本质（象牙质）"。1963版《中国药典》

"'青龙齿'，质地较坚硬；……'白龙齿'，质地坚硬……"，笔者认为，牙冠部分的硬度前者可能比后者更硬或二者相当，故笔者从1977版《中国药典》二者"质坚硬"的描述。

（3）龙齿的色泽商榷：因色泽属【性状】范畴。故笔者有如下质疑与观点：一是《新修本草》"……五色具者良"及《中国药典》有白、黄、蓝、红、棕色的花纹，指的是龙骨，但在龙齿的药材样品中尚有绿、紫、黑色的花纹，故此，五色应是泛指，其色可能或多或少。其实龙齿也与龙骨相似，具有五色/五花特征，即"龙齿斑"。二是龙齿的色泽可能因动物的种群不同、同种群不同部位及不同年龄、化石的年代长短不同或化石土壤的环境等其牙质色泽可能不同。以上这些都值得考究。

2.龙齿【来源】的多样性：上述多版《中国药典》均为古代哺乳动物等（象类门齿除外）的牙齿化石。但在验收的过程中发现有长3cm、直径1cm或更小的牙齿化石。对此笔者观点有二：一是《中国药典》所载【来源】动物均为食草动物，其化石可能以这些动物的牙齿为主；但也不排除其他动物的牙齿化石（即《中国药典》均为古代……等的牙齿化石）。二是化石形成的机理是动物突然死亡且被深埋（即缺氧）的大地震而致，由此地震包括了地球上的所有植物与动物无一幸免，也就包括了食肉动物（不分长幼与大小）与具有牙齿动物的所有的牙齿，也可能有鱼类的牙齿化石等。但均需有"吸湿性、舐之黏舌"的特点。

3.炮炙要求：见本著77.龙骨项下。

4.龙齿的伪品与掺杂：应注意鉴别。

（1）尚未化石或鲜品的伪品：1977版《中国药典》规定龙齿"断面无吸湿性，烧之发烟有异臭者不可供药用"（尚未化石的近代上述【来源】或其他动物的牙齿，或今人以他种动物的新牙齿伪充）。如石化不完全马齿：多为类方柱形，较完整。长约6cm，直径约3cm，具牙床。质坚硬，不易打碎，断裂面呈骨刺状；断面呈类白色，无蓝青色的条纹或斑点。断面呈蓝紫色。无吸湿性，以舌舐之无吸引力。略有腥味，烧之发烟，有异臭的蛋白质焦臭味，变黑。

（2）尚有完全石化的化石伪品：具有牙齿的外形，但无吸湿性、舌舐无吸舌力。

（3）掺杂：在龙齿药材的髓腔中填入砂粒后而胶封以增重等；或在饮片中常掺入龙骨等；或用完全石化（即无吸湿性，舐之不黏舌）的药材分别代替之；或用他石代替。

（4）龙齿墩（俗称牙床），为不规则方形，长约7cm。表面灰白色，粗糙或光滑，在龙齿脱落处有明显凹痕。质坚硬，断面粗糙，亦有吸湿力。以吸湿力强者为佳。1963、1977两版《中国药典》均要求"除去……牙床"；2010、2015、2020三版《中国药典》因载于附录，是否还按前述要求？龙齿资源本来就已枯竭，

在实际的验收过程中，龙齿中就掺有部分牙床（含"骨松质"）；且近代《本经逢原》"形似笔架，重数两……舐之粘舌者真……"指的就是牙床。但笔者认为，牙床（包括了上颌骨与下颌骨）只能作龙骨使用（属上述《中国药典》的【来源】范围），不能作龙齿。因牙床其重量是牙齿的几倍到十倍以上不等；一旦掺入，则很难分辨是龙骨还是龙齿，给鉴别带来很大困难。

（5）其他杂质：因化石的环境不同，有的髓腔被钟乳石自然形成的填充或填满。因此，在炮制二药时，把握净制关，防止上述现象的发生。

5.龙齿的商品名称："……每个牙齿有三个部分，即露出于牙槽骨外的牙冠、长在牙槽骨内的牙根和位于牙冠与牙根之间的牙颈。牙冠和牙根的外面分别为'牙釉质'（珐琅质）和'牙骨质'组成，其里面均为'牙本质'（象牙质）……"。因龙齿的传统商品名称有"白龙齿""青龙齿""五花龙齿"（或"花龙齿"）三种，但因相关著作与文献无相关概念与定义，就导致了中药界对三种传统龙齿商品名称持有不同的观点：一是有人认为按牙齿的不同部位分："白龙齿"为牙骨质与牙本质部位（即缺牙冠部位，只含牙根、牙颈部位）；"青龙齿"为牙釉质部位（只含牙冠部位即珐琅质），这都不符合实际，因不可能将完整牙齿分为你所需要的部位。见图78-4。二是按完整牙齿（根颈冠）的牙体色泽分：如"牙釉质"青灰

色、青色等，具"珐琅质"（珐琅——覆盖于金属制品表面的玻璃质材料，即"玻璃光泽"[62]），习称"青龙齿"；"牙釉质"乳白色、浅黄色等，无"玻璃光泽"[62]，习称"白龙齿"。有的表面乳白色，但部分断面又具青灰色，这时为何种龙齿？见图78-5。因二者目前的市场价格相差翻倍，故又导致"白龙齿"当"青龙齿"低等高价的现象屡见不鲜。三是市场上有"五花龙齿"的商品名称，且网传费绳甫（1851～1914年）先生医案中载"花龙齿"处方名，据龙骨象类门齿的化石习称"五花龙骨"推理，"五花龙齿"是否为象类门齿外的牙齿化石，值得考究。但从"青龙齿"与"白龙齿"的实物标本可见二者往往同时具有五色（花纹或斑点）的共有特征。

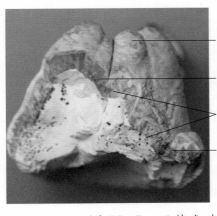

图78-5　五花龙齿
（同一龙齿表面与断面比较）

综上所述，龙齿药材见上各图。"五花"有的分别可见于完整牙齿（冠、颈、根）三部位或其中的某一部位或断面。笔者认为："青龙齿""白龙齿""五花龙齿"只能从药材表面特征判断（不涉及断

面，否则会非常混乱）。其中牙冠表面呈青灰色或暗棕色、具玻璃光泽者，习称"青龙齿"；牙冠表面呈黄白色或乳白色、不具玻璃光泽，或无牙冠者，习称"白龙齿"。二者有时带有花纹或花斑超过表面50%者，习称"五花龙齿"（即"五花青龙齿""五花白龙齿"）。药材均无"骨松质"的特征。饮片中如含有牙冠部位，则可见具光泽的珐琅质；如果只是牙颈与牙根部位，则见不到珐琅质。

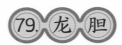

【历史沿革】本品始载于《神农本草经》，列为中品。陶弘景"状似牛膝，味甚苦，故以胆为名"。马志"叶如龙葵，味苦如胆，因以为名"。苏颂"宿根黄白色，下抽根十余条，类牛膝而短。直上生苗，高尺余。四月生叶如嫩蒜，细茎如小竹枝。七月开花，如牵牛花，作铃铎状，青碧色。冬后结子，苗便枯。俗呼草龙胆"。

【来源】本品为龙胆科植物条叶龙胆 *Gentiana manshurica* Kitag.、龙胆 *Gentiana scabra* Bge.、三花龙胆 *Gentiana triflora* Pall. 或坚龙胆 *Gentiana rigescens* Franch. 的干燥根和根茎。前三种习称"龙胆"，后一种习称"坚龙胆"。春、秋二季采挖，洗净，干燥。

【鉴别要点】本品根茎呈不规则的块状（习称"疙瘩"[99]），长1～3cm，直径0.3～1cm；表面暗灰棕色或深棕色，上端有茎痕或残留茎基，质坚韧，周围和下

端着生多数细长的根，难折断，断面略平坦，黄棕色。根圆柱形，略扭曲，长10～20cm，直径0.2～0.5cm；表面淡黄色或黄棕色，上部多有显著的横皱纹，下部较细，有纵皱纹及支根痕。质脆，易折断，断面略平坦，皮部黄白色或淡黄棕色，木质部色较浅，有5～8个木质部束环状排列，习称"筋脉点"[93]。见图79-1。

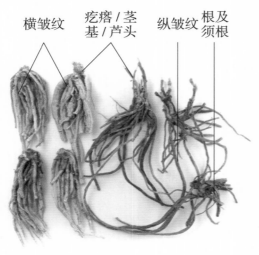

左：龙胆　　　右：坚龙胆
图 79-1　龙胆

【饮片】本品根呈不规则段状。根茎呈不规则块片，表面暗灰棕色或深棕色。根圆柱形，表面淡黄色至黄棕色，有的有横皱纹，具纵皱纹。切面皮部黄白色至棕黄色，木部色较浅。见图79-2。

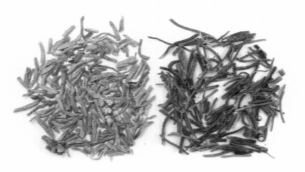

左：龙胆　　　右：坚龙胆
图 79-2　龙胆

【质量】本品气微，味甚苦。均以条粗长、色黄或黄棕色者为佳。

【附注】1.商品龙胆按产地不同可分为五类。

（1）关龙胆（东北、内蒙）为主流商品，原植物主为条叶龙胆，龙胆次之，三花龙胆仅零星分布。

（2）滇龙胆（云南、贵州）原植物为坚龙胆和亚木龙胆Gentiana suffrutescens J.P. Luo et Z.C.Lou）。

（3）川龙胆（四川）原植物为头花龙胆Gentiana cephalantha Franch、亚木龙胆和红花龙胆Gentiana rhodantha Franch；此外德钦龙胆Gentiana atuntsiensis W.W.Sm也曾大量收购，所含成分与东北产龙胆相似，龙胆苦苷含量达4.2%，可以作为龙胆的新资源加以开发利用。

（4）严龙胆（浙江、安徽、江苏南部）原植物包括条叶龙胆、建德龙胆和龙胆。

（5）苏龙胆（江苏）原植物为条叶龙胆。头花龙胆、亚木龙胆、德钦龙胆和红花龙胆根，中央无髓，皮层多脱落。

2.《中国药典》1953版首载龙胆，本品为龙胆科植物龙胆Gentiana scabra Bunge.或龙胆属其他植物的干燥根茎与根。

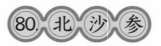

80. 北 沙 参

【历史沿革】本品《本草纲目拾遗》中引《本草逢原》"沙参有二种，北者质坚性寒，南者体虚力微"。《增订伪药条辨》"按北沙参山东日照、故墩、莱阳、海南各县均产，海南出者条细质坚，皮光洁，色白、鲜治润泽者为佳。"古代本草沙参指桔梗科植物，南北沙参之分始于清代。

【来源】本品为伞形科植物珊瑚菜 *Glehnia littoralis* Fr.Schmidt ex Miq.的干燥根。夏、秋二季采挖，除去须根，洗净，稍晾，置沸水中烫后，除去外皮，干燥。或洗净直接干燥。

【鉴别要点】本品呈细长圆柱形，偶有分枝，长15~45cm，直径0.3~1.5cm。表面淡黄白色，略粗糙，偶有残存外皮，不去外皮的表面黄棕色。全体有细纵皱纹和纵沟，并有棕黄色点状细根痕；顶端常留有黄棕色圆柱状根茎残基（习称"芦"[56]或芦头）；上端稍细，中部略粗，尾部渐细。质坚硬而脆，易折断，断面不整齐，皮部浅黄白色，中央有黄色放射状的木质部，形成层呈圆环状，木质部黄色。皮部与木部易分离，有时有裂隙。见图80-1。

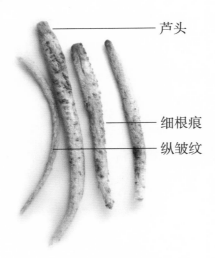

图 80-1 北沙参

【饮片】本品呈圆柱形段状，长0.5~1cm，直径0.3~1.2cm。表面淡黄白色，略粗糙，偶有残存外皮；未去外皮的表面黄棕色，有细纵皱纹及纵沟，并有棕黄色点状细根痕；切面皮部浅黄白色或类白色，木部黄色。角质，质脆。见图80-2。

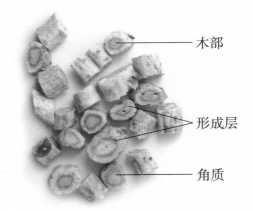

图 80-2 北沙参

【质量】本品气特异，味微甘。以粗细均匀、长短一致、去净栓皮、色黄白者为佳。

【附注】下列植物的根曾发现混充北沙参，应注意鉴别。

（1）同科植物田贡蒿 *Carum buriaticum* Turcz.及硬阿魏 *Ferula borealis* Kuan的根。根呈圆柱形或纵剖成条形；根头部有明显的凹陷茎基痕（习称"芦碗"[56]）；断面皮部土黄色，木部鲜黄色。

（2）石竹科植物麦瓶草 *Melandrium tatarinowii*（Rgl.）Tsui的根。根经加工后，多为单支，外皮已除去，表面光洁而细腻，有灰棕色的须根痕。

（3）桔梗科植物石沙参 *Adenophora polyantha* Nak.的根。根常因加工而呈扭曲状，多单一；根头部有盘节状的茎痕。

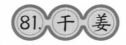

81. 干姜

【历史沿革】本品始载于《神农本草经》，列为中品。《本草经集注》另立生姜，与干姜区分入药。苏颂"苗高二三尺。叶似箭竹叶而长，两两相对。苗青根黄，无花实。秋时采根。"陶弘景"凡作干姜法，水淹三日，去皮置流水中六日，更刮去皮，然后晒干，置瓷缸中酿三日，乃成。"以上所述姜的形态与现时所用姜的形态极相似。

【来源】本品为姜科植物 *Zingiber officinale* Rosc.的干燥根茎。冬季采挖，除去须根和泥沙，晒干或低温干燥。趁鲜切片晒干或低温干燥者称"干姜片"。

【鉴别要点】本品呈不规则块状，略扁，具指状分枝，长3～7cm，厚1～2cm，表面灰棕色或浅黄棕色，粗糙，具纵皱纹及明显的环节。分枝处常有鳞叶残存，分枝顶端有茎痕或芽。质坚实，断面黄白色或灰白色，显粉性和颗粒性，习称"纤维性"[55]；有一明显圆环（内皮层），"筋脉点"[93]（维管束）散在，可见黄色油点。见图81-1。

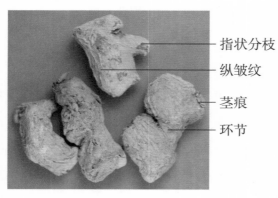

——指状分枝
——纵皱纹
——茎痕
——环节

图 81-1　干姜

【饮片】本品呈不规则纵切片或斜切片，具指状分枝，长1～6cm，宽1～2cm，厚0.2～0.4cm。外皮灰黄色或浅黄棕色，粗糙，具纵皱纹及明显的环节。切面灰黄色或灰白色，略显粉性，较多的纵向纤维，有的呈毛状。质坚实，断面"纤维性"[55]。见图81-2。

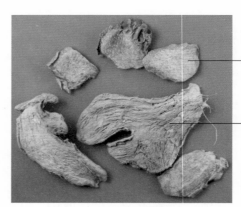

——筋脉点
——纵向纤维

图 81-2　干姜

【质量】本品香气特异，味辛辣。以质坚实、断面色可见黄白、粉性足、气味浓者为佳。

【附注】1.生姜与干姜的原植物是不同的栽培品种，有各自的栽培方法。大多于夏、秋二季采挖新鲜的根茎供药用。形状似干姜，但较大，表面浅黄棕色，具明显的环节，折断时有液汁渗出，纤维性较强，具刺激香气和辣味。性微温，味辛。发汗解表，温肺止咳，温中止呕。

3.《中国药典》1953版首载姜（干姜），为姜科植物 *Zingiber officinale* Roscoe 的干燥根茎。

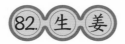

82. 生姜

【历史沿革】本品《本草图经》"生姜，生犍为山谷及荆州、扬州。今处处有之，以汉、温、池州者为良。苗高二、三尺，叶似箭竹而长，两两相对，苗青，根黄，无花实。秋采根，于长流水洗过，日晒为干姜。"《本草衍义》"生姜，治暴逆气，嚼三、两皂子大，下咽定，屡服屡定。初得寒热痰嗽，烧一块含咽之，终日间嗽自愈。暴赤眼无疮者，以古铜钱刮净姜上，取汁于钱唇点目，热泪出，今日点，来日愈。但小儿甚惧，不须疑，已试良验。"《本草纲目》"姜，初生嫩者其尖微紫，名紫姜，或作子姜，宿根谓之母姜也。""姜宜原湿沙地，四月取母姜种子，五月生苗，如初生嫩芦，而叶稍阔似竹叶，对生，叶亦辛香。秋社前后新芽顿长如列指状，采食无筋，谓之子姜，秋分后者次之，霜后则老矣。性恶湿泅而畏日，故秋热则无姜。"

【来源】本品为姜科植物姜*Zingiber officinale* Rosc.的新鲜根茎。秋、冬二季采挖，除去须根和泥沙。

【鉴别要点】本品呈不规则块状，略扁，具指状分枝，长4～18cm，厚1～3cm。表面黄褐色或灰棕色，环节与"横环纹"[96]明显，分枝顶端有茎痕（习称"鸡眼"[63]）或芽。质脆，易折断，断面浅黄色，内皮层环纹明显，"筋脉点"[93]（维管束）散在。见图82-1。

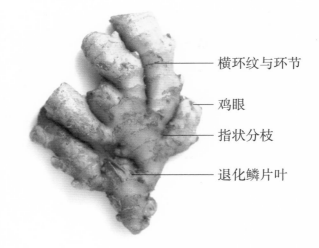

横环纹与环节
鸡眼
指状分枝
退化鳞片叶

图 82-1　生姜

【饮片】本品呈不规则的厚片，可见指状分枝。切面浅黄色，内皮层环纹明显，"筋脉点"[93]（维管束）散在。见图82-2。

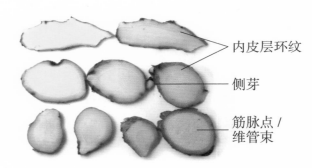

内皮层环纹
侧芽
筋脉点/维管束

上：纵切片　中：斜切片　下：横切片
图 82-2　生姜

【质量】本品气香特异，味辛辣。以块大、丰满、质嫩者为佳。

【附注】全国大部分地区有产，主产四川、广东、山东、陕西等地。生姜含挥发油0.25～3.0%，主要成分为姜醇（Zingiberol）、姜烯（Zingiberene）、水芹烯（Phellandrene）、莰烯（Camphene）、柠檬醛（Citral）、芳樟醇（Linalolol）、甲基庚烯酮（Methylheptenone）、壬醛（Nonyl aldehyde）、d-龙脑（d-Borneol）等。尚

含辣味成分姜辣素（Gingerol），分解则变成油状辣味成分姜烯酮（Shogaol）和结晶性辣味成分姜酮（Zingerone）、姜萜酮（Zingiberene）的混合物。又含天门冬素、哌啶酸-2（Pipecolic acid），以及谷氨酸、天门冬氨酸、丝氨酸、甘氨酸等。此外，尚含树脂状物质及淀粉。

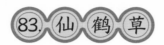

83. 仙鹤草

【历史沿革】本品见于现代《伪药条辨》。原名龙牙草。宋代《图经本草》载"施州龙牙草"；清代·赵学敏《本草纲目拾遗》将龙牙草作为石打穿的别名，赵学敏"龙牙草生山土，立夏时发苗布地，叶有微毛，茎高一二尺，寒露时开花成穗，色黄而细小，根有白芽，尖圆似龙牙，顶开黄花，故名金顶龙牙。"据考证，金顶龙牙即鹤草芽（根芽），而仙鹤草为地上部分。《植物名实图考》绘有较精细的龙芽草图，与现用的龙芽草完全相符。

【来源】本品为蔷薇科植物龙芽草 *Agrimonia pilosa* Ledeb.的干燥地上部分。夏、秋二季茎叶茂盛时采割，除去杂质，干燥。

【鉴别要点】本品长50～100cm，被白色柔毛（习称"茸毛/绒毛"[77]）。茎基部圆柱形，木质化，淡棕褐色，直径4～6mm，上部茎方形，四边略凹陷，绿褐色，有纵沟及棱线，茎节明显；体轻，质硬、易折断，断面中空。单数羽状复叶

互生，叶灰绿色，皱缩而卷曲，质脆，易碎；大小相间生于叶轴上，顶端小叶较大，完整小叶片展平后呈卵形或长椭圆形，端尖，基部楔形，边缘有锯齿。总状花序细长，偶可见花及果。见图83-1。

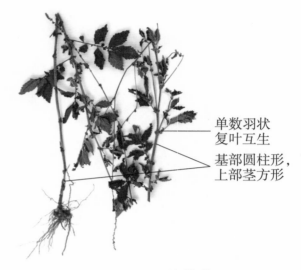

单数羽状
复叶互生

基部圆柱形，
上部茎方形

图 83-1　仙鹤草

【饮片】本品呈不规则的段，茎多数方柱形，有纵沟和棱线，有节。切面中空。叶多破碎，暗绿色，边缘有锯齿；托叶抱茎。有时可见黄色花或带钩刺的果实。见图83-2。

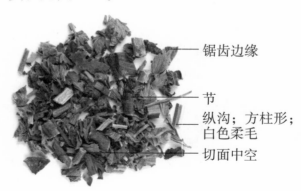

锯齿边缘

节

纵沟；方柱形；
白色柔毛

切面中空

图 83-2　仙鹤草

【质量】本品气微，味微苦。以梗紫红色、枝嫩、叶多者为佳。

【附注】1.主产浙江、江苏、湖北。此

外，安徽、福建、广东、河北、山东、湖南、云南等地亦产。此外，尚有同属（龙芽草属）植物钝齿龙芽草Agrimonia pilosa Ledeb.var.viscidula Kom.（东北）、绒毛龙芽草Agrimonia pilosa Ledeb.var.nepalensis（D. Don）Nakai、疏毛龙芽草Agrimonia pilosa Ledeb.var.coreana（Nakai）Liou et Cheng（东北）、多齿龙芽草Agrimonia pilosa Ledeb. f. davurica Nakai（东北大兴安岭）、亚洲龙芽草（又名新疆龙芽草）Agrimoniapilosa asiatica Juz.等，应注意鉴别。

2.多数省区所用仙鹤草为植物的地上部分；而少数省份系用带根的全草。浙江金华将地上部分当仙鹤草入药，而将根茎及根称"地冻风"，为一种民间药，用于治疗赤白痢疾、偏头痛、暑热腹痛、妇女经闭、小儿疳疾及眼目障翳等。

3.鹤草芽Gemma Agrimoniae：系龙芽草的带短小根茎的根芽，秋末地上部分枯萎至翌年早春植株萌发前均可采收；挖出地下部分，掰下芽部（带短小根茎），剪去不定根，洗净，晒干或低温烘干。

4.龙牙草、龙芽草入药部位与名称的讨论：上述【历史沿革】现代《伪药条辨》，原名龙牙草；赵学敏"……根有白芽，尖圆似龙牙，顶开黄花，故名金顶龙牙。"宋代《图经本草》就载"施州龙牙草"，从其描述与药名分析，存在三个问题：一是龙牙草是指仙鹤草还是指鹤草芽，或是全草（带根）。二是宋代就有龙牙草之称，只是《伪药条辨》首载仙鹤草之名，如入药部位相同，则二者为同物异

名。三是"牙"与"芽"的区别，从"根有白芽，尖圆似龙牙"推定，当时定名者是以汉字的"六书"之"象形"而定名为"龙牙草"，故笔者从其说；如用其根芽，笔者则从其"鹤草芽"之说。以上问题都值得考究。

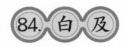

84. 白及

【历史沿革】本品始载于《神农本草经》，列为下品。陶弘景"叶似杜若，根形似菱米，节间有毛。"韩保昇"叶似初生棕苗叶及藜芦。三四月抽出一苔，开紫花，七月实熟，黄黑色。冬凋。根似菱，有三角，白色，角头生芽。八月采根用。"李时珍"其根白色，连及而生故曰白及。"古今用药一致。

【来源】本品为兰科植物白及Bletilla striata（Thunb.）Reichb. f.的干燥块茎。夏、秋二季采挖，除去须根，洗净，置沸水中煮或蒸至无白心，晒至半干，除去外皮，晒干。

【鉴别要点】本品呈不规则扁圆形或菱形，有2~3个分歧似掌状，长1.5~5cm，厚0.5~1.5cm。表面灰白色或黄白色，有细皱纹，上面有凸起的茎痕或芽痕（习称"小疙瘩"[100]），下面有连接另一块茎的痕迹；以茎痕为中心，有数个棕褐色"同心环纹"[43]，又称"轮纹"，环上残留棕色点状的须根痕。质坚硬，不易折断，断面类白色，半透明，呈"角质样"[60]，又称"起镜面"[61]；可见散在

的"筋脉点"[93]（点状维管束）。见图84-1。

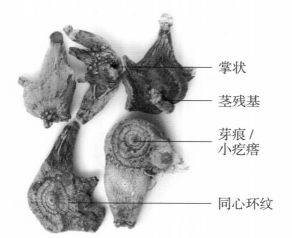

图 84-1 白及

【饮片】本品呈不规则的薄片。外表皮灰白色或黄白色。切面类白色，"角质样"[60]，半透明，"筋脉点"[93]（点状维管束）散生。质脆。见图84-2。

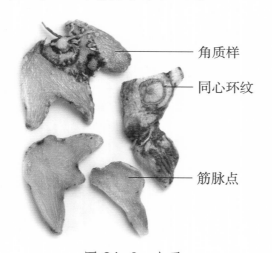

图 84-2 白及

【质量】本品无臭，味微苦，嚼之有黏性。以个大、饱满、色白、半透明，质坚实者为佳。

【附注】白及属植物共6种，我国产4种，除了《中国药典》收载的白及外，其他3种在四川、云南、广西的部分地区亦作药用，药材通称"小白及"。应注意鉴别。

（1）黄花白及Bletilla ochracea Schltr. 又名：小白及（云南贡山、红河）、大白及（云南丽江）、白及（昆明）、棕叶白及（云南维西）、狭叶白及（《秦岭植物志》）。据报道在四川金堂县应用当地产黄花白及治病已有百余年历史；新中国成立前，成都地区应用的白及主要由金堂县赵家渡（现今的赵镇）运来，供中药材部门经销；经植化分析黄花白及和白及的化学成分相似，《四川省中药材标准》1987年版收载本种。

（2）小白及Bletilla formosana（Hayata）Schltr.［Bletilla yunnanensis Schltr.ex Limpr.; Bletilla szechuanica Schlir.ex Limpr.］又名：台湾白及（《西藏植物名录》）、乱角莲（云南文山）、白及（湖南）、连马（湖南瑶族语）、白花小白及（《中国中药资源志要》）。在云南、湖南药用。

（3）华白及Bletilla sinensis（Rolfe）Schltr.[Bletilla foliosa（King et Pantl.）Wang et Tang]又名小白及（云南），在云南药用。

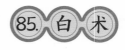

85. 白 术

【历史沿革】本品始载于《神农本草经》，列为上品，未分苍、白术。张仲景《伤寒论》方中皆用白术。陶弘景"术有两种，白术叶大有毛而作桠，根甜而少膏，可作丸散用；赤术叶细无桠，根小苦

168

而多膏，可作煎用。"李时珍"白术，枰蓟也，吴越有之。人多取根栽莳，一年即稠。嫩苗可茹，叶稍大而有毛。根如指大，状如鼓槌，亦有大如拳者。"上述可见术的赤白之分始于《伤寒论》，至陶弘景则明确指出白术、赤术（即苍术）为二种。所述植物形态特征与现今所用白术、苍术基本相符。

【来源】本品为菊科植物白术 *Atractylodes macrocephala* Koidz.的干燥根茎。冬季下部叶枯黄、上部叶变脆时采挖，除去泥沙，烘干或晒干，再除去须根。烘干者为"烘术"；晒干者为"晒术"。

【鉴别要点】本品呈肥厚拳状团块或呈不规则的团块。长3～13cm，直径1.5～7cm。表面灰黄色或灰棕色，有不规则的"瘤状突起"[98]和断续的纵皱和沟纹，并有须根痕，顶端有下陷圆盘状茎基和芽痕（习称"小疙瘩"[100]）；有时还留有一段地上木质茎，因有一定的长度，俗称"鹤茎"（又名白术腿、术腿）。下部较粗，两侧膨大部分呈瘤状，似云头状或如意，俗称"云头"或"意头"；瘤状疙瘩积聚于主体，占30%以上者，习称"花子"；体形呈二叉以上者，习称"武子"。质坚硬，不易折断。生晒术断面外圈皮部黄白色，中间木部淡黄色或淡棕色，略有"菊花纹"[24]及分散的棕黄色油点，有裂隙，微显油性。烘术断面色较深，角质样，有裂隙或"炕炮/炕炮"。见图85-1。

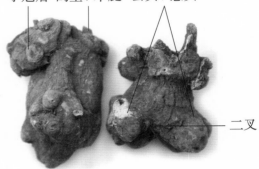

左：花子　　　右：武子
图 85-1　白术

【饮片】晒术：呈不规则的厚片。外表皮灰黄色或灰棕色。切面黄白色至淡棕色，散生棕黄色的点状油室，木部具放射状纹理。见图85-2上。

烘术：切面角质样，色较深或有裂隙与"炕炮/炕炮"。见图85-2下。

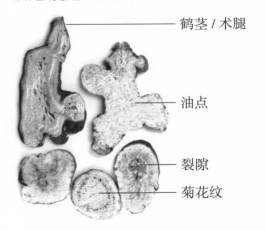

上：晒术　　　下：烘术
图 85-2　白术

【质量】本品气清香，味甜微辛，嚼之略带黏性。以个大、表面灰黄色、断面色黄白、有云头、质坚实、无空心、香气浓者为佳。

【附注】1.白术有众多的商品名称，如根据生药的根状茎形状，如鹤形术、金线术、白术腿；按产地取名，如徽术、于术

（浙江于潜）、平江术（湖南平江）；按采收季节取名，如冬术。以于术品质为佳。

（1）于术为于潜白术的简称。于潜，今属浙江省临安市，古时归杭州领辖。宋《本草图经》（1061年）记载杭州产白术，于术之名始见明万历年间（1573~1619年），《杭州府志》"白术以产于潜者佳，称于术。"清《本草从新》（1757年）将于术列为野白术，清《本草纲目拾遗》（1803年）"即野术之产于潜者……今难得，价论八换。"至此，"于术"仍指野生而言。清同治（1862~1874年）、光绪（1875~1908年）年间，野生于术数量极少，提供的全是人工栽培品。可见，自19世纪初，于术商品因野生资源的匮乏，已由野生转向栽培。

（2）湖南白术以主产于幕阜山西麓平江县，产量大，称为平江术，或坪术。18世纪中叶，白术从江西传入湖南。平江术一部分为本地产，产量低，品质差，而从江西引种，称为"袁术"（江西袁州府，即今宜春市），产量高、品质优。平江白术在抗战后得到了迅速发展，浙东术农西移平江，指导白术生产，按照浙东加工方法制成白术，种植面积大，产量高，平江白术供应整个南方市场。新中国成立后，平江白术年产10^7千克，占湖南省的50%。

（3）江西术主产于幕阜山的修水、铜鼓等地。南宋《妇人大全良方》（1237年）记载"白术拣白而肥者，方是浙术；瘦而皮黄色者，出幕阜山，力弱不堪用。"江西栽培白术是在清康熙年间（1662~1722年）由浙江于潜引入，先在江西袁州府（今宜春市）种植，不久发展到安福、萍乡，再传入修水、铜鼓。清《本草从新》在"种白术"项下记载"江西白术……虽有鹤颈而甚短，其体坚实，其味苦劣。"现江西修水等地已成为白术的主产地之一。

（4）祁术是祁门白术的习称，主产于安徽省祁门县山区。1873年《祁门县志》载有药材160种，祁术列为其首。《安徽通志·物产》记载清末年间，祁术曾在南洋群岛国际土产博览会上以"质地优良"享誉海内外，当时已远销日本及东南亚各国。1937年《中国通邮地方物产志》记载民国年间，屯溪老街"石翼农""同德仁"等药号，每年冬季大量收购鲜祁术，进行晾晒加工后，以小包装寄往当时上海的"元昌参号""慎茂昌参号"作为补品出售，在销售价格上高出白术许多倍。至20世纪80年代，祁术多取自野生资源，商品量小，现在已开始探索祁术的引种驯化。

2.白术饮片的色泽、炕炮/烷炮与片型大小。

（1）色泽：在白术饮片中偶尔见到带有浅红色的片形，通过咨询产地术农得知，该现象为白术根茎上端未被土壤覆盖而致。

（2）炕炮/烷炮：白术在产地烘干时，由于个头较大、火候较急，导致内部有较大的空心，习称"炕炮/烷炮"（亦

170

称"糠心"[101]），故饮片中心常出现较大空洞。

（3）白术片型：传统片型为纵切，因该品长3～13cm，直径1.5～7cm，如最大者纵切，则达到30g/片以上，不便于分戥，一般认为横切为好。

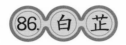

【历史沿革】本品始载于《神农本草经》，列为中品。苏颂"所在有之，吴地尤多。根长尺余，粗细不等，白色。枝干去地五寸以上。春生叶，相对婆娑，紫色，阔三指许。花白微黄。入伏后结子，立秋后苗枯。"据考证古代所用白芷主要分布于黄河流域，多与现所用的白芷（Angelica dahurica Benth.et Hook.f.）符合。但《滇南本草》和《植物名实图考》所载的白芷均是指独活属Heracleum植物。

【来源】本品为伞形科植物白芷Angelica dahurica（Fisch.ex Hoffm.）Benth.et Hook.f.或杭白芷Angelica dahurica（Fisch.ex Hoffm.）Benth.et Hook.f.var.formosana（Boiss.）Shan et Yuan的干燥根。夏、秋间叶黄时采挖，除去须根和泥沙，晒干或低温干燥。

【鉴别要点】白芷：根呈圆锥形，头粗尾细，长7～24cm，直径1.5～5cm，顶端有凹陷的茎痕（习称"凹窝"[34]），具同心性环状纹理。表面灰黄色至黄棕色，有多数纵皱纹，可见皮孔样横向突起散生，习称"疙瘩丁"，有支根痕。质硬，

断面灰白色，显粉性，皮部散有多数棕色油点（分泌腔），形成层环圆形（"同心环"[43]），木质部约占断面的1/3。

白芷见图86-1。

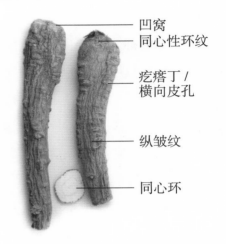

凹窝
同心性环纹
疙瘩丁／横向皮孔
纵皱纹
同心环

图 86-1　白芷

杭白芷：与白芷相似，主要不同点为横向皮孔样突起多四纵行排列，使全根呈类圆锥形而具四纵棱，形成层环略呈方形，木质部约占断面的1/2。

【饮片】本品呈类圆形的厚片。外表皮灰棕色或黄棕色。切面白色或灰白色，具粉性，形成层环棕色，近方形或近圆形（"同心环"[43]），皮部散有多数棕色油点。见图86-2。

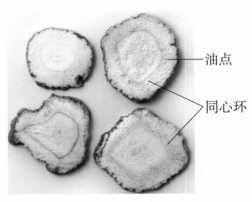

油点
同心环

图 86-2　白芷

171

【质量】本品气香浓烈，味辛、微苦。均以条粗壮、体重、粉性足、香气浓郁者为佳。

【附注】1.白芷来源的相关讨论。

（1）各种书刊资料多将*Angelica dahurica*的中文名称为兴安白芷，经本草考证的相关报道，证明为上述植物白芷。

（2）关于白芷（川白芷、禹白芷、杭白芷和祁白芷）的基源"种"间分类：一直存在较多争议。袁昌齐认为白芷应分为杭白芷（川、杭白芷）和白芷（禹、祁白芷）两大类，这两种地上部分形态没有显著差别，根据根的形状、显微观察及薄层色谱结果也基本一致，但略有不同，将杭白芷列为白芷的变种（新等级），定名为*Angelica dahurica*(Fisch.)Benth. et Hook.var.*formosana*(Boiss.)Shan et Yuan。黄璐琦、王年鹤等人对白芷的原植物和其近缘野生植物兴安白芷*Angelica dahurica* Benth. et Hook.f.ex Franch.et Sav.、台湾白芷*Angelica dahurica* var.*formosana* (de Boiss.)Yen和雾灵当归*Angelica porphyrocaulis* Nakai et Kitagawa进行了形态解剖、染色体、花粉、香豆素类化学成分的比较以及RAPD分析，结果证明祁、禹、川、杭白芷在以上各方面均不存在明显的区别，不应做分类上的区分，中药白芷的基源植物应为台湾白芷（但《中国植物志》称台湾独活）。

2.白芷的伪品。

（1）川白芷的原植物曾误定为库页白芷（*Angelica anomala* Lallen.），该种在我国分布地区较狭，只有在东北地区和内蒙古有少量野生，仅见于砾岩的河岸洼地，从未做白芷使用。根中含有中药白芷不含的两种香豆素，库页白芷素（Anomalin）和库页白芷乙素（Angenomalin）。

（2）云南少数地区以糙叶独活*Heracleum scabridum* Franch.的根作"白芷"使用。为多年生粗大草本，高60～110cm，全株有粗糙的白色硬毛或刺毛。茎生叶二回羽状深裂，裂片卵圆形，长2～5cm，宽1.5～2cm，边缘有不等的齿牙，两面均有刺毛。复伞形花序，伞辐13～17，花白色，小伞花序外周有辐射瓣。果实卵形，长7～8mm，宽5～6mm，棱槽中有油管1，棍棒形，自果顶向下延伸，不达于果实基部。分布于四川、云南。

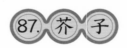

87. 芥子

【历史沿革】本品载于《开宝本草》。苏恭"白芥子粗大白色，如白粱米，甚辛美，从戎中来。"李时珍"以八九月下种，冬生可食。至春深茎高二三尺，其叶花而有丫，如花芥叶，青白色。茎易起而中空，……三月开黄花，香郁。结角如芥角，其子大如粱米，黄白色。又有一种茎大而中实者尤高，其子亦大。此菜虽是芥类，迥然别种也，然入药胜于芥子。"以上本草所述即今之白芥。

【来源】本品为十字花科植物白芥*Sinapis alba* L.或芥*Brassica juncea*（L.）Czern.et Coss.的干燥成熟种子。前者习称

"白芥子"，后者习称"黄芥子"。夏末秋初果实成熟时采割植株，晒干，打下种子，除去杂质，晒干。

【鉴别要点】白芥子：本品呈圆球形，直径1～2.5mm，表面灰白色至黄白色。用放大镜观察，表面可见细微的网纹，习称"网状纹理"[27]，一端有暗色小点状种脐。种皮薄而脆，破开后内有白色折叠的子叶，富油性。气微，味辛辣。见图87。

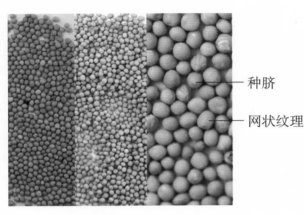

左：黄芥子原图　　中：白芥子原图
右：白芥子放大图
图87　芥子

黄芥子：较小，直径1～2mm。表面黄色至棕黄色，少数呈暗红棕色。研碎后加水浸湿，则产生辛烈的特异臭气。

【饮片】芥子：同药材。

炒芥子：本品形如芥子，表面淡黄色至深黄色（炒白芥子）或深黄色至棕褐色（炒黄芥子），偶有焦斑。有香辣气。

【质量】本品无臭，味辛、辣。均以粒大、饱满、色黄白、纯净者为佳。

【附注】1.芥子的临床应用：芥子除了内服（常清炒）外，生品常为外用贴剂组方的重要中药之一，一般多选白芥子。

因该品性味比黄芥子更辛辣，发泡效果更好。

2.《中国药典》1953版首载芥子，为十字花科植物芥*Brassica cernua* Forbes et Hemsley.的干燥成熟种子。

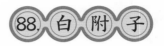

88. 白 附 子

【历史沿革】本品始载于《名医别录》，列为下品。《本草经集注》"此物乃言出芮芮，久绝，俗无复真者，今人乃作之献用。"《新修本草》"此物本出高丽，今出凉州以西。形似天雄，《本经》出蜀郡，今不复有。凉州者，生沙中，独茎，似鼠尾草，叶生穗间。"《本草纲目》"白附子因与附子相似，故得此名，实非附子类也。根正如草乌头之小者，长寸许，干者皱纹有节。"《本草蒙筌》"独茎发叶甚细，周匝生于穗间，形似天雄。"《本草乘雅半偈》"生砂碛下湿地，独茎，类鼠尾草，细叶周匝，生于穗间。形似天雄，根如草乌头小者，长寸许，干皱有节。白附子，形肖附子而色白。"

【来源】本品为天南星科植物独角莲*Typhonium giganteum* Engl.的干燥块茎。又称"禹白附"。秋季采挖，除去须根和外皮，晒干。

【鉴别要点】本品呈椭圆形或卵圆形，长2～5cm。表面白色或黄白色，有环纹及根痕，顶端具茎痕或芽痕，凹陷呈脐状，习称"肚脐眼/凹肚脐"[35]。质坚硬，难折断，断面类白色，富粉性。有的呈卵状椭圆形，似牛奶头，称"奶子白附"。上海又称"鸡心白附"。见图88-1。

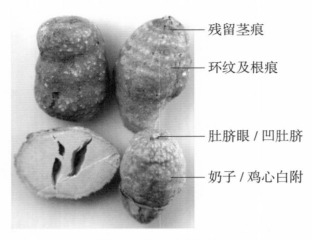

——残留茎痕

——环纹及根痕

——肚脐眼／凹肚脐

——奶子／鸡心白附

图88-1　白附子

【饮片】生白附子：除去杂质，性状同药材。

制白附子：本品为类圆形或椭圆形厚片，外表皮淡棕色，切面黄白色，"角质"[60]，味淡，微有麻舌感。见图88-2。

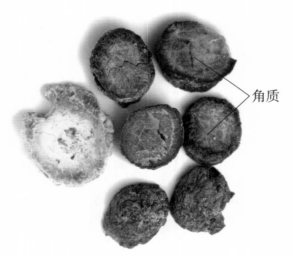

——角质

图88-2　白附子

【质量】本品无臭，味淡，嚼之麻辣刺舌。以个大、质坚实、色白、粉性足者为佳。

【附注】毛茛科植物黄花乌头Aconitum

coreanum（Lévl.）Raip.的块根。商品习称"关白附"，主产于东北地区。其药材母根呈圆锥形，子根卵形或长圆形。表面棕褐色，有明显的纵皱纹及横向突起的根痕。断面类白色，母根有蜂窝状空隙；子根充实显粉性，可见成环的筋脉点（维管束群）。含生物碱：次乌头碱（hypaconitine）关附甲素（guan-fu base A）、关附乙素（guan-fu base B）、关附丙素（guan-fu base C）、关附丁素（guan-fu base D）、关附戊素（guan-fu base E）等。本品有毒，有祛寒湿，止痛的功能。近代多数地区是以禹白附作白附子使用。

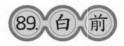

89. 白 前

【历史沿革】本品载于《名医别录》。苏恭"苗高尺许，其叶似柳，或似芫花，根长于细辛，白色。生州渚沙碛之上，不生近道。俗名石蓝，又名嗽药。"上述白前形态与生态习性与现今所用白前相符。《植物名实图考》之白前图与芫花叶白前相符。

【来源】本品为萝藦科植物柳叶白前Cynanchum stauntonii（Decne.）Schltr. ex Lévl.或芫花叶白前Cynanchum glaucescens（Decne.）Hand. -Mazz.的干燥根茎和根。秋季采挖，洗净，晒干。

【鉴别要点】柳叶白前：根茎呈细长圆柱形，有分枝，稍弯曲，长4～15cm，直径1.5～4mm；表面黄白色或黄棕色，节明显，节间长1.5～4.5cm，顶端有残茎；

质脆，断面中空如鹅翎管，习称"鹅管白前"。根纤细弯曲，呈毛须状，常盘曲成团。本品气微、味微甜。见图89-1。

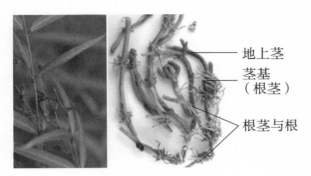

左：植物　　　右：药材
图 89-1　柳叶白前

芫花叶白前：根茎短小或略呈块状，习称"疙瘩"[99]；表面灰绿色或灰黄色，节间长1~2cm；质较硬。本品气微、味微甜。见图89-2。

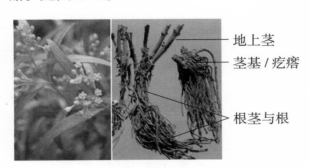

左：植物　　　右：药材
图 89-2　芫花叶白前

【饮片】柳叶白前：呈圆柱形段片。表面黄棕色或黄白色，节明显，节处簇生纤细的根；切面中空根纤细，直径不及1mm；质脆易断。

芫花叶白前：呈圆柱形段片。表面灰黄色；根直径约1mm；质较硬。

白前饮片见图89-3。

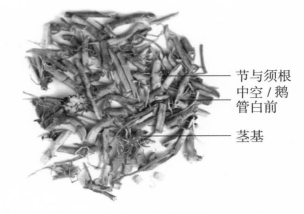

节与须根
中空 / 鹅管白前
茎基

图 89-3　白前

【质量】本品气微、味微甜。均以根茎粗者为佳。

【附注】1.草白前为柳叶白前带根的全草，茎直圆柱形，单一或分枝，一般长30cm左右，直径2~4mm。呈灰绿色或黄绿色，无毛，有细棱。单叶对生，具短柄，叶片皱缩或破碎、脱落。完整者呈披针形，全缘。有时可见腋生的聚伞花序，花小，黑棕色。气微弱，味淡。

2.芫花叶白前的药用部分主要为根茎及根，但药材有时为根茎及地上部分。地上茎呈圆柱形，有时有分枝，直径2~5mm，表面灰棕色或灰绿色，较平滑，可见节上有突起的叶柄痕及腋芽，叶均脱落。质地气味与根相同。

3.白前与白薇在某些地区有颠倒错用情况，即以白前误当白薇，而以白薇误当白前使用。区别白前、白薇的商品名称与术语，应以"鹅管白前"（指根茎中空如鹅管）、"龙胆白薇"（指根部丛生，状如龙胆）、"软白前"、"硬白薇"、"空白前"、"实白薇"、"水白前"（指白前生于水边）、"山白薇"（指白薇生于山地）的称谓为正，反之为误。

4.白前的异物同名品甚多，常见的有如下数种。

（1）徐长卿*Cynanchum paniculatum*（Bge.）Kitag.（萝摩科）。黑龙江个别地区以其根部误作白前入药。（详见本著201.徐长卿项下）。

（2）侧花徐长卿*Cynanchum hancockianum*（Maxim.）Al. Ilijin.（萝摩科）青海地区以其根部误作白前入药。

5.由于相关著作所载"根及根茎""根茎及根"中"根茎"概念的错误，就导致了图89-1中两个不同部位同称为"根茎"。

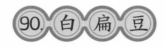

90.白扁豆

【历史沿革】本品始载于《名医别录》，原名藊豆，列为中品。《本草经集注》"人家种之于篱援（垣），其荚蒸食甚美"。《本草图经》"藊豆旧不著所出州土，今处处有之，人家多种于篱援（垣）间，蔓延而上，大叶细花，花有紫、白二色，荚生花下。其实亦有黑、白二种，白者温而黑者小冷，入药当用白者"。《本草纲目》将藊豆列入谷部菽豆类。李时珍"藊本作扁，荚形扁也……扁豆二月下种，蔓生延缠。叶大如杯，团而有尖，其花状如小蛾，有翅尾形，其荚凡十余样，或长或团，或如龙爪，虎爪，或如猪耳、刀镰，种种不同，皆累累成枝……子有黑、白、赤、斑四色。种荚硬不堪食。惟豆子粗圆色白者可入药"。《植物名实图

考》"白藊豆入药用，余皆供蔬"。《本草思辨录》"扁豆花白、实白，实间藏芽处，别有一条，其形如眉，格外洁白，且白露后实更繁衍。盖得金气之最多者"。从以上历代本草文献所述植物生态与形态特点，以及认为种子色白者方入药用之观点，并参阅《本草纲目》附图，可知现今入药的是白扁豆、与古时记载相符。

【来源】本品为豆科植物扁豆*Dolichos lablab* L.的干燥成熟种子。秋、冬二季采收成熟果实，晒干，取出种子，再晒干。

【鉴别要点】本品呈扁椭圆形或扁卵圆形，长8~13mm，宽6~9mm，厚约7mm。表面淡黄白色或淡黄色，平滑，略有光泽，一侧边缘有隆起的白色眉状种阜，习称"白眉"；种阜边缘从脐点到合点面有一弯曲环的黑线，习称"黑眉"。质坚硬。种皮薄而脆，子叶2，肥厚，黄白色。见图90。

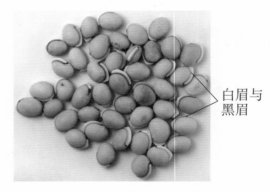

白眉与黑眉

图90 白扁豆

【饮片】白扁豆：同药材。

炒白扁豆：表面有焦斑，嚼有豆香味。余同白扁豆。

【质量】本品气微，味淡，嚼之有豆腥气。以饱满、色白者佳。

【附注】1.扁豆衣：系扁豆的干燥种皮，呈不规则卷缩片状，大小不等，厚不超过1mm，光滑，乳白色或淡黄白色，类白色半月形的种阜多完整存在，略呈革质，易碎。气味皆弱。以色黄白、片大、不破碎为佳。有健脾，化湿的功能。用于脾虚有湿，暑湿吐泻，脚气浮肿；用量5～10g。

2.生熟白扁豆功用的区别：现行《中国药典》白扁豆"健脾化湿，和中消暑。用于脾胃虚弱，食欲不振，大便溏泻，白带过多，暑湿吐泻，胸闷腹胀。炒白扁豆健脾化湿。用于脾虚泄泻，白带过多。"

3.扁豆的相关讨论。

（1）扁豆的种子有白色、黑色、红褐色等数种，入药主用白扁豆；黑色者（鹊豆）不供药用；红褐色者在广西民间称"红雪豆"，用作清肝、消炎药，治眼生翳膜。三者是否为同"种"植物，值得考证。

（2）白扁豆的炒法：现行《中国药典》载为"清炒"法；《湖南省中药饮片炮制规范》（2010版）载为"砂炒"法，但在其【成品性状】项下"……气清香，有焦香气，嚼之有豆腥味。""豆腥味"即带有生品的味道（生品含有对人红细胞有毒性的非特异性植物凝集素和一种毒性酶，未熟品如入散剂可能导致中毒）。用砂作传热体，由于砂粒表面积与比重大、吸热能力强，炒炙时中药很难与锅底接触，在一定的温度范围内能有效地缓冲因火候过大而导致的温度剧升，较易控制火候，使药材在砂粒大面积的淹埋中，受热均匀，减少焦/炭化，缩短炒炙时间；成品性状与色泽均匀，克服了清炒时外煳内生现象；且出品率及膨化率高于清炒品，克服了清炒的许多弊端。故此，建议白扁豆采用砂炒，并将"嚼之有豆腥味"改为"嚼之有豆香味"。

4.据报道，近年来在广西部分地区市场上，发现一种白扁豆混淆品，经鉴定为豆科植物金甲豆*Phaseolus lunatus* L.的干燥成熟种子。本品呈扁肾形、扁三角状肾形或扁卵形；表面淡黄白色或白色，有隐约可见的放射纹理，一侧边缘中间有白色椭圆形的种脐；种皮水浸后对光透视可见浅黄棕色放射状脉络纹。

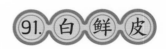

91.白鲜皮

【历史沿革】本品始载于《神农本草经》，列为中品。陶弘景"俗呼为白羊鲜。气息正似羊膻，故又名白膻。"《唐本草》"此药叶似茱萸，苗高尺余，根皮白而心实，花紫白色。"《图经本草》"白鲜生上谷、川谷及冤句，今河中江宁府、滁州润州亦有之，……茎青叶稍白，如槐亦似茱萸，四月开花淡紫色似小蜀葵，根似蔓青，皮黄白而心实，四月五月采根阴干用。"根据上述产地、植物描述及白鲜的附图，与本种吻合。

【来源】本品为芸香科植物白鲜*Dictamnus dasycarpus* Turcz.的干燥根皮。春、秋二季采挖根部，除去泥沙和粗皮，剥取根皮，干燥。

【鉴别要点】本品呈卷筒状，长5～15cm，直径1～2cm，厚2～5mm。外表面灰白色或淡灰黄色，具细皱纹及细根痕，常有突起的颗粒状小点。内表面类白色有细纵纹。质脆，折断时有白粉飞扬，断面不平坦，略带层片状，剥去外皮，迎光检视有闪烁的小亮点，习称"亮银星"[79]。见图91-1。

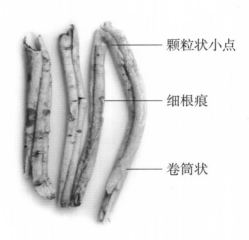

——颗粒状小点

——细根痕

——卷筒状

图91-1　白鲜皮

【饮片】本品呈不规则的厚片或段片。外表皮灰白色或淡灰黄色，具细纵皱纹及细根痕，常有突起的颗粒状小点；内表面类白色，有细纵纹。切面类白色，略呈层片状。见图91-2。

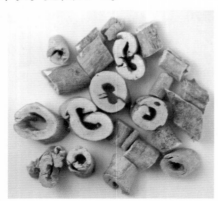

图91-2　白鲜皮

【质量】本品有羊膻气，味微苦。以条大、皮厚、色灰白者为佳。

【附注】1.新疆产的狭叶白鲜*Dictamnus angustifolius* G.Don的根皮，为白鲜皮的同属（白鲜属）植物，其根皮也使用。根茎有密集的长绒毛，下部光滑，有时有短毛。叶轴具毛而不呈翅状。奇数羽状复叶，小叶7～15，叶片长圆形或长椭圆形，下面沿叶脉有疏毛，花序、苞片、萼片和花冠密生暗褐色腺毛。果实也被毛。根皮呈筒状，长5～15cm，直径1～2cm，厚2～5mm，表面灰白色或淡灰黄色，具细纵皱纹及细根痕，常有突起的颗粒状小点；内表面类白色，有细纵纹，质脆，折断时有粉尘，断面平坦，略呈片状，剥去外层，对光可见闪烁的小亮点。有羊膻气，味微苦。分布于新疆，以伊犁、阿勒泰地区最多。自产自销。

2.白鲜皮的伪品：应注意鉴别。

（1）湖北、四川、贵州、江西等省用的白鲜皮为豆科植物锦鸡儿*Caragana sinica*（Buchoz）Rehd.的根皮。药材呈卷筒状，粗大，直径1～3cm，厚3～6mm。表面淡黄白色，有棕色横长的皮孔。质坚硬，断面呈纤维状。香气微弱，味淡。组织构造内不含草酸钙簇晶而含草酸钙棱晶，形成晶鞘纤维。

（2）萝摩科植物鹅绒藤*Cynanchum chinense* R.Br.的根皮，在河南辉县作白鲜皮用。缠绕草本，有乳汁。单叶，叶片宽三角状心形，两面均被短柔毛。花白色，伞形聚伞花序，副花冠二形，杯状，上端裂成10个丝状体。果为蓇葖果，细圆柱状。分布于辽宁、河北、山西、陕西、宁夏、甘肃、山东、江苏、浙江、河南等省区。药材呈半卷筒状或卷筒状，长约0.5～5cm，厚1～2mm；外表面呈浅黄棕色，常有纵向或横向裂纹，稀见细纵纹；内表面类白色或黄白色，光滑或有小突起；质脆，易折断；断面不平坦，分三层，内外层白色，较薄，中间层较厚，橙黄色。味微弱，咀嚼似嚼细沙。

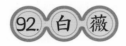

92. 白薇

【历史沿革】本品始载于《神农本草经》，列为中品。别名蒸、春草（《尔雅》），芒草（《尔雅》郭璞注），白微（《本草经集注》），白幕、薇草、骨美（《别录》），龙胆白薇（《药材资料汇编》）。《名医别录》"白微生平原（属山东）川谷，三月三日采根阴干。"《救荒本草》"生平原川谷并陕西诸郡及滁州（安徽滁县），今钧州、密县山野亦有之。苗高一二尺，茎叶俱青，颇类柳叶而阔短，……开花红色，又云紫色，结角似地梢瓜而大，中有白瓤，根状如牛膝根而短，黄白色。"李时珍"微，细也。其根细而白也。按《尔雅》：蒸，春草也。微、蒸音相近，则白微又蒸音之转也。《别录》以蒸为莽草之名，误矣。"《本草乘雅半偈》"根似牛膝而细，长尺许，色黄微白，芳香袭人者，白薇也；色白微黄，折之易断者，白前也。"结合本草附

图考证，古代本草所载白薇的形态与产地与现今所用白薇相符。

【来源】本品为萝藦科植物白薇 *Cynanchum atratum* Bge.或蔓生白薇 *Cynanchum versicolor* Bge.的干燥根及根茎。春、秋二季采挖，除去杂质洗净，干燥。

【鉴别要点】白薇：根茎呈圆柱形，略横向延长，直径0.5～1.5cm，长5～10cm，弯曲皱缩，呈结节状，上面有多数圆形下凹的茎痕及少数残存的茎基。须根丛生如马尾，细长圆柱形，略弯曲，长5～20cm，直径1～2mm；表面棕黄色，平滑或具细皱纹；质脆，易折断；断面略平坦，类白色至淡黄棕色，皮部发达，木部细小，中央有细小黄色木质心，仅占直径的1/3。见图92-1左。

蔓生白薇：药材与白薇相似，但根茎较细，直径4～8mm，残存的茎基也较细，直径在5mm以下，根多弯曲。根的数目一般较白薇少。形似龙胆，有时称龙胆白薇。见图92-1右。

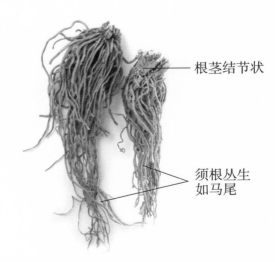

左：白薇　右：蔓生白薇
图 92-1　白薇

【饮片】本品根茎呈厚片或短段；根呈长段，余同药材。见图92-2。

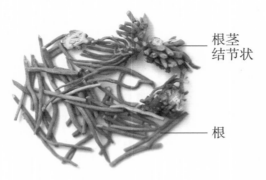

图 92-2　白薇

【质量】本品气微，味微苦。以根条粗壮均匀、色黄、断面中央有黄色小木心者为佳。

【附注】常见易混品。

1.下列同属（鹅绒藤属）植物混作白薇的品种。

（1）合掌消：为*Cynanchum amplexicaule* (Sieb.et Zucc.)Hemsl.的干燥根或全草。亦称"黄绿花合掌消"（学名相同）、肿三消；又名土胆草（《中医药实验研究》）；合掌草、神仙对坐草（《湖南药物志》）；硬皮草、合同硝（《江西草药》）。《湖南药物志》本品"微苦，平，无毒"。根形似白薇，但簇生情况不及白薇紧密。叶卵圆形或倒卵状长椭圆形，对生，长4～8cm，宽2～4cm，无柄，两侧下延呈短耳状，抱茎。花黄绿色。白薇与合掌消的药材区别：白薇根茎短而细小，根密集而形如马尾；而合掌消根茎较粗大，根较疏而散生。二者的根粗细相似，表面色泽也基本一致。区别在于白薇根的木质部更细小而与皮层紧密结合；合

掌消根的木质部略粗而与皮层结合不紧密，皮层易于剥离。分布辽宁、黑龙江等省，江西曾以全草作白薇用。家种白薇、白薇、合掌消断面木部比较见图92-3。

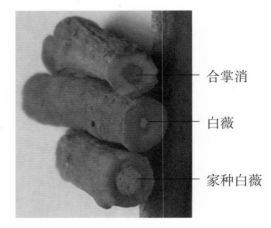

图 92-3　白薇真伪品木部比较

（2）紫花合掌消：为*Cynanchum amplexicaule* (Sieb.et Zucc.) Hemsl.var. *castaneum* Makino的干燥根及根茎。《植物名实图考》之合掌消应为此变种。湖南常见。本品形状同合掌消，但花冠为暗紫色。根茎圆柱形，粗短，呈结节状，上面有圆形凹陷的茎痕或残存茎基，下面簇生多数细而长的根。根长约20cm，直径不及1mm，弯曲，表面黄棕色，具细纵纹。质较脆，易折断，断而平坦，中央有一黄白色小木心。气特异，具羊膻气。味微苦。

（3）竹灵消：为*Cynanchum inamoenum* (Maxim.)Loes.的干燥根及根茎，又名雪里蟠桃、老君须、牛角风、婆婆针线包、大羊角瓢。根茎横长、粗短，多分枝，略呈块状。长1.5～3cm，直径5～10mm。上端可见密集的茎痕或残留茎。须根丛生，细长圆柱形，多弯曲，长10～15cm，直径

0.7~1.5mm。表面黄棕色，稍有皱缩。质脆，易折断。断面略平坦，黄白色，中央有细小的黄色小木心。臭微弱，味淡。竹灵消形态似白薇，通常不分枝，密被灰白色短柔毛，叶片卵状椭圆形。花淡黄色，蓇葖果细长，角状，先端渐尖。四川个别地区以其根误作白薇，河北、山东、宁夏、辽宁、河南、陕西等省也有分布。根含β谷甾醇、白薇苷A、胡萝卜苷、罗布麻宁、2，4-二羟基苯乙酮和对羟基苯乙酮，此外还含有芫花叶白前苷元，该成分以往从白薇苷A的水解产物中分得。见图92-4。

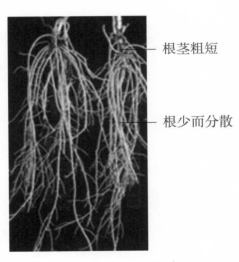

- 根茎粗短
- 根少而分散

图92-4 竹灵消

（4）群虎草：*Cynanchum forrestii* Schltr.。根形似白薇，但较稀疏，黄白色或灰黄色。有的根茎节间长达3cm。分布于甘肃、云南、四川、贵州、西藏等省和自治区。云南部分地区作白薇用。

（5）潮风草：为*Cynanchum ascyrifolium* (Franch.et Sav.)Matsum.干燥根及根茎。根茎不规则圆形，顶端有残茎痕，有弯曲过桥相连；根圆柱形，细长瘦弱，偶见纵皱纹棕黄色。质脆，易折断，断面平坦，偏粉性；具有丹皮酚香气，味微甜。

（6）老瓜头：为*Cynanchum komarovii* Al.Iljinski的根及根茎。别名牛心朴子、芦心草、黑老瓜脖子。根茎结节状，短促，上面有密集的茎基痕或有茎基残留，残留茎基基部通常带红色；根须状，簇生在短小的根茎上，直径约1mm，表面黄白色；常可见一较短而略粗的主根，其自上至下亦着生多数细根。本品为有毒植物，主要毒性成分为生物碱。其全株有毒，毒性大小依次是幼苗期＞花期＞果期。有报道称，本品对皮肤、黏膜有很强的刺激性；1997年5月，内蒙古阿拉善左旗发生双峰驼骆中毒事件，原因就是食用了老瓜头茎叶所致。见图92-5。

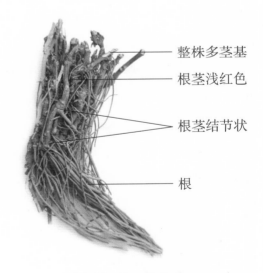

- 整株多茎基
- 根茎浅红色
- 根茎结节状
- 根

图92-5 老瓜头

（7）华北白前：为*Cynanchum mongolicum* (Maxim.)Hemsl.的根及根茎。别名也称老瓜头、牛心朴子。药材残留茎基单一，表面红棕色；根密集，细长圆柱形，稍弯曲，表面带红色，直径1.5～2.5mm，较白薇粗壮。2016年7月，浙江省药监局发出警讯，称大批有毒伪品徐长卿流入市场，称其为"老瓜头徐长卿"，全株有毒。原植物与老瓜头相似，区别：老瓜头全株无毛；华北白前茎被有单列柔毛及幼嫩部分有微毛，茎基单一，茎基、根均带红色。

（8）徐长卿：为*Cynanchum paniculatum* (Bge.)Kitag.的干燥根和根茎。详见本著201.徐长卿项下。

2.下列同科娃儿藤属植物混作白薇的品种。

（1）云南娃儿藤*Tylophora yunnanensis* Schltr.在云南也称小白薇。

（2）卵叶娃儿藤*Tylophora ovata*(Lindl.) Hook.ex Steud.云南个别地区称其根部为白薇。

（3）多花娃儿藤*Tylophora floribunda* Miq.在江苏个别地区称白薇。

（4）粗毛娃儿藤*Tylophora hispida* Decne.在四川个别地区作"小白薇"入药。

3.其他科属的常见伪品。

（1）龙须菜：为百合科龙须菜*Asparagus schoberioides* Kunth的干燥根及根茎。本品根茎粗长，长1.5～5cm，直径0.5～1cm。表面粗糙，上端具多数圆形茎痕或卵形的芽，纵向伏生灰褐色膜质鳞片。根茎一端常残留一段草质的茎基。须根细长弯曲，密集丛生，呈圆柱形或扁缩，长10～30cm，直径1～2mm。灰褐色，有时可见密生灰白色的绒毛。质空虚软韧，不易折断，断面中央有小木心，横

切面有放射状空隙。气微弱，味淡微苦。

（2）白射干：为鸢尾科植物白花射干（扁蒲扇）*Iris dichotoma* Pall.的干燥根及根茎。本品根茎呈不规则结节状。长2～5cm，直径0.7～2.5cm，表面灰褐色，粗糙，可见圆形的茎痕或残留的茎基。须根细长弯曲，下部多已折断，长5～20cm，直径1.5～4mm；表面黄棕色。有明显的纵皱纹及疏生的细根，有时可见纤细的绒毛。质空虚软韧或硬而脆。横切面中央有小木心，木心与外皮间为空隙或黄白色的皮层。臭微弱，味淡微苦。

（3）毛大丁草（兔耳风）：菊科毛大丁草属植物毛大丁草*Gerbera piloselloides.* Cass.两广地区以全草误作"白薇"入药。

（4）万寿竹：百合科植物万寿竹*Disporum cantoniense*(Lour.)Merr.的干燥根及根茎。根茎粗壮，茎残基粗大，具有红棕色卵圆形鳞叶，味甘，嚼之有黏性；根为辐射式维管束，有草酸钙针晶束存在，根茎维管束散生，茎残基内皮层呈明显的波状环，淀粉粒多为长三角形等特征与白薇有明显的差异，均可作为鉴别依据。见图92-6。

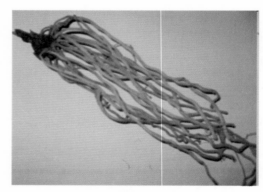

图92-6　万寿竹

（5）竹凌霄（长蕊万寿竹）：百合科万寿竹属植物长蕊万寿竹*Disporum bodinieri*(Lévl.et Vant)Wang et Tang或万寿竹（宝铎草）*Disporum sessile*(Thunb.)D.Don var.*flavens*(Kitag.)Y.C.Tang，在四川少数地区以其根部误作"白薇"入药。此外，某些白前的异物同名品，在个别地区也有误称"白薇"的。

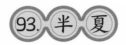

93. 半夏

【历史沿革】本品始载于《神农本草经》，列为下品。苏恭"所在皆有。生平泽中者，名羊眼半夏，圆白为胜。然江南者大乃径寸，南人特重之。顷来互用，功状殊异。其苗似是由跋，误以为半夏也"。苏颂"……二月生苗，一茎，茎端三叶，浅绿色，颇似竹叶，而生江南者似芍药叶。根下相重，上大下小，皮黄肉白。五月、八月采根，以灰裹二日，汤洗暴干"。陶弘景"……以肉白者为佳，不厌陈久"。《蜀图经》"五月采则虚小，八月采乃实大。其平泽生者甚小，名羊眼半夏。由跋绝类半夏，而苗不同"。《植物名实图考》"有长叶、圆叶二种，同生一处，夏亦开花，如南星而小，其梢上翘如蝎尾"。李时珍"《礼记月令》载，五月半夏生，盖当夏之半也，故名。"《本草纲目》载有半夏附图，从古代本草的描述及附图分析与现今所用半夏一致。《植物名实图考》所述长叶、圆叶应是半夏不同年龄的植株。本草中的由跋应是掌叶半夏。

【来源】本品为天南星科植物半夏*Pinellia ternata*（Thumb.）Breit.的干燥块茎。夏、秋二季采挖，洗净，除去外皮及须根，晒干。

【鉴别要点】本品呈类球形，有的稍偏斜。直径1~1.5cm，高0.5~1cm。表面白色或浅黄色，上端多圆平，中间有凹陷的茎痕，习称"凹窝"[34]或"肚脐眼/凹肚脐"[35]；有的块茎上端周边偶见球状侧芽，习称"小疙瘩"[100]，呈黄棕色，周围密布小麻点状的根痕，习称"麻点/棕眼"[40]；下面钝圆而光滑或略不平，色白。质坚实，断面粉质，细腻洁白。见图93-1。

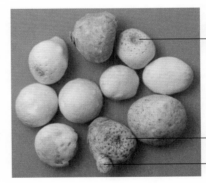

凹窝、肚脐眼／凹肚脐

麻点／棕眼

小疙瘩（侧芽）

图93-1 半夏

【饮片】现行《中国药典》载有生半夏、清半夏、姜半夏、法半夏4个炮制品。

生半夏：同药材。

清半夏：本品呈椭圆形、类圆形或不规则的片。切面淡灰色至灰白色，可见灰白色点状或短线状维管束迹，有的残留栓皮处下方显淡紫红色斑纹。质脆，易折断，断面略呈"角质样"[60]。气微，味微涩、微有麻舌感。

姜半夏：本品呈片状、不规则颗粒状或类球形。表面棕色至棕褐色。质硬脆，断面淡黄棕色，常具"角质样"[60]光泽。气微香，微有姜辣味、微有麻舌感，嚼之略粘牙。

法半夏：本品呈类球形或破碎成不规则颗粒状。表面淡黄白色、黄色或棕黄色。质较松脆或硬脆，断面黄色或淡黄色，颗粒者质稍硬脆。气微，味淡略甘、微有麻舌感。见图93-2。

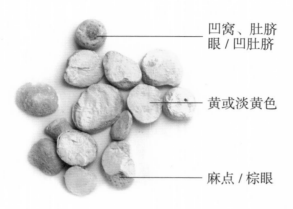

凹窝、肚脐眼 / 凹肚脐

黄或淡黄色

麻点 / 棕眼

图 93-2　法半夏

【质量】生半夏气微，味辛辣、麻舌而刺喉。以个大、皮净、色白、质坚实、粉性足者为佳。炮制品则以个大、色匀、口尝微有麻舌感者为佳。

【附注】1.易混品与伪品。

（1）虎掌半夏：为天南星科植物掌叶半夏（虎掌）Pinellia pedatisecta Schtt的干燥块茎。多呈圆球形，扁圆球形或椭圆形，直径0.5～2cm。表面淡白色或淡黄色。密布有棕黄色麻点。顶点周围有芽痕。质坚实，断面粉性。味辛辣而麻舌。

（2）水半夏：为天南星科犁头尖属植物戟叶犁头尖Typhonium flagelliforme

（Lodd.）Blume的干燥块茎。在部分地区充半夏使用。呈椭圆形、圆锥形或半圆形，直径0.5～1.5cm，高0.8～3cm。表面类白色或淡黄色，不平滑，有多数隐约可见的点状根痕。上端类圆形，有呈偏斜而凸起的叶痕或芽痕，呈黄棕色。有的下端略尖。质坚实，断面白色，粉性。气微，味辛辣，麻舌而刺喉。须经生姜、明矾、石灰、甘草等分别炮制后入药。

（3）山珠半夏：又名山珠南星，为天南星科植物山珠南星Arisaema yunnanensis Buchet的块茎。《云南省药品标准》作半夏使用。呈扁椭圆形、半圆形，直径1～3cm。表面白色或黄白色，上端多圆平，中心有凹陷的茎痕，呈棕黄色。芽鳞常排成轮状，芽痕周围有1～3圈皮孔状须根痕，圆形或椭圆形；质坚实。断面白色，粉质。味辛、嚼之发黏，麻舌刺喉。

2.《中国药典》1953版首载半夏，为天南星科植物半夏Pinellia ternata Breitenbacb的磨去栓皮的干燥块茎。

3.本品为"六陈"品种之一。

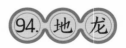

94. 地龙

【历史沿革】本品始载于《神农本草经》，列为下品。原名"白颈蚯蚓"。地龙之名始见于《图经本草》，"蚓之行也，引而后申，其蝼如丘，故名蚯蚓，生活于土壤之中，形曲似龙，又名地龙"。陶弘景"入药用白颈，是其老者。"李时珍引郭义恭《广志》"闽越山蛮啖蚯蚓为馑。"苏颂"方家谓之地龙"。白颈按现代分类学系指似戒指状的环带（生殖带），色乳白或肉红，是东方分布最多的环毛属动物最显著的标志，到了性成熟时才显现出来。因此，白颈蚯蚓是指环毛蚯蚓这一类，非指蚯蚓的某一种。

【来源】本品为钜蚓科动物参环毛蚓 *Pheretima aspergillum*（E.Perrier）、通俗环毛蚓|*Pheretima vulgaris* Chen、威廉环毛蚓 *Pheretima guillelmi*（Michaelsen）或栉盲环毛蚓|*Pheretima pectinifera* Michaelsen的干燥体。前一种习称"广地龙"，后三种习称"沪地龙"。广地龙春季至秋季捕捉，沪地龙夏季捕捉，及时剖开腹部，除去内脏和泥沙，洗净，晒干或低温干燥。

【鉴别要点】广地龙：呈长条状薄片，弯曲，边缘略卷，长15~20cm，宽1~2cm。全体具环节；头部包括口前叶和围口节2部，围口节腹侧有口，上覆肉质的叶，即口前叶；眼及触手等感觉器全部退化。自第2节起每节有刚毛，成环状排列，即"蚯蚓头"[85]，沿背中线，从11~12节始，节间有一背孔。背部棕褐色至紫灰色，腹部浅黄棕色；第14~16环节为生殖带，习称"白颈"，较光亮。体前端稍尖，尾端钝圆，刚毛圈粗糙而硬，色稍浅。雄生殖孔在第18节腹侧刚毛圈一小孔突上，外缘有数环绕的浅皮褶，内侧刚毛圈隆起，前面两边有横排（一排或二排）小乳突，每边10~20个不等。受精囊孔2对，位于7/8至8/9环节间一椭圆形突起上，约占节周5/11。体轻，略呈革质，不易折断。气腥，味微咸。

沪地龙：长8~15cm，宽0.5~1.5cm。全体具环节，背部棕褐色至黄褐色，腹部浅黄棕色；受精囊孔3对，在6/7至8/9环节间。第14~16环节为生殖带，较光亮。第18环节有一对雄生殖孔。通俗环毛蚓的雄交配腔能全部翻出，呈花菜状或阴茎状；威廉环毛蚓的雄交配腔孔呈纵向裂缝状；栉盲环毛蚓的雄生殖孔内侧有1或多个小乳突。

地龙见图94-1。

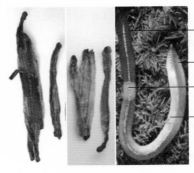

——蚯蚓头/稍尖
——尾端钝圆
——白颈/生殖带
——环节

左：广地龙　中：沪地龙　右：原动物

图94-1　地龙

【饮片】地龙片：本品呈薄片状或圆柱状段。

炒地龙：多切成咀段或寸段，经滑石粉炒后多膨大鼓起，外表粘有滑石粉，灰白色。质脆，味微咸。见图94-2。

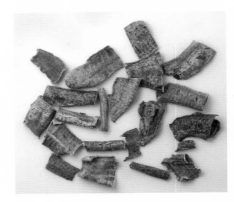

图94-2　地龙

【质量】本品药材以条大、肥壮、不碎、无泥者为佳。

【附注】我国的药用地龙约有14种，除上述4种外，尚有如下10种。

1.环毛蚓属同属动物：湖北环毛蚓Pheretima hupeiensis(Michaelsen)、直隶环毛蚓Pheretima tschiliensis (Michaelsen)、兰州直隶环毛蚓Pheretima tschiliensis lanzhouensis (Feng)、中材环毛蚓Pheretima medioca (Chen et Hsu)、白颈环毛蚓Pheretima californica (Kinberg)、秉氏环毛蚓Pheretima carnosa(Goto et Hatai)、秉前环毛蚓Pheretima praepinguis(Gates)7种除去内脏的干燥体。

2.土地龙：为正蚓科动物缟蚯蚓Allolobophora caliginosa（Savigny）trapezoides (Ant.Deges)除去内脏的干燥体。呈弯曲的圆柱形，长5～10cm，直径3～7cm。生殖环带多不明显。黄色至灰棕色。多抽缩不平。质轻而脆，易折断，肉薄，常附有泥土。

3.歪方背暗异唇蚓：为正蚓科Allolobophora calignosa trapezoides(Ant. Duges)；赤子爱胜蚓：为正蚓科Eisenia foetida(Savigny）除去内脏的干燥体。

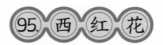

95. 西红花

【历史沿革】本品始见于《本草品汇精要》，但国外公元前五世纪克什米尔文

献中就有记载。《本草纲目》释名洎夫兰，又名撒法朗（系音译）。李时珍"番红花出西番回回地面及天方国，即彼地红蓝花也。元时以入食馔用"。因其从国外传入，故名。从《本草纲目》附图可判断为菊科红花。《植物名实图考》也误将西红花认为菊科的红花。

【来源】本品为鸢尾科番红花属植物番红花Crocus sativus L.的干燥柱头。9～10月晴天早晨太阳刚出来时采集花朵，然后摘下柱头。

【鉴别要点】本品呈弯曲的线形，三分枝，长约3cm，常断裂。暗红色，上部较宽而略扁平，顶端边缘显不整齐的齿状，内侧有一短裂隙，下端有时残留一小段黄色花柱。体轻，质松软，无油润光泽，干燥后质脆易断。见图95-1。"水试"[29]从柱头可见橙黄色成直线下降，并逐渐扩散，水被染成黄色，无沉淀。柱头膨胀呈喇叭状，有短缝；在短时间内，用针拨之不破碎。见图95-2。

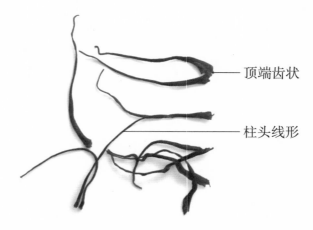

顶端齿状

柱头线形

图 95-1　西红花

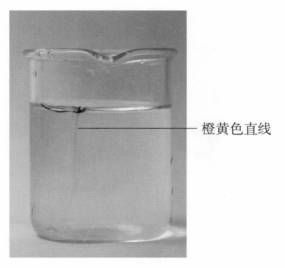

——橙黄色直线

图 95-2　西红花水试

【质量】本品气特异，微有刺激性，味微苦。在55~60℃烘干，即为"干西红花"。以柱头完整、色红、黄丝少者为佳。

【附注】1.掺假品。

（1）湿红花，即用"干西红花"柱头加入辅料的加工品，呈疏松团块，有众多扁平柱头压制而成，红棕色，油润光泽。气清香、味微苦。

（2）在西红花中掺入其他花柱。其顶端边缘无齿状特征。

2.伪制品。

（1）用番红花的雄蕊经染色伪制而成，长约1cm，暗红色，常对拧搓制而成，药丝螺旋状扭曲，药室末端箭形，花丝线状，质柔。

（2）用莲须伪充，呈线性，花药常扭转，纵裂，深黄色或棕黄色，味涩。

（3）用玉蜀黍的柱头及花柱经染色伪制，呈疏松团块状，深红色，长3~4cm，微有油润光泽，置纸上可留下油渍，置放大镜下可见花柱、花丝和花药。气微臭，

浸泡于水中，水面出现油滴，水被染成红色。

（4）菊花舌状花冠伪制品。集结成疏松团块状，深红色，长2~3cm，微有油润光泽，置纸上可留下油渍。气微。浸泡于水中，水面出现油滴，水被染成红棕色。加碘试液于团块上则变成紫外线蓝色。

（5）用红花雄蕊染色，或将金盏花的舌状花冠染色掺入者。

3.中国医学科学院药用植物研究所应用生物技术，成功地用西红花的花被细胞，诱导形成橙黄至红色的柱头结构，与天然西红花高效液相色谱图比较，二者均有6~8个吸收峰，且峰的保留时间吻合。说明人工培植的西红花与天然西红花成分的组成基本相同。

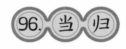

96.当归

【历史沿革】本品始载于《神农本草经》，列为中品。《名医别录》"当归生陇西川谷，二月、八月采根阴干"。陶弘景"今陇西叨阳黑水当归，多肉少枝，气香，名马尾当归。四川北部当归，多根枝而细。历阳所出，色白而气味薄，不相似，呼为草当归，阙少时乃用之"。《唐本草》"当归苗有二种，于内一种似大叶芎穷，一种似细叶芎穷，惟茎叶卑下于芎穷也。今出当州（今四川松潘）、岩州（今甘肃岩昌）、翼州（今河北翼县）、松州（今四川松潘），岩州最胜，细叶者名蚕头当归，大叶者名马尾当归，今用多

187

是马尾当归，蚕头者不如，此不复用，陶弘景称历阳者是蚕头当归也"。时珍"今陕、蜀、秦州（今甘肃）、汶州（今四川汶川）诸处人多栽莳为货。以秦归头圆尾多色紫气香肥润者，名马尾归，最胜他处；头大尾粗色白坚枯者，为搀头归，止宜入发散药尔"。古今当归主产地和疗效基本相同。

【来源】本品为伞形科植物当归 *Angelica sinensis*（Oliv.）Diels的干燥根。秋末采挖，除去须根及泥沙，待水分稍蒸发后根变软时，捆成小把，上棚，用烟火慢慢熏干。

【鉴别要点】本品主根粗短，略呈圆柱形，其下着生十数条支根，状如马尾，长15～25cm。全体习称"马尾当归"。表面黄棕色至棕褐色，具纵皱纹和横长皮孔样突起。根头（归头）直径1.5～4cm，具环纹，上端圆钝膨大，或具数个明显突出的根茎痕，习称"小疙瘩"[100]；顶端有紫色或黄绿色的茎和叶鞘的残基，形成环状，习称"合口"[48]；主根（归身），长1～3cm，直径1.5～3cm，表面凹凸不平；支根（归尾）直径0.3～1cm，上粗下细，多扭曲，有少数须根痕。质柔韧，习称"油润/油性"[70]。断面黄白色或淡黄棕色；皮部厚，有裂隙和多数棕色点状分泌腔；木部色较淡，形成层环黄棕色；根茎部分断面中心通常有髓和空腔，习称"菊花纹/菊花心"[24]。见图96-1。

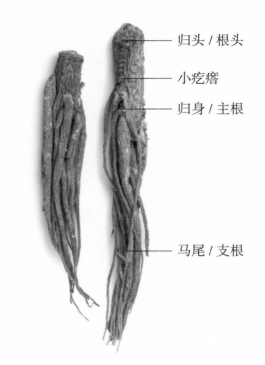

图96-1　全当归

【饮片】本品按其入药部位分全当归（全体）、归头（主根上端）、归身（主根）、归尾（支根与归尾）。本品呈类圆形、椭圆形或不规则厚片（归尾为长段）。外表皮黄棕色至棕褐色。切面黄白色或淡棕黄色，平坦，有裂隙，中间有浅棕色的形成层环，并有多数棕色的油点。见图96-2。

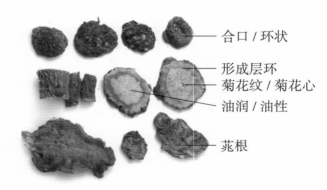

图96-2　当归

【质量】本品有浓郁的香气，味甘、辛、微苦。以主根粗长、油润/油性[70]、外皮黄棕、断面黄白色、气味浓郁为佳。柴性大、干枯无油或断面呈绿褐色者不可供药用。

【附注】1.芤根：指当归抽薹后，根部肉质松泡、虚软质次的根。习称"芤根"，质差。

2.同属（当归属）植物的其他品种。

（1）东当归Angelica acutiloba Kiag.，以根作当归入药。主根粗短，有多数支根。功效与当归类似。

（2）云南野当归Angelica decursiva（Miq.）f.Decursiva的干燥根，呈圆锥形，常有数个分枝，以二歧式分枝为常见，根头部具横纹。质坚硬，断面黄白色，有棕色斑点。具类似当归的香气，味微苦而辛。

（3）朝鲜当归（大独活）Angelica gigas Nakai的干燥根，在朝鲜称"真当归"，我国延边地区称"土当归"，在日本作独活使用。根头部粗短，长2～5cm，表面有横纹，下面生有数个支根。表面暗灰褐色，有纵皱纹及多数横向突起的皮孔状疤痕，并可见渗出的棕褐色黏稠的树脂样物质。质脆，断面皮部灰白色，木部黄白色，气芳香，味微甘而辛、苦。

3.同科植物的其他伪品：欧当归Levisticum officinale Koch.，主根粗长，顶端常有数个小根头绞合在一起成为一体。质柔韧，折断面黄色或淡黄棕色。皮部厚，有棕色油点，形成层黄棕色，木部黄

色，香气浓郁而浊。味甘辛、微苦，麻舌，不能作当归使用。

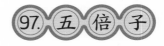

97. 五倍子

【历史沿革】本品始载于《开宝本草》，名文蛤。马志"其子色青，大者如拳，而内多虫"。苏颂"以蜀中者为胜，生于肤木上"。时珍"五倍子，宋《开宝本草》收入草部，《嘉祐本草》移入木部。虽知生于肤木之上，而不知其乃虫所造也。肤木，即盐肤子木也。此木生丛林处者，五、六月有小虫如蚁，食其汁，老则遗种，结小球于叶间，正如蛄蟖之作雀瓮，蜡虫之作蜡子也。初起甚小，渐渐长坚，其大如拳，或小如菱，形状圆长不等。初时青绿，久则细黄，缀于枝叶，宛若结成。其壳坚脆，其中空虚，有细虫如蠛蠓。山人霜降前采取，蒸杀货之。否则虫必穿坏，而壳薄且腐矣。皮工造为百药煎，以染皂色，大为时用。他树亦有此虫球，不入药用，木性殊也。"以上所述与现今所用五倍子相符。

【来源】本品为漆树科植物盐肤木Rhus chinensis Mill.、青麸杨Rhus potaninii Maxim.或红麸杨Rhus punjabensis Stew.var. sinica（Diels）Rehd.et Wils.叶上的"虫瘿"[41]，主要由五倍子蚜Melaphis chinensis（Bell）Baker寄生而形成。秋季采摘，置沸水中略煮或蒸至表面呈灰色，杀死蚜虫，取出，干燥。按外形不同，分为"肚倍"和"角倍"。

【鉴别要点】肚倍：呈长圆形或纺锤形囊状，略扁，无角状分枝；长2.5～9cm，直径1.5～4cm。表面灰褐色或灰棕色，微有柔毛；纵纹明显。质硬而脆，易破碎，断面"角质样"[60]，有光泽，壁厚2～3mm，内壁平滑，有黑褐色死蚜虫及灰色粉状排泄物。气特异，味涩。见图97-1上。

角倍：呈菱形、卵圆形或纺锤形，长3～8cm，直径2～5cm，具有不规则的角状分枝。表面灰黄色或淡黄棕色，被灰白色软滑短柔毛。质硬脆，破碎后中空，断面"角质样"[60]，有光泽；壁厚1～2mm；内壁平滑，有多数黑褐色死蚜虫、黑色粉末状蚜虫卵及排泄物附着于内壁上，并时有1～2对游离于角倍中的白色丝团，丝团表面又附有多数蚜虫尸体，内壁上附有白色粉霜状或结晶状的蜡样物，柔毛较明显，壁较薄。气特异，味涩。见图97-1下。

【饮片】本品呈不规则的碎片，断面角质样，有光泽，可见黑褐色死蚜虫、黑色粉末状蚜虫卵及排泄物，余同药材。见图97-2。

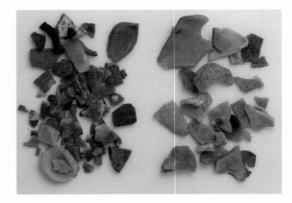

左：肚倍　　　右：角倍
图97-2　五倍子

【质量】本品以个大、完整、壁厚、色灰褐、纯净者为佳。经验认为内部布满蚜虫者为优。

【附注】1.角倍多于9～10月间采收；肚倍多于5～6月间采收。如收采过时，则虫瘿开裂，影响质量。采得后，入沸水中煮3～5分钟，将内部仔虫杀死，晒干或阴干。

2.产生五倍子必须具备三要素，五倍子蚜虫类昆虫、蚜虫类昆虫的冬寄主——提灯藓类植物、蚜虫类昆虫的夏寄主——盐肤木类植物。提灯藓属植物只有皱叶提灯藓*Mnium maximoviczii* Lindi.（分布于浙江、湖北、湖南、贵州）、尖叶提灯藓*Mnium cuspidatum* Hedw.（分布于浙江、湖北、湖南、广西、贵州）、圆叶提灯藓*Mnium vesicatum* Besch（分布于浙江、湖北、湖南）三种能作为蚜虫的冬寄主。

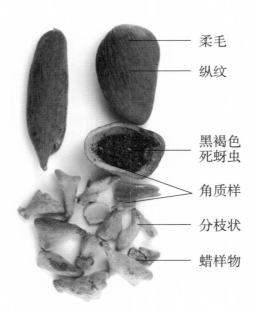

柔毛
纵纹
黑褐色死蚜虫
角质样
分枝状
蜡样物

上：肚倍　　　下：角倍
图97-1　五倍子

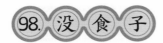

98. 没食子

【历史沿革】本品始载于《海药本草》。唐本草载本品称"无食子"。

【来源】本品为没食子蜂科昆虫没食子蜂Cynips gallae-tinctoriae Oliv.的幼虫，寄生于壳斗科植物没食子树Quercus infectoria Oliv.幼枝上所产生的虫瘿。通常于8~9月间，采集尚未穿孔的虫瘿，晒干。

【鉴别要点】本品为干燥"虫瘿"[41]，略呈球形，有短柄；直径1~2.5cm，外表灰色或灰褐色，有"疣状突起"[98]。质坚厚，断面不平坦，呈黄白色或淡黄色，有光泽。常见有幼蜂的尸体。虫已飞出者，则中间有一孔道，与表面的小孔相连，内部并遗有虫壳。见图98。

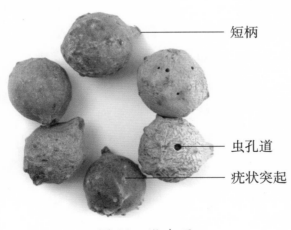

短柄

虫孔道

疣状突起

图98 没食子

【质量】本品无臭，味涩而苦。以个大，体重，质坚，表面灰黄色、肉较厚、味苦涩、无破碎、没食子蜂尚未飞出者为佳；已穿孔者，品质较次。

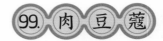

99. 肉豆蔻

【历史沿革】本品始载于《药性论》。陈藏器"肉豆蔻生胡国，……其形圆小，皮紫紧薄，中肉辛辣"。李时珍"花实皆似豆蔻而无核，故名。……肉豆蔻花及实状虽似草豆蔻，而皮肉之颗则不同。颗外有皱纹，而内有斑缬纹，如槟榔纹。最易生蛀，惟烘干密封，则稍可留。"历代本草所述与现今肉豆蔻商品一致。

【来源】本品为肉豆蔻科植物肉豆蔻Myristica fragrans Houtt.的干燥成熟种仁。早晨摘取成熟果实，剖开果皮，剥去假种皮，再敲破壳状的种皮，取出种仁，用石灰乳浸一天后，缓火焙干。

【鉴别要点】本品呈卵圆形或椭圆形，长2~3cm，直径1.5~2.5cm。表面灰棕色或灰黄色，有时外被白粉（石灰粉末）。全体有浅色纵行沟纹及不规则网状沟纹（"网状纹理/网状皱纹"[27]）。宽端有浅色的圆形隆起，为原种脐的部位。另一端有暗色下陷处，为原合点的部位，二端间有明显的纵沟，为原种脊的部位。质坚硬，易破碎。碎面可见一薄层暗棕色外胚乳向内伸入，与类白色的内胚乳交错，形成"大理石样纹理"（亦称"槟榔纹/蛇纹"）[21]。纵切时可见宽端有小形腔隙，内藏小形干缩的胚。见图99-1。

【饮片】肉豆蔻：同药材。

麸煨肉豆蔻：形如肉豆蔻，表面为棕褐色，有裂隙。气香，味辛。用时捣碎或研碎。见图99-2。

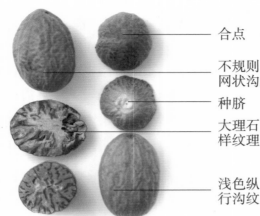

合点

不规则网状沟纹

种脐

大理石样纹理

浅色纵行沟纹

图 99-1　肉豆蔻

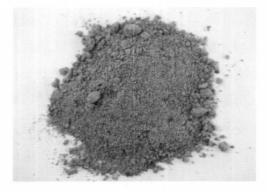

图 99-2　肉豆蔻

【质量】本品气强烈芳香，味辛辣，微苦。以个大、体重、质坚实、表面光滑、破裂后油性足、香气浓、味辛辣、花纹明显者为佳。

【附注】1.混淆品：长形肉豆蔻为同属（肉豆蔻属）植物 *Myristica argentea* Warb. 除去假种皮及种皮的种仁。呈长椭圆形，个较大，长3～4cm，直径1.5～2.5cm。表面灰褐色，全体有浅色纵沟纹及不规则网纹。富油性，气香浓烈，味辛。

2.肉豆蔻衣：俗称"玉果花"，为肉豆蔻种子假种皮的干燥品。通常折合压扁呈分枝状，棕红色，质脆易碎，气芳香。有的地区作肉豆蔻使用。

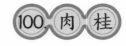

【历史沿革】本品原名菌桂、牡桂，始载于《神农本草经》，列为上品。苏颂"菌者竹名，此桂嫩而易卷如筒，即古所谓筒桂也，筒似菌字，后人误书菌，习而成俗，亦复因循也。"肉桂一名始见于《唐本草》。"菌桂，叶似柿叶，中有纵纹三道，表里无毛而光泽。"与现用肉桂相符。而《本草纲目》"牡桂叶长如枇杷叶，坚硬有毛及锯齿……桂即牡桂之厚而辛烈者，牡桂即桂之薄而味淡者。"并附有图，其叶为羽状叶脉，与现今使用之肉桂不符。

【来源】本品为樟科植物肉桂 *Cinnamomum cassia* Presl 的干燥树皮。多于秋季剥取，阴干。据树皮的树龄与产地加工压制方法不同而有不同的规格，主要有企边桂、桂通、板桂、桂碎、进口桂等。

【鉴别要点】企边桂：为剥取10年以上的干皮，将二端削成斜面，突出桂心，夹在木制的凹凸中间，压成二侧向内卷曲的浅槽状。长约40cm，宽6～10cm，厚0.2～0.8cm。外表面灰棕色，稍粗糙，有不规则的细皱纹及横向突起的皮孔，有的可见灰白色的斑纹，习称"彩皮"[87]；内表面红棕色，略平坦，有细纵纹，划之显油痕。质硬而脆，易折断，断面不平坦，外层棕色而较粗糙，内层红棕色而油润，两层间有1条黄棕色的线纹。气香浓烈，味甜、辣。

桂通：又称"桂尔通""油桂筒""官

桂""筒桂"。为剥取栽培5~6年生幼树的干皮和粗枝皮，或老树枝皮，不经压制，自然卷曲成筒状，长约30cm，直径2~3cm。

板桂：剥取老年树最下部近地面的干皮，夹在木制的桂夹内，晒至九成干，加压，约1个月完全干燥，成为扁平板状。

桂碎：又名桂心，为肉桂加工过程中的碎块，多供作香料用。

进口桂：主产于越南，又名"安桂"。通常分为"高山肉桂"和"低山肉桂"两种。药材一般呈两边向内卷曲的筒状，中央呈槽状，略向内凹陷，两端皆斜向削去外皮，长40~50cm，宽6~8cm，厚0.5~0.7cm。表面稍粗糙，具皱纹，有灰白色和黄棕色相间的斑纹，习称"彩皮"[87]，处处可见圆形或半圆形皮孔。内表面棕色至棕褐色，光滑有细纵纹，用指甲划可见油痕。有特殊芳香气，味甜、微辛辣。

肉桂见图100-1。

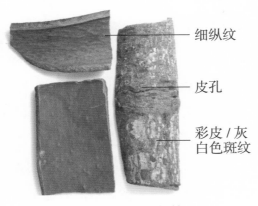

图 100-1　肉桂

【饮片】本品呈丝状或粉末。前者用时捣碎；后者冲服。见图100-2。

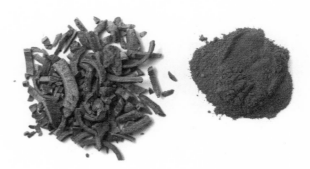

左：丝　　　　　右：粉
图 100-2　肉桂

【质量】本品以不破碎、体重、外皮细、肉厚、断面紫红色、油性大、香气浓厚、微甜辣、嚼之少渣者为佳。进口桂以外皮细而薄、肉厚、体重、无破碎；内面指划显油痕、香气浓、甜味重、微辣者为佳。

【附注】1.进口桂的采收与质量：一般栽植15年后，其树干已高6~10m，始可砍剥。第一次砍伐者称"前期"，砍伐时必须留距离地面60cm高的树干，它仍会抽枝发芽，逐年成长；再经过10年后作第二次的砍伐，称"后期"。桂树栽植于高山者的"高山肉桂"品质佳，低山者的"低山肉桂"质次；前期质次，后期质佳。

2.混淆品有多种同科植物的树皮。

（1）阴香：为樟科植物阴香*Cinnamomum burmannii*（Nees）Blume的树皮。呈槽状、板片状或不规则块状。厚0.1~0.6cm，外表面灰棕色或灰褐色，可见灰白色斑纹和不规则的细纹理。内表面暗红棕色，平滑，划之油痕不明显。质硬而脆，易折断，断面红棕色，粗糙，内外分层不明显，无黄棕色线纹。具樟脑气味，味辛、微甜。调味用的桂皮则为天竺桂

Cinnamomum japonicum Sieb.、阴香、细叶阴香Cinnamomum chingii M.et Calf等数种植物的树皮。不能作肉桂药用。

（2）南玉桂：为大叶清化桂Cinnamomum cassiae var.macrophyllum Chu的树皮。主要栽培于广西和广东。变种与正种的主要区别是叶甚大，长25～35～（48）cm，宽8～11～（13）cm。树皮与肉桂相似。

（3）柴桂：为樟科植物柴桂Cinnamomum tamala (Buch.-Ham.)Ness et Eberm的树皮。呈槽状、半筒状或不规则块状，厚0.4～1.5cm，外表面灰棕色，粗糙，有时可见灰白色斑纹。内表面暗红棕色，划之油痕不明显。质坚硬，不易折断，断面不平坦，内外分层不明显，外层较厚。切面有众多略具光泽的黄白色斑点，内层较薄，深棕色，油性强。具樟脑气，味辛、微甜。

（4）三钻风：为樟科植物三桠乌药Lindera obtusiloba Bl.及大叶钩樟Lidera umbellate Thunb.的树皮。呈槽状或半卷筒状，厚0.2～0.4cm，外表面灰褐色，有不规则的细皱纹，偶见横向沟纹及白色的斑点。内表面暗红棕色，略光滑，有不明显的细纵纹。质硬而脆，易折断，断面不平。外层呈浅黄棕色，内层红棕色而油润。气微香，味淡。

3.《本经》有牡桂、菌桂。《本草纲目》认为桂即牡桂，并将两者合为一条。又云："桂即肉桂也"，可见牡桂（牡：原指雄性的鸟兽类，喻指较小较薄者）、肉桂为同一物。至于菌桂，陶弘景称其

"正圆如竹"；《图经》"树皮青黄，薄卷若筒，亦名筒桂"。据此，菌桂当即今之官桂。肉桂之名古近代较为混乱。

4.肉桂的服用方法：一般以细粉兑服为好，因该品含挥发油，在煎煮过程中易挥发，兑服可减少其用量与提高疗效，节省资源。

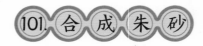

101. 合 成 朱 砂

【历史沿革】本品亦称灵砂（《证类本草》）；心红（《本草蒙筌》）；水华朱（《胡演升丹炼药秘诀》）；银朱、猩红、紫粉霜（《纲目》）；合成朱砂、马牙柱、平口砂、丹砂等。李时珍"昔人谓水银出于丹砂，熔化还复为朱者，即此也，名亦由此。……胡演《丹药秘诀》云：升炼银朱，用石亭脂二斤，新锅内熔化，次下水银一斤，炒作青砂头，炒不见星。研末罐盛，石板盖住，铁线缚定，盐泥固济，大火煅之。待冷取出，贴罐者为银朱，贴口者为丹砂。今人多以黄丹及矾红杂之，其色黄黯，宜辨之。真者谓之水华朱。每水银一斤，烧朱一十四两八分，次朱三两五钱。……银朱乃硫黄同汞升炼而成，其性燥烈，亦能烂龈挛筋，其功过与轻粉同也。今厨人往往以之染色供馔，宜去之。"

【来源】本品以水银、硫黄为原料，经加热升炼而成。主含硫化汞(HgS)。

【鉴别要点】灵砂：本品完整者呈盆状，多为大小不等的碎块，全体暗红色，条痕朱红色，断面呈纤维柱状，习称"马

牙柱"见图101-1。具有宝石样或金属光泽，质松脆，易沿解理面裂开，习称"平口砂"。无臭，味淡。见图101-2。

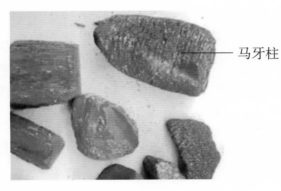

图 101-1　合成朱砂（灵砂）

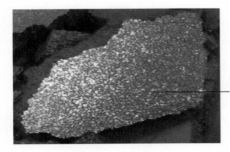

图 101-2　合成朱砂（平口砂）

银朱：本品呈细粒、疏散土状的深红色粉末。见图101-3。质重，具强光泽，吸湿易结块，捻之极细而染指。性温，味辛，有毒。

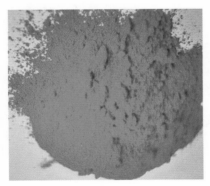

图 101-3　合成朱砂（银朱）

【饮片】见本著102.朱砂饮片项下。

【质量】本品无臭，无味。以色红鲜艳、有光泽、半透明、体重、质脆、无杂质者为佳，含硫化汞在99%以上。

【附注】1.灵砂和银朱的制备区别：《丹药秘诀》和《天工开物》中已有详细记载。由此可知，合成朱砂已有数百年的历史。二者是同原料（水银、硫黄。但配比不同），同方法（加热升炼），在同一罐内制成，只是结晶的部位不同（贴罐者为"银朱"，贴罐口者为"丹砂"）。灵砂采用水银和硫黄（其中水银与硫黄的比例约为4∶1，混合均匀）自然火升之，干水十二盏为度；银朱采用水银和石亭脂（即硫黄之呈现红色者，其中水银与石亭脂的比例约为1∶2，混合均匀）大火锻之。《本草纲目》分列银朱和灵砂2药。银朱现有化学合成法，曾俊超等采用水银，升华硫和氢氧化钾加热合成。

2.合成朱砂的伪品：有赭石、赤铁矿、红土、染色的方铅矿、雄黄、红粉、铅丹等。另有混合不同的红色颜料和矿物细粉或在此基础上掺入少量朱砂造假。见图101-4。

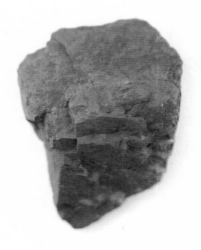

图 101-4　赤铁矿

3.晶形的区别：夏晶等认为朱砂、灵砂、银朱主成分均为硫化汞(HgS)，理论上药效及适应证不应存在较大区别，不少文献都证明古人对朱砂与合成朱砂药性的判断是正确的，但对造成差异的原因未有系统研究。据这3种中药的形成过程，它们的性质可能与其晶形有较大关系。药物的晶型不同，其分子在晶胞中的对称规律不同，导致药物分子之间、药物分子与溶剂分子之间相互作用力或者结合方式的不同，进而对药物的生物利用度及药效产生一定的影响。HgS实际存在α、β、γ 3种晶形，低温相为三方晶系的α型和β型；高温相为六方晶系的γ型。根据灵砂和银朱的制法，灵砂其实是β型硫化汞转化到γ型硫化汞的中间产物α；而朱砂所具有的α型在人工合成的条件下，很难得到。朱砂的成矿温度在90～200℃之间，是在自然的条件下缓慢生成的。古代灵砂的炼制温度较低，可能是α型和γ型硫化汞的混合物。虽然文献上对朱砂的晶型记载不一，但从合成朱砂的合成工艺可见，朱砂的晶型与合成朱砂应该存在一定的差别。

4.X射线衍射分析曲线特征：3.61(1)、3.38（>10）、3.18(2)、2.88(>10)、2.38(1)朱砂与合成朱砂，两者的特征衍射线在峰位和强度上均相同，都是由较纯的三方晶系HgS组成，只是微量成分与朱砂有一定差异。

5.功能与主治：朱砂、灵砂、银朱虽然主成分均为硫化汞(Hg)，但在药性及适应证上均有较大差别。

（1）性味与归经：朱砂性甘微寒；有毒，归心经；灵砂性甘，温；有毒，归心、胃经；银朱性辛，温；有毒，归心、肺经。

（2）功能与主治：朱砂可清心镇惊，安神，明目，解毒，用于心悸易惊，失眠多梦癫痫发狂，小儿惊风，视物昏花，口疮，喉痹，疮疡肿毒；灵砂可安神定惊，明目，通血脉，用于头晕吐逆，反胃，心悸失眠；银朱可攻毒杀虫，用于疮毒，疥癣。

6.本品《中国药典》未载。目前其主要用于饰品。

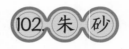

102. 朱砂

【历史沿革】本品原名丹砂。始载于《神农本草经》，列为上品。苏颂"今出辰州（今湖南沅陵）、宜州（今广西宜山）、阶州（今甘肃武都），而辰砂为最。……砂生石上，其大块者如鸡子，小者如石榴子，状若芙蓉头、箭镞、连床者紫黯若铁色，而光明莹澈，碎之崭岩作墙壁，又似云母片可拆者，真辰砂也，无石者弥佳"。《本草纲目》"丹乃石名，其字从井中一点，象丹在井中之形，后人以丹为朱色之名，故呼朱砂"。以上所述古代的丹砂、辰砂和现代的朱砂即是辰砂族辰砂。

【来源】本品为硫化物类矿物辰砂族辰砂。主含硫化汞(HgS)。采挖后，选取纯净者，用磁铁吸净含铁的杂质，再用水淘去杂石和泥沙。

【鉴别要点】本品呈粒状或块状集合体，呈颗粒状或块片状。鲜红色或暗红色，有时带有铅灰色的锈色；"条痕"[54]红色至褐红色；手触之不染指；具光泽。不透明或半透明。体重，质脆（片状者易破碎，块状者质较坚硬，不易破碎）；粉末状者有闪烁的光泽。商品规格常以形状、产地不同，分辰砂、珠宝砂、镜面砂、豆瓣砂等。见图102-1、102-2。

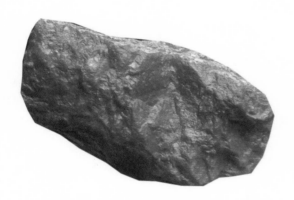

图 102-1　朱砂（辰砂）

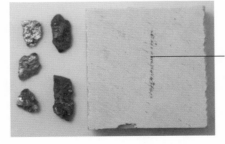

图 102-2　朱砂条痕色

红色至褐红色条痕

辰砂：朱砂产于湖南辰州（沅陵）者。故为道地中药。见图102-1。

镜面砂：因其光泽而命名。选用优质朱砂用刀剔成薄片，亦称"劈砂、片砂"，多呈斜方形、长条形或不规则片状，大小厚薄不等，边缘不齐；直径1.0~15cm，厚

0.2~0.3cm（也有更厚的）。光亮如镜，微透明。质脆易碎。分以色艳红透者称"红镜"（质稍松）、色乌红者称"青镜"（色暗，质较坚）两种，均通用，统称"镜面砂"。见图102-3。

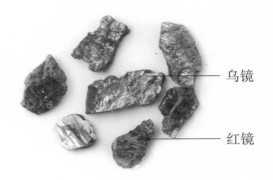

乌镜

红镜

图 102-3　朱砂（镜面砂）

朱/珠宝砂：亦称"正洋尖砂、洋尖砂、泽光砂"，呈细小颗粒、细小片块或粉末状，鲜红色，明亮。更小者称"米砂"。见图102-4左。

豆瓣砂：因其形状而命名。又名"豆砂、个砂"，色红艳、光亮，形似豆瓣，习称"豆瓣砂"。方圆形块状，多棱角；多为大个，夹有小粒者。颜色发暗或现灰黑，体重质坚而不易碎，故多为"青镜"。见图102-4右。

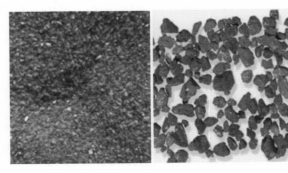

左：朱/珠宝砂　　　右：豆瓣砂
图 102-4　朱砂

【饮片】本品为水飞品,朱红色,习称"本色"[49],极细粉末,体轻,以手指撮之无粒状物,以磁铁吸之,无铁末。见图102-5。

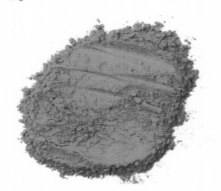

图102-5　朱砂(水飞)

【质量】本品无臭,无味。以色红鲜艳、有光泽、半透明、体重、质脆、无杂质者为佳。

【附注】1.本品与合成朱砂的区别详见本著101.合成朱砂项下。

2.1963版《中国药典》首载朱砂,来源等均同现行《中国药典》。

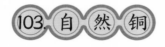

103　自然铜

【历史沿革】本品《开宝本草》"自然铜,聚生邕州山岩中出铜处,于坑中及石间采得,方圆不定,其色青黄如铜,不从矿炼,故号自然铜"。《本草图经》"今信州出一种如乱铜丝状,云在铜矿中,山气熏蒸,自然流出,亦若生银,如老翁须之类,入药最好。火山军者,颗块如铜,而坚重如石,用之力薄,采无时。今南方医者说,自然铜有两三体,一体大如麻黍,或多方解,累累相缀,至如斗大

者,色煌煌明烂如黄金最上"。

【来源】本品为硫化物类矿物黄铁矿族黄铁矿,主含二硫化铁(FeS$_2$)。采挖后,去杂石、黑锈后敲成小块。

【鉴别要点】本品多呈方块形,直径0.2~2.5cm。表面亮黄色,有金属光泽,有的表面显棕褐色(系氧化物即氧化铁所致),具棕黑色或墨绿色细条纹及砂眼。立方体相邻晶面上条纹相互垂直,是其重要特征。易被击破或压碎具"脆性"[72],硬度6~6.5,比重4.9~5.2。烧之具硫黄气。具铜黄色"本色"[49],见图103-1。

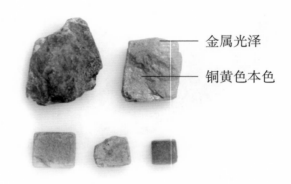

　　　　　　　　　　　金属光泽

　　　　　　　　　　　铜黄色本色

图103-1　自然铜

【饮片】自然铜:本品呈小块或粗颗粒,余同药材。

醋自然铜:黑褐色,光泽消失并酥松。微有醋气。见图103-2。

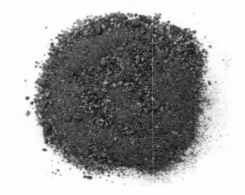

图103-2　自然铜

【质量】本品无臭，无味。烧之具硫黄气。以块整齐、色黄而光亮、质重、断面有金属光泽者为佳。

【附注】1.有的自然铜经风化后而成为褐铁矿，呈黄褐色或黑褐色。破碎后碎块仍为黑褐色；有时内部夹有淡黄色块状黄铁矿。

2.矿物学上的自然铜，是指含有较纯净的自然金属铜（Cu），与中药自然铜完全不同。《中药鉴定学》（李家实著）近据考证，认为中药自然铜是多种含铜的矿物或矿物学上的自然铜，而非黄铁矿。

3.自然铜1963版《中国药典》首载，为天然硫化铁矿石。与现行《中国药典》所载来源与成分相同。

4.少数地区（如云南省及长春、哈尔滨、杭州等地）销售的自然铜是褐铁矿化黄铁矿。褐铁矿本身非矿物种名，而是多矿物集合体，呈立方体，表面呈褐色、具土状光泽，断面黄白色或淡铜黄色。其化学组成为$Fe_2O_3 \cdot nH_2O$，铁元素的化合价不同，其疗效是否与黄铁矿（FeS_2）相同，值得研究。

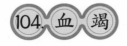

104. 血竭

【历史沿革】本品原名麒麟竭（《雷公炮炙论》）、海蜡（侯宁极《药谱》）、麒麟血（《圣惠方》）、木血竭（《滇南本草》）、骐辚竭（《唐本草》）。苏颂"今南番诸国及广州皆出之。木高数丈，婆娑可爱。叶似樱桃而有三角。其脂液从木中流出，滴下如胶饴状，久而坚凝，乃成竭，赤作血色。采无时"。李时珍"此物如干血，故谓之血竭。……采法亦于树下掘坎，斧伐其树，脂流于坎，旬日取之"。

【来源】本品为棕榈科植物麒麟竭 *Daemonorops draco* Bl.［*Calamus draco* Willd.］及其同属他种植物果实渗出的红色树脂经加工制成或百合科植物海南龙血树*Dracaena cambodiana* Pierre ex Gagnep.的含脂木材经提取而得到的树脂。果实置蒸笼内蒸，使树脂渗出；或取果实捣烂，置布袋内，榨取树脂，然后煎熬成糖浆状，冷却凝固成块状；亦有将树干砍破或钻以若干小孔，使树脂自然渗出，凝固而成。分进口血竭与国产血竭。

【鉴别要点】进口血竭：干燥树脂呈不定型的块状物，大小不等，表面有沟纹及因布包而遗留的布纹，赤褐色或紫褐色。质硬而脆，断面紫褐色至黑褐色，有"玻璃样光泽"[62]，有时有小孔。"火试"[31]燃之，冒烟呛鼻；或取本品粉末，置白纸上，用火隔纸烘烤即熔化，但无扩散的油迹，对光照视呈鲜艳的红色。气微，味淡。见图104-1、104-2。

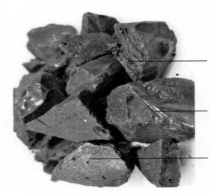

图 104-1　血竭

表面沟纹

布包纹

玻璃样光泽

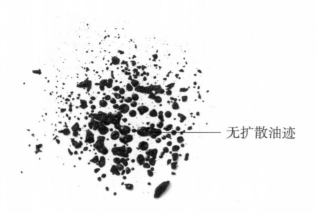

————无扩散油迹

图 104-2　血竭火试（隔纸火烤）

国产血竭：呈不规则块状，大小不一；精制品呈片状。表面紫色，具光泽，局部有红色粉尘黏附。质硬，易碎，断面平滑，有"玻璃样光泽"[62]。气无，味微涩，嚼之有黏牙感。

【饮片】本品呈碎粒或细末状。粉末则呈鲜艳的深红色。嚼之砂样感。见图104-3。

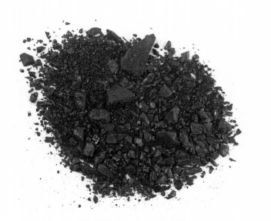

图 104-3　血竭

【质量】本品在水中不溶，在热水中软化。以碎粒黑似铁、细末红似血；火燃呛鼻、有苯甲酸样气味者为佳。

【附注】1.进口血竭按产地加工方法分如下2种。

（1）进口加工血竭：为棕榈科植物麒

麟竭果实及树干中的树脂（《中国药典》1990、1995版载于附录，为"果实及树干中的树脂"；从2000版开始载于正文，为果实的树脂）。按质量等级依次分为麒麟牌、手牌、皇冠牌、五星牌四种商品规格。进口加工血竭略呈扁圆四方形，直径6～8cm，厚约4cm，重250～280g。表面暗红色或黑红色，有光泽，常有因摩擦而成的红粉。底部平圆，顶端有包扎成型时所成的纵折纹。体坚，质脆易碎。比重约1.2。破碎面黑红色，光亮，研粉则为血红色。无臭，味淡。

（2）进口原装血竭：为包子形的圆形或不规则块状物。表面红褐色、红色、砖红色。轻重不一，断面有光泽或无光泽而粗糙，有时可见杂质。无臭，味淡，口嚼不溶。

2.国产血竭：《全国中草药汇编》所载商品血竭的植物除上述来源外，尚有龙舌兰科龙血树属植物柬埔寨龙血树*Dracaena cambodiana* Pierre（按学名即上述海南龙血树）、龙血树*Dracaena ombet* Kotschy（东非洲）；豆科紫檀属植物龙血紫檀*Pterocarpus draco* L.（美洲）；大戟科巴豆属植物龙血巴豆*Croton draco* Schlecht.（墨西哥）、木槿叶巴豆*Croton hibiscifolius* Kunth（西班牙新格拉纳达产）及流脂巴豆*Croton gossypiifolius* Vahl〔*C.sanguifluus* H.B.et K.Nov.〕（新安达拉西亚产）等。按上述学名中有相同"种"名"draco"的有麒麟竭、龙血紫檀、龙血巴豆3种，在植物学命名中是否存在前述3种"科""属"均不相同而"种"名相同的情况，在许多著作中像这种汉名相同而学名不同、学名相同而汉名不同的现象时有发生，有待研究与考证。

3.本品一般以兑服或冲服为主，因本品在水中不溶，在热水中软化，故饮片以粉末用药液吞服为宜。

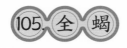
105. 全蝎

【历史沿革】本品原名蝎，载于《开宝本草》。苏颂"今汴洛河、陕州郡皆有之，采无时，以火逼于死收之"。李时珍"蝎形如水黾，八足而长尾，有节色青，今捕者多以盐泥食之。……其毒在尾，今入药有全用者，谓之全蝎，有用尾者，谓之蝎梢，其力尤紧。"结合《本草纲目》的图，全蝎用药品种古今基本一致。

【来源】本品为节肢动物门蛛形纲钳蝎科动物东亚钳蝎*Buthus martensii* Karsch的干燥全体。春末至秋初捕捉，除去泥沙或养殖饿食后置沸水（前法）或沸盐水（后法）中，煮至全身僵硬，捞出，置通风处，阴干。前法习称"清水货"[90]；后法习称"盐水货"。

【鉴别要点】本品呈干燥全体，由头胸部、前腹部、后腹部三部分组成。其头胸部与前腹部呈扁平长椭圆形，后腹部呈尾状，皱缩弯曲，完整者体长约6cm。头胸部背面呈绿褐色，前面有1对短小的螯肢及1对较长大的钳状脚须，形似蟹螯；背面覆有梯形背甲；腹面被足覆盖，有

足4对，均为黄褐色，7节，末端各具2爪钩。前腹部背面深绿色至墨绿色，腹面绿褐色；背面由7节组成，第7节色深，上有5条纵隆脊线；腹面由5节组成，前4节两侧有时可见金黄色斑点；两面均见横的波状节沟。后腹部棕黄色，6节，节上均有纵沟，末节有锐钩状毒刺，毒刺下方无距。前腹部折断后内有黑色或棕黄色物质，有时可见半透明的黄褐色近球形的卵；后腹部折断后中空。有单用其后腹部者，称为"蝎尾"，又名"蝎梢"。见图105-1。

【饮片】"清水货"[90]：具薄荷香气（湖南用薄荷叶水炙），味淡。余同药材。

盐水货：洗去盐分。味微咸。余同药材。

饮片见图105-1。

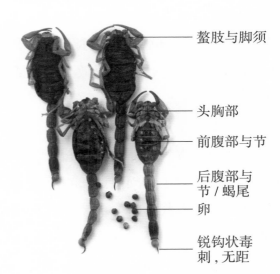

螯肢与脚须
头胸部
前腹部与节
后腹部与节/蝎尾
卵
锐钩状毒刺，无距

图 105-1　全蝎

【质量】本品体轻、质脆，气微腥，味咸。以色黄、完整、腹中少杂物、"清水货"[90]者为佳。

【附注】1.清明至谷雨前后捕捉者，

称"春蝎"，此时未食泥土，品质较佳；夏季产量较多，称为"伏蝎"，因已食泥土，品质较次。饲养蝎，来年收捕1次，一般在秋季晚上，用灯光诱捕，待蝎子出动后用竹筷挟入光滑的瓷盆内；或在洞口放置瓷盆（盆口与洞口平齐）使其跌入。捕获后倒入缸内，先浸入清水中，待其吐出泥土，然后捞出，置沸水中或加少量（约水量的10%）食盐，煮沸煮透后，加盐者捞出用清水漂过，捞出，沥干后晾干。

2.1963版《中国药典》首载全蝎，为钳蝎科动物问荆蝎*Buthus martensi* Karsch的干燥全体（即现行《中国药典》所载钳蝎科动物东亚钳蝎。但汉种名不同）。

3.产地加工过度加盐或盐腌：全蝎的传统产地加工方法如上所述，沸水或盐沸水煮沸煮透，后者还须用清水漂洗。但目前全蝎产地加工以沸水煮沸者少，煮透者更少（煮沸后不一定达到煮透效果，但后者出品率相对较低，但易于贮藏）；以盐沸水煮沸者多，且加盐量常常达到或超过饱和浓度，使得进入虫体内部的盐分更多而增重（当然盐多也无须煮透，更不会用清水漂洗）。更有甚者将生品或煮沸后捞出用盐腌，其盐用量达到了全蝎量的20%以上，大大超过了一般盐腌品用4%的盐即可达到防腐目的的数倍。

4.全蝎用薄荷叶水炙的目的：全蝎归肝经，具有息风镇痉……等功能；用于肝风内动，痉挛抽搐，小儿惊风，中风口喎……等症。薄荷归肺、肝经，具有疏肝行气等功能；用于胸胁胀闷等症。因二药有相同的归经与功能主治，用薄荷叶水炙全蝎能增强其功用。

5.被蝎螯刺后一般用氨水、高锰酸钾及中药蟾酥、附子等药物涂于被刺处。

6.全世界约有6科，70属，600余种，我国已有记载的15种。常见伪品见图105-2。

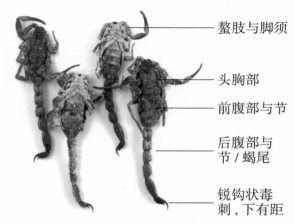

鳌肢与脚须

头胸部

前腹部与节

后腹部与节/蝎尾

锐钩状毒刺，下有距

图105-2　全蝎伪品

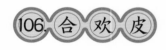

106. 合 欢 皮

【历史沿革】本品始载于《神农本草经》，列为中品。《唐本草》"此树叶似皂荚、槐等，极细，五月花发，红白色，上有丝茸，秋实作荚，子极薄细尔"。《图经本草》"人家多植于庭院间，木似梧桐，枝甚柔弱，叶似皂角极而繁密，互相交结"。根据上述本草的记述以及《本草纲目》附图，与今药用合欢皮相一致。

【来源】本品为豆科植物合欢*Albizia julibrissin* Durazz.的干燥树皮。夏、秋二季剥取，晒干。

【鉴别要点】本品呈卷曲筒状、半筒状或板状，长40~80cm，厚0.1~0.3cm。外表面灰棕色至灰褐色，稍有纵皱纹，有的成浅裂纹，密生明显的椭圆形横向皮孔，棕色或棕红色，习称"珍珠疙瘩"[76]，偶有突起的横棱或较大的圆形枝痕，常附有地衣斑；内表面淡黄棕色或黄白色，平滑，有细密纵纹。质硬而脆，易折断，断面呈纤维性片状，淡黄棕色或黄白色。见图106-1。

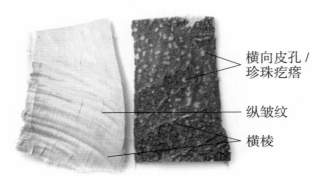

左：内表面   右：外表面
图106-1　合欢皮

【饮片】本品呈弯曲的丝或块片状。余同药材。见图106-2。

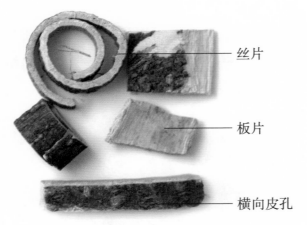

丝片

板片

横向皮孔

图106-2　合欢皮

【质量】本品气微香，味淡、微涩、

稍刺舌，而后喉头有不适感。以皮细嫩（即皮薄、树龄较短的树皮）、珍珠疙瘩（皮孔）明显、豆腥味浓者为佳。

【附注】1.山合欢：为豆科植物山合欢*Albizzia kalkora*（Roxb.）Prain的干燥树皮，又名山槐、白夜合。为合欢最常见的伪品。其原植物为二回羽状复叶，羽片2~3对，每羽片有小叶片5~14对，小叶片近矩形，长达4.5cm，宽约1.8cm，先端短尖。花白色。药材呈单卷筒状或槽状。长短不等，厚0.1~0.7cm。外表面淡灰褐色，棕褐色或灰黑色相间，有的亦可见灰白色斑迹；较薄的枝皮上常可见棕色或棕褐色纵棱线；老树皮粗糙，栓皮厚，不易见到皮孔，栓皮常呈纵向裂开，易剥落，剥落处呈棕色。皮孔在较薄的皮上多而密集，呈横长或点状，棕色，习称"珍珠疙瘩"[76]。内表面淡黄白色，具细纵纹。质坚，易折断，断面呈纤维状。气微，味淡。四川、湖北、浙江、上海部分地区用山合欢作合欢使用。见图106-3、106-4。

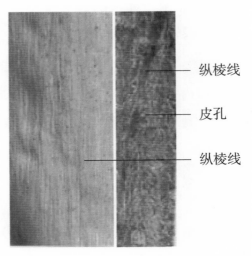

纵棱线

皮孔

纵棱线

左：内表面　右：外表面
图106-3　山合欢皮

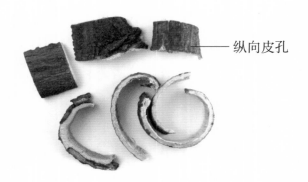

——纵向皮孔

图106-4　山合欢皮

2.合欢皮与山合欢皮的【性状】区别要点：二者在表面特征上有时"横向皮孔""横长或点状皮孔"的特征不典型，或因个人的主观判断很难区别；山合欢皮有时可见"纵向皮孔"；但久嚼后前者有喉头不适感；而后者稍有或无。

3.合欢花（合欢米）为合欢的花序和未开放的花蕾。花蕾细小棒状，长2～6mm，被细柔毛，淡黄色至淡黄褐色，花萼筒5裂，花冠筒5裂，雄蕊多数，花丝细长。性平，味甘、苦。

4.东北、华北、广西等省区有以卫矛科植物南蛇藤*Celastrus orbiculatus* Thunb.的蒴果作合欢花使用。蒴果圆球形或三瓣裂散成片状。完整的果实直径约1cm，基部可见宿存花萼。表面橙黄色或黄绿色，果皮革质，每瓣内有种子1～2枚。种子卵形，表面棕褐色，光滑，有红褐色膜质假种皮。

107.冰片（合成龙脑）

【历史沿革】本品龙脑香（冰片），又名婆律膏（《唐本草》）、婆律香（《纲目》）等。苏恭《唐本草》"龙脑

香及膏香出婆律国，树形似松木，脑形似白松脂，作松木气，明净者善"。李时珍"龙脑香者，因其状加贵重之称也，以白莹如冰，及作梅花片者为良，故俗称冰片脑，或云梅花脑。番中又有米脑、速脑、金脚脑、苍龙脑等称，皆因形色命名，不及冰片、梅花者也"。艾纳香，马志《开宝本草》"广志云：艾纳出西国，似细艾"。现行《中国药典》正文同时载有天然冰片（右旋龙脑）、艾片（左旋龙脑）、冰片（合成龙脑）三种。由此可见，从古至今龙脑一类的品种来源较多。本品又名"合成龙脑""合成冰片""机制冰片"。天然冰片、艾片、龙脑冰片应均属天然冰片的范畴，分见下各条。

【来源】本品以松节油、樟脑等为原料，经化学方法合成的龙脑。或以松节油中的α-蒎烯与脱水草酸为原料，经催化缩合成草酸龙脑酯，再经苛性钠皂化制得。

【鉴别要点】本品呈无色透明或白色半透明的薄片状松脆结晶，直径5～15mm，厚约2～3mm。表面有如冰的裂纹。质松脆有层，可以剥离成薄片，手捻即碎。具挥发性，点燃"火试"[31]发生浓黑烟，并有带光的火焰，无残迹遗留。见图107-1、107-2。

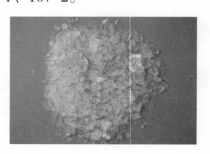

图107-1　机制冰片

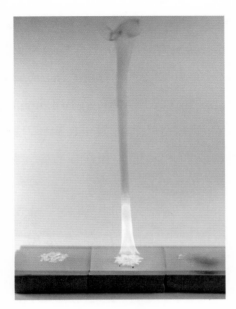

左：火试前 中：火试中 右：火试后

图107-2 冰片火试

【质量】本品气清香，味辛、凉。以片大而薄、色洁白、质松、气清香纯正者为佳。

【附注】1.冰片，据李时珍"龙脑香者……以白莹如冰，及作梅花片者为良，故俗称冰片脑，或云梅花脑。……皆因形色命名……"所述推论，古代的冰片、梅花片系因形状与色泽而命名的泛指，包括艾纳香、龙脑冰片在内的只要符合"白莹如冰、作梅花片者"的色形要求均可称为"冰片""梅花片"或"梅片"，现行《中国药典》川贝母等项下按【性状】分松贝、青贝等就沿用了上述描述与命名方法。

2.本品所含主要成分为消旋龙脑(dl-borneol)。据文献报道，因所含左旋与右旋龙脑的比例不是对等的，故显一定的右旋性（+7.99°～+15.05°）。

3.现行《中国药典》收载的三种龙脑的部分区别点，见下表。

名称	来源	熔点℃	比旋度	成分含量%
天然冰片（右旋龙脑）[61]	樟科樟的鲜枝、叶提取物	204～209	+34°～+38°	右旋龙脑≥96.0
艾片（左旋龙脑）[90]	菊科艾纳香的鲜叶提取物	201～205	-36.5°～-38.5°	龙脑≥85.0
冰片（合成龙脑）[152]	松节油、樟脑等	205～210	未载	龙脑≥55.0

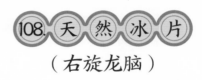

108.天然冰片（右旋龙脑）

【历史沿革】本品见本著107.冰片项下。

【来源】本品为樟科植物樟*Cinnamomum camphora*(L.)Presl的新鲜枝、叶经提取加工而成。

【鉴别要点】本品呈玉白色或灰白色半透明结晶。呈多角形片状或颗粒状。质松脆，嚼之则慢慢溶化。具挥发性，燃烧时无黑烟或微有黑烟，玻片上残留痕迹少。天然冰片和合成冰片"火试"[31]对比：取载玻片两片，分别取天然冰片、合成冰片适量，分置两载玻片上，点燃。天然冰片燃烧时火苗稳定，无黑烟或微冒烟，火苗呈黄色；合成冰片火苗不稳定，有跳动感，且冒黑烟，并有带光的火焰。燃烧后载玻片都留有斑点，但天然冰片较合成冰片更加干净。见图108-1、108-2。

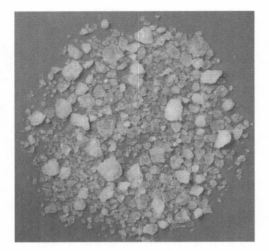

图108-1　天然冰片

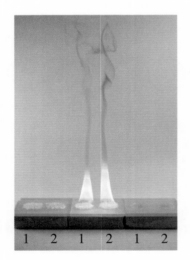

1：天然冰片　2：冰片
左：火试前　中：火试中　右：火试后
图108-2　天然冰片与冰片火试对比

【饮片】本品呈白色或半透明不规则颗粒。见图108-1。

【质量】本品气芳香，味辛、凉。以片大而薄、色洁白、质松、气清香纯正者为佳。

【附注】1.详见本著107.冰片项下。

2.唇形科植物百里香属五脉地椒*Thymus quinquelostatus* Celak被2002版《山东药材标准》作为天然冰片来源收录使用。

3.据报道云南、广东、广西等省区

发现右旋龙脑新资源，是樟科植物阴香*Cinnamomum burmannii*(C.G.et Th.Nees) Bl.的一个变型狭叶阴香*Cinnamomum burmannii* (C.G.& Th.Nees) Bl.f.*heyneanum* (Nees) H.W.Li，叶含挥发油0.34%，龙脑占70.8%，新鲜叶蒸馏得粗脑0.32%，精制后可得90%以上的d-龙脑。

109. 艾片 （左旋龙脑）

【历史沿革】本品见本著107.冰片项下。又称艾脑香（《现代实用中药》），艾粉、结片（《药材资料汇编》）。

【来源】本品呈菊科植物艾纳香*Blumea balsamifera*(L.)Dc.的新鲜叶经提取加工制成的结晶，习称"艾片"，为天然冰片的一种。

【鉴别要点】本品呈白色半透明片状、块状或颗粒状结晶，质稍硬而脆，手捻不易碎。直径5～15mm，厚约2～3mm。白色。具挥发性，点燃"火试"[31]时有黑烟，火焰呈黄色，无残迹遗留。本品在乙醇、三氯甲烷或乙醚中易溶，在水中几乎不溶。见图109。

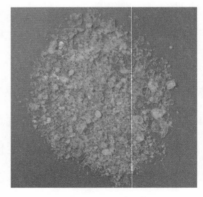

图109　艾片

【质量】本品具清香气，味辛、凉。以片大、质薄、洁白、松脆、清香者为佳。

【附注】1.详见本著107.冰片项下。

2."艾片"应为现代药名，但本品的植物来源为艾纳香，正好与古代"艾纳香"同名，且植物与《开宝本草》"……艾纳出西国，似细艾"高度吻合。艾片是否就是古代的艾纳香值得考究。

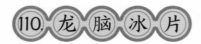

110. 龙 脑 冰 片

【历史沿革】本品见本著107.冰片项下。又名龙脑香（《唐本草》）、龙脑（《别录》）、脑子（《海上方》）、瑞龙脑（《本草图经》）、梅花脑子（《小儿药证直诀》）、梅花片脑（《夷坚志》）、片脑（《寿域神方》）、梅花脑、冰片脑（《纲目》）等等。梅花冰片初以龙脑香之名，唐《新修本草》与龙脑膏香并作一条称"脑香及膏香，出婆律国……脑形似白松脂……。"并提出"明净者善"的质量标准。《本草图经》"入药惟贵生者，状若梅花瓣，甚佳也。"《纲目》"龙脑香，南番诸国皆有之，土人解作板，板缝有脑出，乃劈取之，大者成片如花瓣，清者名脑油。"由此可知梅花冰片即取自龙脑香树的天然结晶。

【来源】本品为龙脑香科植物龙脑香 *Dryobalarops aromatica* Gaertn.f.的油树脂；或树干经水蒸气蒸馏所得的结晶。主产于印度尼西亚。习称"龙脑片"，又称"梅片"。为天然冰片的一种，主含右旋龙脑。

【鉴别要点】本品呈大整片、块状或颗粒状结晶，半透明，直径1~7mm，厚约1mm。类白色至淡灰棕色。质松脆，手捻易碎并挥散；嚼之慢慢溶化；质纯，燃烧"火试"[31]时几无黑烟。见图110。

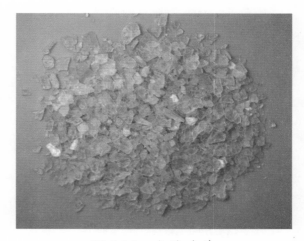

图110 龙脑冰片

【质量】本品气清香，味清凉。以片大整齐、香气浓郁、无杂质者为佳。

【附注】1.详见本著107.冰片项下。

2.肖毛将龙脑按形状和成色可分为"梅花脑""金脚脑""米脑碎""苍脑""脑油"等几个等级。上品状类云母、莹若冰霜及作梅花片者，如"梅花脑"。中品呈碎颗粒状的龙脑香，如"米脑碎"。下品为碎颗粒与木屑相混合物，如"苍脑"。

3.龙脑香树出油率为0.06~1.0%，具有浓郁的香味，可作香料。如用铁凿在树干上凿一下凹小坑，火烧上端会立即点燃，几分钟后油汁会立即下淌而流满小坑。西双版纳傣族僧人视龙脑香为"神树""树中之宝"，他们常用这种油脂点佛前的"长明灯"或熬制傣家"圣药"。

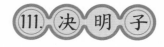

111. 决 明 子

【历史沿革】本品始载于《神农本草经》，列为上品。陶弘景"……叶如茳芒，子形似马蹄，呼为马蹄决明"；李时珍"叶如苜蓿，昼开夜合，两两相贴……角中子数十粒，参差相连，状如马蹄"。

【来源】本品为豆科植物钝叶决明 *Cassia obtusifolia* L.或决明（小决明）*Cassia tora* L.的干燥成熟种子。秋季采收成熟果实，晒干，打下种子，除去杂质。

【鉴别要点】钝叶决明：略呈菱方形或短圆柱形，两端平行倾斜，形似马蹄，习称"马蹄决明"，长3～7mm，宽2～4mm。表面绿棕色或暗棕色，平滑有光泽。一端较平坦，另端斜尖，背腹面各有1条突起的棱线，棱线两侧各有1条斜向对称而色较浅的线形凹纹。质坚硬，不易破碎。种皮薄，子叶2，黄色或暗棕色，呈"S形"折曲并重叠。见图111左。

小决明：呈短圆柱形，较小，两端平行倾斜，形似马蹄，习称"马蹄决明"，长3～5mm，宽2～3mm。表面棱线两侧各有1片宽广的浅黄棕色带。见图111右。

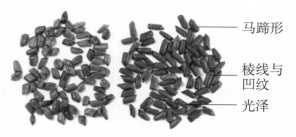

右：马蹄形

棱线与凹纹

光泽

左：钝叶决明　　右：小决明
图 111　决明子

【质量】本品气微，味微苦。以粒饱满、均匀、色绿棕者为佳。

【附注】1.常见混伪品。

（1）茳芒决明（又称望江南）：为豆科植物茳芒决明 *Cassia sophera* L.的干燥成熟种子，呈扁圆形，一端具喙状突起，长0.3～0.5cm，宽0.3～0.4cm，厚约0.2cm。表面灰棕色，有椭圆形下凹的纹理，颜色明显较周围深。横断面子叶两片，橘黄色，平直。气微，味淡。

（2）刺田菁：为豆科植物刺田菁 *Sesbania acuelatu* Pers的干燥成熟种子，多为短圆矩形，两端凸出，如半球，长2～3.5cm，宽1～3.5cm，平滑有光泽，种子中间有一小白点（种脐）。质坚硬，不易破碎。黄绿色，气微，味淡。

2.同名异物：《中药大辞典》茳芒为豆科决明属植物茳芒决明（又名望江南）*Cassia sophera* L.的种子、《全国中草药汇编》/《新编中药志》个别地区以同属植物/广东省潮州一带以望江南*Cassia occidentalis* L.的种子作决明子入药，同为"望江南"一名的中药其植物来源与学名不一致。上述刺田菁在不同的著作中也存在同样的问题。

3.《中国药典》1963版首载决明子，为上述小决明；1977～2015版为豆科植物决明或小决明；2020版改为豆科植物钝叶决明或决明（小决明）；且各版的学名相同。由此可见，对植物的来源名、学名认为以前定错了的进行了更正。

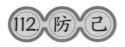

112. 防己

【历史沿革】本品始载于《神农本草经》，列为中品。《雷公炮炙论》"夫使防己，要心花文黄色者……"。陶弘景"……文如车辐理解者良，生于汉中川谷，二月、八月采根，阴干"。李时珍"按东垣李杲云：防己如险健之人，幸灾乐祸，能首为乱阶，若善用之，亦可御敌。其名或取此义。解离，因其纹解也。……当之曰：其茎如葛蔓延。其根外白内黄，如桔梗，内有黑纹如车辐解者良。弘景曰：今出宜都、建平。大而青白色、虚软者好，黑点木强者不佳。服食亦须之。颂曰：今黔中亦有之。但汉中出者，破之纹作车辐解，黄实而香，茎梗甚嫩，苗叶小类牵牛。折其茎，一头吹之，气从中贯，如木通然。他处者青白虚软，又有腥气，皮皱，上有丁足子，名木防己。苏恭言木防己不任用。而古方张仲景治伤寒有增减木防己汤，及防己地黄汤……藏器曰：如陶所说，汉木二防己，即是根苗为名。……弘景曰：防己是疗风水要药。藏器曰：治风用木防己；治水用汉防己。元素曰：去下焦湿肿及痛，并泄膀胱火邪，必用汉防己……"。由此可见，历代所用防己并非一种。

【来源】本品为防己科植物粉防己 *Stephania tetrandra* S.Moore的干燥根。秋季采挖，洗净，除去粗皮，晒至半干，切段，个大者再纵切，干燥。

【鉴别要点】本品呈不规则圆柱形、半圆柱形或块状，多弯曲，长5~10cm，直径1~5cm。未刮去栓皮者表面灰棕色或灰黄色，粗糙而多细皱，多数可见明显横向突起的皮孔；已刮除栓皮者，表面灰白色，较平滑；在弯曲处常有深陷横沟纹而成结节状的瘤块样，形似"猪大肠"。体重，质坚实，易折断。断面平坦，灰白色，富粉性，有排列较稀疏的维管束放射状纹理（呈弯曲的横曲纹或皱纹），浅棕色，习称"车轮纹"[25]。见图112-1。

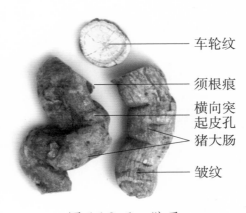

图 112-1 防己

（车轮纹、须根痕、横向突起皮孔、猪大肠、皱纹）

【饮片】本品呈类圆形或半圆形的厚片。外表皮淡灰黄色。切面灰白色，粉性，有稀疏的放射状纹理。见图112-2。

【质量】本品气微，味苦。以干燥、粗细均匀、质坚实、粉性足、去净外皮者为佳。

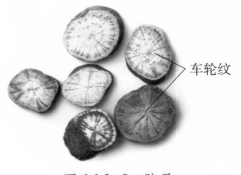

图 112-2 防己

（车轮纹）

【附注】1.常见混伪品。

（1）广防己：为马兜铃科植物广防己Aristolochia fangchi Y.C.Wu ex L.D.Chou et S.M.Hwang.的根，呈圆形或半圆形的厚片，略弯曲，在弯曲处有横沟。除去粗皮呈灰棕色，粗糙，有纵皱纹。体重，质坚实，不易折断。断面粉性，有灰棕色与类白色相间连续排列的放射状"车轮纹"[25]。气微，味苦。2005版《中国药典》已取消其药用标准，见附录中的相关法规。本品《中国药典》1963～2000版均载，但1963版与后几版的学名不同。

（2）木防己：为防己科木防己属植物木防己Coculus trilobus(Thunb.)DC.的根，呈圆柱形，屈曲不直。表面黑褐色，有深陷扭曲的沟纹、横长的皮孔状物及支根痕迹，质较坚硬，不易折断。断面黄色，无粉质，皮部薄，木部几乎全木化，可见放射状狭窄的导管群穿过。气无，味微苦。

（3）称钩风：为防己科植物中华称钩风Diploclisia chinensis Merr.的根（与秤钩风（湘防己）的学名相同），呈不规则圆柱形或集结成疙瘩状。长10～30cm，直径1.5～6cm。表面灰棕色至暗棕色，粗糙，有不规则的沟纹、裂隙和疤痕。外皮脱落后呈黄白色，具明显纵沟，凹陷处可见多数纵向排列的小孔洞，质坚硬，不易折断。切断面有多数小孔及2～7层偏心形环纹，根基与根茎断面有髓。气微，味微甜。称钩风的来源尚有防己科植物称钩风Diploclisia affinis(Oliv.)Diels。

（4）大叶马兜铃：为马兜铃科植物大叶马兜铃Aristolochia kaempferi Willd的根，藤茎呈圆柱形，稍弯曲。长约20cm，直径1.5～2cm。表面已除去外皮，呈灰黄色，可见纵向而稍扭曲的维管束，并隐约可见互生的叶柄痕迹。体轻质硬，木质性，难于折断。断面不平坦，常呈放射状不平整的层状片。其结构类似关木通之切面，木部被狭窄的射线穿过。中央有小型的髓，白色。微臭，味苦。

2.防己混用情况：自古以来"防己"分为汉防己和木防己两大类。一般习惯所称的汉防己实际上是防己科的粉防己，而不是马兜铃科的汉中防己Aristolochia heterophylla Hemsl.。商品木防己则为马兜铃科的广防己和汉中防己，有时也包括防己科的木防己（因广义"防己"的基源较多，故商品名称也较混乱）。从历代文献描述与临床用药经验：汉防己偏于利湿走里，可利小便以消肿；木防己偏于祛风而走外，用于祛风湿以止痛。

3.均为防己科的木防己其学名不一致：如李家实·《中药鉴定学》为Coculus trilobus(Thunb.)DC.，而《新编中药志》为Coculus orbiculatus(L.)DC.等。

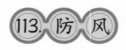

113. 防 风

【历史沿革】本品始载于《神农本草经》，列为上品。《别录》"防风、生沙苑川泽及邯郸、琅琊、上蔡。二月、十月采根，暴干。"陶弘景"今（防风）第一出彭城兰陵，即近琅琊者，郁州百市亦有之。次出襄阳、义阳县界，亦可用。惟实而脂润，头节坚如蚯蚓头者为好。"《唐本草》"叶似牡蒿、附子苗等。"李时珍"防者，御也。其功疗风最要，故名。"梳古代本草所载防风为目前所用正品。

【来源】本品为伞形科植物防风 *Saposhnikovia divaricata*(Turcz.)Schischk.的干燥根。春、秋二季采挖未抽花茎植株的根，除去须根和泥沙，晒干。习称"关防风"。

【鉴别要点】本品呈长圆锥形或长圆柱形，下部渐细，有的略弯曲，长15～30cm，直径0.5～2cm。表面灰棕色或棕褐色，粗糙，有纵皱纹、多数横长皮孔样突起及点状的细根痕，形似"小疙瘩"[100]。根头部有明显密集的环纹，形似蚯蚓，习称"蚯蚓头/旗杆顶"[85]，有的环纹上残存棕褐色毛状叶基，有的顶端有茎的残痕。体轻，质松，易折断，断面不平坦，皮部棕黄色至棕色，有"裂隙"[92]，射线呈放射状；木部黄色，习称"凤眼圈"。见图113-1。

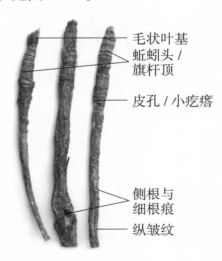

毛状叶基
蚯蚓头 /
旗杆顶

皮孔 / 小疙瘩

侧根与
细根痕

纵皱纹

图 113-1　防风

【饮片】本品呈圆形或椭圆形的厚片。外表皮灰棕色或棕褐色，有纵皱纹、有的可见横长皮孔样突起、密集的环纹或残存的毛状叶基。切面皮部棕黄色至棕色，有裂隙，木部黄色，具放射状纹理，习称"菊花纹/菊花心"[24]。见图113-2。

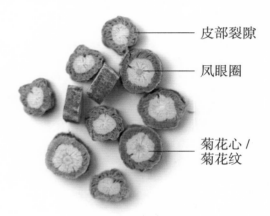

皮部裂隙

凤眼圈

菊花心 /
菊花纹

图 113-2　防风

【质量】本品气特异，味微甘。以条粗壮、皮细而紧、无毛、断面皮部色浅棕，木部浅黄色为佳。

【附注】1.常见混伪品：防风的商品主要有四类。

（1）水防风类：河南汜水和荥阳。有宽萼岩防风 *Libanotis laticalycina* Shan et Sheh.、华山前胡 *Peucedanum ledebourielloides* K.T.Fu.。

（2）云防风类：有松叶防风（又名松叶西风芹）*Seseli yunnanense* Franch（云南地方习用）、竹叶防风（又名竹叶西风芹）*Seseli mairei* Wolff的干燥根（云南、四川习用）、杏叶茴芹 *Piminella candolleana* Wight et Arn.（云南习用）。

（3）川防风类：四川东部万县、涪陵、宜宾、泸州等地使用的有竹节前胡

Peucedanum dielsianum Fedde ex Wolff.；万县地区还有华中前胡*Peucedanum medicum* Dunn；川防风*Ligusticum brachylobum* Franch.。

（4）西北防风类：甘肃、宁夏等地使用的有蒿蒿（又名马缨子、小防风、葛缕子）*Carum carvi* L.、田葛缕子*Carum buriaticum* Turcz、绒果芹*Eriocycla albescens* (Franch)Wolff.。

2.防风一药，顾名思义，是治风止痛的药物。它既能祛风寒而解表，又能祛风湿而止痛。

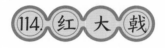

114. 红大戟

【历史沿革】本品始载于《药物出产辨》，因色紫红而形如兽牙，故又称红牙大戟，为现代新增品种，目前大戟药材中使用最广的一种。《本草图经》"大戟，春生红芽，渐长作丛、高一尺以来；叶似初生杨柳，小团；三月、四月开黄紫花，团圆似杏花，又似芜荑；根似细苦参，皮黄黑，肉黄白色；秋冬采根，阴干。淮甸出者，茎圆，高三、四尺，花黄，叶至心亦如百合苗。江南生者，叶似芍药。"《纲目》"大戟，其根辛苦，戟人咽喉，故名。杭州紫大戟为上，江南土大戟次之。北方绵大戟色白，其根皮柔韧如绵，甚峻利，能伤人，弱者服之，或至吐血，不可不知。"历代《本草》所载大戟有多种，但大多数是大戟科大戟属植物。如《蜀本草》中所述的大戟、《本草图经》

的"滁州大戟""并州大戟"、《植物名实图考》中的"大戟"所述的形态都和大戟科大戟近似。此外，《本草图经》中的"河中府大戟"似为豆科植物；《纲目》所称的"北方绵大戟"似即今之绵大戟；至于茜草科的红芽大戟，古近代本草著作中未见收载。

【来源】本品为茜草科植物红大戟*Knoxia valerianoides* Thorel et Pitard的干燥块根。秋、冬二季采挖，除去须根，洗净，置沸水中略烫，干燥。

【鉴别要点】本品呈圆锥形或纺锤形，偶有分枝，稍弯曲，长3~12cm，直径0.6~1.2cm。表面红褐色或红棕色，粗糙，有扭曲的纵皱纹。上端常有细小的茎痕。质坚实，断面皮部红褐色，木部棕黄色。见图114-1。

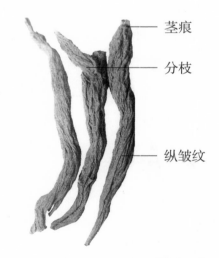

图 114-1　红大戟

【饮片】红大戟片：呈不规则长圆形或圆形厚片。外表皮红褐色或棕黄色，切面棕黄色，周边粗糙，质坚韧，气味同药材。

醋红大戟：形如红大戟片，色泽加深，微有醋气。见图114-2。

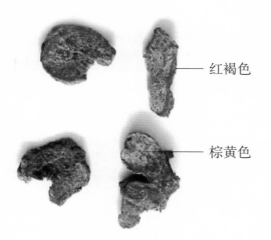

——红褐色

——棕黄色

图114-2　醋红大戟

【质量】本品气微，味甘、微辛。以个大、质坚实、色红褐者为佳。

【附注】1.常见混伪品：大蓟根，为菊科植物蓟Cirsium japonicum Fisch.ex Dc.的干燥根。本品呈长纺锤形，常簇生而扭曲，长5~15cm，直径0.2~0.6cm。表面暗褐色，有不规则的纵皱纹，质硬而脆，易折断，断面粗糙，灰白色，气微、味甘、微苦。

2.《药物出产辨》红大戟原名红芽大戟。据考，红芽大戟之"芽"应为"牙"，为误用大戟科京大戟的别称，因而两者常有混用。现已明确，古代本草记载和方书应用的大戟均为大戟科京大戟，两者功效有所不同，应予区别。即"红芽大戟"为京大戟；"红牙大戟"为红大戟。

4.红大戟与京大戟的收载：《中国药典》1963版首载红大戟（为茜草科植物红大戟Knoxia corymbosa Willd.的干燥根

部）、1977版分载二药（红大戟为茜草科植物红大戟Knoxia valerianoides Thorel et Pitard的干燥块根；京大戟为大戟科植物大戟Euphorbia pekinensis Rupr.的干燥根），一直沿用至今。

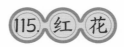

115.红花

【历史沿革】本品原名红蓝花，始载于《开宝本草》。苏颂"其花红色，叶颇似蓝，故有蓝名。"李时珍"……其叶如小蓟叶。至五月开花，如大蓟花而红色"。《本草图经》"红蓝花，即红花也。今处处有之。人家场圃所种，冬而布子于熟地，至春生苗，夏乃有花，下作梂上，多刺，花蕊出梂上，圃人乘露采之，采已复出，至尽而罢。梂中结实，白颗如小豆大。其花暴干，以染真红，又作胭脂。主产后血病为胜。其实亦同。叶颇似蓝，故有蓝名。"

【来源】本品为菊科植物红花Carthamus tinctorius L.的干燥花。夏季花由黄变红时采摘，阴干或晒干。

【鉴别要点】本品呈不带子房的管状花，长1~2cm。表面红黄色或红色。花冠筒细长，先端5裂，裂片呈狭条形，长5~8mm；雄蕊5，花药聚合成筒状，黄白色；柱头长圆柱形，顶端微分叉。质柔软。将红花放置杯中"水试"[29]，加水浸泡后，水变成金黄色，花不褪色，水液"染指"[80]成金黄色。见图115-1、115-2、115-3。

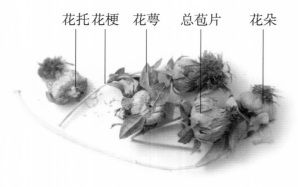

花托花梗 花萼 总苞片 花朵

图 115-1 红花

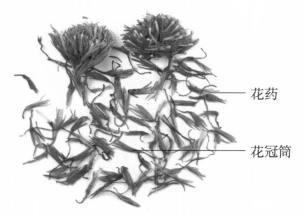

花药

花冠筒

图 115-2 红花

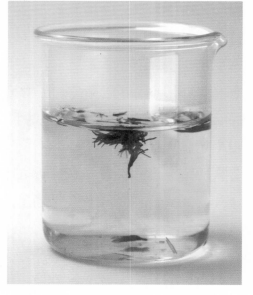

图 115-3 红花水试

【质量】本品气微香，味微苦。以花冠色红而鲜艳、无枝刺、质柔软、手握软如茸毛者为佳。"冲烧"者质差，冲烧严

重者不能药用。

【附注】1.红花的产地干燥与贮藏：由于红花未达干度要求，或大包装在码垛前吸潮，在紧实状态中细胞代谢产生的热量不能散发，当温度积聚到67℃以上时，热量便能从中心冲出垛外，轻者起烟，重者起火，习称"冲烧"，导致颜色变深、质脆。

2.掺假与增重。一是掺入菊科植物菊 *Chrysanthemum morifolium* Ramat.的干燥舌状花，本品呈线形，长约1.5cm，表面暗红色，花冠上端平展成扁舌状，基部短筒状，内藏先端2裂的柱头。质松脆。气微香，味微苦。二是掺入提取过的红花，其花表面呈浅红色，无红花香气，花浸入水中，水浸液无色。三是掺盐、掺糖或置沙地上裸地而晒而增重，其鉴别要点有四：一看比，质较重，比未掺假的红花袋装体积小；二浸观，入水中，溶液混浊，水底可见沉淀物；三口尝，有甜、咸、沙粒感等；四搓视，掺沙者用手稍搓后在并紧的指缝间可见细沙。

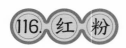
116. 红粉

【历史沿革】本品始载于明代陈实功《外科正宗》，"升白灵药法第一百四十八，水银二两，用铅一两化开，投入水银听用。火硝二两、绿矾二两、明矾二两，共碾为末，投入锅内化开，炒干同水银研细，入泥罐内，上用铁盏盖之，以铁梁、铁兜左右用烧熟软铁线上下扎

紧，用紫上盐泥如法固口，要烘十分干燥为妥，架三钉上，砌百眼炉，先加底火二寸，点香一支，中火点香一支，顶火点香一支；随用小罐安滚汤在傍，以笔蘸汤搽擦盏内，常湿勿干。候三香已毕，去火罐，待次日取起，开出药来，如粉凝结盏底上，刮下灵药，收藏听用。凡疮久不收口，用此研细掺上少许，其口易完"。考证本草以上制法及药用与当今所用红粉一致。

【来源】本品为红氧化汞（HgO）。传统的方法为水银、硝石、白矾各30g，用升华法高温炼烧而成。基本组方为汞、硝、矾，故称"三仙丹"；其成品色泽为红色或黄色，故名"红升丹""红粉"或"黄升"。

【鉴别要点】本品呈橙红色片状或粉状结晶，体重，有特异臭气，不能入口，遇光颜色逐渐加深。因升华的温度不同，有橙红片状结晶和粉末，习称"红粉"（红升）。也有黄色片状结晶和粉末，习称"黄升"。锅底所留的残渣，习称"升药底"。见图116-1、116-2。

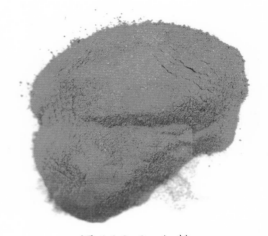

图116-2 红粉

【质量】本品气微。辛，热；有大毒。以片状、有光泽、红色（红升）、黄色（黄升）者为佳。

【附注】1.自然界亦有天然红粉，为汞矿床氧化带矿物，产于贵州汞矿。据报道桂北两江产橙红石。又称橙汞矿，成分为HgO，含Hg92.61%；斜方晶系，常由细小柱状晶体组成蠕虫状、柱状或球状集合体；暗红、橙红、褐红至褐色，条痕橙红至黄褐色，"玻璃样光泽"[62]至金刚光泽；解理完全；硬度2.5，可弯曲并具弹性。密度11.22g/cm³（人工合成者11.23g/cm³）。

2.《中药志》"红升、黄升功用相同，惟红升性较猛烈。"

3.合成法：分别取氯化汞120g/无水碳酸钠100g（过量）置1000/500ml烧杯中，加入蒸馏水约600/300ml，加热搅拌，使其完全溶解。在搅拌下，将碳酸钠溶液倒入氯化汞溶液中，加热搅拌，侍有红色出现后，继续加热煮沸5分钟，然后趁热滤过，烘干即得。但据临床观察，该法成品不及传统高温炼烧法的成品疗效。

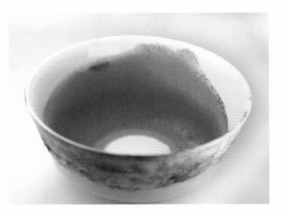

图116-1 红粉

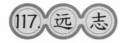

117. 远志

【历史沿革】本品始载于《神农本草经》，列为上品，苗名小草。陶弘景"用之去心取皮。"苏颂"根形如蒿根，黄色。苗似麻黄而青……古方通用远志、小草。今医但用远志，稀有小草。"李时珍"此草服之能益智强志，故有远志之称……远志有大叶，小叶两种。"其所谓小叶一种，即指现时的远志；大叶的一种，似指卵叶远志。

【来源】本品为远志科植物远志*Polygala tenuifolia* Willd.或卵叶远志*Polygala sibirica* L.的干燥根。春、秋二季采挖，除去须根和泥沙，晒干，习称"远志棍"；趁鲜除去木心者，习称"远志筒"或"远志肉"。

【鉴别要点】远志棍：呈圆柱形或双卷筒状，具支根，略弯曲，长2～15cm，直径0.2～1cm。表面灰黄色至灰棕色，有较密而深陷的横皱纹及裂纹，略呈结节状，似蚯蚓，或有细纵纹及细小疙瘩状支根痕。质脆，易折断，断面皮部棕黄色，木部黄白色，皮部易与木部剥离。

远志筒：呈长管状，稍弯曲，形似蚯蚓。外皮灰黄色，全体有密而深陷的横皱纹或裂纹。质脆，易折断，断面黄白色，中空。见图117-1。

【饮片】远志：本品呈圆柱形的段。外表皮灰黄色至灰棕色，有横皱纹。切面棕黄色，中空，嚼之有刺喉感。

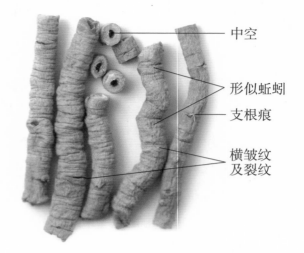

图 117-1　远志筒

制远志：本品为甘草液炙品，形如远志段，表面黄棕色。味微甜。见图117-2左。

蜜远志：本品为制远志的蜜炙品，形如远志段，表面深黄色，微有蜜香气与甜味。见图117-2右。

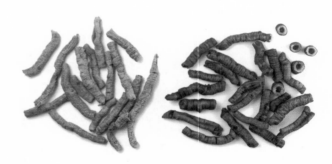

左：制远志　　　右：蜜远志
图 117-2　远志

【质量】本品气微，味苦、微辛，有刺喉感。以条粗、筒粗、肉厚、皮厚、去净木心者为佳。

【附注】1.小草。为远志的地上部分，能益精，补阴气。

2.远志属同属植物瓜子金*Polygala japonica* Houtt.的全草，在广西、江西、四川等省区收购作瓜子金药用，有镇咳、化痰、活血、安神、解毒的功能。四川峨眉、理县、甘肃兰州等少数地区的远志商品中，曾混有此种植物的根。经分析此植物的根中远志皂苷B的含量为3.51%，药理实验亦具有祛痰、镇静作用。

3.远志去木心的讨论：古近代远志在产地加工时都要求去心，可能源于"去心免烦"的理论，但《中国药典》1953版（为远志科植物远志*Polygala tenuifolia* Willdenow.的干燥根）载不去心与去心2种、1963版只载去心者（前2版【来源】只载远志）、1977版至2015版的8版中均只载未去心者（在【来源】项下均增加了卵叶远志）、2020版在【来源】项为远志或卵叶远志、不去心与去心2种，而在【饮片】项为去心1种。目前市场上有去心与未去心者。但据远志"安神益智，交通心肾，祛痰，消肿"的功能及"去心免烦"的理论，可能用去心者更好，故临床上多用去心者。

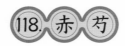 **118. 赤芍**

【历史沿革】本品为芍药的一种。芍药始载于《神农本草经》，列为中品。陶弘景始分赤、白两种。陶弘景"今出白山、蒋山、茅山最好，白而长大。余处亦有而多赤，赤者小利。"《开宝本草》"此有两种，赤者利小便下气，白者止痛散血，其花亦有红白二色。"《本草图经》"芍药，根亦有赤白二色……芍药二种，一者金芍药，二者木芍药。救病用

金芍药，色白多脂肉，木芍药色紫瘦多脉。……今处处有之，淮南者胜。春生红芽作丛，茎上三枝五叶，似牡丹而狭长，高一二尺，夏开花。……若欲服饵，采得净刮去皮，以东流水煮百沸，出阴干，停三日，又于木甑内蒸之，上覆以净黄土，一日夜熟，出阴干。"

【来源】本品为毛茛科植物芍药*Paeonia lactiflora* Pall.或川赤芍*Paeonia veitchii* Lynch的干燥根。春、秋二季采挖，除去根茎、须根及泥沙，晒干。

【鉴别要点】本品呈圆柱形，稍弯曲，长10～36cm，直径0.8～3cm。表面暗棕色或紫棕色，粗糙，有横向凸起的皮孔及纵沟纹，外皮易脱落，或皮部与木部脱离，俗称"糟皮"。质硬而脆，易折断，断面平坦，略显粉性，粉白色或微红色，俗称"粉碴"；木部射线明显，有时具裂隙。野生品质硬而瘦、条较细，皮紧结不易剥落，内碴粉白色或黄白色，肉坚实，无裂隙，质较坚重，习称"铁杆赤芍"[83]。见图118-1。

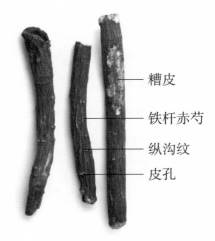

糟皮
铁杆赤芍
纵沟纹
皮孔

图118-1 赤芍

【饮片】本品呈类圆形厚片，外表皮棕褐色。切面粉白色或粉红色，皮部窄，木部放射状纹理明显，有的有裂隙。见图118-2。

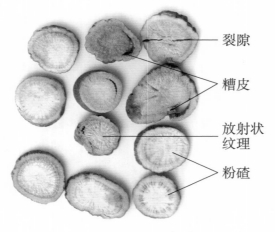

图 118-2 赤芍

（标注：裂隙、糟皮、放射状纹理、粉碴）

【质量】本品气微香，味微苦涩。以根粗壮，断面粉白色，粉性大者为佳。铁杆赤芍以枝条均匀，内碴粉白者为佳。

【附注】1.尚有同属（芍药属）植物在不同地区作芍药使用，应注意鉴别。

（1）毛果芍药 *Paeonia lactiflora* var. *trichocarpa*（Bunge）Stern为安徽栽培芍药的原植物，此种加工成白芍销售。

（2）草芍药：在赤芍产区东北尚产一种质量稍差的赤芍，原植物为草芍药 *Paeonia obovata* Maxim.。其小叶呈倒卵形或宽椭圆形，下面无毛或密生长柔毛{毛叶草芍药 *Paeonia obovata* Maxim.var.*willmottiae* (Stapf) Stern〔*Paeonia willmottiae* Stapf〕}，其根着生在横走的根茎上，条不直，较短，长约20cm。横切面木射线多数宽可达50余列、少数2~5列，木质部束导管散列、木纤维少。毛叶草芍药分布于东北、华北、中南、浙江、安徽、四川、贵州等地。其根部芍药苷的含量低，报道为1.06%~2.54%。

（3）美丽芍药：四川生产的赤芍原植物除川赤芍外，尚有美丽芍药 *Paeonia mairei* Lévl.的根。其小叶长圆状倒卵形，先端尾状渐尖。其根部形状极不规则，多瘤状突起和茎苗残痕，表面具栓皮剥落形成的斑痕。除省内用外，并销往南宁、郑州、上海等地。其根部芍药苷含量2.62%~3.07%。

（4）在新疆还生产过一种根呈纺锤形的赤芍，原植物为块根芍药 *Paeonia anomala* L.var.*intermedia*（C.A.Mey.ex Ledcb.）O.et B.Fedtsch.，其叶裂片线形至线状披针形，花直径5~12cm，花瓣先端啮蚀状，单花顶生。本品在当地作民间药，功效与赤芍类同。根部芍药苷的含量1.4%~2.46%。并含微量牡丹酚。

（5）新疆药用赤芍的原植物主要为新疆芍药 *Paeonia sinjiangensis* K.Y.Pan和毛果新疆芍药 *Paeonia sinjiangensis* K.Y.Pan var.*trichocarpa* Ch.D.Jin et G.J.Xu. var.nov.mss.的根，野生资源非常丰富。根呈类圆锥形，较粗大，直径可达5cm，表面棕褐色，具粗纵皱纹，皮部窄，木部有放射状裂隙，味微苦、涩。本品主在新疆自产自销。

（6）毛赤芍 *Paeonia veitchii* var. *woodwardii*(Stapf ex cox)Stern分布于甘肃南部及四川，也和川赤芍一样同供药用。

2.李时珍"白芍药益脾……，赤芍药散邪"。

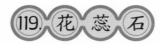
119 花 蕊 石

【历史沿革】本品始载于《嘉祐本草》。掌禹锡"花乳石出陕、华诸郡，色正黄，形之大小方圆无定"。《本草图经》"花乳石，出陕州阌乡县（在河南省）。体至坚重，色如硫黄，形块有极大者。人用琢器。古方未有用者，近世以合硫黄同煅研末，敷金疮。又人仓卒中金刃，不及煅合，但刮石上取末敷之，亦效。采无时。"《本草纲目》"《玉册》云，花乳石，阴石也。生代州（在山西省）山谷中，蜀中汶山、彭县（在四川省）亦有之。"

【来源】本品为变质岩类岩石蛇纹大理岩。主含碳酸钙($CaCO_3$)。采挖后，除去杂石和泥沙。

【鉴别要点】本品为粒状和致密块状的集合体，呈不规则的块状，具棱角，而不锋利。白色或浅灰白色，其中夹有点状（晶莹的白点是方解石）或条状（黄色的花斑或花纹）的蛇纹[21]石，呈浅绿色或淡黄色，习称"彩晕"[51]，对光观察有闪星状光泽。硬度2.5～3.5，相对密度2.5～3.6。见图119-1。

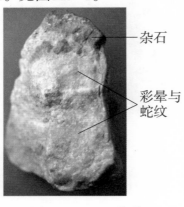
图 119-1　花蕊石

【饮片】煅花蕊石：呈不规则碎粒或粉末状，颜色变暗，质地疏松，无光泽。见图119-2。

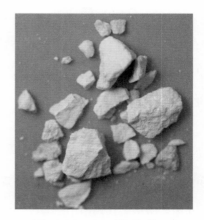
图 119-2　煅花蕊石

【质量】本品气微，味淡。以绿色、浅黄色、浅绿色、透明至半透明。油脂状或蜡状绢光光泽，纤维状或鳞片状、抚摸有滑感者为佳。

【附注】1.产陕西、河南、河北、江苏、浙江、湖南、山西、四川等地。含大量钙、镁的碳酸盐，并混有少量的铁盐、铝盐及少量的酸不溶物。

2.花蕊石的来源应为蛇纹大理石。近年来花蕊石商品药材混乱，常以外形相似的矿物或岩石混为花蕊石药用。其中有白云岩、大理岩、石灰岩、橄榄大理岩、透辉石、透闪石及脊突苔虫骨骼等。

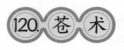
120 苍 术

【历史沿革】术，载于《神农本草经》，列为上品，早期未分苍、白术。张仲景《伤寒》方中皆用白术，《金匮》方中又用赤术。至陶弘景《名医别录》载

"术乃有两种，白术……赤术叶细无桠，根小苦而多膏，可作煎"。寇宗奭"苍术长如大拇指。肥实，皮色褐，其气味辛烈，须米泔浸洗去皮用。"李时珍"苍术，山蓟也，处处山中有之。苗高二三尺，其叶抱茎而生，梢间叶似棠梨叶，其脚下叶有三五叉。皆有锯齿小刺。根如老姜之状，苍黑色，肉白有油膏。"上述苍术特征与现今药用苍术相符。

【来源】本品为菊科植物茅苍术 *Atractylodes lancea*(Thunb.)DC.或北苍术 *Atractylodes chinensis*(DC.)Koidz.的干燥根茎。春、秋二季采挖，除去泥沙，晒干，撞去须根。

【鉴别要点】茅苍术：呈不规则连珠状或结节状圆柱形，略弯曲，偶有分枝，长3~10cm，直径1~2cm。表面灰棕色。有皱纹、横曲纹及残留的须根，顶端具茎痕及残留的茎基。质坚实，断面黄白色或灰白色，散有多数橙黄色或棕红色油点，习称"朱砂点"[46]，暴露稍久，可析出白毛状结晶，习称"起霜/吐脂"[82]。本品有浓郁的特异香气，味微甜而苦。见图120-1。

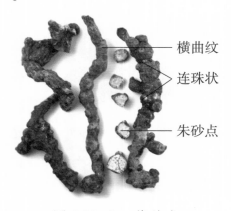

图 120-1　茅苍术

北苍术：呈疙瘩块状或结节状圆柱形，长4~9cm，直径1~4cm。表面棕黑色，除去外皮者黄棕色。质较疏松，断面散有黄棕色油点，无白毛状结晶析出。气香，但较弱，味微苦辛。见图120-2。

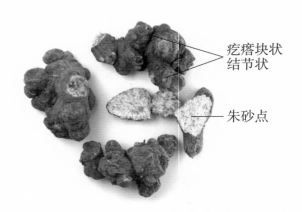

图 120-2　北苍术

【饮片】苍术：本品呈不规则类圆形或条形厚片。外表皮灰棕色至黄棕色，有皱纹，有时可见根痕。切面黄白色或灰白色，散有多数橙黄色或棕红色油室，有的可析出白色细针状结晶。

麸炒苍术：形如苍术，偶见焦斑，具麸香气。见图120-3。

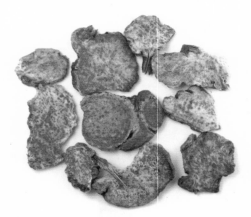

图 120-3　麸炒苍术

【质量】均以个大、质坚实、断面朱砂点多、香气浓者为佳。

【附注】1.东北地区产有关苍术 *Atractylodes japonica* Koidz.ex Kitam.。本品根茎呈结节状圆柱形，表面深棕色。质较轻，纤维性强，皮层纤维较多。断面极少或无朱砂点。气特异，味苦。本品挥发油中含苍术酮、芹烷二烯酮、二乙酰苍术二醇、乙醛、糠醛、苍术烯内酯Ⅰ及少量苍术素。日本药局方作白术使用。见图120-4。

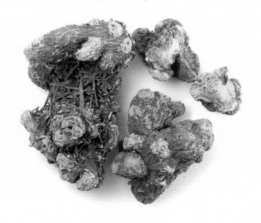

图 120-4 关苍术

2.在辽宁、吉林尚有朝鲜苍术 *Atractylodes koreana*(Nakai)Kitam.分布，曾有少量混入北苍术中药用，本品含苍术素量高，苍术酮量少，生药外形和组织特征与关苍术区别不大。

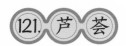

121. 芦荟

【历史沿革】本品始载于《海药本草》，原名卢荟。李珣"卢荟生波斯国，状如黑饧，乃树脂也。"《开宝本草》称为芦荟，苏颂"今惟广州有来者，其木生山野中，滴脂泪而成，采之不拘时月。"李时珍"芦荟原在草部，药谱及图经所状，皆言是木脂，而一统志云，爪哇三佛齐诸国所出者，乃草属，状如鲨尾，采之以玉器捣成膏……，岂亦木质草形乎。"其所述该来源于芦荟属植物，古今所用基本相符。

【来源】本品为百合科植物库拉索芦荟 *Aloe barbadensis* Miller好望角芦荟 *Aloe ferox* Miller或同属其他近缘植物叶的汁液浓缩干燥物。前者习称"老芦荟"或"肝色芦荟"；后者习称"新芦荟"或"透明芦荟"。

【鉴别要点】库拉索芦荟：本品呈不规则块状，常破裂为多角形，大小不等。表面呈暗红褐色或咖啡棕色，无光泽，习称"老芦荟"或"肝色芦荟"。体轻，质硬，不易破碎，断面粗糙或显麻纹，蜡样。富吸湿性。遇热不熔化。有特殊臭气，味极苦。见图121-1。

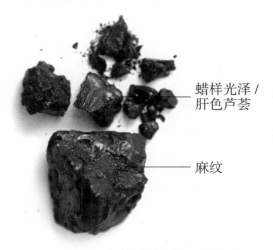

蜡样光泽/肝色芦荟

麻纹

图 121-1 库拉索芦荟（老芦荟）

好望角芦荟：本品表面呈暗褐色，略显绿色，有光泽。体轻，质松，易碎，断面具"玻璃样光泽"[62]而有层纹。遇热易熔化成流质。味苦。余同老芦荟。见图121-2。

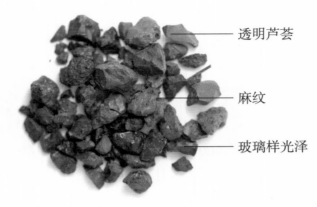

透明芦荟

麻纹

玻璃样光泽

图 121-2　好望角芦荟（新芦荟）

【质量】本品性寒，味苦。以色黑绿、质脆、有光泽、气味浓、溶于水中无杂质及泥沙者为佳。次品呈棕黑色。

【附注】1.我国南方有用斑纹芦荟（一般指中国芦荟，又名华芦荟）*Aloe vera* L.var. *chinensis*(Haw.)Berg.[*Aloe barbadensis* Mill. var. *chinensis* Haw.；*Aloe chinensis*(Haw.) Baker]，也称油葱（《岭南杂记》），象鼻草（《纲目拾遗》），象鼻莲、罗帏草、罗帏花（《植物名实图考》），蔍草、龙蔍草、龙角、乌七，为其叶中的液汁制成。属"新芦荟"之列。植物与库拉索芦荟不同点：叶片狭披针形，长10～20cm，宽1.5～2.5cm，厚0.5～0.8cm，基部阔而抱茎，叶具明显斑纹，花黄色或有紫色斑点。

2.《开宝本草》"芦荟，俗呼为象胆，盖以其味苦如胆故也。"《南海药谱》"芦荟，树脂也，《本草》不细委之，谓是象胆，殊非也。"

3.世界芦荟有500多种，广泛作为药用、食用和美容。除正文两种和我国斑纹芦荟外，还有木剑芦荟*Aloe arborescens*

Mill.var. *natalensis* Berg.，又名鹿角芦荟，日本大量种植，我国也有栽培。索哥德林芦荟*Aloe socotrine* L.，又名非洲芦荟，主产非洲。

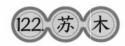

122. 苏木

【历史沿革】本品原名苏枋，见于《南方草木状》。晋嵇含"苏枋树类槐，黄花黑子，出九真，南人以染绛渍以大庾之水则色愈深"。《唐本草》收载苏枋木。苏恭"苏枋木自南海昆仑来，而交州、爱州亦有之，树似庵罗，叶若榆叶而无涩，抽条长丈许，花黄，子生青熟黑，其木，人用染绛色。"李时珍"海岛有苏枋国，其地产此木，故名。今人省呼为苏木尔。"

【来源】本品为豆科植物苏木*Caesalpinia sappan* L.的干燥心材。多于秋季采伐，除去白色边材，干燥。

【鉴别要点】本品呈长圆柱形或对剖半圆柱形，有的连接根部则呈不规则弯曲的长条状或"疙瘩"[99]状，长短不一，长10～100cm，直径3～12cm。表面黄红色至棕红色，具刀削痕，常见纵向裂缝。质"坚硬"[68]而重。横断面略具光泽，"同心环"[43]（年轮）明显，有的可见暗棕色、质松、带"亮银星"[79]的髓部及红黄色相间的纵条纹。见图122-1。将本品投入热水中"水试"[29]，水染成鲜艳的桃红色，加醋则变为黄色，再加碱又变为红色。见图122-2。

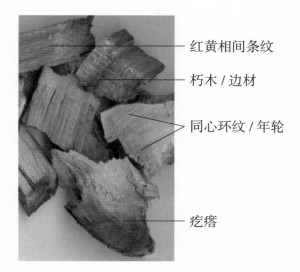

图 122-1 苏木

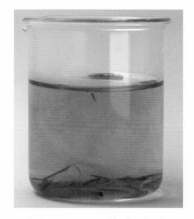

图 122-2 苏木水试

【饮片】本品为横切厚片或块状或长约3cm的纵方棍（习称"火柴棍"）段片或碾成粗粉。见图122-3。

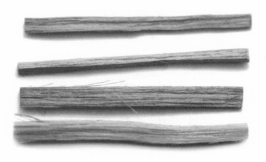

图 122-3 苏木

刨片：为不规则的长条形，厚约0.5mm，宽狭不一，通常宽约0.5~1cm左

右，全体呈红黄色或黄棕色，少数带有黄白色的边材；表面有纵纹。质脆，易断。

【质量】本品性平，味咸。以粗大、坚实、色红黄者为佳。

【附注】1.苏木种植后一般8年可采入药。砍树后，削去外围的白色边材，截成每段长60cm，粗者对半剖开，阴干。

3.苏木历来无假，但近几年来，发现有将檀香科植物沙针*Osyris lanceolata* Hochst.& Steud.的去皮根、茎充作苏木。此伪品苏木在云南个别地区曾作山苏木药用，但历代本草无记载。

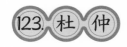

123. 杜　仲

【历史沿革】本品始载于《神农本草经》，列为上品。陶弘景"状如厚朴，折之多白丝者为佳。"苏颂"今出商州、成州、峡州近处大山中。……，其皮折之白丝相连；江南谓之櫾。"据其描述和附图，与现今杜仲一致。

【来源】本品为杜仲科植物杜仲*Eucommia ulmoides* Oliv.的干燥树皮。4~6月剥取，刮去粗皮，堆置"发汗"[37]至内皮呈紫褐色，晒干。

【鉴别要点】本品呈板片状或两边稍向内卷，大小不一，厚3~7mm。外表面淡棕色或灰褐色，有明显的皱纹或纵裂槽纹，有时可见淡灰色地衣斑；有的树皮较薄，未去粗皮，可见明显的皮孔；内表面暗紫色，光滑。质脆，易折断，断面有细密、银白色、富弹性的橡胶样胶丝相连。

一般可拉至1cm以上才断。嚼之有胶状残余物。见图123-1。

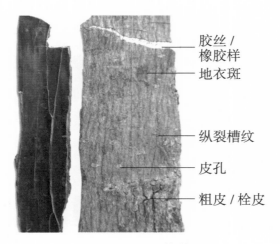

胶丝/橡胶样
地衣斑

纵裂槽纹
皮孔
粗皮/栓皮

图 123-1　杜仲

【饮片】杜仲：本品呈小方块或丝状。外表面淡棕色或灰褐色，有明显的皱纹。内表面暗紫色，光滑。断面有细密、银白色、富弹性的胶丝相连。

盐杜仲：形如杜仲块或丝，表面黑褐色，内表面褐色，折断时胶丝弹性较差。味微咸。见图123-2。

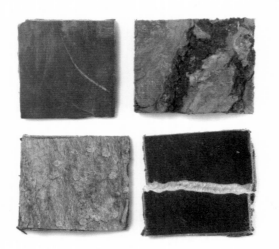

图 123-2　盐杜仲

【质量】本品性温，味甘微辛。以皮厚而大、粗皮刮净、内表面色暗紫、断面银白色胶丝多者为佳。

【附注】1.广东、广西、四川部分地区使用夹竹桃科植物藤杜仲（又名杜仲藤）*Parabarium micranthum* （Wall.）的茎藤、毛杜仲（又名毛杜仲藤）*Parabarium huaitingii* Chun et Tsiang、红杜仲*Parabarium chunianum* Tsiang的根和茎作杜仲藤用，认为有祛风活络、强筋壮骨的功效。其药材粗细不一，外皮黄褐色，皮薄，内表面黄棕色或红褐色，折断面有少数银白色富弹性的胶丝，胶丝稀少。薄壁细胞中可见草酸钙方晶。江西、湖南等地以夹竹桃科植物紫花络石*Trachelospermum axillare* Hook. f.混作杜仲用。性状多为卷筒状，外表皮灰褐色，并杂有黑色斑，有皮孔，折断时有胶丝相连，拉之即断，味微苦。均不能代杜仲药用。

2.浙江、贵州、湖北、云南、四川部分地区以卫矛科丝棉木（又名白杜）*Euonymus bungeanus* Maxim.、云南卫矛（又称黄皮杜仲）*Euonymus yunnanensis* Franch、游藤卫矛（又称银丝杜仲）*Euonymus vagars* Wall.的干皮作"土杜仲"入药。外表面灰色、灰褐色或橙黄色，内表面淡黄色，折断面有白色胶丝，易拉断。丝棉木组织中无石细胞而有纤维层数条，薄壁细胞中草酸钙簇晶较多，胶质团较少。不能作杜仲用。

3.关于杜仲的商品规格，以其药材宽度和厚度为确定等级的标准，长度只作参考。四川尚产有部分薄仲，特点是皮薄，花纹细致，质量较好。其等级除厚度不限外，长宽均与厚仲相同。

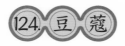

124. 豆蔻

【历史沿革】本品始载于《开宝本草》。马志"白豆蔻出伽古罗国，……其草形如巴蕉，叶似杜若，长八九尺而光滑，冬夏不凋，花浅黄色，子作朵如葡萄，初出微青，熟则变白，七月采之。"李时珍"白豆蔻子圆大如白牵牛子。其壳白厚，其仁如缩砂仁，入药去皮炒用。"以后，如《图经本草》《证类本草》《本草纲目》等均有收录，但所附的图多不是砂仁属Amomum，而是花序顶生的山姜属Alpinia植物，又据苏颂"今广州、宜州亦有之，不及番舶来者佳"。均说明古时豆蔻有二类，一为进口者，即白豆蔻；另一类为国产者，即今之草豆蔻。上述本草的植物描述或所绘的图多依据后者。

【来源】本品为姜科植物白豆蔻Amomum kravanh Pierre ex Gagnep.或爪哇白豆Amomum compactum Soland ex Maton的干燥成熟果实。按产地不同分为"原豆蔻"和"印尼白蔻"。秋季果实成熟时采收，晒干，用时捣碎。

【鉴别要点】原豆蔻：呈类球形，直径1.2～1.8cm。表面黄白色至淡黄棕色，有3条较深的纵向槽纹，顶端有突起的柱基，基部有凹下的果柄痕，两端均具有浅棕色"茸毛"[77]。果皮体轻，质脆，易纵向裂开，内含种子20～30粒，集结成团，习称"蔻球"；蔻球内分3室，有白色隔膜，每室含种子约7～10粒，习称"白蔻仁"或"蔻米"。种子呈不规则多面体，

背面略隆起，直径3～4mm，表面暗棕色，有皱纹，并被有残留的假种皮。气芳香，味辛凉略似樟脑。

印尼白蔻：个略小。表面黄白色，有的微显紫棕色，果皮较薄，种子瘦瘪。气味较弱。

豆蔻见图124-1。

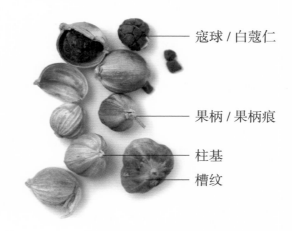

寇球/白蔻仁

果柄/果柄痕

柱基

槽纹

图124-1 豆蔻

【质量】本品性温，味辛。均以粒大、果皮薄而色洁白、饱满、气味浓者为佳。

【附注】1.《中国药典》1953版首载豆蔻，系姜科植物小豆蔻Elettaria cardamomum Maton的干燥种子，呈长卵形，两端尖，具3钝棱，长1～1.5cm，径约1cm，表面乳白色至淡黄棕色。种子团3瓣，每瓣5～9粒，每粒种子长卵形或3～4面形，表面淡橙色至暗红棕色。断面白色。气芳香，味辣、微苦。小豆蔻又名三角蔻或印度豆蔻，原植物还包括了Elettaria major Smith。产越南、斯里兰卡、印度等地。这种豆蔻，市场上亦有作白豆蔻使用者，但品质较差。见图124-2。

225

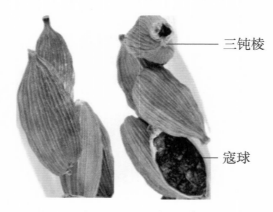

三钝棱

蔻球

图124-2 小豆蔻

2.白豆蔻原植物学名，国内外文献报道较混乱，一般定为*Amomum cardamomum* L.或*Amomum repens* Sonner，据考证此系小豆蔻*Elettaria cardamomum*（L.）Maton的异名。

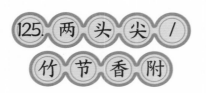

125.两头尖 /
竹节香附

【历史沿革】竹节香附原以"两头尖"之名见于本草书中，但存在混乱，如《本草纲目》"乌喙即偶生两岐者，今俗呼之两头尖。"《本草品汇精要》"两头尖……乃附子之类，苗叶亦相似，其根如草乌，皮黑肉白，细而两端皆锐，故以此为名。"这些记载均认为"两头尖"是乌头的某一类型，但《名医别录》"两头尖即牡鼠粪。"至《本草原始》"两头尖自辽东来货者甚多。"即本品。

【来源】本品为毛茛科植物多被银莲花*Anemone raddeana* Regel的干燥根茎。夏季采挖，除去须根，洗净，干燥。

【鉴别要点】本品呈类长纺锤形，两

端尖细，微弯曲，其中近一端处较膨大，长1～3cm，直径2～7mm。表面棕褐色至棕黑色，具微细纵皱纹，膨大部位常有1～3个支根痕呈鱼鳍状突起，偶见不明显的3～5环节，呈"竹节状"[47]，习称"竹节香附"。质硬而脆，易折断，断面略平坦，边缘棕黑色，中央类白色或灰褐色，略角质样。见图125。

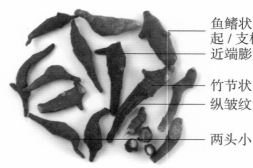

鱼鳍状突起 / 支根痕

近端膨大

竹节状

纵皱纹

两头小

图125 两头尖

【质量】本品气微弱，味先淡后微苦而麻辣。以干燥、均匀、条肥大、断面类白色、粉性足、质坚实、无泥杂者为佳。

【附注】1.本品现行《中国药典》收载，"有毒"，1～3g。外用适量。《本草品汇精要》"有毒。味辛，性热。气之厚者，阳也。"两头尖中毒类似生川乌中毒症状，内服用量不宜过大。体质虚弱者慎服，孕妇、儿童忌用。

2.黑水银莲花：为同属（银莲花属）植物黑水银莲花*Anemone amurensis* (Korsch) Kom.的干燥根茎。本品呈细长圆柱形，长2～3cm，直径1～4mm。表面深棕色或红棕色，较光滑，有横向倒V字形叶痕，交互排列在茎节上，断面可见淡黄色小点围成圈状。在某些地区当两头尖使用，应注意鉴别。

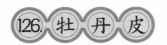

126. 牡丹皮

【历史沿革】牡丹始载于《神农本草经》列为中品。《本草经集注》"今东间亦有。色赤者为好，用之去心。"《唐本草》"牡丹，生汉中。剑南所出者，苗似羊桃，夏生白花，秋实圆绿，冬实赤色，凌冬不凋，根似芍药，肉白皮丹。"《本草纲目》"牡丹以色丹者为上，虽结子而根上生苗，故谓之牡丹。"《增订伪药条辨》"丹皮。伪名洋丹皮，肉红皮黑条大，何种草根伪充，本不可知。按丹皮始出蜀地山谷，及汉中。今江南江北皆有，而以洛阳为盛。入药惟取野生，花开红白，单瓣者之根用之；气味辛寒而香，皮色外红紫内粉白。乃心主血脉之要药，奚容以赝品误混。用者当买苏丹皮为美。又曹炳章按：丹皮产苏州者，皮红肉白，体糯性粉，为最佳第一货。产凤凰山者，枝长而根嫩，亦佳。产南陵县木猪山者，名瑶丹皮者，肉色白起粉者，亦道地。滁州铜陵及凤阳定远出，亦名瑶丹，亦佳。产太平府者，内肉起砂星明亮，性梗硬为次。以上就产地分物质高下。其发售再以支条分粗细大小，定售价之贵贱。选顶粗大者，散装木箱，曰丹王；略细小者曰二王；再下者作把，曰小把丹；最细作大把者，曰大把丹。其产地好歹与粗细，以别道地与否。然皆本国出品，非外国货也。"

【来源】本品为毛茛科植物牡丹 *Paeonia suffruticosa* Andr.的干燥根皮。秋季采挖根部，除去细根和泥沙，剥取根皮，晒干；或刮去粗皮，除去木心，晒干。前者习称"连丹皮"，后者习称"刮丹皮"。

【鉴别要点】连丹皮：呈筒状或半筒状，有纵剖开的裂缝，略向内卷曲或张开，长5~20cm，直径0.5~1cm，厚0.1~0.4cm。外表面灰褐色或黄褐色，有多数横长皮孔样突起和细根痕，栓皮脱落处粉红色；内表面淡灰黄色或浅棕色，有明显的细纵纹，常见发亮的"亮银星"[79]结晶。质硬而脆，易折断，断面较平坦，淡粉红色，粉性。

刮丹皮：外表面有刮刀削痕，红棕色或淡灰黄色，有时可见灰褐色斑点状残存外皮。见图126-1。

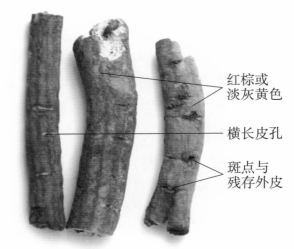

红棕或
淡灰黄色

横长皮孔

斑点与
残存外皮

图126-1 刮牡丹皮

【饮片】本品呈圆形或卷曲形的薄片。连丹皮外表面灰褐色或黄褐色，栓皮脱落处粉红色；刮丹皮外表面红棕色或淡灰黄色。内表面有时可见发亮的结晶。切面淡粉红色，粉性。见图126-2。

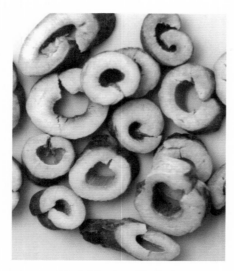

图 126-2　牡丹皮

【质量】本品性微寒，味苦、辛。以条粗长、皮厚、粉性足、香气浓、结晶状物多者为佳。

【附注】1.主产安徽、四川、甘肃、陕西、湖北、湖南、山东、贵州等地。此外，云南、浙江亦产。以四川、安徽产量最大。安徽铜陵凤凰山所产的质量最佳，称为"凤丹皮"；安徽南陵所产称"瑶丹皮"；四川垫江、灌县所产称"川丹皮"；甘肃、陕西及四川康定、泸定所产称"西丹皮"；四川西昌所产的称"西昌丹皮"，质量较次。

2.商品中曾有同属（芍药属）的四川牡丹 *Paeonia szechuanica* Tang 的根皮、四川西北部所产的"茂丹皮"，其来源为 *Paeonia decomposita* Hand.–Mazz.［*Paeonia szechuanica* Fang］的根皮，习称"川丹皮"；野丹皮 *Paeonia delavayi* var.lutea（Franch.）Finet.et Gagnep.的根皮，又称"西昌丹皮""赤丹皮""黄牡丹"，属"川丹皮"的一类。川丹皮细而薄，直径

0.3～1.2cm，厚0.1～1.2cm，断面浅黄色。薄壁细胞中草酸钙簇晶较密集，大小相差悬殊，直径10～30μm。西昌丹皮较粗，直径0.8～1.6cm，皮较薄，厚0.1～0.3cm，栓皮脱落处呈红棕色，内表面浅灰色或浅黄色，气微香。韧皮部外侧可见纤维状石细胞，单个数个相聚。

3.西丹皮：在陕西秦岭、甘肃天水、河南伏牛山及湖北神农架一带还产一种紫斑丹皮 *Paeonia suffruticosa* Andr.var. *papaveracea* (Andr.)Kerner；在山西、陕西产一种矮丹皮 *Paeonia suffruticosa* Andr.var. *spontanea* Rehder作"西丹皮"用。

4.青丹：指牡丹皮的母根露出地面而生长，露出部分呈青色者，一般常见于"连丹皮"。

5.牡丹皮不宜产地鲜切：一是因牡丹皮含丹皮酚、芍药苷、挥发油等，内表面有白色（系针状、片状或柱状牡丹酚）结晶……牡丹酚不耐高热，熔点49.5～50.5℃，能溶于水，可随水蒸气蒸馏，即使在常温下也可缓缓升华。二是生片总表面积是药材表面积的几倍，切片后加速了牡丹酚的挥发。故传统切制经验不支持，在《药材学》切制章与牡丹皮项下就明文记载"开刀冬术，封刀丹皮"（或"开刀白术，收刀丹皮"），"封/收刀丹皮"是指牡丹皮"宜冬天切片，一般其他药材切完后最后季节切丹皮……"，后来引申最好是临用前提前几天切片、量宜少，尽量缩短饮片的贮藏时间。这句俗语也一直在中药切制界流传，并一直引导着

白术、牡丹皮的切制。

6.《中国药典》要求牡丹皮切"薄片"，根据"粗薄细厚，硬薄软厚"的切制原则，牡丹皮即不粗、质地也不硬，且成分容易挥发与煎出，按理切厚片或段片可能更好。

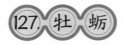

127.牡蛎

【历史沿革】本品始载于《神农本草经》，列为上品。《名医别录》"牡蛎生东海池泽，采无时。"苏颂"今海旁皆有之，而通泰及南海、闽中尤多。"李时珍"蛤蚌之属，皆有胎生、卵生。独此化生，纯雄无雌，故得牡名。曰蛎曰蠔，言其粗大也。"牡蛎又名生蚝（蠔–蚝的异体字）。

【来源】本品为软体动物门牡蛎科动物长牡蛎Ostrea gigas Thunberg、大连湾牡蛎Ostrea talienwhanensis Crosse 或近江牡蛎Ostrea rivularis Gould等的贝壳。全年均可捕捞，去肉，洗净，晒干。

【鉴别要点】长牡蛎：呈长片状，背腹缘几平行，长10～50cm，宽4～15cm。右壳（即上壳）鳞片坚厚，层状或层纹状排列，壳外面平坦或具数个凹陷，淡紫色，灰白色或黄褐色；内面瓷白色，壳顶两侧无小齿，大齿外凸。左壳（即下壳）附石而生，凹下很深，鳞片较右壳粗大，壳顶附着面小；内面瓷白色，壳顶牙齿呈槽状下凹。左右壳外表面均具疏松的环生同心鳞片，俗称"同心环带"[44]，有的

左右壳内外表面均可见数个钻蠔螺（又名灰色尾号螺）用舌钻的小洞（即"螺洞"，外表面具多），直径1～6mm，洞深3～30mm，螺洞中常残留螺壳；左右壳内表面中部有后闭壳肌痕。质硬，断面层状，洁白。见图127-1。

小齿槽状下凹　大齿外凸

后闭壳肌痕　边缘层状后闭壳肌痕

螺洞

左：左壳／下壳　　右：右壳／上壳
图127-1　长牡蛎

大连湾牡蛎：呈类三角形，背腹缘呈八字形，长5～12cm，宽3～7cm。右壳外面淡黄色，具疏松的环生同心鳞片，俗称"同心环带"[44]。鳞片起伏成波浪状；内面白色。左壳同心鳞片坚厚，自壳顶部放射肋数个，明显；内面凹下呈盒状，铰合面小。见图127-2。

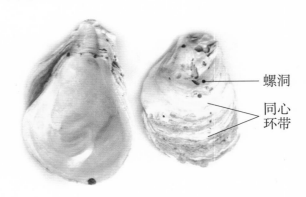

螺洞

同心环带

左：左壳／下壳　　右：右壳／上壳
图127-2　大连湾牡蛎

近江牡蛎：呈圆形、卵圆形或三角形等，长9~24cm，宽6~19cm。右壳较小，壳外面稍不平，有灰、紫、棕、黄等色，环生同心鳞片，幼体者鳞片薄而脆，多年生长后鳞片层层相叠；内面白色、边缘有时淡紫色。左壳较右壳坚硬、厚大。见图127-3。

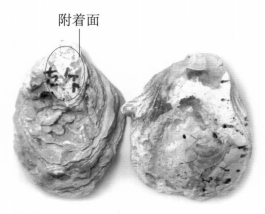

图 127-3 近江牡蛎
左：左壳/下壳 右：右壳/上壳

【饮片】牡蛎：为不规则的碎块。白色，具光泽。质硬，断面层状。气微，味微咸。

煅牡蛎：为不规则的碎块或粗粉。青灰色或灰白色。质酥脆，断面层状。见图127-4。

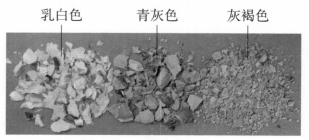

左：生品 中：煅炙酥脆 右：煅炙红透
图 127-4 牡蛎不同炮制品与色泽

【质量】本品无臭，味微咸。以质坚、内面光洁、色白者为佳。

【附注】1.除上述品种外，同属（牡蛎属）动物密鳞牡蛎Ostrea denselamellosa Lischke、僧帽牡蛎Ostrea cucullata Borm、复瓦牡蛎Ostrea inbticata Lamarck等的贝壳亦供药用。产于辽宁、山东等省沿海。其呈近似圆形或三角形，壳面灰褐色。右壳较平坦，顶部较光滑，其他部分鳞片密薄而脆，呈舌状，复瓦状排列；左壳凹下很深，表面环生坚厚的同心鳞片，放射肋粗大。两壳大小几乎相等。

2.牡蛎分左右两壳，一般左壳（下壳）稍大而厚；（上壳）右壳稍小如盖，但二者同等入药。通常认为左壳好，古近代的处方中故有"左牡蛎"之称。

3.动物贝壳一般有生饮片与炮炙饮片入药。现行《中国药典》规定，动物贝壳类一般"煅至酥脆……碾碎"。但在实际中，由于炮制的程度、颗粒或粉末不同，导致不同炮制品在鉴别与验收时常会出现多种【性状】，除生饮片外，一是煅炙不及，这样出品率比煅至酥脆者高，又可节省人工、燃料等成本。二是煅至酥脆者的不多。三是操作不当而煅炙过头（红透）。其【鉴别要点】见下表。牡蛎的不同炮制品见图127-4。

动物贝壳不同炮制品的【鉴别要点】

鉴别内容	生饮片	煅炙不及	煅至酥脆	煅炙过头
闻气味	淡	淡	浓	稍有或无
色泽	乳白色、具光泽	白色、具光泽	青灰色、无光泽	灰褐色、无光泽
手捏感	质硬，粉末少	质硬，粉末稍少	质稍脆，有粉末	质脆，粉末多

128. 何首乌

【历史沿革】本品始载于《开宝本草》，"何首乌，蔓紫，花黄白，叶如薯蓣而不光，生必相对；根大如拳，有赤、白两种，赤者雄，白者雌。"《本草图经》"何首乌，今在处有之……春生苗，叶叶相对，如山芋而不光泽。其茎蔓延竹木墙壁间，茎紫色。夏、秋开黄白花，似葛勒花。结子有棱，似荞麦而细小，才如粟大。秋冬取根，大者如拳，各有五棱瓣，似小甜瓜……有赤、白二种。"赤者即指本品（《中国药典》1963版首载、1977版未载、1985版续增至今）；白者即白首乌（《中国药典》1977版白首乌为萝摩科植物白首乌 *Cynanchum bungei* Decne. 的干燥块根（见【附注】载叶牛皮消），此后各版未载。白首乌的相关来源见【附注】）。

【来源】本品呈为蓼科植物何首乌 *Polygonum multiflorum* Thunb. 的干燥块根。秋、冬二季叶枯萎时采挖，削去两端，洗净，个大的切成大块，干燥。

【鉴别要点】本品呈团块状或不规则纺锤形，长6~15cm，直径4~12cm。表面红棕色或红褐色，皱缩不平，有浅沟，并有横长皮孔样突起和细根痕。体重，质坚实，不易折断，断面显粉性，浅黄棕色或浅红棕色，皮部有4~11个类圆形异型维管束，习称"云锦状花纹"[23]，中央木部较大，有的呈木心。见图128-1。

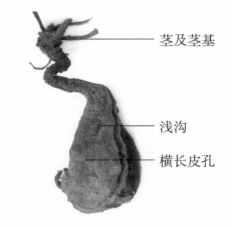

—— 茎及茎基

—— 浅沟

—— 横长皮孔

图 128-1 何首乌

【饮片】何首乌：呈不规则的厚片或块。外表皮红棕色或红褐色，切面浅黄棕色或浅红棕色，显粉性；横切面皮部可见"云锦状花纹"[23]，中央木部较大，有的呈木心。见图128-2。

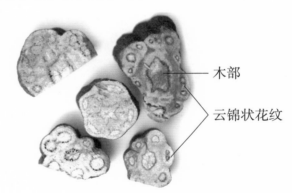

—— 木部

—— 云锦状花纹

图 128-2 何首乌

制何首乌：呈不规则皱缩状的块片。表面黑褐色或棕褐色。质坚硬，断面"角质样"[60]。见图128-3。

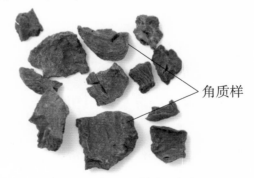

—— 角质样

图 128-3 制何首乌

【质量】本品气微，味微苦而甘涩。以体重、质坚实、粉性足者为佳。

【附注】1.常见易混品和伪品，常按干品断面色泽分为红药子类、白首乌类（牛皮消类）、黄药子三类。

（1）红药子类：包括翼蓼、毛脉蓼、薯莨等。

1）翼蓼：为蓼科植物翼蓼*Pteroxygonum giraldii* Dammer et Diels的干燥块根，又名红药子。本品呈不规则的团块状，长5~20cm，直径4~10cm；表面红棕色至棕褐色，有明显的深沟纹。质硬，不易折断，鲜品断面类白色，干后断面红棕色，髓部有"云锦状花纹"[23]。气微，味苦涩。

2）毛脉蓼：为蓼科植物毛脉蓼*Polygonum cillinerve* (Nakai) Ohwi的干燥块根。又名朱砂七、红药子。本品呈团块状，长8~15cm，直径3~7cm。根茎部有多数茎基，呈疙瘩状；表面棕褐色。质坚硬，断面不平坦，鲜品断面棕红色，干后断面棕黄色，带粉性，筋脉纵横交错；髓部有"云锦状花纹"[23]。气微香，味微苦涩。

3）薯莨：为薯蓣科植物薯莨*Dioscorea cirrhosa* Lour.干燥块茎（《湖南药物志》为红药子）。本品块茎呈长圆形、卵圆形、球形或结节块状。长10~15cm，直径5~10cm。表面深褐色，粗裂，有"瘤状突起"[98]和凹纹，有时可见众多残存须根或点状须根痕。为纵切或斜切片，多数呈长卵形，长3~12cm，厚约0.2~0.7cm，外皮皱缩，切面暗红色或红黄色。质硬而实，易折断，断面不平坦、颗粒状，有明

显的或隐约可见红黄相间的"云锦状花纹"[23]。气微，味涩苦。

（2）白首乌类（牛皮消类）：包括了隔山牛皮消、耳叶牛皮消、戟叶牛皮消、青羊参等。

1）隔山撬：又名隔山牛皮消，为萝藦科植物隔山撬（隔山牛皮消）*Cynanchum wilfordii*(Maxim.)Hemsl.的干燥块根。本品呈类圆柱形，微弯曲。长2~8cm，直径1.5~2cm。深棕褐色外皮多已除去，除去外皮的表面棕褐色，可见纵向皱纹、沟纹及棕黄色横向突起的皮孔。质坚硬，不易折断，断面呈淡黄白色，粉性，可见鲜黄色放射状纹理。气微，味先苦而后甜。

2）牛皮消：为萝藦科植物耳叶牛皮消*Cynanchum auriculatum* Rogle ex Wight的干燥块根。本品呈不规则的圆柱状。长3~10cm，直径1.5~4cm。表面灰褐色，具不规则的皱纹、纵沟纹及横向突起的皮孔，外皮易剥落。质坚硬而脆，断面较平坦，类白色，粉性，可见鲜黄色放射状纹理。气微香，味先苦而后甜。

3）戟叶牛皮消：又名泰山何首乌，为萝藦科植物戟叶牛皮消*Cynanchum bungei* Decne.的干燥块根。本品呈类圆形或不规则团块状，长3~11cm，直径1.5~4cm。表面类白色，多沟纹，凹凸不平，有明显的纵皱纹及横向突起的皮孔和须根痕。体轻，质坚硬，断面较平坦，类白色，粉性，有辐射状纹理及裂隙。气微，味微甘苦。

4）青羊参：为萝藦科植物青羊参*Cynanchum otophyllum* Schneid.的根。本

品根头疙瘩状，长2.5cm，上有茎痕或残茎。根呈圆柱状，长20~40cm，直径1.5~3cm；表面黄褐色至棕褐色，有纵皱纹和纵沟槽，具横向皮孔；外皮脱落处显黄褐色。质硬，易折断，折断时有粉尘，断面类白色，可见淡黄色小孔（导管）散列。气辛香，味苦、微甜。以条粗壮、坚实、断面色白、粉性者为佳。分布于西南及湖南、广西、西藏等地。具有祛风湿，益肾健脾，解蛇、犬毒之功效。常用于风湿痹痛，肾虚腰痛，腰肌劳损，跌扑闪挫，食积，脘腹胀痛，小儿疳积，蛇、犬咬伤。本品有毒，应注意鉴别。

（3）黄药子：又名黄独，为薯蓣科植物黄独 *Dioscorea bulbifera* L.的干燥块茎。本品多呈块片状。长4~7cm，宽2.5~5cm，厚0.5~1cm。表面黄白色至黄棕色，边缘外皮棕黑色，可见众多残存须根或须根痕。质韧，易折断，断面不平坦，略呈颗粒状。气微，味苦。

2.人形何首乌：为人形何首乌的仿制品，略呈人体形状。多系用薯蓣科植物或何首乌的根人为模制培植而成或以芭蕉根等大型块状根人为雕琢而成。

3.何首乌肝毒性不良反应产生原因：杨磊等报道，其产生不反应的原因可能有三：一是何首乌炮制方法对肝毒性影响。宋代开始提出九蒸九曝何首乌经典炮制方法；到明清，该法为何首乌炮制的主流方法。《本草汇言》"（何首乌）生用气寒，性敛有毒。制熟气温，无毒。"；《雷公炮制药性解》"何首乌大能补益，

全在蒸晒如法。"2020版《中国药典》记载何首乌炮制方法为炖法或蒸法，且"蒸至内外均呈棕褐色……"，各化学成分含量仅相当于"九蒸九晒"方法的"五蒸五晒"，由此推测何首乌炮制方法的简化可能是其临床毒副反应发生的重大因素之一。二是何首乌中化学成分与肝毒性关系。……胡锡琴等的研究表明何首乌中鞣质对大鼠肝脏有一定损伤作用，并与二苯乙烯苷有协同作用，因此何首乌中多种化学成分被指明与肝细胞损伤有关。三是特异性体质在何首乌肝损伤中的作用。肖小河研究员团队根据国家不良反应中心数据以及该院药物性肝损伤临床数据库的统计及动物模型，发现何首乌肝损伤的总体发病率较低，可能存在高危人群，推测何首乌肝损伤可能类似于特异质、遗传性肝脏代谢酶缺失、患者的免疫损伤等肝损伤。

4.临床合理使用何首乌的建议和用药监护：临床使用何首乌有生、制之分。生品解毒，消肿，截疟，润肠通便，一般适应病程较短的急性实热证，故使用该药的时间不长。制何首乌补肝肾、益精血、乌须发、强筋骨、化浊降脂等，一般适用于病程较长的慢性病或亚健康患者，使用该药的时间较长。因此，临床在使用何首乌时要注意以下几点：一是何首乌饮片或含何首乌制剂要在正规医院中医师的辨证下运用，在正规医院或凭处方在大型连锁药店购买，不可自行盲目服用，更不可超范围使用。二是用药前医师要详细问清患者是否有肝病史、过敏史、家族史，对有这三

类情况的患者要慎重用药。三是建议临床用药最好从小剂量开始，观察使用情况后再逐渐增加剂量，且服用一段时间后，要间断性停药，避免因药物积蓄引起不良反应。四是对于需长时间服用何首乌及其制剂的患者，要做好肝功能监测工作，及时关注自身变化，一旦出现尿黄、厌油、乏力、纳差等情况及时停药就医。五是忌铁器，忌与附子、乌头、葱、姜、蒜、桂等辛燥药物同用。六是大便溏泄及湿痰较重者不宜使用。

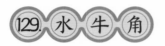

129. 水牛角

【历史沿革】本品始载于《名医别录》"水牛角治时气寒热头痛。"《本草纲目》"藏器曰：牛有数种，本经不言黄牛、乌牛、水牛，但言牛尔。南人以水牛为牛，北人以黄牛为牛，乌牛为牛，牛种既殊，人用当别。"李时珍"牛有牦牛，水牛二种，牦牛小而水牛大，牦牛有黄、黑、赤、白驳杂数色，水牛色青苍，大腹锐头，其状类猪，角若担矛，卫护其犊，能与虎斗，亦有白色者，郁林人谓之周留牛……"所言水牛与今称为水牛者形态一致。

【来源】本品为牛科动物水牛*Bubalus bubalis* Linnaeus的角。取角后，水煮，除去角塞，干燥。

【鉴别要点】本品呈稍扁平而弯曲的锥形，长短不一。表面棕黑色或灰黑色，一侧有数条横向的沟槽，另一侧有密集的横向凹陷条纹。上部渐尖，有纵纹，基部略呈三角形，中空。"角质"[60]，坚硬。难纵劈，裂面丝不顺直，常有片状角质渣脱落。见图129-1。

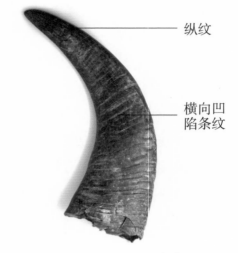

纵纹

横向凹陷条纹

图 129-1　水牛角

【饮片】本品呈不规则的薄片或粉末，表面棕黑色或灰黑色，有纹理，角质，坚硬，粉末灰褐色，气微腥，味淡。见图129-2。

【质量】本品气微腥，味淡。以色棕黑、除尽角塞、不裂者为佳。

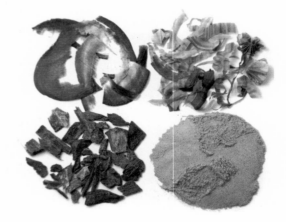

上：左镑片；右刨片　下：左块片；右粉末
图 129-2　水牛角

【附注】1.水牛（水牛属）为我国南方

稻产区的重要役畜，其角为屠宰场的副产品，亦有以制作工艺品后的洁净的下脚料供药用。

2.黄牛角*Cornu Bovis*为牛科牛属动物黄牛*Bos taurus domesticus* Gmelin的角。全国各地均有，主产于华北地区。角圆锥形，较轻，长约35cm。淡青灰色，间白色，不透明，角尖黑色，不弯曲，无环脊，表面有细纵裂纹。基部粗糙，圆形，角质坚硬，中空，内有骨质角髓，气微腥，味淡。黄牛角的组织构造与水牛角相仿，横切面观亦呈波浪状起伏。

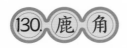

【历史沿革】 本品始载于《神农本草经》，附鹿茸项下。李时珍"鹿，处处山林中有之。马身羊尾。头侧而长，高脚而行速。牡者有角，夏至则解。大如小马，黄质白斑，俗称马鹿。牝者无角，小而无斑，毛杂黄白色，俗称麌鹿，孕六月而生子。"关于鹿角的质量。雷敩"鹿角要黄色紧尖好者。"苏颂"七月采角，以鹿年久者其角更好，煮以为胶，入药弥佳。"说明鹿角要用成年鹿的角且其骨化已较完全，角壮紧重，气味足，出胶量也多。

【来源】 本品为鹿科动物马鹿*Cervus elaphus* Linnaeus或梅花鹿*Cervus nippon* Temminck雄鹿已骨化的角或锯茸后翌年春季脱落的角基，分别习称"马鹿角""梅花鹿角""鹿角脱盘"。多于春季拾取，除去泥沙，风干。见图130-1。

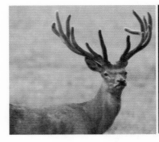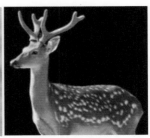

左：马鹿　　　右：梅花鹿
图130-1　鹿

【鉴别要点】 梅花鹿角：呈分枝状，三岔，或四岔，长30～50cm。基部具盘状突起，习称"珍珠盘"；主枝稍向后弯曲，直径约3cm；侧枝向两旁伸展，第一枝与珍珠盘相距较近，第二枝与第一枝相距较远，主枝末端分成两小枝。表面黄棕色或灰棕色，枝端灰白色；枝端以下具明显"骨钉"（又称"疣状突起"[98]"骨豆"），并纵向排成"苦瓜棱"（亦称"棱纹/棱筋/起筋"），顶部灰白色或灰黄色，有光泽。质坚硬，断面外圈骨质、白色，习称"骨化圈"，中央灰色，具蜂窝状细孔。见图130-2。

马鹿角：形状与花鹿角相似，呈分枝状，通常分成4～6枝，全长50～120cm。基部盘状，上具不规则"瘤状突起"[98]，习称"珍珠盘"，周边常有稀疏细小的孔洞。主枝弯曲，直径3～6cm；侧枝多向一面伸展，第一枝与珍珠盘相距较近，与主干几成直角或钝角伸出，第二枝靠近第一枝伸出，习称"坐地分枝"；第二枝与第三枝相距较远。表面灰褐色或灰黄色，有光泽，角尖平滑，中、下部常具"疣状突起"[98]（习称"骨钉"），并具长短不等的断续纵棱，习称"苦瓜棱"。质坚硬，断面外圈骨质，习称"骨化圈"，灰白色或微带淡褐色，中部多呈灰褐色或青灰色，具蜂窝状粗孔。见图130-2。

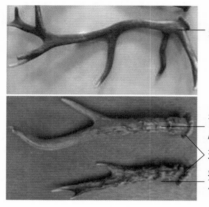

坐地分枝

苦瓜棱/棱纹/棱筋/起筋
珍珠盘
疣状突起/骨钉/骨豆

上：马鹿角；下：梅花鹿角
图130-2 鹿角

鹿角脱盘：呈盔状或扁盔状，直径3～6cm（珍珠盘直径4.5～6.5cm），高1.5～4cm。表面灰褐色或灰黄色，有光泽。底面平，蜂窝状，多呈黄白色或黄棕色。珍珠盘周边常有稀疏细小的孔洞。上面略平或呈不规则的半球形。质坚硬，断面外圈骨质，灰白色或类白色。见图130-3。

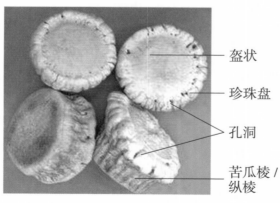

盔状

珍珠盘

孔洞

苦瓜棱/纵棱

图130-3 鹿角脱盘

【饮片】本品呈卷曲状的极薄片，展平后，呈长条状、椭圆形或类圆形，宽2～4cm。质韧。见图130-4。

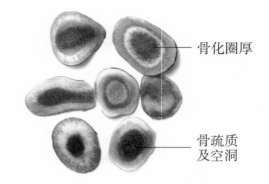

骨化圈厚

骨疏质及空洞

图130-4 鹿角片

【质量】本品气微，味微咸。鹿角以大枝、表面有光泽、骨质极坚硬而沉重、断面骨壁厚、白色者为佳。弃于山中时间过长的死角（表面色暗有裂纹，角质不坚重）为次。此外，砍角优于脱角，鹿角脱盘较次。

附：鹿角霜

【来源】本品为鹿角去胶质（熬制鹿角胶）剩下的骨渣角块。春、秋二季生产，将骨化角熬去胶质，取出角块，干燥。

【鉴别要点】本品呈长圆柱形或不规则的块状，大小不一。表面灰白色，显粉性，常具纵棱，偶见灰色或灰棕色斑点。体轻，质酥，断面外层较致密，白色或灰白色，内层有蜂窝状小孔，灰褐色或灰黄色，有吸湿性，习称"黏舌/吸舌"[88]。气微，味淡，嚼之有黏牙感。见图130-5、130-6、130-7。

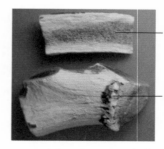

骨疏质

珍珠盘

图130-5 鹿角霜

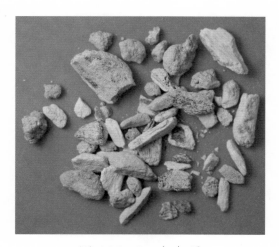

图130-6 鹿角霜

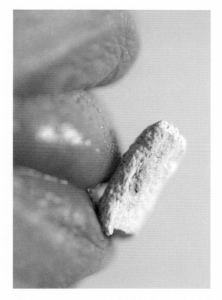

图130-7 鹿角霜黏/吸舌

【附注】1.鹿角的相关术语。

（1）鹿角脱盘：又称鹿角花盘、角盘、盔状、珍珠盘。为梅花鹿、马鹿锯茸后翌年春季脱落的角基，似盘状，故称角盘。

（2）四平头：取梅花鹿带头骨的砍茸（亦分二杠、三叉）后，脑骨前端平齐，后端有一对分列两旁的弧形骨，习称"虎牙"，可以借此放平，习称"四平头"。

（3）正三指：用三个手指平放于砍茸枝间的脑骨上，正好适合3～4指的距离，

习称"正三指"。

2.因野生梅花鹿及马鹿数量较少，饲养品多供锯茸用，故现在所用鹿角有为动物驼鹿Alces alces Linnaeus及驯鹿Rangifer tarandus Linnaeus的骨化角。为短圆柱形，长5～6cm，直径4～6cm，全体骨钉明显，一端呈半圆状凸起。质坚硬，断面外围白色骨质，中央类白色。锯茸后退下来的角基，习称"鹿角脱盘""鹿角花盘""鹿花盘""珍珠盘"，【鉴别要点】同上。

3.鹿角临床应用较少，多为制备鹿角霜的原料。

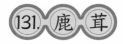

【历史沿革】本品始载于《神农本草经》，列为中品。在历代本草文献中多有记载。由于鹿角、鹿茸、鹿鞭和鹿筋等均可入药，故鹿茸多列入鹿项之下。寇宗奭"茸，最难得不破及不出血者。益其力尽在血中，猎时多有损伤故也。此以如紫茄者为上，名茄子茸，取其难得耳；然此太嫩，血气未具，其实少力。坚者又太老，惟长四五寸，形如分歧马鞍，茸端如玛瑙红玉，破之肌如朽木者最善。"李时珍"鹿，处处山林中有之。马身羊尾，头侧而长，高脚而行速。牡者有角，夏至则解。大如小马，黄质白斑，俗称马鹿。牝者无角，小而无斑，毛杂黄白色，俗称麋鹿，孕六月而生子"。殷仲琪"鹿以白色为正"。沈存中笔谈"北狄有驼鹿，极大，面色苍黄，无斑，角大而有文

（纹），坚莹如土。茸亦可用"。可见古代所用鹿茸与今类同，但非仅有梅花鹿茸和马鹿茸两种。

【来源】本品为鹿科哺乳动物梅花鹿*Cervus nippon* Temminck或马鹿*Cervus elaphus* Linnaeus的雄鹿未骨化密生茸毛的幼角。前者习称"梅花鹿茸"（又名"花鹿茸""黄毛茸""黄毛鹿茸"，因其皮红毛黄，有人形容"黄毛红地"）；后者习称"马鹿茸"（又名"青毛茸""青毛鹿茸"，因其皮灰毛青，有人形容"青毛灰地"）。原动物见本著130.鹿角项下。夏、秋二季锯取鹿茸，经加工后，阴干或烘干。

【鉴别要点】花鹿茸：呈圆柱状分枝，外皮红棕色或棕色，多光润，表面密生红黄色或棕黄色细茸毛，上端较密，下端较疏；分岔间具1条灰黑色筋脉，皮茸紧贴。锯口黄白色，外围无骨质，中部密布细孔。具一个分枝者习称"二杠"，主枝习称"大挺"，长17～20cm，锯口直径4～5cm；离锯口约1cm处分出侧枝，习称"门庄"，长9～15cm，直径较大挺略细。具二个分枝者，习称"三岔"，大挺长23～33cm，直径较二杠细，略呈弓形，微扁，枝端略尖，下部多有纵"棱筋"（又称"棱纹""起筋"）及突起"疙瘩"[99]（又称"骨豆/骨钉"）；皮红黄色，茸毛较稀而粗。体轻。气微腥，味微咸。

二茬茸与头茬茸相似，但挺长而不圆或下粗上细，下部有纵棱筋。皮灰黄色，茸毛较粗糙，锯口外围多已骨化。体较重。无腥气。

见图131-1。

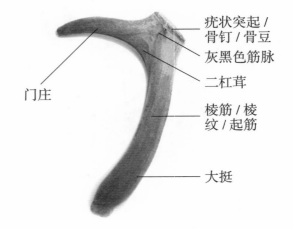

疣状突起／骨钉／骨豆
灰黑色筋脉
二杠茸
棱筋／棱纹／起筋
门庄
大挺

图131-1　梅花鹿茸

马鹿茸：较花鹿茸粗大，分枝较多，侧枝一个者习称"单门"、二个者习称"莲花"、三个者习称"三岔"、四个者习称"四岔"或更多。按产地分为"东马鹿茸"和"西马鹿茸"。

东马鹿茸："单门"大挺长25～27cm，直径约3cm；外皮灰黑色，茸毛灰褐色或灰黄色，锯口面外皮较厚，灰黑色，中部密布细孔，质嫩。"莲花"大挺长可达33cm，下部有"棱筋"，锯口面蜂窝状小孔稍大。"三岔"皮色深，质较老。"四岔"茸毛粗而稀，大挺下部具棱筋及"疙瘩"[99]，分枝顶端多无毛，习称"捻头"。

西马鹿茸：大挺多不圆，顶端圆扁不一，长30～100cm。表面有棱，多抽缩干瘪，分枝较长且弯曲，茸毛粗长，灰色或黑灰色。锯口色较深，常见骨质。气腥臭，味咸。

见图131-2。

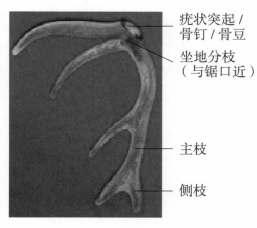

图131-2 马鹿茸（四岔茸）

【饮片】鹿茸片：按产地加工去血者与未去血者的药材切得的角尖部分称"蜡片"；剩下部分切得的又分别称粉片、血片。其中断面黄白色者为粉片（包括蛋黄片、老角片）；断面浅黑色或黑褐色者为血片（包括血片、老角片）。"蜡片"为圆形薄片，表面浅棕色或浅黄白色，半透明，微显光泽，几无细孔；无硬骨质，周边粗糙，红棕色或棕色，质坚韧；气微腥，味微咸。中上部的切片，习称"蛋黄片"或"粉片"、血片，切面黄白色或粉白色、黄棕色或深棕色，中间有极小的蜂窝状细孔。下部习称"老角片"或"芝麻片"，周边粗糙，红棕色，质坚脆。见图131-3。

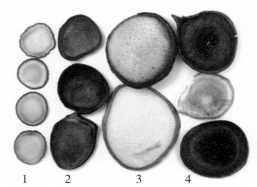

1：蜡片；2：血片；
3：蛋黄片/粉片；4：老角片/芝麻片
图131-3 鹿茸片

鹿茸粉：为米黄色或灰白色粉末。气微腥，味微咸。

【质量】梅花鹿茸优于马鹿茸。梅花鹿茸中，以质嫩二杠最佳，三岔次之；二茬茸稍细较次。马鹿茸也是分岔越多，质量越次。同一档次梅花鹿茸中，以粗壮、主枝圆、顶端丰满、"回头"（向后弯曲）明显、质嫩、毛细、皮色红棕、较少骨钉或棱线、有油润光泽者为佳。马鹿茸亦以饱满、质嫩、毛色灰褐、下部棱线少或无棱线者为佳。此外，二者均以断面周边无骨化圈、中央蜂窝眼细密、外皮完整者为优。

【附注】1.鹿茸的相关术语。

（1）梅花鹿茸、马鹿茸共同的特征。

1）头茬茸：在清明后（即脱盘后45～50天）第一次锯下的幼角。

2）二茬茸（即再生茸）：头茬茸采后50～60天第二次锯者。

3）大挺：指各种鹿茸较粗长的主干。

4）棱筋：鹿茸逐渐变老硬的过程，多在鹿茸的下部开始出现棱纹、棱筋等老化现象。故称"棱筋""棱纹""起筋"。

5）骨豆：在鹿茸的下部外壁多具突起疙瘩，习称"骨豆"或"骨钉"。

6）抽沟：鹿茸大挺不饱满，抽缩成沟型者。习称"抽沟"。

7）存折：鹿茸内部已折断，而表面未开裂，但有痕迹，称之"存折"。

8）骨化圈：鹿茸锯口的周围、靠皮层处有骨化的一圈。称之"骨化圈"。

9）窜尖：鹿茸渐老时，大挺顶端破皮

（图131-2标注：疣状突起/骨钉/骨豆、坐地分枝（与锯口近）、主枝、侧枝）

窜出瘦小的角尖，称之"窜尖"。

10）独挺/一棵葱：即未分岔的独角鹿茸，多为两年幼鹿的"初生茸"。

11）拧咀/拧嘴：指鹿茸大挺的顶端，初分岔时，顶端咀头、扭曲不正者。习称"拧咀/拧嘴"。

12）蜡片：即独挺/一棵葱或头茬茸的中上段（角尖为主）所切的片。切面几无细网孔。质最佳。

13）粉片：又称"蛋黄片"，为产地采收锯茸后去血完全或切去蜡片后的中段鹿茸切片。切面黄白色、黄褐色或粉白色，中间有极小的蜂窝状细网孔；皮层紧连，浅黑色或黑褐色。以网孔细小而致密者佳。质量次于蜡片。

14）血片：多为产地采收的砍茸或锯茸去血不完全切去蜡片后的中段鹿茸切片。切面黄棕色或深棕色，中间有极小的蜂窝状细网孔；皮层紧连，浅黑色或黑褐色。以网孔细小而致密者佳。质量次于粉片。但古人如寇宗奭以"茸，最难得不破及不出血者……名茄子茸"者为上。值得考证。

15）老角片：多为具2个侧枝切去粉片、血片后的下段或基部鹿茸切片。大部分骨化。切面网孔粗细不一，中央孔大，形似芝麻；中央向外的网孔渐小，故又称"芝麻片"；周边粗糙，红棕色，质坚脆。质量差。

（2）梅花鹿茸：习称"花鹿茸""黄毛茸""黄毛鹿茸"。特别注意下列术语与马鹿茸的区别。

1）门桩：花鹿茸在大挺上离锯口约1cm处分出侧枝者。

2）弯头：花二杠茸大挺（主干）呈圆柱形，直立，顶端饱满，有气魄，向内弯曲，称"弯头"。

3）二杠茸：具有一个侧枝的花鹿茸。

4）挂角：指大挺超过门桩二寸（约6.7cm）左右，称"挂角"。

5）三岔茸/三杈茸：花鹿锯茸具2个侧枝者。

6）乌皮：梅花鹿茸加工不当，出现部分表皮变成乌黑色，称之"乌皮"。

（3）马鹿茸：习称"青毛鹿茸"。产于东北者的马鹿茸习称"东马鹿茸"。产于西北者的马鹿茸习称"西马鹿茸"。特别注意下列术语与梅花鹿茸的区别。

1）单门：马鹿茸具侧枝一个者，习称"单门"。

2）莲花：马鹿茸具2个侧枝者，习称"莲花"。

3）三岔/三叉：具3个侧枝者，习称"三岔/三叉"。

4）四岔/四叉：具4个侧枝者，茸毛粗而稀。习称"四岔/四叉"。

5）捻头：大挺下部具疙瘩，分枝顶端多无毛者，习称"捻头"。

6）老毛杠：三、四岔以上的马鹿茸，快成鹿角者，但未脱去茸皮，习称"老毛杠"。

2.鹿茸的相关要求、产地加工、炮制、质量。

（1）骨化超过全茸40%以上，茸体脱

皮者作鹿角收购。

（2）产地加工：一般分锯茸和砍茸两法。

1）锯茸：一般锯取三年龄的鹿茸，又分二杠茸/单门、三岔茸/莲花2种：二杠茸/单门每年采收2次，第1次多在清明后（即脱盘后45～50天），习称"头茬茸"，采后50～60天第2次锯取者习称"二茬茸"；"三岔茸"每年只采收1次，约在7月下旬。锯茸须立即加工。先洗去茸毛上不洁物，并挤去一部分血液，将锯口部用线绷紧，缝成网状，另在茸根钉上小钉，缠上麻绳。然后固定于架上，置沸水中反复烫3～4次，每次15～20秒钟，使茸内血液排出，至锯口处冒白沫，嗅之有蛋黄气味为止，全部过程约需2～3小时。然后晾干。次日再烫数次，风干或烤干。烤时悬在烘架上，以70～80℃之无烟炭火为宜，烤约2～3小时后，取出晾干再烤，反复烤2～3次，至茸皮半干时，再行风干及修整。

2）砍茸：此法现已少用，适用于生长6～10年的老鹿或病鹿、死鹿。老鹿一般在6～7月采收。先将鹿头砍下，再将鹿茸连脑盖骨锯下，刮除残肉、筋膜。绷紧脑皮，然后将鹿茸固定于架上，如上法反复用沸水烫（勿烫脑皮），烫的时间较锯茸为长，约需6～8小时。烫后掀起脑皮，将脑骨浸煮一小时，彻底挖净筋肉，脑皮复原，再用沸水烫脑皮至7～8成熟。再阴干及修整。

（3）炮制：取鹿茸，火焰上燎毛（燎毛时待毛表层烧焦后刮去烧焦部分，未净者再燎，注意快速转动，防止皮裂），反复多次至刮净，以布带缠紧茸体，自锯口面上小孔灌入热白酒，并不断添酒，至润透或灌酒后稍蒸，横切薄片，每片平摊于筛中，上盖白纸，其纸上平摊约1.5cm厚的干燥洁净砂子（防止干燥时翘片），压平，干燥，筛去灰屑。

（4）鹿茸质量：一般而言，同等级的鹿茸梅花鹿茸、锯茸、初生茸（即鹿的第一次锯茸）、头茬茸、蜡片比马鹿茸、砍茸、再生茸、二茬茸、粉片的质量好；粉片又比血片的质量好。但古人以"……不出血者……茄子茸"为上。因鹿茸的商品等级很多，故鉴别时要认真与过细把握。

3.全国药用的鹿茸，除《中国药典》收载的梅花鹿茸和马鹿茸外，同属（鹿属）其他种鹿的茸角，在一些地区也作药用。包括：白臀鹿*Cervus macneilli* Lydekker，其茸角在四川称"草鹿茸"；水鹿*Cervus unicolor* Kerr，其茸角在四川称"春鹿茸"；白唇鹿*Cervus albirostris* Przewalski为我国特产，由于历年来无节制猎杀，致使野生资源大减，现已列入国家一级保护动物。

4.目前鹿茸药材商品中经常出现的伪品。

（1）常见用动物毛皮包裹动物骨胶等物经伪制而成。假鹿茸片呈类圆形片，厚薄不均，外皮灰褐色，具短毛。切断面棕紫色，无蜂窝状细孔，偶有圆凹点。外毛皮可剥离。体重，质坚韧，不易切断。气微，味淡。能溶于水，溶液呈浑浊状。此外，尚有鹿科其他动物的幼角或嫩角伪充鹿茸者。

（2）驼鹿茸：为鹿科动物驼鹿（又名犴）*Alces alces* Linnaeus雄鹿的幼角。本品较鹿茸粗壮，有分枝。刚生出的是单枝，呈苞状，习称"老虎眼"；长成两叉者，习称"人字角"，分出眉枝和主枝的习称"巴掌茸"。分叉者较粗壮，长约30cm，直径约4cm。前叉长约15cm，直径约4cm，后叉扁宽，长约6cm，顶端分出有两个长约5cm的小叉。皮灰黑色，毛长，较粗硬，手摸有粗糙感。

（3）狍鹿茸：系狍鹿*Capreolus capreolus* Linnaeus的未骨化嫩角。其亦具大挺、门庄。有分叉，常分3叉，茸体向前直伸，表面呈褐色或灰黄色，多有棱线，干瘪而瘦。

（4）驯鹿茸：为鹿科动物驯鹿*Rangifer tarandus* Linnaeus雄鹿的幼角。呈圆柱形，多具分枝，分枝上的分叉较多，单枝长约20cm，直径约2cm，皮灰黑色，毛灰棕色，毛厚，质密，较长而软。

（5）尚有豚鹿*Axis porcinus* Zimmermam、坡鹿*Cervus eldii* Thomas、赤麂*Muntiacus muntjak* (Zimmermann)、小麂*Muntiacus reevesi* Qgjlby等多种动物未骨化的角充鹿茸使用。

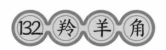

132 羚羊角

【历史沿革】本品原名"麢羊角"，始载于《神农本草经》，列为中品。《本草纲目》列于兽部，名麢羊。李时珍"羚羊似羊，而青色毛粗，两角短……"，苏颂"今秦、陇、蜀，金、商州山中皆有之，戎人多捕得来货，其形似羊，青色而大，其角长一、二尺，有节如人手指握痕，又最坚劲。"郭璞注《尔雅》"麢似羊而大，其角细而圆锐，好在山出间。"雷敩"凡用，神羊角甚长，有二十四节，内有天生木胎。"可见古之羚羊角与今所用羚羊角的原动物赛加羚羊类似，但非此一种。

【来源】本品为脊索动物门哺乳纲牛科动物赛加羚羊*Saiga tatarica* Linnaeus的雄兽角。猎取后锯取其角，晒干。

【鉴别要点】羚羊角呈长圆锥形，长15～40cm，基部直径2～4cm，下部较粗，灰白色；上部渐细并稍弯曲，黄白色，通体光润如玉；顶端部分光滑，内有细孔道直通角尖，习称"通天眼（冲天眼）"；从角的外部可透视，嫩者角尖多为黑棕色，习称"乌云盖顶"；其内部常有红色斑纹，习称"血斑"。除顶端光滑部分外，有10～20个隆起的环脊，其间距约2cm，用手握之，四指正好嵌入四处，习称"合把"。基部锯口面类圆形，内有骨塞，习称"羚羊塞（角柱）"，长约占全角的1/2或1/3，表面有突起的纵棱与其外面角鞘内的凹沟紧密嵌合，横断面观其结合部呈锯齿状。除去骨塞后角的下半段成空洞。"角质"[60]坚硬。见图132-1。

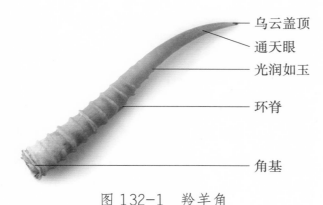

乌云盖顶
通天眼
光润如玉
环脊
角基

图132-1 羚羊角

【饮片】本品呈类圆形极薄片或粉末。极薄片类白色或黄白色半透明，外表可见纹丝，微呈波状，中央可见空洞；质坚韧，不易拉断；无臭，味淡。羚羊角粉为乳白色的细粉，无臭，味淡。见图132-2。

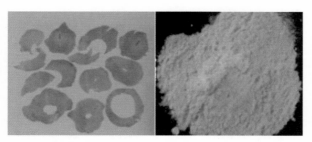

左：镑片　　　　　　右：粉末

图132-2 羚羊角

【质量】本品气无，味淡。羚羊角以质嫩坚硬、皮光润如玉、近光透视尖端有血丝、无裂纹者为佳。

【附注】1.羚羊角的相关术语。

（1）水波纹/环纹节/合把：羚羊角除尖端部分外，表面轮生环节，顺凹凸处顺序环生有10～20个隆起的环脊，习称"水波纹""环纹节"，光滑自然，直达中上部；握之基部合把，有舒适感，习称"合把"。

（2）无影纹：羚羊角全体光润如玉，若对光照视，质嫩的先端可见血丝、斑

点，无裂纹，习称"无影纹"。

（3）乌云盖顶：羚羊角的嫩角的角尖黑棕色，习称"乌云盖顶"。

（4）通天眼：羚羊角无骨塞部分中心有一条扁三角形小孔，直通尖顶，习称"通天眼"或"冲天眼"。顶尖并可见"血斑"。为鉴别羚羊角主要特征。

（5）羚羊塞/骨塞：羚羊角基部骨塞角肉镶嵌紧密，内有坚硬质重的角柱，呈长圆锥形，生长自然，稍有弯曲弧度，习称"羚羊塞/骨塞"。

（6）齿轮纹：羚羊塞表面有浅纵沟，习称"齿轮纹"。

（7）倒山货：死于山中羚羊的角，纵面有裂纹，角质枯燥无光泽，骨塞多已脱落。习称"倒山货"。

2.我国牛科各亚科分类：牛亚科*Bovinae*、羚羊亚科*Antilopinae*、赛加羚亚科*Saiginae*、藏羚亚科*Pantholopinae*、羊亚科*Caprinae*。

3.尚有同科不同亚科动物的角充当羚羊角，应注意鉴别。

（1）黄羊*Procapra gutlhrosa* Pallas的角。呈长圆锥形而侧扁，略向后弯曲。角尖稍向内上弯，长约20cm，基部长径3cm，短径2.5cm。表面灰黑色，较粗糙，不透明。自基部向上有十多个密集的斜向环峰，尖端平滑无峰。基部断面呈椭圆形，中央为骨质角髓呈污白色，外面角质角鞘的断面呈黑色，二者的结合处呈齿状绞合。质沉重。无臭，无味。

（2）长尾黄羊*Gazella subguliarosa*

Guldenstaedt的角。呈长圆锥形稍侧扁而弯曲度较大，角尖显著向内弯转。长20～30cm，基部直径3cm，表面黑色，粗糙，有明显的纵向丝纹，中下部有斜向环峰，尖端无环峰部分较为平滑。质沉重，无臭，无味。

（3）藏羚Pantholops hodgsoni Abel的角。其形状长而侧扁，几乎直向上伸，弯度很小，近角尖处稍向前内弯。长50～70cm，基部长径5cm，短径4cm。表面黑色，较平滑而有光泽，可见微细的纵裂隙及浅色纹理，自基部向上有横向而等距的环峰，在前方较明显突出。除去基部可见有白色骨质角髓。质沉重，无臭，无味。

（4）鹅喉羚羊（又名长尾黄羊、西藏瞪羚）Gazella subguttrrous Guldendstaedt的角。雄兽有角，雌兽的角发育不全，因在繁殖期间雄兽的喉头肿胀，故称鹅喉羚羊。其角呈长圆锥形，稍侧偏，角尖部向一侧呈弧形弯曲；长14～30cm；全体灰黑褐色，粗糙，不透明；尖端表面光滑，向下渐次可见多数纵纹，此部约占全长的1/3，再向下外侧生有斜向5～10个隆起的环节，环脊的间距1.5～2cm，角的内侧环脊不明显，几乎平坦，环节上与环节间有明显连续纵纹，近基部的表面角质较松脆，易于脱落。角的基部横截面类圆形，直径约3cm，中央具坚硬的黄白色"骨塞"，其边缘与外周角鞘连接处平滑。

4.本品为国家保护动物。参见附录。

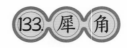

133. 犀角

【历史沿革】本品载于《神农本草经》，列为中品。陶弘景"今出武陵、交州、宁州诸远山。犀有二角，以额上者为胜。"苏颂"凡犀入药有黑白二种，以黑者为胜，角尖又胜……并引郭璞注：兕一角，色青，重千斤。"李时珍"犀出西番、南番、滇南、交州诸处……并有二角，鼻角长而额角短。"

【来源】本品为脊索动物门哺乳纲犀科动物印度犀Rhinoceros unicornis L.、爪哇犀Rhinoceros sondaicus Desmarest、苏门犀Rhinoceros sumatrensis(Fischer)Cuvier、黑犀Rhinoceros bicornis L.及白犀Rhinoceros simus Cottoni的角。前三种通称"暹罗角"或"犀角"；后两种通称"广角"或"天马角""兕角""柱角"。

【鉴别要点】暹罗角：本品呈圆锥形，故有正面观、底面观、纵剖面观的三面特征。

正面观：自底部向上渐细，稍向后弯曲，长短不等，长10～30cm。表面乌黑色或黑棕色，下部色渐浅，呈灰褐色。中部向上渐光滑，并有细纵纹。角前面有1纵长凹沟，长3～10cm，深0.5～3cm，习称"天沟"；与"天沟"相对的底面上有1脊状隆起的高岗，长6～7cm，高1～2cm，习称"地岗"。尖端圆钝发亮，并可见"鬃眼"[102]状圆点。中部有纵纹及未去净的硬刺，习称"刚毛"，有时并有裂纹。中下部及角基部周边有呈颗粒状（"疣状突起"[98]）的多个环纹；角基部周边有马牙状锯齿，凹凸不平，习称"马牙边"，高约3cm。见图133-1。

底面观：角底盘较大，长圆形，前窄后宽，形如龟背，长13～20cm，宽11～14cm；灰黑色或黑棕色，向外逐渐变浅，呈灰棕色或灰黄色；中央凹陷，深3～6cm，习称"窝子"，其上密布针孔状鬃眼圆点，习称"砂底"或"鬃眼"[102]；有多个明显的骨质形成层"同心环纹"[43]。见图133-2。

纵剖面观：角质坚硬，剖面有明显纵粗丝的顺丝，不断裂，无牵连绞丝。镑片多纵镑与斜镑，卷曲不平，呈灰白色，夹有暗棕色芝麻状小点（习称"芝麻点"[39]或"圆鬃点"）或短线纹。置沸水中（水试[29]）微浸后，气微清香而不腥。

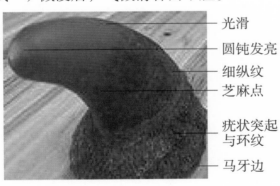

图 133-1 犀角

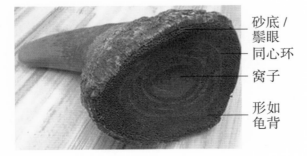

图 133-2 犀角

广角：较长大，长可达60cm。自底部向上渐细，中部较圆，尖端弯细而略扁。上部灰黑色，下部灰黄色；表面较粗糙，有细裂纹。底部四周有粗毛，底盘圆形，稍凹入，有极细小的鬃眼，无"天沟""地岗"特征。角质坚硬，不易劈开，亦有锯成不规则小块者，称为"广角瓣"。纵剖面纵丝断裂，牵连成绞丝。镑片呈灰白色，夹有暗棕色短线纹，芝麻状小点不明显，质柔韧而不脆；有腥气。入沸水中浸润，无清香气。见图133-3。

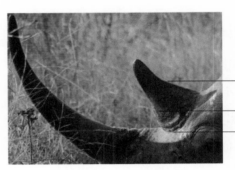

图 133-3 双角犀（黑犀）

【质量】本品性寒；味苦、酸、咸。暹罗角以个大角尖粗、乌黑光润显顺纹、完整无裂纹、中部少裂隙、沟及岗明显、底盘长圆形、内部灰黑色布满鬃眼且大、气清香、纵剖面丝粗顺直者为佳。广角以个大完整、灰黑色、表面无裂隙、角尖粗长光滑、底盘网眼明显、中心乌黑者为佳。底盘色灰黑、特征不完全或不明显者质较次。

【附注】1.取消犀牛角药用标准的相关法规。

（1）国务院《关于禁止犀牛角和虎骨贸易的通知》，国发[1993]39号，1993年5月29日发布。见附录。虽取消了犀牛角的药用标准，但对中药学鉴别人员还是需要掌握的知识，故本著收载了该品。

（2）卫生部"关于对原处方含有犀牛角和虎骨的中成药有关问题的通知"（1993-11-25）规定"犀牛角以水牛角或水牛角浓缩粉代替"，见附录。按《别录》"水牛角能治时气寒热头痛"；《大明本草》水牛角"煎汁，治热毒风及壮热"，据此，水牛角的功效与犀牛角相似。

2.犀及犀牛的相关解释。

（1）单角犀与双角犀：单角犀有印度犀，雌雄各有1角，粗而不长，黑色，坚硬；爪哇犀仅雄兽1角，角长约25cm。见图133-4。双角犀有苏门犀、黑犀、白犀；雌雄均有双角。苏门犀前角长，后角短，纵列而生；黑犀前角长而向后曲，后角短而垂直；白犀雄犀前角基部方形，雌犀的角较细。

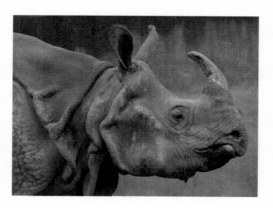

图 133-4 爪哇犀（单角犀）

（2）鬃眼：因不同著作中"鬃眼"[102]有指角尖端"圆钝发亮的圆点"、有指角底部"窝子"及周围"密布针孔状鬃眼圆点"的不同见解，故上文从其二说，并有待考究。

（3）犀角杯：系犀角经加工雕刻而成，具犀角纹理的特征，以杯边无裂纹者为真。商品中曾发现有以牛角雕琢伪充犀角杯。

3.伪品：进口的小犀角中也发现有牛角伪充，加工成黑色光滑蘑菇头状或馒头状，应注意鉴别。

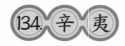

134. 辛 夷

【历史沿革】本品始载于《神农本草经》，列为上品。以后历代本草亦多收载。陈藏器"辛夷花未发时，苞如小桃子，有毛，故曰侯桃。初发如笔头，北人呼为木笔。其花最早，南人呼为迎春。"李时珍"夷者黄也，其苞初生如荑而味辛也……形如桃子，小时气味辛香，花未发时苞如小桃子，有毛。"以上特征与木兰科植物相符。《植物名实图考》"木笔即辛夷，分紫瓣和白瓣两种。"

【来源】本品为木兰科植物望春花*Magnolia biondii* Pamp.、玉兰*Magnolia denudata* Desr.或武当玉兰*Magnolia sprengeri* Pamp.的干燥花蕾。冬末春初花未开放时采收，除去枝梗，阴干。

【鉴别要点】望春花：呈长卵形，似毛笔头，长1.2~2.5cm，直径0.8~1.5cm。基部常具短梗，长约5mm，梗上有类白色点状皮孔。苞片2~3层，每层2片，两层苞片间有小鳞芽，苞片外表面密被灰白色或灰绿色"茸毛"[77]，内表面类棕色，无毛。花被片9，棕色，外轮花被片3，条形，约为内两轮长的1/4，呈萼片状；内两轮花被片6，每轮3，轮状排列。雄蕊和雌蕊多数，螺旋状排列。体轻，质脆。气芳香，味辛凉而稍苦。

玉兰：长1.5～3cm，直径1～1.5cm。基部枝梗较粗壮，皮孔浅棕色。苞片外表面密被灰白色或灰绿色茸毛。花被片9，内外轮同型。

武当玉兰：长2～4cm，直径1～2cm。基部枝梗粗壮，皮孔红棕色。苞片外表面密被淡黄色或淡黄绿色茸毛，有的最外层苞片茸毛已脱落而呈黑褐色。花被片10～12(15)，内外轮无显著差异。

辛夷见图134。

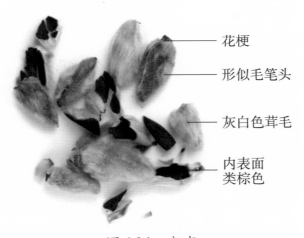

花梗

形似毛笔头

灰白色茸毛

内表面类棕色

图 134　辛夷

【质量】本品体轻，质脆。气芳香，味辛凉而稍苦。以花蕾完整、内瓣紧密、身干、色绿、无枝梗、香气浓者为佳。

【附注】尚有同属（木兰属）植物木兰*Magnolia liliflora* Desr的干燥花蕾。花蕾长1.5～3cm，直径1～1.5cm。外裹苞片1枚，间或2枚，苞片外表面密被黄白色有光泽短茸毛；剥去苞片后可见细小萼片3枚，披针形；花瓣6片，较萼片大2～3倍，层层紧密相包；除去花瓣，中央有多数黄色或黄绿色的雄蕊，与离生雌蕊群呈螺旋状排列。体较轻，质脆，有特异清香气，味辛而微苦。与辛夷相似，应注意鉴别。

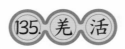

135. 羌　活

【历史沿革】本品始见于《本经》"独活"项下，羌活列为别名。陶隐居"此州郡县并是羌活。羌活形细而多节软润，气息极猛烈。出益州北部西川者为独活，色微白，形虚大，为用亦相似而小不如。"首次区别了羌活、独活产地与形态的不同。《药性论》与《新修本草》始分别记载了羌活、独活的功效。《本草图经》有羌活附图两幅，"文州羌活"图仅有基生叶，叶形与伞形科植物相似；而"宁化军羌活"图花序与伞形科植物一致，可知当时所用羌活来源于伞形科植物。《纲目》仍将独活与羌活合并叙述，"独活、羌活乃一类二种，以中国者为独活，西羌者为羌活……羌活须用紫色有蚕头鞭节者。"《纲目》所述羌活的产地和药材外形与目前主产甘肃、青海、四川的羌活一致。

【来源】本品为伞形科植物羌活*Notopterygium incisum* Ting ex H.T.Chang或宽叶羌活*Notopterygium franchetii* H.de Boiss.的干燥根茎和根。春、秋二季挖取地下部分，除去细根及泥土，晒干或烘干。前者习称为"川羌"。药材按来源与形态分

"蚕羌""竹节羌""大头羌"和"条羌"等。

【鉴别要点】羌活：根茎呈圆柱状，略弯曲，长4~13cm，直径0.6~2.5cm，顶端具茎痕。表面棕褐色至黑褐色，外皮脱落处呈黄色；节间缩短，呈紧密隆起的多个环状，习称"连珠/连珠状"[58]，有的似"蚕形"[81]（习称"蚕羌"）或节间延长形如"竹节状"[47]（习称"竹节羌"）；节上有多数点状或瘤状突起的根痕（习称"小疙瘩"[100]）及棕色破碎鳞片。体轻，质脆，易折断，断面不平整，有多数裂隙；皮部黄棕色至暗棕色，油润，有棕色油点，习称"朱砂点"[46]；木部黄白色，射线明显，髓部黄色至黄棕色。气香，味微苦而辛。见图135-1。

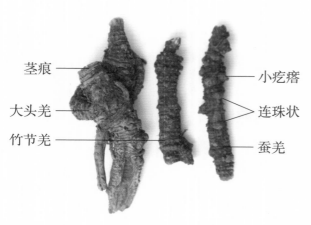

图 135-1 羌活

宽叶羌活：根茎类圆柱形，顶端具茎和叶鞘残基，根类圆锥形，有纵皱纹和皮孔；表面棕褐色，近根茎处有较密的环纹，长8~15cm，直径1~3cm，习称"条羌"。有的根茎粗大，不规则结节状，习称"连珠/连珠状"[58]，顶部具数个茎基，习

根较细，习称"大头羌"。质松脆，易折断，断面略平坦，皮部浅棕色，木部黄白色，有"菊花纹/菊花心"[24]。气味较淡。

【饮片】本品呈类圆形、不规则形横切或斜切厚片，表皮棕褐色至黑褐色，切面外侧棕褐色，木部黄白色，有的可见放射状纹理。体轻，质脆。见图135-2。

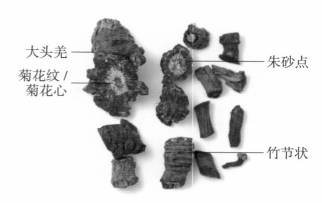

图 135-2 羌活

【质量】本品以条粗长、表面色棕褐、断面菊花纹、朱砂点多、香气浓者为佳；体松、节间长、表面黑褐色、断面朱砂点少、香气淡者质次。

【附注】1.羌活的相关讨论。

（1）质量：一般认为蚕羌质优（即来源于羌活植物的个小者），条羌和竹节羌次之；大头羌、疙瘩头最差。

（2）商品规格：在上述【鉴别要点】项下现行《中国药典》按药材的来源分：羌活的形态为"蚕羌""竹节羌"；宽叶羌活的形态为"大头羌"和"条羌"等。但某些著作则按形态分"蚕形""竹节羌""条羌""大头羌"。形态表述容易导致读者认为四种商品规格是来源于2种羌活的不同形态。四种商品规格有人说是按形态、有人说是按植物来源归类，这种学术争议也时有发生。至于"连珠/连珠状""小疙瘩""朱砂点"应是2种羌活的共有特征。

2.易混品与伪品：应注意区分与鉴别。

（1）川羌活除了上述来源外，尚有同属（羌活属）植物*Notopterygium franchetii* Boiss.的根茎和根，也称"川羌活"。故此，川羌活是按产地分，还是按来源分，也存在争议。

（2）西北地区尚有以同科牛尾独活（独活属*Heracleum*）等多种植物的根作羌活（羌活属*Notopterygium*）使用。

136. 沙苑子

【历史沿革】本品原名蒺藜，载于《神农本草经》。沙苑子之名见于《临证指南医案》。本品每以白蒺藜、同州白蒺藜、沙苑白蒺藜、沙苑蒺藜、潼蒺藜等名称见载于诸家本草。《药性本草》在蒺藜项内叙述了"白蒺藜……形如羊肾，圆而细，色如䕞豆，嚼之作䕞豆腥气、为末煎之，则香同新茶者真。"《图经本草》"有一种白蒺藜，今生同州沙苑，牧马草地最多，而近道亦有之，绿叶细蔓，……七月开花黄紫色，如豌豆花而小，九月结实作荚，子便可采。"李时珍"……其白蒺藜结荚长寸许，内子大如脂麻，状如羊肾而带绿色，今人谓之沙苑蒺藜。"以上所述与今用扁茎黄芪之子相符。

【来源】本品为豆科植物扁茎黄芪

Astragalus complanatus R.Br.的干燥成熟种子。秋季冬初果实成熟尚未开裂时采割植株，晒干，打下种子，除去杂质，晒干。

【鉴别要点】本品略呈"肾形"[65]而稍扁，长2～2.5mm，宽1.5～2mm，厚约1mm。表面光滑，绿褐色至灰褐色，近缘一侧微凹处具圆形种脐。质坚硬，不易破碎；除去种皮，可见淡黄色子叶2枚，胚根弯曲，长约1mm。见图136。

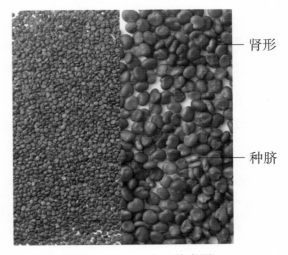

左：原图　　　右：放大图
图 136 沙苑子

【饮片】沙苑子：同药材。

盐沙苑子：形如沙苑子，表面鼓起，深褐绿色或深灰褐色。气微，味微咸。嚼之有豆香味。

【质量】本品气微，味淡，生品嚼之有豆腥味。以籽粒饱满、无地上茎叶等杂质者为佳。

【附注】1.尚有同属（黄芪属）植物与沙苑子相似，应注意鉴别。

（1）黑龙江、辽宁、河北、天津、北京、浙江、上海、湖南、山东等地使用同属植物华黄芪*Astragalus chinensis* L.的种子。药材呈规则的肾形，颗粒饱满。表面暗绿色或棕绿色，余与上种同。

（2）湖北、四川、云南使用同属植物紫云英Astragalus sinicus L.的种子。产于江苏、安徽、河北衡水，药材呈长方状肾形，两侧压扁，长达3.5mm；腹面中央内陷较深，一侧成沟状。

2.伪品：广东部分地区曾用猪屎豆Crotalaria mucronata Desy.及凹叶野百合Crotalaria retusa L.的种子，发生中毒事例。猪屎豆种子呈三角状肾形，表面黄绿色或淡黄棕色，腹面中央凹陷较深。种子中含猪屎豆碱。凹叶野百合种子在广东有称为"土沙苑"，含野百合碱。两者生物碱均有毒性。

3.盐沙苑子成品气味的讨论：现行《中国药典》其成品项下"……嚼之有豆腥味"，其"豆腥味"应是生品或未完全炒熟的所具有的气味，炒熟者应具有"豆香味"。余详见本著90.白扁豆项下。

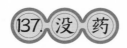

137. 没 药

【历史沿革】本品始载于《药性本草》，载有其功能主治与服法。《开宝本草》"没药生波斯国，其块大小不定，黑色似安息香。"《嘉祐本草图经》"木之根皆如橄榄，叶青而密。宕久者，则有脂液流滴在地下，凝结成块，或大或小，亦类安息香。采无时。"李时珍"按《一统志》云：没药树高大如松，皮厚一二寸……"。以上描述，均非没药树之特征，我国引入没药的历史很久，对其药性功效了解较早，对没药树的认识，多出传闻。

【来源】本品为橄榄科植物地丁树Commiphora myrrha Engl.或哈地丁树Commiphora molmol Engl.的干燥树脂。通常于11月至次年2月采收，树脂可由树皮裂缝自然渗出，或自切割口处流出（没药树干的韧皮部有许多离生的树脂道，受伤后，其周围细胞被破坏，形成大型溶生树脂腔，内含油胶树脂），流出时初为淡黄白色黏稠液体，在空气中渐变成红棕色硬块。分为天然没药和胶质没药。一般在11月至次年2月间采收，也可在6～7月间采收，采收后拣净树皮及其他杂质，晒干。

【鉴别要点】天然没药：呈不规则颗粒性团块，大小不等，一般直径长达6cm以上，有的可达10cm。表面黄棕色或红棕色，近半透明，部分呈棕黑色，凹凸不平，被有黄色粉尘。质坚脆，破碎面不整齐，常伴有白色斑点或纹理，无光泽，碎薄片有亮光或半透明。用水研磨（水试[29]）形成黄棕色乳状液。有特异香气，味苦而微辛。

胶质没药：呈不规则块状和颗粒，多黏结成大小不等的团块，大者直径长达6cm以上，表面棕黄色至棕褐色，不透明，质坚实或疏松，有特异香气，味苦而有黏性。

没药见图137-1。

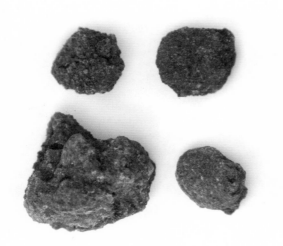

图 137-1　没药

【饮片】醋没药：呈不规则小块状或类圆形颗粒状，表面棕褐色或黑褐色，有光泽。具特异香气，略有醋香气，味苦而微辛。见图137-2。

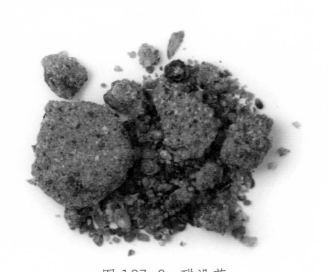

图 137-2　醋没药

【质量】本品嚼之黏牙。以黄棕色破碎面微透明、显油润、香气浓、味苦、无杂质者为佳。

【附注】1.除了上述胶质没药外，尚有穆库尔没药*Commiphora mukul*（Hook ex Stockeo）Engl.的胶质没药。

　　2.现行《中国药典》本品饮片项下只有醋没药一种，故生品一般不入药。同类品种如乳香等。

　　3.炮制方法的商榷：乳香、没药如按现行《中国药典》方法炮制，饮片则结块严重且坚硬，不便于配方分戥，如改用吸油法炮制，饮片呈粉末状，克服了按现行《中国药典》方法炮制时产生的浓烟（污染环境与对操作者的吸入）及结块的所有弊端。

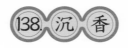

138. 沉香

【历史沿革】本品始载于《名医别录》，列为上品。苏恭"沉香、青桂、鸡骨、马蹄、煎香等同是一树，出天竺诸国，木似榉柳，树皮青色。叶似橘叶，经冬不凋。夏生花，白而圆，秋结实似槟榔，大如桑椹，紫色而味辛。"沈怀远《南越志》"交趾蜜香树，彼人取之，先断其积年老木根，经年其外皮干俱朽烂，木心与枝节不坏，坚黑沉水者，即沉香也。半浮半沉与水面平者，为鸡骨香。细枝坚实未烂者，为清桂香。其干为栈香，其根为黄熟香。其根节轻而大者，为马蹄香。此六物同出一树，有精粗之异尔。"《海药本草》"沉香按正经生南海山谷。"《本草图经》"旧不著所出州土，今惟海南诸国及交、广、崖州有之。"并附"崖州沉香"与"广州沉香"二图。《纲目拾遗》"伽楠香"条引《宦游笔记》"伽楠一作琪璃，出粤东海上诸山，即沉香木之佳者。"又引金立夫之言

"现在粤中所产者，与东莞县产之女儿香相似，色淡黄，木嫩而无滋腻，质粗松者气味薄。"白木香始载于《唐本草拾遗》："密香生交州，大树节如沉香。"《本草纲目拾遗》"产琼者名土伽南，状如油迷，剖之香特酷烈。"所述乃此种。

【来源】本品为瑞香科植物白木香 *Aquilaria sinensis* (Lour.)Gilg及沉香 *Aquilaria agallocha* Roxb.含有树脂的心材。全年均可采收，割取有树脂的木材，除去不含树脂的部分，晒干。

【鉴别要点】白木香：呈不规则块片或长条，有的为小碎块。表面有凹凸不平加工的刀痕，间有棕黑色微显光泽的斑块或黄白色不含树脂部分交互形成的斑纹，并有树脂渗出固结面及凹凸状裂纹和蜂窝状小洞。质"坚硬"[68]，断面刺状。燃烧时（即"火试"[31]）有浓烟及强烈香气，并有黑色油状物渗出。见图138-1、138-2左、中。

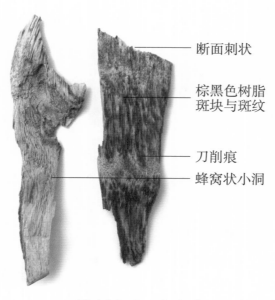

图 138-1　白木香

断面刺状

棕黑色树脂斑块与斑纹

刀削痕

蜂窝状小洞

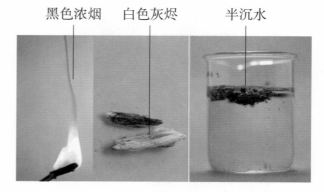

黑色浓烟　白色灰烬　半沉水

左：火试　中：火试残留物　右：水试
图 138-2　沉香火水试

沉香：呈圆柱状或不规则棒状，长约10cm，宽2～4cm的条块，两端及表面有刀雕痕。表面黄棕色或灰黑色，密布断续棕黑色的细纵纹，有时可见黑棕色树脂斑痕。质坚硬而重，能沉水或半沉水（即"水试"[29]，见图138-2右）。气味较浓，燃之发浓烟，香气浓烈。

【饮片】本品呈不规则的块片、段片或捣碎或研成细粉。见图138-3。

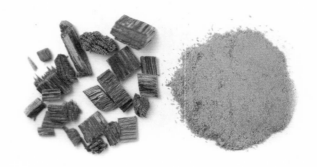

左：块片　右：粉末
图 138-3　沉香

【质量】白木香气芳香，味微苦。一般以体重、色棕黑油润、燃之有油渗出、香气浓烈者为佳。沉香香气浓烈，一般以色黑、质坚硬、油性足、香气浓而持久、能沉水者为佳。

【附注】1.现行《中国药典》只载上述

白木香。尚有人工结香。

2.人工结香：由于天然沉香不能满足需要，20世纪70年代初，开始探索天然结香的原因，调查发现民间在白木香树的树干上用刀砍伤，有的是横向砍出伤面或在树干上凿几个深2～3cm、宽和高3～4cm的方形洞，称之为"开香门"，至第4年在腐烂的木质部下方出现了黄褐色香脂的结香木材区的经验，并观察到在木材烂面上分布着一种真菌的菌丝体，将这种黄绿墨耳菌人工接种到白木香的树干上，能导致加速结香。

3.从沈怀远《南越志》可知，古近代使用的沉香为心材，并以沉水者为佳而得名。因心材含树脂较多，故入水能沉。且多版《中药鉴定学》（任仁安；李家实）收载的本品均为"含有树脂的心材"；但《中国药典》1963版首载沉香至今的各版均为"含有树脂的木材"。由于近些年来野生沉香资源的减少以及做饰品与收藏的他用，导致沉香资源的紧缺，人工培育沉香的产业不断加大，故现今使用的沉香一般为"含有树脂的木材"。木材与心材的临床应用有何区别，值得考究。

4.沉香传统的服用方法有煎汤、研末或磨汁服等。由于资源的减少，建议研末或磨汁兑服。

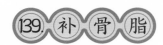

139. 补骨脂

【历史沿革】本品始载于《开宝本草》，别名破故纸。《本草图经》"今岭外山坂间多有之，四川合州亦有，皆不及番舶者佳。茎高三四尺，叶小似薄荷，花微紫色，实如麻子，圆扁而黑，九月采。"《本草纲目》"补骨脂言其功也……胡人呼为婆固纸，而俗讹为破故纸也。胡韭子，因其子之状相似，非胡地之韭子也。"从植物形态与功用与现今我国广为栽培的补骨脂相符。

【来源】本品为豆科植物补骨脂 *Psoralea corylifolia* L.的干燥成熟果实。秋季果实成熟时，割取果穗，晒干，打下果实。

【鉴别要点】本品呈"肾形"[65]，略扁，长3～5mm，宽2～4mm，厚约1.5mm。表面黑色、黑褐色或灰褐色，具细微"网状皱纹"[27]；顶端圆钝，有一小突起，凹侧有果梗痕。质硬，果皮薄，与种子不易分离。种子1枚，黄棕色，光滑，种脐位于凹侧的一端，呈突起的点状；另一端有微突起的合点；子叶2枚，黄白色，富油质。见图139。

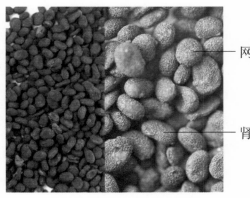

左：原图　　　右：放大图
图 139　补骨脂

【饮片】补骨脂：同药材。

盐补骨脂：形如补骨脂，表面黑色或

黑褐色，微鼓起。气微香，味微咸。

【质量】本品微有香气，味辛、微苦。一般以身干、颗粒饱满、黑褐色、纯净者为佳。

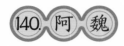

140. 阿 魏

【历史沿革】本品始载于《新修本草》。苏恭"阿魏生西番及昆仑，苗叶根茎酷似白芷，捣根汁，煎作饼者为上，截根穿暴干者为次。体性极臭而能止臭，亦为奇物也。"《海药本草》"谨按《广志》，阿魏生石昆仑。是木津液，如桃胶状，其色黑者不堪，其状黄散者为上。云南长河中亦有阿魏，与舶上来者，滋味相似一般，只无黄色。"《纲目》"阿魏有草、木二种。草者出西域，可晒可煎，苏恭所说是也……按《一统志》所载有此二种。云出火州及沙鹿、海牙国者，草高尺许，根株独立，枝叶如盖，臭气逼人，生取其汁熬作膏，名阿魏。"《新修本草》所载及《纲目》所云"草者"，其形态、产地均与现今药用伞形科植物阿魏一致。

【来源】本品为伞形科植物新疆阿魏 *Ferula sinkiangensis* K.M.Shen或阜康阿魏 *Ferula fukangensis* K.M.Shen的树脂。春末夏初花期至果期间采收。割取法：于5～6月植物抽茎后至初花期，由茎上部往下割取，每次待树脂流尽后再割下一刀，一般割3～5次，将收集物放入容器中，置通风干燥处除去水分。榨取法：于春季挖出根部，洗掉泥沙，切碎，压取汁液，置容器

中，放通风处干燥处除去水分。

【鉴别要点】本品呈不规则的块状或脂膏状。颜色深浅不一，表面蜡黄色至棕黄色块状者轻，质地似蜡或具"玻璃样光泽"[62]。断面稍有孔隙；新鲜切面颜色较浅，为乳白色或浅黄棕色，放置后色渐深，或红色、棕色交错，习称"五彩阿魏"。脂膏状者黏稠，灰白色。与水共研（"水试"[29]）成白色乳状液。见图140-1、140-2。

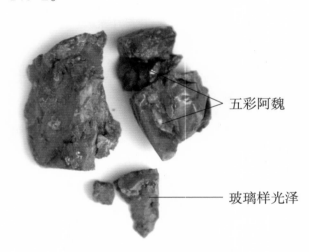

图 140-1　阿魏

五彩阿魏

玻璃样光泽

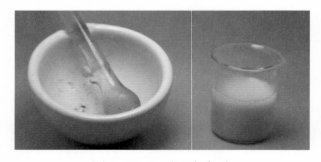

图 140-2　阿魏水试

【质量】本品具强烈而持久的蒜样特殊臭气，味辛辣，嚼之有灼烧感。一般以块状、气味浓厚、无杂质者为佳。

【附注】1.进口阿魏系同属（阿魏属）植物胶阿魏草*Ferula assafoetida* L.的油胶树

脂。产于伊朗、阿富汗及印度等国。商品药材呈卵圆形颗粒，直径约0.5～4cm，但大多为凝聚成不规则团块，大小不等。表面灰白色至棕黄色，陈久者则变红棕色。质坚硬或稍软略有黏性，加温则软化。新鲜切面类黄色或乳白色而带浑浊，逐渐变为粉红色或红色，很少保持白色不变的，加水研磨（"水试"[29]）呈白色乳状液，具强烈而持久的蒜样臭气，味苦辣而有刺激性。

2.除上述《中国药典》所载2种新疆所产的阿魏外，在新疆具有臭蒜气味的尚有数种同属植物，如圆锥茎阿魏*Ferula jaeschkeana* Korov.（分布南疆乌恰）、托里阿魏*Ferula krylovii* Korov.（分布托里县）等。

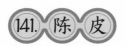

141. 陈 皮

【历史沿革】橘柚始载于《神农本草经》，列为上品，一名橘皮。陶弘景"橘皮疗气大胜，以东橘为好，西江者不如，须陈久者为良"。苏恭"柚之皮厚味甘，不似橘皮味辛苦。其肉亦如橘，有甘有酸。"王好古"橘皮以色红日久者为佳，故曰红皮、陈皮"。《本草纲目》"夫橘、柚、柑三者相类而不同。橘实小，其瓣味微酸，其皮薄而红，味辛而苦。……今天下多以广中来者为胜，江西者次之。"并称陈皮，别名为黄橘皮，另列有青橘皮（即青皮）。古今应用的陈皮都是橘类的果皮。

【来源】本品为芸香科植物橘*Citrus reticulata* Blanco及其栽培变种的干燥成熟果皮。药材分为"陈皮"（杂陈皮）和"广陈皮"。采摘成熟果实，剥取果皮，晒干或低温干燥。

【鉴别要点】陈皮：完整的果皮常剖成4瓣，每瓣多呈椭圆形，基部相连，有的呈不规则的片状，通常向内卷曲，厚1～4mm。外表面橙红色或红棕色，有细皱纹和无数细小而凹下的点状油室（习称"鬃眼"[102]）；内表面浅黄白色，海绵状，粗糙，附黄白色或黄棕色筋络状维管束，果蒂处较密，有时可见外表面透过的点状油室。质稍硬而脆，易折断，断面不平。见图141-1。

广陈皮：常3瓣相连，形状整齐，厚度均匀，约1mm。点状油室较大（习称"鬃眼"[102]），对光照视，透明清晰。质较柔软。见图141-1。

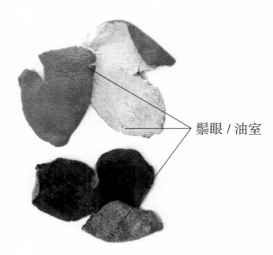

鬃眼/油室

上：陈皮 下：广陈皮
图141-1 陈皮

【饮片】本品呈不规则的条状或丝状。外表面橙红色或红棕色，有细皱纹和凹下的点状油室。内表面浅黄白色，粗糙，附黄白色或黄棕色筋络状维管束。见图141-2。

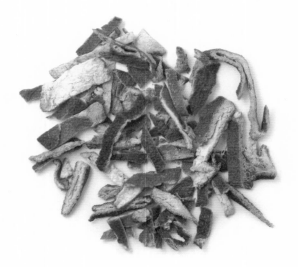

图141-2 陈皮

【质量】本品气芳香，味辛、苦。以色深红、内外表面油润，以手握之有弹性者为佳。

【附注】1.橘的栽培品种甚多，除上述橘类的果皮外，柑类及甜橙的果皮，有时亦作橘皮使用。

（1）同"种"植物的"变种"有茶枝柑 *Citrus reticulata* Blanco var.*chachiensis* H.H.Hu 的果皮，主产于广东新会，质较优，亦习称"广陈皮""新会陈皮"。此外，尚有朱橘 *Citrus reticulata* Blanco var.*erythrosa* Tanaka、福橘 *Citrus reticulata* Blanco var.*deliciosa* H.H.Hu、樟头红 *Citrus reticulata* Zhangshuensis 等的果皮。三者习称"土陈皮"。主产于四川、福建、江西、浙江、湖南等省。药材皮较薄，多呈不规则碎片，外表面橙红色或棕褐色，油点细小，内表面淡黄白色，油点不明显，质较脆，捏之易折断，香气较弱，味苦。

（2）同属（柑橘属）不同"种"植物有甜橙 *Citrus sinensis*(L.)Osbeck（又名广柑）的外层果皮等，部分地区在陈皮货源不足时，有时将其代用或混杂。但一般认为不宜作陈皮使用。本品果皮较厚而少皱；味辛，苦。易于区别。

2.陈皮为"橘皮以色红日久者为佳……"而得名。本品为"六陈"品种之一。

3.《中国药典》1953版首载橙皮，为芸香科植物橙树 *Citrus aurantium* Linné 的新鲜或干燥成熟外果皮。附注：本品必要时，得用柑皮、橘皮或其他类似臭味并无毒的外果皮代替。橙皮来源即同现行《中国药典》所载枳壳、枳实的酸橙 *Citrus aurantium* L.，只是采收时间与入药部位稍有不同。且从橙皮过渡到陈皮有何依据。

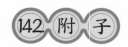

142 附子

【历史沿革】本品始载于《神农本草经》，列为下品。《名医别录》"附子生犍为及广汉。八月采为附子，春采为乌头。"《本草经集注》"二月采根，今采用八月中旬。天雄似附子，细而长者便是，长者乃至三、四寸许，此与乌头、附子三种，本并出建平，谓为三建。"《本草纲目》"初种为乌头，象乌之头也。附乌头而生者为附子，如子附母也。乌头如芋魁，附子如芋子，盖一物也。"由本草文献记载可知附子与乌头为同一个种，春季采的主根为乌头，农历八月（秋季）采集的侧根圆而小者为附子，细而长者为天雄[22]。

【来源】本品为毛茛科植物乌头 *Aconitum carmichaelii* Debx.的子根的加工品。

【鉴别要点】盐附子：呈圆锥形，长4～7cm，直径3～5cm。顶端宽大，中央有凹陷的芽痕，周围有瘤状突起的支根（俗称"钉角"[59]，个大者又称"扒耳"）或支根痕。外皮黑色，被盐霜。横切面灰褐色，可见充满盐霜的小空隙，形成层环常成多角形（随部位不同而异），内侧"筋脉点"[93]（导管）排列不整齐。体重，质硬。气微，味咸而麻，刺舌。见图142-1。

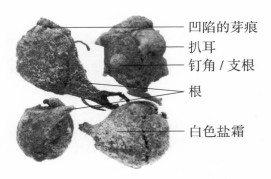

图 142-1 盐附子

【饮片】黑顺片：为纵切片，上宽下窄，长1.7～5cm，宽0.9～3cm，厚2～5mm；偶见横切片。外皮黑褐色，切面暗黄色，油润光泽，半透明状，并有纵向筋脉（导管），横切片可见"筋脉点"[93]。质坚而脆，断面具"角质"[60]状光泽。附子上再生较小的附子，习称"扒耳"。加工切成的小块片称"扒片""扒儿片"。气微，味淡。见图142-2。

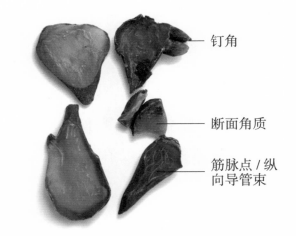

图 142-2 附子/黑顺片

白附片：形状和气味与黑顺片相同，唯无外皮，全体黄白色，半透明状，具"角质"[60]状光泽，厚约3mm。见图142-3。

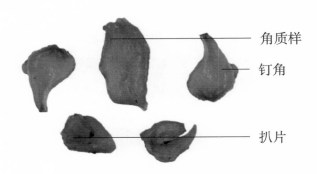

图 142-3 附子/白附片

炮附片：形如白附片，色泽加深，质酥脆，略鼓起。

淡附片：为纵切薄片，表面灰白色，质硬脆。气微、味淡，无麻舌感。

【质量】盐附子：以个大、质坚实，灰黑色、表面起盐霜者为佳。黑顺片：以片大、厚薄均匀、表面油润光泽者佳。白附片：以片大，色白、半透明者佳。

【附注】1.常见易混品和伪品。

（1）白附子：为天南星科植物独角莲 *Typhonium giganteum* Engl.的干燥块茎。因药材名与附子相近，易混淆。本品呈椭圆形或卵圆形，长2～5cm，直径1～3cm。顶端有茎痕或芽痕，有时中部稍缢缩。表面白色至黄白色，略粗糙，有密纹及须根痕。质坚硬，断面白色，粉性。无臭，味淡，麻辣刺舌。本品在商品中习称"禹白附"。

制白附子：呈片状，片厚1～2mm。切面黄白色，角质样，外皮深黄色。略有姜气味，微有麻舌感。

（2）关白附：为毛茛科植物黄花乌头Aconitum coreanum(Lévl.)Raipaics.的干燥块根。本品块根分为母根及子根。子根与附子相似，易混。呈卵形、椭圆形或长圆形，顶端有芽痕。长1.5～5cm，直径1～2cm。表面灰褐色，有细纵皱纹，常有锥形突起的芽或小侧根。质坚硬，断面白色，可见断续排列成环的斑点。气微，味辛辣，麻舌。

（3）红薯：为旋花科植物红薯Ipomoea batatas(L.)Lam.的块根切片染色充当附子的伪品。呈类圆形或不规则的切片，黑褐色，切面可见淡黄棕色的筋脉点或筋脉纹，断面显粉性，具红薯的清香气，味甘。

2.附子的质量：李时珍在【集解】"附子之形，以蹲坐正节角少者为上，有节多鼠乳者次之，形不正而伤缺风皱者为下。本草言附子八角者为良，其角为侧子之说，甚谬矣。……附子之色，以花白者为上，铁色者次之，青绿者为下。"

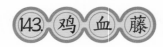

143. 鸡血藤

【历史沿革】本品始载于《本草备要》。赵学敏《本草纲目拾遗》载有鸡血藤胶。赵学敏"乃藤汁也，……似鸡血，……每得一茎，可得汁数升，……干者极似山羊血，取药少许，投入滚汤中，有一线如鸡血走散者真"。但赵学敏其植物描述与附图，均与现今商品鸡血藤不同。

【来源】本品为豆科植物密花豆Spatholobus suberectus Dunn的干燥藤茎。秋、冬二季采收，除去枝叶，切片，晒干。

【鉴别要点】本品呈椭圆形、长矩圆形或不规则的斜切片，厚0.3～1cm。栓皮灰棕色，有的可见灰白色斑，栓皮脱落处显红棕色。质坚硬。切面木部红棕色或棕色，导管孔多数；韧皮部有树脂状分泌物呈红棕色至黑棕色，与木部相间排列呈1～2个同心性椭圆形环（习称"同心环"[43]）或数个偏心性半圆形环（习称"同心环带"[44]）；髓部偏向一侧。质坚实，难折断，折断面呈裂片状。见图143-1、143-2。

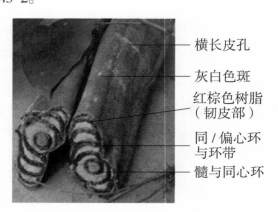

横长皮孔
灰白色斑
红棕色树脂（韧皮部）
同／偏心环与环带
髓与同心环

图 143-1 鸡血藤

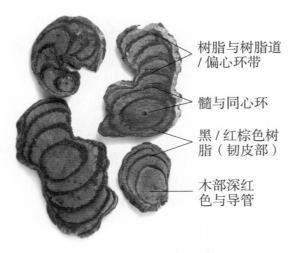

树脂与树脂道 / 偏心环带

髓与同心环

黑 / 红棕色树脂（韧皮部）

木部深红色与导管

图 143-2　鸡血藤

【质量】本品气微，味涩。以皮部分泌黑棕色树脂（似鸡血）多及树脂道宽、木部深红色者为佳；皮部分泌红褐色树脂少及树脂道窄、木部浅红色者质次。

【附注】1.同科植物鸡血藤属多种植物的茎藤，应注意鉴别。

（1）山鸡血藤（香花崖豆藤）：*Millettia dielsiana* Harms ex Diels茎藤。主产于中南及浙江、江西、福建、四川、贵州、云南。茎藤表面灰棕色，有多数纵长或横长的皮孔；断面皮部约占半径的1/4，有一圈渗出的黑棕色树脂状物，木质部黄色，可见细密小孔（导管），射线细，髓极小。

（2）昆明鸡血藤（网络崖豆藤）：*Millettia reticulata* Benth.与香花崖豆藤相似，茎红棕色，粗糙，折断处也有红色汁液流出。在甘肃、浙江、江西、湖南、广西、广东等省区使用。

（3）厚果鸡血藤：*Millettia pachycarpa* Benth.的茎藤和叶含与香花崖豆藤相同成分。又据报道，根和种子含鱼藤酮

（Rotenone）、去氢鱼藤酮（dehydrorotenone）及两种杀虫效力更高的结晶，故有毒，只能作杀虫剂，不能混作鸡血藤用。

（4）禄功鸡血藤（巴豆藤、铁藤）*Millettia sempervirens* Hemsl.的茎藤，产于云南。通常用茎藤熬成膏称为"禄功鸡血藤膏"。主含黄酮类化合物，临床用治风湿痛有一定效果。

2.同科不同属多种植物的茎藤，应注意鉴别。

（1）丰城鸡血藤：为丰城崖豆藤 *Callerya nitida* var.*hirsutissima* Z.Wei的藤茎，《湖南省中药材标准》（2009年版）收载。横切面皮部约占1/4，有红棕色树脂状物，木部呈黄白色、导管细孔状，髓小。功效与鸡血藤类似。（《新编中药志》载丰城崖豆藤：为豆科植物*Millettia nitida* Benth.var.*hirsutissima* Z.Wei。因学名完全不同，可能与前者为同名异物）。

（2）常春油麻藤*Mucuna sempervirens* Hemsl.的藤茎。横切面韧皮部具棕褐色树脂状分泌物，韧皮部与木质部相间排列，呈数层同心性环，无偏心环带。主产福建、浙江、等地，作鸡血藤用。见图143-3。

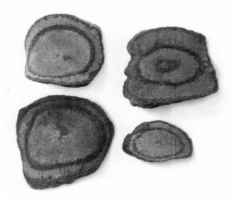

图 143-3　常春油麻藤

3.不同科品种，应注意鉴别。

（1）木兰科植物异形南五味子*Kadsura heteroclita*(Roxb.)Craib.及中间南五味子*Kadsura interior* A.G.Smith的藤茎，为云南制鸡血藤膏的原料之一。商品常称"凤庆鸡血藤膏"。

（2）木通科植物大血藤*Sargentodoxa cuneata*(Oliv.)Rehd.et Wils.的藤茎，在东北、西北、中南各省亦作鸡血藤使用。

4.鸡血藤的相关讨论。

（1）产生皮部分泌红褐色树脂少及树脂道窄、木部浅红色者的可能原因：一是采收季节可能不对，因秋冬植株处于代谢休眠期，此时采收树脂含量最多。二是藤茎的年龄与大小，一般而言，藤茎的中龄期与大者树脂含量较多，树脂道较宽。三是采收藤茎后未及时切片，导致树脂代谢。四是采收的为死藤。

（2）有同行提出"伪品鸡血藤的斜切片有冒充正品的"。如果是将只具有同心性环的常春油麻藤切斜片（椭圆形或长椭圆形），则斜片靠近长端的两头部分形状是相似的，但不可能产生偏心性环与偏心性半圆形环。

（3）在饮片鉴别时，要选择完整的饮片，否则会导致错误。如图143-2的右上图折取具髓的第1个圆形环，粗看会呈现伪品的特征。因此，正品鸡血藤饮片可能有三种环状：一是只具有同心性椭圆形环的；二是只具有偏心性半圆形环的（但二者均具有折断的断面痕迹）；三是同时具有前述两种特征的。

（4）学名不规范：如上述禄功鸡血藤*Millettia sempervirens* Hemsl.、常春油麻藤*Mucuna sempervirens* Hemsl.（新编中药志），二者"属"名不同，而"种"名与命名人相同；又如上述两种丰城鸡血藤的"属"名分别为"*Callerya*""*Millettia*"，在许多著作中这样的情况时有发生，值得同行确定与重视。

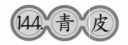

144.青皮

【历史沿革】本品始载于《洁古珍珠囊》，张元素"青橘皮气味俱厚，沉而降，阴也。王好古在《汤液本草》中进一步加以阐述"陈皮治高，青皮治低，与枳壳治胸膈，枳实治心下同意。"李时珍《本草纲目》收载有青橘皮，列于果部山果类的橘项下，"青橘皮乃橘之未黄而青色者，薄而光，其气方裂。今人多以小柑、小柚、小橙伪为之，不可不慎辩之。"而今日市售青皮除幼橘之皮，尚有甜橙（广柑）等柑橘的幼果和未成熟果实的外果皮，是不符合本草记载的。

【来源】本品为芸香科植物橘*Citrus reticulata* Blanco及其栽培变种的干燥幼果或未成熟果实的果皮。5～6月收集自落的幼果，晒干，习称"个青皮"；7～8月采收未成熟的果实，在果皮上纵剖成四瓣至基部，除尽瓤瓣，晒干，习称"四花青皮"。

【鉴别要点】四花青皮：果皮剖成4裂片，裂片长椭圆形，长4～6cm，厚

0.1～0.2cm。外表面灰绿色或黑绿色，密生多数油室；内表面类白色或黄白色，粗糙，附黄白色或黄棕色小筋络。质稍硬，易折断，断面外缘有油室1～2列。气香，味苦、辛。见图144-1。

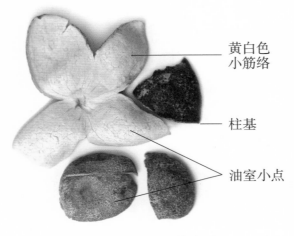

图144-1 四花青皮

个青皮：呈类球形，直径0.5～2cm。表面灰绿色或黑绿色，微粗糙，有细密凹下的油室，顶端有稍突起的柱基，基部有网形果梗痕。质硬，断面果皮黄白色或淡黄棕色，厚0.1～0.2cm，外缘有油室1～2列。瓤囊8～10瓣，淡棕色。气清香，味酸、苦、辛。见图144-2。

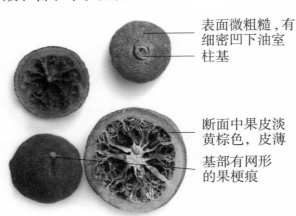

图144-2 个青皮

【饮片】本品呈类圆形厚片或不规则

丝状。表面灰绿色或黑绿色，密生多数油室，切面黄白色或淡黄棕色，有时可见瓤囊8～10瓣，淡棕色。见图144-1、144-2。

【质量】四花青皮以外皮青、内白、皮厚者为佳；个青皮以个匀、质硬、体重、肉厚、瓤小、香气浓者为佳。

【附注】1.商品青皮中常混有同属（柑橘属）植物甜橙*Citrus sinensis* Osbeck、柚*Citrus grandis* (L.) Osbeck的幼果或未成熟的外层果皮，其幼果瓤小皮厚，其外层果皮厚5～8mm，应注意鉴别。

2.枳壳、枳实、陈皮、青皮、橘红、化橘红、香橼、佛手的原植物来源易于混淆，应注意区分。

3.青皮药材，除用橘类的未成熟果实外，其同属植物甜橙（广东、广西、贵州、福建、陕西、云南）、香橼（枸橼*Citrus medica* L.或香圆*Citrus wilsonii* Tanaka；浙江、福建）以及茶枝柑*Citrus reticulata* Blanco var.*chachiensis* H.H.Hu（广东、广西）等柑类的未成熟果实亦有作青皮使用者。

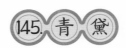

145. 青黛

【历史沿革】本品始见于《药性论》，后收载于《开宝本草》。马志"青黛从波斯国来。今以太原并庐陵、南康等处，染淀瓮上沫紫碧色者用之。与青黛同功。"李时珍《本草纲目》称靛花、又称蓝淀。李时珍"以蓝浸水一宿，入石灰搅至干下，澄去水，则青黑色。亦可干收，用梁青碧。其搅起浮沫，掠出阴干，谓之靛花，即青黛。"现今生产的青黛的原料来自多种植物。

【来源】本品为爵床科植物马蓝*Baphicacanthus cusia* (Nees) Bremek.、蓼科植物蓼蓝*Polygonum tinctorium* Ait.或十字花科植物菘蓝*Isatis indigotica* Fort.的叶或茎叶经加工制得的干燥粉末、团块或颗粒。

【鉴别要点】本品呈深蓝色的粉末，体轻，易飞扬；或呈不规则多孔性的团块、颗粒，用手搓捻即成细末。放入水中"水试"[29]，则浮于水面，极少量下沉。见图145-1、145-2。且该品种水提取物可使手指头染色，习称"染指"[80]。火烧（火试[31]）时产生紫红色烟雾的时间较长。

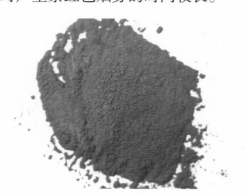

图 145-1 青黛

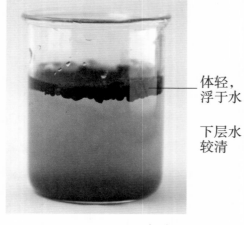

图 145-2 青黛水试

体轻，浮于水

下层水较清

【质量】本品微有草腥气，味淡。以蓝色均匀，体轻能浮于水面，无石灰渣者为佳。

【附注】1.有的地区生产青黛的原料，还有豆科植物木蓝*Indigofera tinctoria* L.和野青树*Indigofera.suffruticosa* Mill.的叶或茎叶。

2.过去曾发现以土靛脚及染色伪品充青黛，然而伪品质重、色淡或蓝灰色、粉末不细腻，投水则泥沙下沉、火烧则不燃、嚼之有沙石感。

3.青黛的主要成分（主含靛蓝，并含靛玉红等）均不溶于水，故可以对青黛进行水飞，既可减少青黛中石灰含量，又可提高有效成分含量。

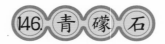

146. 青礞石

【历史沿革】礞石始载于《嘉祐补草》，别称"青礞石"。李时珍"其色濛濛然，故名礞石……有青、白两种，以青者为佳。坚细而青黑，打开中有白星点，煅后则星黄如麸金。其无星点者，不入药用。"时珍并在其"发明"项下及附图均称为"青礞石"，清·《医林纂要》载有正名"青礞石"。由此表明，古代诸家本草所载的"礞石"，均是指青礞石而言。1963～2020版《中国药典》均载。

【来源】本品为变质岩类黑云母片岩或绿泥石化云母碳酸盐片岩。采挖后，除去杂石和泥沙。

【鉴别要点】黑云母片岩：主为鳞片

状或片状集合体。呈不规则扁块状或长斜块状，无明显棱角。褐黑色或绿黑色，具"玻璃样光泽"[62]。质软，易碎，断面呈参差状"断口"[95]，粗糙不平。碎粉主为绿黑色鳞片（黑云母），有似星点样的"珠光"[53]闪光。

绿泥石化云母碳酸盐片岩：为鳞片状或粒状集合体。呈灰色或绿灰色，夹有银色或淡黄色鳞片，具"玻璃样光泽"[62]。质松，易碎，粉末为灰绿色鳞片（绿泥石化云母片）和颗粒（主为碳酸盐），片状者具星点样闪光，称"珠光"[53]。遇稀盐酸产生气泡，加热后泡沸激烈。

青礞石见图146-1。

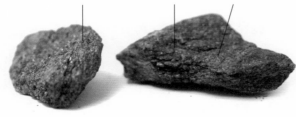

玻璃样光泽　　断口参差状，粗糙不平　　珠光

图146-1　青礞石

【饮片】青礞石：呈小块或粗颗粒片状。

煅青礞石：品质脆，双指挟住揉捏部分现粉末状；具"珠光"[53]。见图146-2。

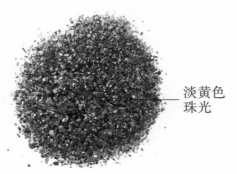

淡黄色珠光

图146-2　青礞石

【质量】气微，味淡，以整齐、色青绿、碎末有星点、无杂质者为佳。

【附注】1.除青礞石药用较广外，商品中还有一种金礞石，为变质岩类蛭石片岩或水黑云母片岩的岩石。主产河南、河北等省。详见本著147.金礞石项下。

3.尚有白云母片岩、绿泥角闪片岩、黑云母角闪片岩、白云石英片岩、角闪石片岩、叶绿泥石、云母片岩风化物（蛭石片岩）、滑石等充青礞石，应注意鉴别。

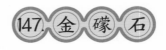

147. 金礞石

【历史沿革】本品古代文献未见记载。近代商品药材以其呈黄色和带有金黄色者称为金礞石，以与青礞石区别。1963～2020版《中国药典》均载。

【来源】本品为变质岩类蛭石片岩或水黑云母片岩。采挖后，除去杂石和泥沙。

【鉴别要点】本品为鳞片状集合体。呈不规则块状或碎片，碎片直径0.1～0.8cm；块状者直径2～10cm，厚0.6～1.5cm，无明显棱角。棕黄色或黄褐色，带有金黄色或银白色"玻璃样光泽"[62]和"珠光"[53]。质脆，断面呈参差状"断口"[95]，粗糙不平；用手捻之，易碎成金黄色闪光小片。具滑腻感。见图147-1。

【饮片】金礞石：呈小块或粗颗粒片状，具"珠光"[53]。

煅金礞石：品质脆，双指挟住揉捏部分现粉末状；具金黄色的"珠光"[53]星点。见图147-2。

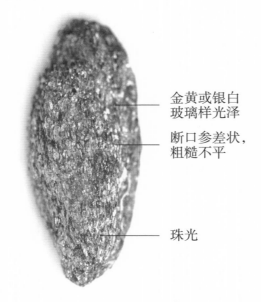

金黄或银白
玻璃样光泽

断口参差状，
粗糙不平

珠光

图 147-1　金礞石

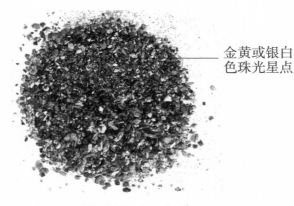

金黄或银白
色珠光星点

图 147-2　金礞石

【质量】本品气微，味淡。以整齐、色金黄、有星点、无杂质者为佳。

【附注】详见本著146.青礞石项下。

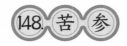

【历史沿革】本品始载于《神农本草经》，列为中品。陶弘景"近道处处有之。叶极似槐叶，花黄色，子作荚，根味至苦恶。"李时珍"……七、八月结角如萝卜子，角内有子二、三粒，如小豆而坚。……苦以味名，参以功名……颂曰：其根黄色，长五、七寸许，两指粗细。三、五茎并生，苗高三、四尺以来，叶碎青色，极似槐叶，春生冬凋，其花黄白色，七月结实如小豆子。河北生者无花子。五月、六月、八月、十月采根，暴干。"古今用药一致。

【来源】本品为豆科植物苦参*Sophora flavescens* Ait.的干燥根。春、秋二季采挖，除去根头和小支根，洗净，干燥，或趁鲜切片，干燥。

【鉴别要点】本品呈长圆柱形，下部常有分枝，长10~30cm，直径1~6.5cm。表面灰棕色或棕黄色，具纵皱纹和横长皮孔样突起，外皮薄，多破裂反卷，易剥落，剥落处显黄色，光滑。根头部膨大部分形成"疙瘩"[99]。质硬，不易折断，断面纤维性；切面黄白色，具放射状纹理和裂隙，构成放射状花纹，俗称"菊花纹/菊花心"[24]，同心性环列或不规则散在。见图148-1。

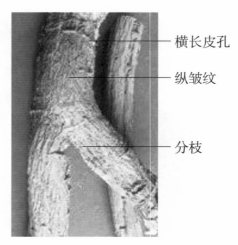

横长皮孔

纵皱纹

分枝

图 148-1　苦参

【饮片】本品呈类圆形或不规则形的厚片（3~6mm）；外表皮灰棕色或棕黄色，有时可见横长皮孔样突起，外皮薄，常破裂反卷或脱落，脱落处显黄色或棕黄色，光滑。切面黄白色，纤维性，具放射状纹理和裂隙，有的可见"同心环"[43]纹。见图148-2。

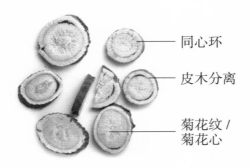

图 148-2　苦参

【质量】本品气微，味极苦，以条匀、断面色黄白、无须根、味苦者为佳。

【附注】本品原为野生，喜生低山向阳山坡草丛中及溪沟边。近年来，有些地区引种。苦参对土壤要求不严，一般沙壤、黏壤土均可种植。但本品为深根植物，应选择土质疏松、土层深厚种植为宜。苦参系种子繁殖，播种后需3年后采收。

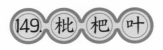

149. 枇杷叶

【历史沿革】本品古称卢桔，琵琶（枇杷）之名始载于《名医别录》。苏颂"木高丈余，肥枝长叶，大如驴耳、背有黄毛、阴密婆娑可爱，四时不凋。盛冬开白花，至三四月成实作球，生大如弹丸，熟时色如黄杏……四月采叶，暴干用。"因其叶形似琵琶，故名。李时珍指出，

"卢/芦桔"应是"金橘"的别名，误用为枇杷的别名。

【来源】本品为蔷薇科植物枇杷 *Eriobotrya japonica* (Thunb.) Lindl.的干燥叶。全年均可采收，晒至七、八成干时，扎成小把，再晒干。

【鉴别要点】本品呈长椭圆形或倒卵形，长12~30cm，宽3~9cm。先端尖，基部楔形，边缘有疏锯齿，近基部全缘。上表面灰绿色、黄棕色或红棕色，有光泽，新鲜叶深绿色；下表面淡灰色或棕绿色，密被黄色毛茸，主脉于下表面显著突起，侧脉羽状。叶柄极短，被棕黄色"茸毛/绒毛"[77]。革质而脆，易折断。见图149-1。

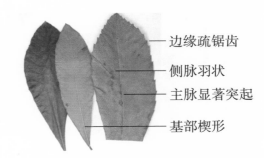

左：上表面；中：下表面；右：去毛下表面
图 149-1　枇杷叶

【饮片】枇杷叶：呈丝条状。表面灰绿色、黄棕色或红棕色，较光滑。下表面可见绒毛，主脉突出。革质而脆。见图149-2。

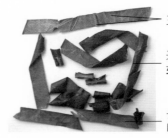

图 149-2　枇杷叶

蜜枇杷叶：形如枇杷叶丝，表面黄棕色或红棕色，微显光泽，略带黏性。具蜜香气，味微甜。

【质量】本品气微，味微苦。以叶完整、色绿、叶厚者为佳。

【附注】1.本种果实为药食两用品，多作果品供应，也制枇杷膏，用于润肺、止咳、化痰。

2.伪品偶见，为五桠果科植物大花五桠 *Dillenia turbinata* Fin.et Gagn.的干燥叶。叶倒卵形或倒卵状长圆形，长18～40cm，宽7～15cm，顶端圆或钝，很少短尖，基部楔形，边有疏离小齿。上面暗棕褐色，仅叶脉稍被短粗毛。下面棕色，被锈色短粗毛。叶柄长2～4cm，被锈色粗毛。气微，味微涩。叶薄壁细胞中有草酸钙针晶成束或散在。以上特征可与正品枇杷叶相区别。

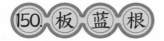
150. 板 蓝 根

【历史沿革】本品始载于《神农本草经》，载有蓝实。苏恭"蓝有三种"。苏颂"有菘蓝，可为淀，亦名马蓝，尔雅所谓'葴，马蓝'是也。"李时珍"蓝凡五种……菘蓝，叶如白菘；马蓝，叶如苦荬。"古代用药并非一种。

【来源】本品为十字花科植物菘蓝 *Isatis indigotica* Fort.的干燥根。秋季采挖，除去泥沙，晒干。

【鉴别要点】本品根呈圆柱形，稍扭曲，长10～20cm，直径0.3～1.2cm。表面淡灰黄色或淡棕黄色，有纵皱纹及支根痕，皮孔横长。根头部膨大，可见暗绿色或暗棕色轮状排列的叶柄残基和密集的"疣状突起"[98]，又称"疙瘩"[99]，上有带盘节状的茎痕，有一轮状疤痕，俗称"芦"[56]。质略软而实，易折断；断面皮部黄白色，木部黄色，俗称"金心玉栏/金井玉栏"[74]；断面木射线或木薄壁细胞干枯皱形成裂隙之后，在木质部中构成的放射状花纹，称"菊花纹/菊花心"[24]。见图150-1。

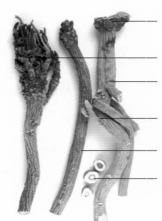

芦头 / 疣状
突起 / 疙瘩

根头膨大
与残茎

皮孔横长

主根与支根

纵皱纹

金心玉栏 /
金井玉栏

图 150-1 板蓝根

【饮片】本品呈圆形的厚片或段片。外表皮淡灰黄色至淡棕黄色，有纵皱纹。切面皮部黄白色，木部黄色。见图150-2。

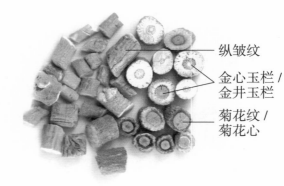

纵皱纹

金心玉栏 /
金井玉栏

菊花纹 /
菊花心

图 150-2 板蓝根

【质量】本品气微，味微甜后苦涩。以条长、粗大、体实者为佳。

【附注】1.下列混淆品，应注意鉴别。

（1）我国西南和华南等地区习用爵床科植物马蓝*Strobilanthes cusia*(Nees)O.Ktze.的根茎及根作板蓝根用。本品根茎呈圆柱形，膨大的节上着生细长的根，节的上方残留短的地上茎。折断面中央有髓。

（2）同属（菘蓝属）植物长圆果菘蓝（又名矩叶大青根）*Isatis oblongata* Dc.的干燥根，主产于内蒙古的乌盟和锡盟；小果菘蓝*Isatis minima* Bunge的干燥根，主产于新疆；欧菘蓝*Isatis tinctoria* L.的干燥根，主产于我国西南和华南等地。

2.板蓝根的相关讨论。

（1）黑龙江、内蒙古产板蓝根主根木心与柴性大，外皮薄，色偏深。至于颜色偏深，一般理解为走油的"油条子"，认为是质量变异的结果，其实这很有可能是与产地气候及自身特点有关，因为在北方气候相对寒冷，板蓝根采收后直接堆在地里，基本上是冻干的，所以断面颜色偏深，且断面常常可以看到糠萝卜样的裂隙。

（2）关于板蓝根粉性问题（熏硫除外），主根与支根断面是有一定的区别的。主根断面皮薄色深，粉性稍差；而支根部分心小、皮厚、色白、粉性足，这时如果按照《中国药典》标准去判别板蓝根，就会把色深、粉性小的主根挑出来判为不合格，故此，有待商榷。

（3）有人认为板蓝根结籽后，根部营养大幅减少，木质化严重，导致根部柴性

极大，不能药用。但《中药鉴定学》载：板蓝为二年生草本……花期4～5月，果期5～6月……霜降后（即公历10月下旬霜降至11月上旬立冬前晴天）采挖，即该品为果期后产品，是否在种植期内进行了打薹操作（相关著作与文献未载）有待考证。

3.该植物的叶为青黛的来源之一。

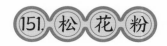

151. 松花粉

【历史沿革】本品原名"松花，松黄"。始载《唐本草》。李时珍《本草纲目》"松树磥砢修耸多节，其皮粗厚有鳞形，其叶后凋。二三月抽蕤生花，长四五寸，采其花蕊为松黄。结实状如猪心，叠成鳞砌，秋老则子长鳞裂。然叶有二针、三针、五针之别。"据上述记载，均与松属植物一致。说明古代药用的松花即来源于松属多种植物。

【来源】本品为松科植物马尾松*Pinus massoniana* Lamb.、油松*Pinus tabulieformis* Carr.或同属数种植物的干燥花粉。春季花刚开时，采摘花穗，晒干，收集花粉，除去杂质。

【鉴别要点】本品粉末淡黄色。花粉粒椭圆形，长45～55μm，直径29～40μm，表面光滑，两侧各有一膨大的气囊，气囊有明显的网状纹理，网眼多角形。体轻，易飞扬，手捻有滑润感。放入水中"水试"[29]则浮于水面，极少量下沉。见图151-1、152-2。

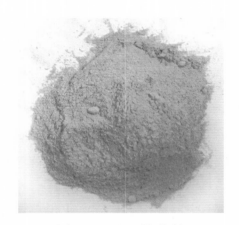

图 151-1 松花粉

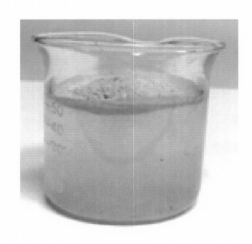

图 151-2 松花粉水试

【质量】本品气微、味淡。以体轻、匀细、色淡黄、无杂质者为佳。

【附注】松花粉与蒲黄二者均为花粉，外观性状特征相近，极容易混淆。显微鉴定有一定区别：松花粉的花粉呈椭圆形，一侧稍压扁；表面光滑或具细网状纹理，两侧各有翼状膨大的气囊一个，气囊壁具明显均匀的多角形网状纹理。蒲黄的花粉粒呈类球形，表面有似网状雕纹，单萌发孔不是很明显。

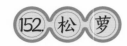

152 松萝

【历史沿革】本品始载于《神农本草经》，列为中品。陶弘景"东山甚多。生杂树上，而以松上者为真。"李时珍引陆玑诗疏言"松萝蔓延松上生枝正青，与菟丝殊异。"

【来源】本品为松萝科植物松萝*Usnea diffracta* Vain.和长松萝*Usnea longissima* Ach.的干燥地衣体。春、秋采收，晒干。

【鉴别要点】松萝：呈丝状缠绕成团。灰绿色，或黄绿色，长短不一，主枝基部直径0.8~1.5cm，向下呈二叉状分枝，俗称"节松萝"，向先端分枝愈多愈细。粗枝表面有明显的环状裂纹。质柔韧，略有弹性，不易折断，断面可见中央有线状强韧的中轴，见图152-1。

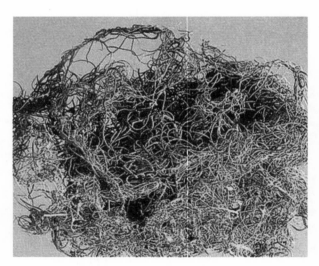

图 152-1 松萝

长松萝：呈丝状，长达1.3m，主轴单一，不呈二歧分枝，两侧有细短的侧枝密生，侧枝长0.3~1.5cm，形似蜈蚣，俗称"蜈蚣松萝"灰绿色，柔软。见图152-2。

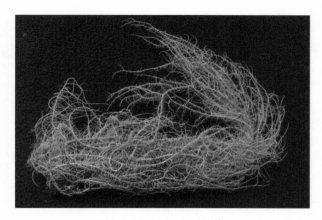

图 152-2　长松萝

【饮片】本品为长段。余同药材。

【质量】本品气微，味酸。松萝以身干、色灰绿、拉之有弹性者为佳；长松萝以身干、色灰绿、无杂质者为佳。

【附注】1.在西北、中南、西南部分地区有以松萝属的数种植物作"海风藤"用。

2.松萝属的植物甚多，除上述两种外，常见的还有一种松花萝*Usnea fiorida*(L.) Wigg.，全体呈须发状黑绿色的团，长5～12cm，基部直径1～2mm。通体分枝繁多，尖端渐细，近基部常有纤小的分枝。体表有小突起，全体近于直立。

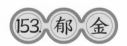

153. 郁　金

【历史沿革】本品始载于《唐本草》。苏恭"郁金生蜀地及西戎。苗似姜黄，花白质红，末秋出茎心而无实。其根黄赤，取四畔子根去皮火干。"李时珍"其苗如姜，其根大小如指头，长者少许，体圆有横纹如蝉腹状，外黄内赤。人以浸水染色，亦微有香气。"

【来源】本品为姜科植物温郁金 *Curcuma wenyujin* Y.H.Chen et C.Ling、姜黄 *Curcuma longa* L.、广西莪术 *Curcuma kwangsiensis* S.G.Lee et C.F.Liang或蓬莪术 *Curcuma phaeocaulis* Val.的干燥块根。前两者分别习称"温郁金"（又名"黑郁金"）和"黄丝郁金"，其余按性状不同习称"白丝郁金""桂郁金"或"绿丝郁金"。冬季茎叶枯萎后采挖，除去泥沙和细根，蒸或煮至透心，干燥。

【鉴别要点】温郁金：呈长纺锤形，稍扁，长3～6cm，直径1～1.5cm。表面黄黑色，具不规则的皱纹，外皮脱落处显暗灰色。质"坚实"[67]，横断面平滑，灰黑色，有"角质样"[60]光泽；内皮层环较浅。气似樟脑，味微辛。见图153-1。

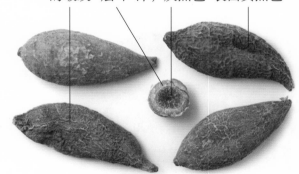

不规则　内皮　断面角质光　长纺锤形，
的皱纹　层环　泽，灰黑色　表面黄黑色

图 153-1　温郁金

黄丝郁金：呈卵圆形或长卵圆形，两端较尖，长1.5～3cm，直径0.8～1.5cm。表面淡黄棕色，有细密的皱纹或近与光滑。质"坚实"[67]，不易折断。横断面平滑，"角质"[60]、有光泽，黄色或橙黄色，内皮层环明显。气微，有浓姜味。

白丝郁金：呈纺锤形，长2.5～5cm，直径0.7～1.5cm，与黄丝郁金的主要区别为断面不呈黄色，而呈浅黄棕色或灰白色。

桂郁金：呈圆柱形或纺锤形，有的稍扁，药材大小相差悬殊，极不整齐，长可至2.5～7cm，直径0.8～1.5cm。表面土灰黄色，具纵皱纹。质较脆，易折断，断面呈浅棕色。无臭，味淡。

绿丝郁金：形状及质地等均同黄丝郁金，长2～4cm，直径1～1.5cm。根尖部断面中心柱部分显浅灰黄色，气味不及黄丝郁金浓厚。

【饮片】本品呈椭圆形或长条形厚片。外表皮灰黄色、灰褐色至灰棕色，具不规则的纵皱纹。切面灰棕色、橙黄色至灰黑色。角质样，内皮层环明显。见图153-2。

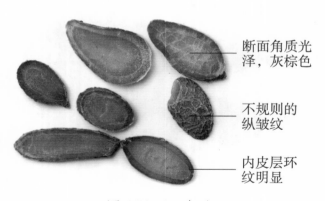

断面角质光泽，灰棕色

不规则的纵皱纹

内皮层环纹明显

图 153-2　郁金

【质量】本品均以质坚实、外皮皱纹细、断面色黄者为佳。一般经验鉴别认为黄丝郁金质量最佳。

【附注】1.商品郁金的来源任仁安·《中药鉴定学》载有植物莪术*Curcuma aeruginosa* Roxb.［*Curcuma zedoaria* non Rosc.］的块根，但主要为植物姜黄、温郁金及广西莪术等的块根。有待考证。

2.白丝郁金：任仁安·《中药鉴定学》载有白丝郁金，但未确定是哪种来源。编者在炮制郁金时，切后发现有完全显粉性的白色者，据调查，为产地蒸或煮至透心的漏掉者生品。

3.关于郁金药性问题，自唐代《新修本草》以来，历代本草记载多有不同，如记有"寒""温""平"不同药性，使临床医师在应用中无所适从。笔者认为，各种郁金都属姜科植物姜黄、郁金或莪术类的块根，姜黄与莪术都是"温"性药，而同出一体的郁金若为"寒"性值得商榷。

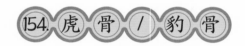

154. 虎骨 / 豹骨

【历史沿革】虎骨始载于《名医别录》，列为中品。只言功效，未言其他。苏颂"虎，本经不载所出，今多山林中有之。……虎骨用头及胫骨，色黄者佳。"陈嘉谟《本草蒙筌》"虎骨，各处山林俱有，色黄，雄者为佳。务审非药箭中伤。"李时珍"按格物论云：虎，山兽之君也。状如猫而大如牛，黄质黑章，锯牙钩爪，须健而尖，舌大如掌（生倒刺），项短鼻䶎……"。虎骨豹骨为贵重药材之一。豹（肉）始载于陶弘景《名医别录》，列为中品，但未载骨的用途。

【来源】虎骨来源于猫科动物虎*Panthera tigris* L.的骨骼；豹骨来源于猫科

270

动物金钱豹*Panthera pardus* L.及其他豹的骨骼。

【鉴别要点】虎骨：有整架及零骨之分。整架虎骨稍带肌肉及结缔组织，并富有油性。

头骨较圆，背腹面侧扁，吻部短，颌骨平，前颌上部有一浅槽，顶骨后面常有一脊棱，颧骨粗大，向外展出，眼眶下面各有一椭圆形透孔，孔面斜向。上颌骨生有门齿3对，犬齿1对，臼齿4对；下颌骨生有臼齿3对，余同上颌骨牙，共有牙齿30个。门齿较小；犬齿呈圆锥形，强大而锐利，并略向内弯曲；臼齿呈"山"字形，锯齿状，上颌最后1对臼齿幼虎常不显著，均呈白色或浅黄白色，有光泽，齿基深入颌骨内部，故习称"坐骨生牙"。

脊椎骨24枚，肋骨13对，与8～20脊骨相连，另端与胸骨衔接，形成胸腔。尾呈鞭状，尾椎22～28枚，多为双数。肩胛骨成扇状菱形，髋骨1具，分成2块。

虎的腿骨有明显的棱，上节均为一根独骨，下节两骨合成。前肢上节为肱骨，下端靠近骨环处侧面有一扁长孔，习称"凤眼"（髁上孔），上节骨两端骨头突起的部分形成滑轮样结构，连起来习称"滑车/滑车样结构"[94]；下节两骨相似并立，形略扁，略成扭曲状，尺骨较长，桡骨较短。后肢上节圆柱形，为股骨，能四侧放平而不晃动，上端有一向内侧突出半球形的股骨头，下端有长圆形的凹槽，为膝盖骨的所在处。膝盖骨（即"虎胫"）呈长圆形，内面光滑，厚而坚重，常带有

舌状筋。下节两骨并列，胫骨较粗大，呈三棱柱形，习称"正骨"，"腓骨"较细，习称"邦骨"。余有趾/指骨、掌骨等。

虎骨的表面均呈黄白色或灰白色，细腻而油润。体较重，质"坚实"[67]。断面可见中间孔隙与骨松质约占三分之一，其内骨髓形成丝瓜络网状，为灰黄色，气腥。见图154-1、154-2。

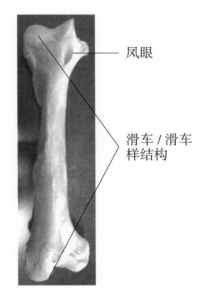

图 154-1　虎骨

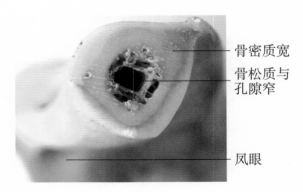

图 154-2　虎骨

豹骨：骨骼似虎，但体较小而骨骼较轻。头骨较小而薄，额骨突起，嘴部较长，犬齿较细，尾椎数较多，约36节。肋骨呈圆形。四肢骨比虎骨细小，完整者足

上带有灰黄色的豹皮毛，毛上有黑色圆斑点，趾爪向内弯曲略似钩形，其钩曲程度比虎爪为甚；虽然有"前有凤眼，后有邦骨"的特征，但其形状与虎骨略异，豹骨的凤眼呈条形，邦骨（腓骨）较粗大，与正骨（胫骨）的大小略相近。骨骼外表呈呆滞的白色，干枯，不如虎骨油润，无光泽。断面骨质白色，较虎骨略薄，骨腔占骨粗的1/2，腔内的网状骨髓较少。

【质量】因禁用，略。

【附注】1.虎骨的应用虽然有悠久的药用历史，但是鉴于这种野生动物资源日渐减少，我国为了保护珍稀濒危的野生动物资源，国务院已于1993年发文禁止猎杀老虎，对虎骨等亦禁止使用。为了对研究虎骨/豹骨的代用品提供科学的参考资料，故本著仍收载了虎骨与豹骨，特此说明。2006年1月1日国家食品药品监督管理局发文禁止使用豹骨。

2.虎骨、豹骨分别为1963版、1977版《中国药典》首载和连载，1985～1990版《中国药典》均载于附录。

3.关于虎骨、豹骨、鹿骨、牛骨的区别：由于虎、豹动物猎食奔跑的长期进化，导致该猫科动物具有特殊的遗传基因，故有"凤眼"与骨密质相对宽厚的特征。虎骨"凤眼"呈椭圆形，而豹骨"凤眼"成条形。而牛骨、鹿骨等其他骨头无凤眼；其次在骨密度上，虎骨的密度为4.04左右，密度大概是牛骨的2倍稍欠；骨壁也较鹿骨、牛骨、豹骨为厚。因为骨密度大，所以油性强。

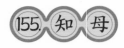

155 知母

【历史沿革】本品始载于《神农本草经》，列为中品。陶弘景"今出彭城。形似菖蒲而柔润，叶至难死，掘出随生，须枯燥乃止"。苏颂"四月开青花如韭花，八月结实"。李时珍"凡用，拣肥润里白者，去毛切"。综上所述，古代所用知母与现今药用知母极相似。

【来源】本品为百合科植物知母 *Anemarrhena asphodeloides* Bge.的干燥根茎。春、秋二季采挖，除去须根和泥沙，晒干，习称"毛知母"；或除去外皮晒干，习称"肉知母"。

【鉴别要点】毛知母：呈长条状，微弯曲，略扁，长3～15cm，直径0.8～1.5cm。顶端有残留的浅黄色的叶痕及茎痕，习称"金包头"；上面有一凹沟，具紧密排列的环节，节上密生黄棕色的残存叶基，由两侧向根茎上方生长；下面较皱缩，并有凹陷或突起的点状根痕。质硬，断面黄白色。见图155-1。

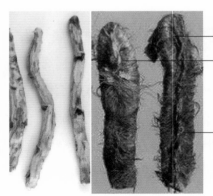

左：肉知母　　右：毛知母
图 155-1　知母

肉知母：表面黄白色，有扭曲的沟纹，有的可见叶痕及根痕。见图155-1。

【饮片】知母：呈不规则类圆形的厚片或段片。外表皮黄棕色或棕色，可见少量残存的黄棕色叶基纤维和凹陷或突起的点状根痕。切面黄白色至黄色。

盐知母：本品形如知母片，色黄或微带焦斑。味微咸。见图155-2。

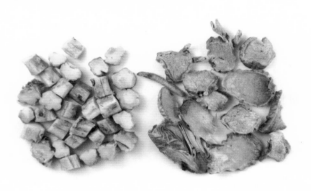

左：知母段片　　　右：知母厚片
图 155-2　知母

【质量】本品无臭，味微甘、略苦，嚼之带黏性。以条肥大、质硬、断面黄白色者为佳。

【附注】1.据报道知母须根中的总皂苷含量达9.5%，与根茎无明显差异；芒果苷的含量达1.028%，含量比根茎高。栽培知母的须根特别发达，有开发利用的价值。又据报道毛知母中菝葜皂苷元的含量为0.439%~1.560%。

2.现在市场上知母商品有毛知母和光知母（知母肉）两种，在全国各地得到广泛应用，但近年来在中药材市场发现，有部分地区误将以鸢尾科植物鸢尾Iris tectorum Maxim.的根状茎作为知母销售入药。鸢尾根茎呈不规则结节状，扁长条形或扁块

状，有时一端膨大，另一端渐细略成扁圆锥形，长3~10cm，直径1~2cm，表面棕色至淡黄色，稍皱缩，有纵横纹及残留须根，或有凹陷或突出的圆点状根痕。上端有茎基残痕，可见淡棕色或棕黑色叶鞘，质硬结，断面淡黄白色。气微，味微苦。

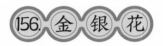

156. 金银花

【历史沿革】本品始载于《名医别录》。陶弘景"藤生，凌冬不凋，故名忍冬"。李时珍"忍冬在处有之，附树延蔓，茎微紫色，对节生叶。三四月开花，长寸许，一蒂两花二瓣，一大一小，如半边状。长蕊，花初开者，蕊瓣俱色白；经二三日，则色变黄，新旧相参，黄白相映，故呼金银花，气甚芳香，四月采花阴干；藤叶不拘时采。阴干。"上述与金银花类似。

【来源】本品为忍冬科植物忍冬Lonicera japonica Thunb.、灰毡毛忍冬Lonicera macranthoides Hand.-Mazz.、红腺忍冬Lonicera hypoglauca Miq.、华南忍冬Lonicera Confusa DC.或黄褐毛忍冬Lonicera fulvotomentosa Hsu et S.C.Cheng的干燥花蕾或带初开的花。夏初花开放前采收，干燥。前者习称"金银花"，后四种习称"山银花"。

【鉴别要点】忍冬：呈小棒状，上粗下细略弯曲，长2~3cm，上部直径约3mm，下部直径约1.5mm；因一蒂二花，又称"双花"[32]。表面黄白色或绿白色，久储色渐深，密被短柔毛。花萼绿色，先

端5裂，裂片有毛，长约2mm。开放者花冠筒状，先端二唇形；雄蕊5个，附于筒壁，黄色；雌蕊1个。"手感"[3]柔软。气清香，味淡微苦。见图156-1。

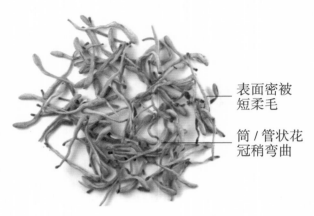

图 156-1　金银花

灰毡毛忍冬：呈棒状而稍弯曲，长3～4.5cm，上部直径约2mm，下部直径约1mm。表面绿棕色至黄白色。总花梗集结成簇，开放者花冠裂片不及全长之半。质稍硬，"手感"[3]稍有弹性。气清香。味微苦甘。

红腺忍冬：长2.5～4.5cm，直径0.8～2mm。表面黄白至黄棕色，无毛或疏被毛，萼筒无毛，先端5裂，裂片长三角形，被毛，开放者花冠下唇反转，花柱无毛。

华南忍冬：长1.6～3.5cm，直径0.5～2mm。萼筒和花冠密被灰白色毛。

黄褐毛忍冬：长1～3.4cm，直径1.5～2mm。花冠表面淡黄棕色或黄棕色，密被黄色茸毛。

山银花见图156-2。

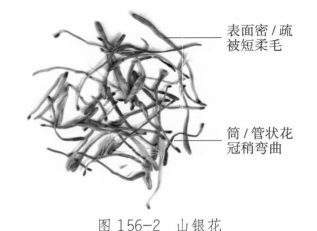

图 156-2　山银花

【质量】本品以花蕾不开放、色黄白或绿白、质柔软、气清香、无杂质者为佳。

【附注】1.1963年版的《中国药典》一部收载的金银花原植物只有忍冬Lonicera japonica Thunb.一种；1977年版《中国药典》一部增收了三种植物：红腺忍冬Lonicera hypoglauca Miq.、山银花Lonicera confusa DC（即下华南忍冬）和毛花柱忍冬Lonicera dasystyla Rehd，一直沿用到2000年版《中国药典》。2005版《中国药典》同时收载了金银花、山银花（首次从金银花中分列出来），将金银花又恢复到了1963年《中国药典》所载的忍冬一种至今；在山银花项删除了1977版《中国药典》的毛花柱忍冬至今；而山银花为同科植物灰毡毛忍冬Lonicera macranthoides Hand.-Mazz.（新增）、红腺忍冬、华南忍冬（即原山银花种）的花。山银花2010版《中国药典》增加了黄褐毛忍冬Lonicera fulvotomentosa Hsu et S.C.Cheng至今。从2005版《中国药典》开始，造成了金银花、山银花（原制剂处方中的金银花需更改为山银花）及产地纷争的混乱局面。

2.伪品：凡花蕾或其开放花朵在2cm以下者皆为同属（忍冬属）植物其他品种，又称"小银花"，不能做金银花入药。木犀科植物华清番藤、茄科植物夜番树的花蕾和瑞香科植物毛瑞香的花蕾（有毒）伪充金银花，应注意区别。其花冠不呈二唇形而呈星状整齐，可区别之。

3.密银花：为河南密县著名的特产。花蕾呈棒状无开朵，表面绿白色，用手均匀撒下，花与花可搭成十字架。花苞肉质较厚，干燥后较硬，"手感"[3]有顶手的感觉。气清香，质优。

4.商品金银花来源较复杂，其原植物在我国约有20种（包括亚种、变种）。如细毡毛忍冬Lonicera similis Hemsl.、短唇忍冬Lonicera bournei Hemsl.、大花忍冬Lonicera macrantha (D. Don) Spreng.（广西、云南）、异毛忍冬Lonicera macrantha var.heterotricha Hsu et H.J.Wang（广西、四川、湖南）、淡红忍冬Lonicera acuminata Wall.（四川、云南、西藏）、短柄忍冬Lonicera pampaninii Lévl.（贵州）、滇西忍冬Lonicera buchananii Lace（云南）、皱叶忍冬Lonicera rhytidophylla Hand.-Mazz.（广西、江西）、云雾忍冬Lonicera nubium (Hand.-Mazz.) Hand.-Mazz.（四川、湖南、广西）、盘叶忍冬Lonicera tragophylla Hemsl.（贵州、四川、甘肃）、距花忍冬Lonicera calcarata Hemsl.（贵州）、刚毛忍冬Lonicera hispidapall Roem.et Schult.（新疆）、叶藏花Lonicera harmsii Graebn（甘

肃等地）。应注意鉴别。

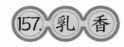

157. 乳 香

【历史沿革】本品始载于《名医别录》，称薰陆香。寇宗奭"薰陆即乳香，为其垂滴如乳头也。熔塌在地者为塌香。"李时珍"按叶廷珪香录云：乳香一名薰陆香，出大食国南，其树类松。以斧斫树，脂溢于外，结而成香，聚而成块。上品为拣香，圆大如乳头，透明，俗呼滴乳。次曰明乳，其色亚于拣香。又次为瓶香，以瓶收者。又次曰袋香，言收时只置袋中。次为乳塌，杂沙石者；次为黑塌，色黑；次为水湿塌，水渍色败气变者。次为斫削，杂碎不堪。次为缠末，播扬为尘者。观此则乳有自流出者，有斫树溢出者"。

【来源】本品为橄榄科植物乳香树Boswellia carterii Birdw.及鲍达乳香树Boswellia bhaw-dajiana Birdw.树皮渗出的树脂。分为索马里乳香和埃塞俄比亚乳香，每种乳香又分为乳香珠和原乳香（即塌香）。

【鉴别要点】本品呈小形乳头状、泪滴状或不规则小块，长0.5~2cm（乳香珠）或5cm（原乳香）。淡黄色，有时微带绿色或棕红色。半透明，有的表面无光泽并常带有一层类白色或淡黄色粉尘，久贮色加深。质坚脆，断面蜡样，无光泽，亦有少数呈"玻璃样光泽"[62]。取乳香加水研磨"水试"[29]，形成白色乳状液；取

乳香"火试"[31]，有香气冒出，并冒黑烟。见图157-1、157-2、157-3。

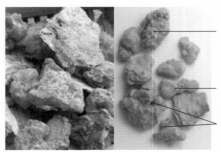

左：原乳香（塌香）；右：滴乳香（乳香珠）

图 157-1　乳香

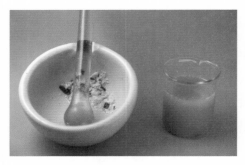

图 157-2　乳香水试

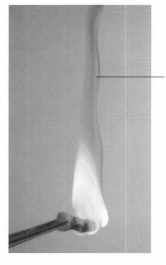

有香气，冒黑烟

图 157-3　乳香火试

【饮片】乳香：呈黄色、黄褐色的粗颗粒、粗粉末或团块（捏之能散）。

醋乳香：形同乳香。有醋气。见图157-4。

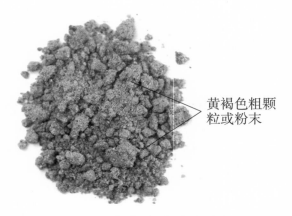

黄褐色粗颗粒或粉末

图 157-4　醋乳香（吸油法）

【质量】本品气微芳香，味微苦，嚼时开始碎成小块，迅速软化成胶块样，黏附牙齿，唾液成乳白色，并微有香辣感。以色淡黄、颗粒状、半透明、无杂质、气芳香者为佳。

【附注】1.尚有同属（乳香属）植物野乳香树Boswellia neglecta M.Moore的树脂。

2.洋乳香为漆树科植物粘胶乳香树Pistacia lentiscus L.的树干或树枝切伤后流出并干燥的树脂。主产于希腊，与乳香相似，但颗粒较小而圆，直径约3～8mm。新鲜品表面有光泽，半透明。质脆，断面透明，"玻璃样光泽"[62]。气微芳香，味苦。咀嚼时先碎成砂样粉末，后软化成可塑性团，不黏牙齿。与水共研，不形成乳状液体。

3.乳香炮制方法的报道颇多，归纳起来不外乎五种：一是醋炙法（药典法），二是吸油法，三是稀释法，四是水煮法，五是砂烫去油法。争论的焦点有二：一是有人认为乳香挥发油为主要镇痛成分；而有人认为乳香树脂是其活血镇痛的主要成分；二是传统认为乳香挥发油有致呕作用；而有人则认为其挥发油无致呕作用，曾给狗灌服乳香生品及制品，剂量用至成人常用量的20倍～431倍的试验，均无致呕作用。卢兖伟等曾有多篇文章对乳香炮制方法的研究进行了报道。对挥发油是否为镇痛、致呕的主要成分，药典亦无确切定论。

4.《中国药典》乳香炮炙方法为醋炙，但是在实际醋炙操作过程中有诸多弊端：一是炮炙时烟多，不仅对炮炙人员身体造成伤害，而且污染环境；二是醋炙后的成品结块严重，导致调配相当困难，且剂量不准，从而影响临床疗效。而采用纸与煤渣吸附法对乳香进行炮制，所得成品色泽好（黄白）、形状全部为粉末，出品率较高，且无烟雾发生，不会造成对操作人员的健康损害和环境污染。加之操作简便，生产条件要求不高，可以大量生产，周期短，工效高。

5.现行《中国药典》所载本品为乳香树及同属植物；《新编中药志》为乳香树及鲍达乳香树，故本著【来源】从后著。

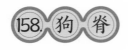

158. 狗脊

【历史沿革】本品始载于《神农本草经》，列为中品。苏颂"其茎叶似贯众而细。其根黑色，长三四寸，多岐，似狗之脊骨，大有两指许。其肉青绿色。春秋采根暴干。今方亦有用金毛者。"李时珍"狗脊有两种：一种根黑色，如狗脊骨；一种有金黄色，如狗形，皆可入药。"所

称金黄色者即目前所用之狗脊，黑色者为某几种蕨类之根茎，属于地区用药。

【来源】本品为蚌壳蕨科植物金毛狗脊*Cibotium barometz*(L.)J.Sm.的干燥根茎。秋、冬二季采挖，除去泥沙，干燥；或去硬根、叶柄及金黄色绒毛，切厚片，干燥，为"生狗脊片"；蒸后晒至六、七成干，切厚片，干燥，为"熟狗脊片"。

【鉴别要点】本品呈不规则的长块状，长10～30cm，少数达50cm，直径2～10cm。表面深棕色，密被光亮的金黄色茸毛，形如黄狗头，俗称"金毛狗脊"。上部有数个棕红色叶柄残基，叶柄基部横切面分体中柱多呈"U字形"排列，有30余个排列成双卷状。下部丛生多数棕黑色细根。质坚硬，难折断。见图158-1。

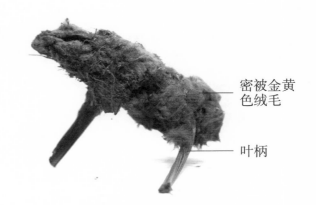

密被金黄色绒毛

叶柄

图158-1 狗脊

【饮片】生狗脊片：呈不规则长条形或圆形纵片，长5～20cm，宽2～8cm，厚1.5～5mm；周边不整齐，偶有未去尽的金黄色茸毛，外表面深棕色，近外皮约2～5mm处有一条凸起的棕黄色木质部环纹或条纹。质坚脆，易折断。见图158-2。

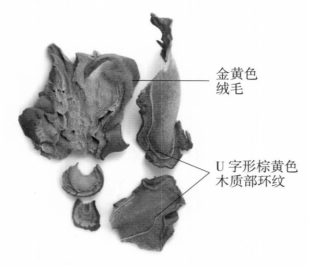

图 158-2　生狗脊片

熟狗脊片：全体呈黑棕色，木质部环纹明显。见图158-3。

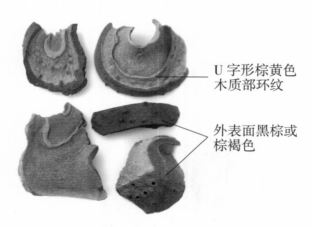

图 158-3　熟狗脊片

【质量】本品气无，味微涩。以肥大、质坚实无空心、外表略有金黄色茸毛者为佳。狗脊片以厚薄均匀、坚实无毛、不空心者为佳。

【附注】尚有如下品种在不同地区作狗脊使用，应注意鉴别。

（1）狗脊蕨：《植物名实图考》所载，系乌毛蕨科植物狗脊蕨*Woodwardia japonica*(L.f.)Sm.，其根茎在湖南、江西、广西亦有作狗脊使用者。在华东、华南及四川等地则作为贯众入药。

（2）黑狗脊：为鳞毛蕨科植物的根茎。包括蜈蚣草*Pteris vittata* L.、半岛鳞毛蕨*Dryopteris peninsulae* Kitagawa、华北鳞毛蕨*Dryopteris laeta* (Kom)C.Chr.、长尾复叶耳蕨*Arahniodes simplicioe*（Makino）Ohwi、中化蹄盖蕨*Arahniodes sinense* Rupr.）等。干品状如狗脊骨，无金黄色绒毛。药材比金毛狗脊瘦小，无金黄色长茸毛。在陕西地区亦作狗脊入药。

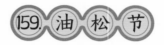

159. 油 松 节

【历史沿革】本品始载于《本草经集注》。倪朱谟《本草汇言》"松节，气温性燥，如足膝筋骨，有风有湿，作痛作酸，痿弱无力者，用此立痊。倘阴虚髓乏，血燥有火者，宜斟酌用之。"

【来源】本品为松科植物油松*Pinus tabulieformis* Carr.或马尾松*Pinus massoniana* Lamb.的干燥瘤状节或分枝节。全年均可采收，锯取后阴干。

【鉴别要点】本品入药部位为干燥瘤状节，又称"疙瘩"[99]。呈扁圆节段状或不规则的块状，长短粗细不一。外表面黄棕色、灰棕色或红棕色，有时带有棕色至黑棕色油斑，或有残存的栓皮。质"坚硬"[68]。横切面木部淡棕色，心材色稍深，可见明显的年轮环纹，俗称"同心环"[43]，显油性；髓部小，淡黄棕色。纵断面具纵直或扭曲纹理。见图159-1。

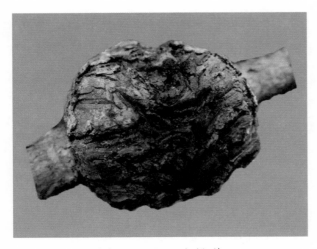

图 159-1　油松节

【饮片】本品呈不规则的薄片或块，大小不一。外表面黄棕色、灰棕色或红棕色。体较重，质"坚硬"[68]。见图159-2。

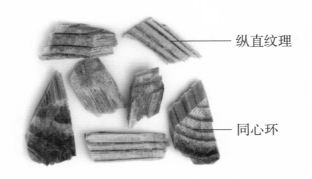

纵直纹理

同心环

图 159-2　油松节

【质量】本品有松节油香气，味微苦辛。以块大，色红棕、深褐色，油性足，干燥者为佳。

【附注】1.油松节：又名短叶松节、红皮松节、短叶马尾松节、东北黑松节、黑皮油松节、辽东赤松节等。为上述油松植物枝干的结节。主产于辽宁、吉林、黑龙江、河北、内蒙古、甘肃、宁夏、青海、河南、山东、陕西等地。此类松节，因树种的原因和气候、土质、阳光等自然环境因素，松节含油量偏低，木质稍松软。

2.马尾松节：又名青松节、山松节、台湾赤松节、铁甲松节、枞柏节。为植物马尾松枝干的结节。主产于安徽、河南、江苏、浙江、福建、台湾、广东、广西、湖南、湖北、四川、云南等地。此类松节，因树种含油脂高，气候、土质、阳光等自然环境适合松树生长，松节含油脂高，稳定性好，材质硬脆，年轮致密。此类松节以富含硅质沙砾土壤所生长的为好，尤其以黄山、张家界及大别山区所产的老松节为优。

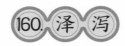

160. 泽 泻

【历史沿革】本品始载于《神农本草经》，列为上品。陶弘景"此物易朽蠢，常须密藏之。丛生浅水中，叶狭而长。"苏颂"春生苗，多在浅水中。叶似牛舌，独茎而长。秋时开白花，作丛似谷精草。秋末采根暴干。"上述泽泻与现今药用泽泻颇为一致。

【来源】本品为泽泻科植物东方泽泻 *Alisma orientale*(Sam.)Juzep.或泽泻*Alisma plantago-aquatica* Linn.的干燥块茎。冬季茎叶开始枯萎时采挖，洗净，干燥，除去须根和粗皮。

【鉴别要点】建泽泻：呈类圆形、长圆形或倒卵形，长4~7cm，直径3~5cm。表面黄白色，未去尽粗皮者显淡棕色；顶端有圆形茎痕；整个表面有不规则横向环状浅沟纹，俗称"岗纹"，并散有多数细小突起的须根痕，于块茎底部尤密；中部及以下有数个瘤状的芽痕（习称"小疙瘩"[100]）纵向呈3条棱状排列，并于底部相交。有的长成两个相连的块茎，俗称"双花"[32]。质坚实，断面黄白色，颗粒性，有多数细孔。见图160-1左。

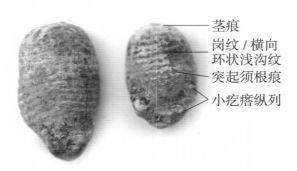

左：建泽泻　　右：川泽泻
图 160-1　泽泻

川泽泻：性状与建泽泻相似，但较建泽泻个小，外表淡黄色，皮较粗糙，环状隆起的"岗纹"不明显，顶端四周多有疙瘩突起，习称"小疙瘩"[100]，粉性小，质较轻松。见图160-2右。

【饮片】泽泻：本品呈圆形或椭圆形厚片。外表皮黄白色或淡黄棕色，可见细小突起的须根痕。切面黄白色，粉性，有多数细孔。

盐泽泻：本品形如泽泻片，表面淡黄棕色或黄褐色，偶见焦斑。味微咸。见图160-2。

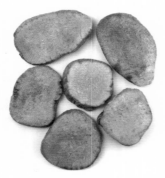

图 160-2　盐泽泻

【质量】本品气微，味微苦。以个大、色黄白、光滑、粉性足者为佳。

【附注】1.泽泻的商品等级：建泽泻一般分为"一枝花泻"（独茎）和"马鞍桥泻"（双茎）两类，以一枝花泻品质为优。一等一枝花泻32个/千克以内；二等56个/千克以内；三等56个/千克以上。川泽泻一等50个/千克以内；二等50个/千克以上。各等均无虫蛀。

2.泽泻全株有毒，以地下根头为甚。中毒症状为腹痛、腹泻等消化道症状，还能引起麻痹。解救方法：口服或胃管注入大量温开水或淡盐水、1:1000～1:1500高锰酸钾溶液、0.5%鞣酸溶液；或用生理盐水或肥皂水300～500ml高位灌肠。

3.《中国药典》2015版载泽泻为泽泻科植物泽泻*Alisma orientale* (Sam.) Juzep.一种；2020版载泽泻为泽泻科植物东方泽泻*Alisma orientale*(Sam.)Juzep.或泽泻*Alisma plantago-aquatica* Linn.，即前版的泽泻实为现版的东方泽泻（学名相同）、且对前版泽泻的学名进行了更正。

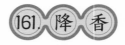

161. 降香

【历史沿革】本品始载于《海药本草》，名降真香。释名紫藤香。李珣"生南海山中及大秦国，其香似苏方木，烧之初不甚香，得诸香和之则特美。入药以番降紫而润者为良。"李时珍"今广东、广西、云南、汉中、永顺、保靖及占城等诸地皆有之……周达观真腊记云：降香生丛林中，番人颇砍斫之功，乃树心也。"古时所用之降香与现今之品种相符。

【来源】本品为豆科植物降香檀*Dalbergia odorifera* T.Chen树干和根的干燥心材。全年均可采收，除去边材，阴干。

【鉴别要点】本品呈类圆柱形或不规则块状，大小不一。表面紫红色至红褐色，有致密的纹理。质"坚硬"[68]，富油性。"水试"[29]入水下沉。"火试"[31]有黑烟及油冒出，残留白色灰烬。见图161-1左、161-2。

【饮片】本品多为横切厚片或碎块，尚有纵切丝片（似火柴棍状）。见图161-1右。

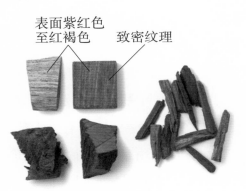

表面紫红色至红褐色　致密纹理

左：药材　　右：饮片
图 161-1　降香

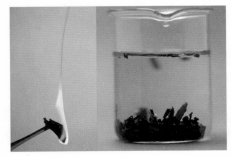

左：火试　　　　右：水试
图 161-2　降香火水试

【质量】本品气香，味微苦。以色紫红，质坚实，富油性，香气浓郁者为佳。

【附注】1.尚有同属（黄檀属）植物作降香用，应注意鉴别。

（1）印度黄檀*Dalbergia sisso* Roxb.的心材。商品大多系东南亚进口。药材呈扁圆长条状，表面黄棕色至红紫色，略有花纹，有刀削痕，并有纵细槽纹及明显的导管小孔，少油润。质坚硬而重，"水试"[29]下沉；"火试"[31]有淡香气。气微香，有油味，微苦。

（2）在降香檀的采收中常有一种同属类似植物海南黄檀*Dalbergia hainanensis* Merr.相混。未分心材、边材。木质部直径5～15cm，去树皮表面灰褐色，较平滑，质硬但较轻。断面灰黄色，"水试"[29]浮于水面，无荧光；"火试"[31]无香味。气淡，味微涩。

2.伪品：应注意鉴别。

（1）山油柑：降香又名降真香，以往文献常以芸香科植物山油柑（沙塘木、降真香）*Acronychia pedunculate* (L.) Miq.，无边材、心材之分，药材削成扁圆的长条状，直径5～10cm或更粗，表面黄白色。质硬稍重。"水试"[29]浮于水面，无荧光；"火试"[31]气微香。气微，味淡。主产于广东、广西、云南等省区。本品心材中含有降真香碱（acronycine）。

（2）印度紫檀*Pterocarpus indicus* Willd.的心材（蝶形花科）。心材圆柱形，直径5～15cm，表面浅棕色至赤褐色，有粗纵纹，质硬而轻。水煮液表面有蓝色荧光；"火试"[31]有香气。气微香，味淡。

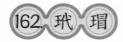

162. 玳瑁

【历史沿革】本品原名瑇瑁，始载于《开宝本草》。刘翰"玳瑁，主解岭南百药毒，人刺其血饮，以解诸药毒。"《本草衍义》寇宗奭"玳瑁，生者入药，盖性味全也。既入汤火中即不堪用，为器物者是矣，与生熟犀其义同。"《海搓余录》顾坤"玳瑁，产于海洋深处，其大者不可得，小者时时有之。取用时，必倒悬其身，用器盛滚醋泼下，逐片应手而下，但不老大则其皮薄不堪用耳。"

【来源】本品为海龟科动物玳瑁 *Eretmochelys imbricata*（Linnaeus）的背甲。全年均可捕捉。将玳瑁倒悬，用沸醋泼之，其甲片即能逐片剥下，除去残肉，洗净，干燥。

【鉴别要点】本品呈近长方形、菱形的板片状，脊鳞甲中间有隆起棱脊。一般长8～24cm，宽8～17cm，边缘较薄，中间稍厚，可达0.3cm，外表面光滑而有光泽，并有暗褐色与乳黄色相间呈不规则的斑块状花纹，称"云影纹"，对光呈半透明状。内表面有纵横交错的沟纹，排列呈云彩样图案。质坚韧，不易折断。见图162-1、162-2。

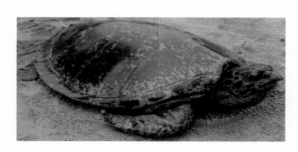

图 162-1　玳瑁动物

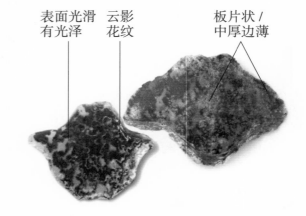

左：鳞片下表面　　右：鳞片上表面
图 162-2　玳瑁

【饮片】玳瑁：本品呈不规则的细丝或薄片状。外表面淡黄棕色，光滑；内表面有白色沟纹；切面角质，对光照视可见紧密透明小点。质坚韧而细致，不易折断。

制玳瑁（滑石粉炒）：形同玳瑁，表面深黄色，鼓起，质脆。

【质量】本品气微腥，味淡。用火烧之，冒火焰，不冒黑烟，并发出爆鸣声及闪光，融化膨胀起泡似珠，有羽毛焦臭。

【附注】1.玳瑁是唯一能消化玻璃的海龟。玳瑁的食物还包括水母、海葵、虾蟹和贝类等无脊椎动物以及鱼类和海藻。玳瑁的角质板可制眼镜框或装饰品；甲片可入药。分布在广大的海域中。但过度的捕捞使玳瑁已经成为濒危物种，在中国近海也几乎绝迹。

2.玳瑁列入《华盛顿公约》CITES I 级保护动物；列入《世界自然保护联盟濒危物种红色名录》（IUCN）2008年ver3.1-极危（CR）；中国国家重点保护野生动物名录的等级：II级。

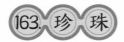

163. 珍珠

【历史沿革】本品原名真珠，载于《开宝本草》，别名珍珠。李珣"真珠出海南，石决明产也。蜀中西路女瓜出者是蚌蛤产，光白甚好。不及舶上采耀……凡用，以新完未经钻缀者研如粉，方堪服食，不细则伤人脏腑。"苏颂"今出廉州，北海亦有之。生于珠牡（亦曰珠母），蚌类也。"李时珍"今南珠色红，西洋珠色白，北海珠色微青，各随方色也。"《格古要论》"南番珠色白圆耀者为上，广西者次之；北海珠色微青者为上，粉白、油黄者下也。西番马价珠为上，色青如翠，其老色、夹石粉青、有油烟者下也。"《南越志》"珠有九品，以五分一寸者为大品，有光彩；一边小平似覆釜者，名珰珠；次则走珠、滑珠等品也。"《药物出产辨》"原以广东廉州合浦产者正地道，奈近日少出。"

【来源】本品为软体动物门珍珠贝科动物马氏珍珠贝 *Pteria martensii*（Dunker）或蚌科动物三角帆蚌 *Hyriopsis cumingii*（Lea）、褶纹冠蚌 *Cristaria plicata*（Leach）等双壳类动物受刺激而形成的珍珠。自动物体内取出，洗净，干燥。

【鉴别要点】本品呈类球形、卵圆形、长圆形或棒形，直径1.5～8mm。表面类白色、浅粉红色、浅黄绿色或浅蓝色，半透明，平滑或微有凹凸的环纹，具特有的"彩晕"[51]（即"假色"[52]、"珠光"[53]）。质地坚硬，剖开断面，可见"同心层纹"[45]。见图163-1。

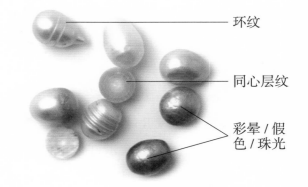

环纹

同心层纹

彩晕/假色/珠光

图 163-1　珍珠

【饮片】珍珠粉：为水飞纯净白色极细粉，无光泽，手捻细腻，尝之无渣，无杂质。见图163-2。

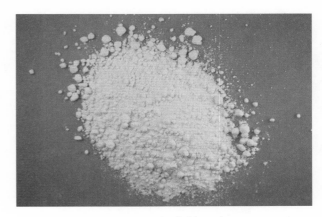

图 163-2　珍珠粉（水飞）

【质量】本品无臭，味淡。以纯净、质坚、有彩光者为佳。

【附注】1.珍珠层粉：是指用珍珠贝壳最内层与珍珠接触的部分制得的细粉。其化学成分与珍珠大体相同，但氨基酸的含量（三角帆蚌或褶纹冠蚌）约为珍珠贝的三分之一。珍珠层粉的功效与珍珠基本相似。

2.产珍珠的还有珠母贝*Pteria margaritifera*（Linnaeus）、珠母珍珠蚌*Margaritiana dahurica*（Middendorlf）、背角无齿蚌*Anodonta woodiana* Woodiana（Lea）、长耳

珠母贝Pinctada chemnitzi（Philippi）、拟金蛤珠母贝Pinctada anomioides（Reeve）、大珠母贝Pinctada maxima（Jameson）、宽珍珠贝Pteria（Austropteria）lata（Gray）、企鹅珍珠贝Pteria penguin（Roding）等多种。

3.伪品珍珠：一是广东湛江地区曾发现伪品天然珍珠，系人工制成。外形呈类球形、长圆形、扁圆片状或不规则多面体，直径1~3mm。珠光层为有毒的铅类化合物，珠核系用贝壳粉碎后打磨而成。二是有的地区在收购中曾发现主要用珍珠母或矿石打碎后磨圆加工制成的伪品珍珠。其外形、色彩均与珍珠相似。其鉴别要点：伪品的弹性差，仅在5mm以下；用丙酮可洗脱光泽（正品不能洗脱）；火烧时表面不呈黑色，无爆裂声，破碎面白色，无光泽；显微观察无同心性层纹；荧光黄绿色。

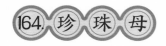

164. 珍珠母

【历史沿革】本品始载于《海药本草》。五代李珣著"除面䵟，止泄"。苏颂叙真珠生于"珠母"。《本草纲目》附有"真珠牡"图，但未提及用途。

【来源】本品为蚌科动物三角帆蚌Hyriopsis cumingii (Lea)、褶纹冠蚌Cristaria plicata (Leach)或珍珠贝科动物马氏珍珠贝Pteria martensii (Dunker)的贝壳。去肉，洗净，干燥。

【鉴别要点】三角帆蚌：略呈不等边四角形。壳面生长轮呈"同心环带"[44]状排列。后背缘向上突起，形成大的三角形帆状后翼。内面外套痕明显；前闭壳肌痕呈卵圆形，后闭壳肌痕略呈三角形。左右壳均具两枚拟主齿，左壳具两枚长条侧齿，右壳具一枚长条形侧齿；具光泽（"假色"[52]、彩晕[51]、珠光[53]）。质坚硬，气微腥，味淡。

褶纹冠蚌：呈不等边三角形。后背缘向上伸展成大形的冠。壳内面外套痕略明显；前闭壳肌痕大，呈楔形，后壳肌痕呈不规则卵圆形，在后侧齿下方有与壳面相应的纵肋和凹沟。左、右壳均具一枚短而略粗后侧齿及一细弱的前侧齿，均无拟主齿。气微腥，味淡。

马氏珍珠贝：呈斜四方形，后耳大，前耳小，背缘平直，腹缘圆，生长线极细密，成片状。闭壳肌痕大，长形，具一凸起的长形主齿。平滑。质脆，折断时成粉屑或小片状，半透明。气微，味淡。

珍珠母见图164-1。

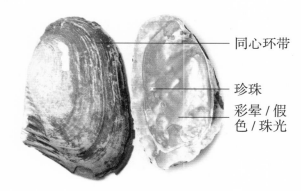

同心环带
珍珠
彩晕/假色/珠光

图 164-1　珍珠母

【饮片】珍珠母：呈不规则的鳞片状或粉末状，大小厚薄不一，有的向一面微曲。表面乳白色至黄白色，常显光彩。质脆，易碎，并可层层片状剥离。

煅珍珠母：呈不规则碎块或粉末状，无光泽，灰白色或青灰色，质脆酥易碎。见图164-2。

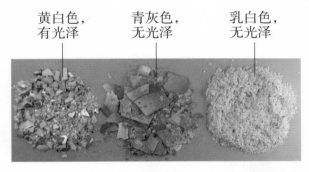

黄白色，有光泽　　青灰色，无光泽　　乳白色，无光泽

左：生品　　中：煅至酥脆品　　右：煅至红透品
图 164-2　珍珠母

【质量】本品以块大、色白、有"珠光"[53]者为佳。

【附注】1.根据文献记载，还有下列动物的贝壳可作珍珠母用。

（1）背角无齿蚌 Anodonta woodiana（Lea），为蚌科 Unionidae淡水底栖贝类。贝壳膨胀，外形呈有角突的卵圆形。壳长约为壳高的1倍半。前段稍圆，后部略呈斜切状，末部钝尖，腹部呈弧形。壳顶部位于背缘中央稍偏前方，壳不等侧，前背缘比后背缘短，后背缘的后端与后缘的背部形成一个钝角突起。后背部有自壳顶射出的3条粗肋脉。壳面绿褐色，平滑，有细环形肋脉，壳顶部略呈同心圆的4～6条肋脉。铰合部无铰合齿。韧带坚固。闭壳肌痕长椭圆形，大而浅，外套肌痕明显。壳内面珍珠层乳白色，有强光泽，边缘部为青灰色。生活在江河、湖沼的泥底，行动缓慢。分布于我国各地江河、湖泊，是最常见的种类。贝壳可制作纽扣。本品磨片在显微镜下可见珍珠结构

的文石小板紧密排列，柱纤结构的方圆形组织直径5～80μm，柱状文石组成轴向切面。灰白色粉末在显微镜下可见枯矾或明矾样呈方、圆、棱、三角形等小粒，附棕黑色、红色微粒。也有具珍珠光泽或红、白相间连成珊瑚状者。

（2）射线裂脊蚌 Schistodesmus lampreyanus Baird et Adams，为蚌科Unionidae淡水底栖贝类，贝壳中等大小，壳质甚厚而坚硬，外形稍呈三角形。前部短而圆，后部较前部长。壳顶位于距前端壳长的1/4～1/3处，后背缘下斜，与后腹缘成一钝角；腹缘呈弧线，前缘也粗大而短，高出后背缘。贝壳表面光滑，但有以壳顶为同心圆的粗大皱脊数条，近腹缘者较细，中部者较粗，脊间的距离很宽，几乎与脊等宽。表面为黄绿色或紫褐色，有光泽。从壳顶至边缘有许多条黑色粗密的放射线，壳顶和壳表其他部分常被侵蚀。铰合部很发达，左壳有1个强大的三角形的拟主齿和2个侧齿；右壳有1个强大的带裂缝的拟主齿和1个侧齿。前闭壳肌痕光滑，小而深，后闭壳肌痕较浅而大。珍珠屑银白色。生活于江河、湖泊、沼泽或水田的底层，借斧足活动。分布于长江流域和华北江河。背壳为制纽扣的原料。

2.此外，尚有下列软体动物的贝壳在不同地区作"珍珠母"药用，在某些地区则认为是伪品。具体有：天津丽蚌 Lamprotula tientsinensis（Crosse et Debeaux）、背瘤丽蚌Lamprotula leai（Gray）、猪耳丽蚌Lamprotula rochechouarti（Heude）、

失衡丽蚌*Lamprotula tortuosa*（Lea）、巨首楔蚌*Cuneopsis capitata*（Heude）、鱼尾楔蚌*Cuneopsis pisciculus*（Heude）、扭蚌*Arconaia lanceolata*（Lea）、蚶形无齿蚶*Anodonta arcaeformis*（Heude）、三巨瘤丽蚌*Lamprotula triclava*（Ileude）、铜穴丽蚌*Lamprotula caveata*（Heude）、环带丽蚌*Lamprotula zonata*（Heude）、刻裂丽蚌*Lamprotula scripta*（Heude）、楔形丽蚌*Lamprotula bazini*（Heude）、椭圆丽蚌*Lamprotula gottschei*（Von martens）、绢丝丽蚌*Lamprotula fibrosa*（Heude）、佛耳丽蚌*Lamprotula mansuyi*（Dautzenberg et Fischer）、多瘤丽蚌*Lamprotula polysticta*（Heude）、高顶鳞皮蚌*Lepidodesma languilati*（Heude）、短褶矛蚌*Lanceolaria grayana*（Lea）、圆头楔蚌*Cuneopsis heudei*（Heude）等。

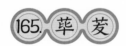 165. 荜茇

【历史沿革】本品载于《开宝本草》。苏颂"今岭南有之，多生竹林内。……叶青圆如蕺菜。……七月结子如小指大，长二寸已来，青黑色，类椹子而长。"李时珍"荜茇气味正如胡椒。"上述本草所描述的即今之荜茇。

【来源】本品为胡椒科植物荜茇*Piper longum* L.的干燥近成熟或成熟果穗。果穗由绿变黑时采收，除去杂质，晒干。

【鉴别要点】本品略呈圆柱状，有时稍弯曲，长约2～4cm，直径约5～8mm，总果柄多已脱落。外表面黄褐色至深棕色，由多数细小的小果聚集而成，小果部分陷入花序轴与之结合。排列紧密整齐，形成交错的小突起（瘤/疣状突起[98]）。小果略呈球形，被苞片，直径约1mm。质坚硬，破开后胚乳白色。见图165。

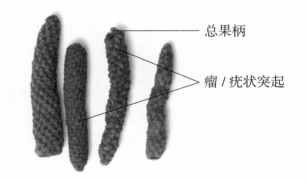

图 165 荜茇

【质量】本品有胡椒样香气，味辛辣。以条肥大、色黑褐、质坚、断面稍红、气味浓者为佳。

【附注】1.大荜茇：购自上海的商品荜茇中，近发现有大荜茇*Piper retrofractum* Vahl[*Piper officinarum*（Mig.）C.DC]的果穗。本植物别名假荜茇、爪哇长果胡椒、洽巴胡椒。与荜茇的主要区别是，大荜茇果穗长且粗，一般长3～5cm，直径4～7mm。

2.假蒟*Piper sarmentosum* Roxb.的果穗。别名荜茇子、蛤蒌、大柄蒌、马蹄蒌（广东、广西）、钻骨风、叶子藤、芦子藤（云南）。在我国福建、广东、广西、云南、贵州、西藏等省区有分布。云南、广东民间常取其茎叶及果穗治腹胀、腹痛、肠炎腹泻、食欲不振、风湿痛、疝气痛；外用治外伤出血、跌打瘀伤、冻疮等。但它与荜茇是同属（胡椒属）不同种植物，不能用

假蒟的果穗代荜茇药用，需注意鉴别。

3.荜茇的正确读音应为 Bì bá；而现行《中国药典》读Bì bo，值得商榷。

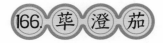

166. 荜澄茄

【历史沿革】本品载于《开宝本草》。陈藏器"生佛誓国，状似梧桐子及蔓荆子微大。"系指进口的胡椒科植物荜澄茄的果实。《唐本草》载有"山胡椒"。李时珍将其收于荜澄茄所附山胡椒项下。苏恭"所在有之。似胡椒，色黑，颗粒大如黑豆。味辛，大热，无毒。主心腹冷痛，破滞气，俗用有效。"

【来源】本品为樟科植物山鸡椒*Litsea cubeba* (Lour.) Pers.的干燥成熟果实。秋季果实成熟时采收，除去杂质，晒干。

【鉴别要点】本品呈类球形，直径4~6mm。外表棕褐色，表面具微细的网状皱纹，亦称"网状纹理"[27]。用指甲划之有油渗出，基部多有细果柄，顶端膨大呈盘状，为宿存花被。果皮富含油质，剥去外皮，有层硬脆的内果皮，内含种子1枚，具2片肥大的黄棕色子叶，手捻之出油。见图166。

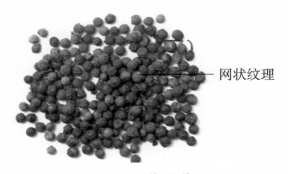

———— 网状纹理

图 166　荜澄茄

【质量】本品气芳香似姜，味稍辛辣而微苦。以个大、气味浓厚、有油质者为佳。

【附注】1.除荜澄茄外，尚有同属（木姜子属）3种的果实在不同地区作荜澄茄药用。

（1）毛叶木姜子*Litsea mollis* Hemsl.，又称大木姜（云南彝名）、香桂子、野木姜子、荜澄茄（湖北）、山胡椒、猴香子、木香子（四川）。本种分布于广东、广西、湖南、湖北、四川、贵州、云南和西藏东部。果实在湖北民间代山鸡椒作荜澄茄使用。果实挥发油中分离和鉴定了21种成分：有α,β-蒎烯、莰烯、柠檬烯、香叶烯（Myrcene）、1,8-桉叶素（1,8-Cineol）、对聚伞花素、6-甲基庚烯-5-酮-2（6-Methyl-hepten-5-one-2）、芳樟醇氧化物（Linaool oxide）、龙脑（Borneol）、香叶醇（Geraniol）、榄香素（Elemicin）、芳樟醇、香茅醛，香茅醇、松油烯醇-（4）（Terpinen-4-ol）、橙花醇和牻儿醛等。

（2）清香木姜子*Litsea euosma* W.W.Smith.，又称毛梅桑（云南沙族语）。本种分布于广东北部、广西、湖南、江西、四川、贵州、云南和西藏。在四川也作澄茄子入药。鲜果含挥发油2.5%~3%。油中主成分为α,β-柠檬醛（80.5%）、柠檬烯（5.1%）、香叶醇1.9%、香茅醛（3.9%）和芳樟醇（2.8%）等。枝叶含挥发油0.7%。

（3）钝叶木姜子*Litsea veitchiana*

Gamble.，又称木香子（四川）。本种分布于湖北、四川、贵州和云南西北部。果实在四川、湖北作澄茄子药用。

2.进口荜澄茄：为胡椒科植物荜澄茄 *Piper cubeba* L.的干燥成熟果实。本品无宿存花被，果皮的基部延长，形成细长的假果柄（见李家实·《中药鉴定学》）。此点与山鸡椒果实明显不同。本品与山鸡椒学名比对，除"属"名不同外，其"种"名相同，故此，是否可以推断不同"属"的植物有相同的"种"名，值得研究。

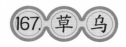

167. 草乌

【历史沿革】本品始见于《本草纲目》，李时珍"乌头之野生于他处者，俗称之草乌头……根苗花实并与川乌头相同……其根外黑内白，皱而枯燥为异尔，然毒则甚焉。"古代草乌包括野生乌头及北乌头等。

【来源】本品为毛茛科植物北乌头 *Aconitum kusnezoffii* Reichb. 的干燥块根。秋季茎叶枯萎时采挖，除去残茎及泥土，晒干或烘干。

【鉴别要点】本品母根呈不规则圆锥形，略弯曲，形如"乌鸦头"，长2～6cm，直径1～3cm。顶端常有茎基或茎痕。表面暗棕色或灰褐色（习称"铜皮/铁皮"[86]），皱缩有纵皱纹，有的具突起的支根（习称"钉角"[59]"小疙瘩"[100]）；子根附生于上端，表面光滑，形状较小。质坚硬，难折断，切面灰白色，有多角形

环纹（形成层）。见图167-1。

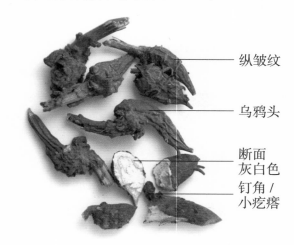

图 167-1 草乌

【饮片】生草乌：呈不规则的横片、纵片或斜片，余同药材。

制草乌：呈不规则圆形或近三角形片。表面黑褐色，有灰白色多角形形成层环和点状维管束，并有空隙，周边皱缩或弯曲。质脆。气微，味微辛辣，稍有麻舌感。见图167-2

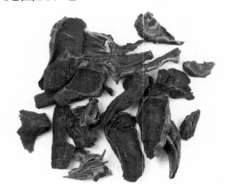

图 167-2 制草乌

【质量】本品气微，味辛辣麻舌。以个大、质坚实、断面色白、残茎及须根少者为佳。

【附注】据研究全国各地区有同属（乌头属）21种植物的块根作草乌用，主要有。

（1）乌头Aconitum carmichaeli Debx. 主产于中南、西南各地。根纺锤形至倒卵形。表面灰褐色有皱纹及突起的须根痕，上部有茎残基。

（2）黄草乌Aconitum vilmorimianum Kom. 产于云南、贵州等地。根呈长圆锥形，长5～15cm，直径1～2.5cm。表面黑褐色，有多数纵皱纹，顶端有茎基残痕，末端细尖而稍弯曲。横切面镜检：皮层有1～2列类长方形石细胞，维管束5～7个散列。根含总生物碱约0.43％，其中有双酯类生物碱、黄草乌碱甲（vilmorianine A）、黄草乌碱丙（vilmorianine C）及滇乌碱（yunaconitine）。

（3）多根乌头Aconitum karakolicum Rap产于新疆。块根3～4个或更多，呈链状合生，长4～8cm，直径0.5～1.5cm，下端渐细。表面棕褐色，有纵皱纹。根横切面镜检可见皮层极薄，木质部束中导管1～3列，形成层不明显。根含总生物碱达1.5％，其中乌头碱可达0.6％。此外，尚含准噶尔乌头碱（songorine）、准噶尔乌头胺（soongoramine）、乙酰准噶尔乌头碱、多根乌头定碱（karacolidine）、乌头芬碱（aconitine）等。

（4）瓜叶乌头 Aconitum hemsleyanum Pritz. 四川、湖北部分地区药用。块根呈圆锥形，长约5cm，直径约1cm，表面深棕色。横切面镜检，皮层石细胞成群；木质部束排列呈五角形，形成层不明显。根含滇乌碱（yunaconitine）等。

（5）尚有太白乌头Aconitum taipaicum Hand.-Mazz.又名金牛七，陕西以此为草乌；川鄂乌头Aconitum henryi Pritz.，在湖北、河南部分地区当草乌用；圆锥序乌头Aconitum paniculigerum Nakai，在吉林、辽宁、河北作草乌用；紫乌头Aconitum episcopale Lévl.，云南、四川作草乌用；丽江乌头Aconitum forrestii Stapf的块根在云南丽江、四川木里作草乌用；玉龙乌头Aconitum stapfnianum Hand.-Mazz.，又名藤子草乌，在云南丽江、中甸作草乌用；滇南乌头Aconitum austroyunnanese W.T.Wang，又名小黑牛，在云南大理、红河作草乌用；直缘乌头Aconitum transsectum Diels，又名大草乌，为云南省特有药用植物，在丽江、东川部分地区作草乌用；苍山乌头Aconitum contortum Finet et Gagnep.，又名七星草乌，在云南大理部分地区作草乌用。

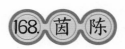

168. 茵 陈

【历史沿革】本品始载于《神农本草经》，列为上品。陶弘景"似蓬蒿而叶紧细。秋后茎枯，经冬不死，至春又生。"苏颂"春初生苗，高三五寸，似蓬蒿而叶紧细，无花实，五月、七月采茎叶阴干，今谓之山茵陈。"李时珍"今山茵陈二月生苗，其茎如艾；其叶如淡色青蒿而背白，叶歧紧细而扁整。九月开细花黄色，结实大如艾子……。"以上所述的特征，与现今应用的茵陈蒿和滨蒿相似。可谓古今用药的品种一致。

【来源】本品为菊科植物滨蒿Artemisia scoparia Waldst.et Kit.或茵陈蒿Artemisia capillaris Thunb.的干燥地上部分。春季采收幼苗的习称"绵茵陈"，秋季采收的习称"茵陈蒿"。

【鉴别要点】绵茵陈：多呈卷曲成团状，灰白色或灰绿色，全株密被灰白色茸毛/绒毛[77]，绵软如绒。茎细小，长1.5～2.5cm，直径1.5～3mm，除去表面白色茸毛后可见明显纵纹；叶柔软，皱缩并卷曲，展平后叶片呈一至三回羽状分裂，叶片长0.5～2cm，宽约1cm；小裂片卵形或稍呈倒披针形、条形，先端尖锐。质脆，易折断。气清香，味微苦。见图168-1右。

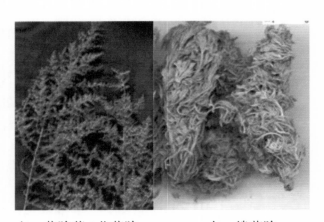

左：茵陈蒿/花茵陈　　　右：绵茵陈
图 168-1　茵陈

茵陈蒿：茎呈圆柱形，多分枝，长30～100cm，直径2～8mm；表面淡紫色或紫色，有纵条纹，被短柔毛；体轻，质脆，断面类白色。叶密集，或多脱落；下部叶二至三回羽状深裂，裂片条形或细条形，两面密被白色柔毛；茎生叶一至二回羽状全裂，基部抱茎，裂片细丝

状；头状花序卵形，多数集成圆锥状，长1.2～1.5mm，直径1～1.2mm，有短梗；总苞片3～4层，卵形，苞片3裂；外层雌花6～10个，可多达15个，内层两性花2～10个。瘦果长圆形，黄棕色。气芳香，味微苦。见图168-1左。

【饮片】本品为中段。呈灰白色或灰绿色，全体密被白色茸毛，绵软如绒。绵茵陈见图168-2。

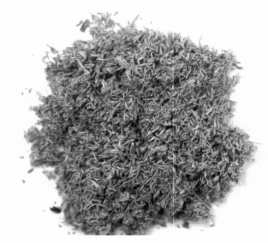

图 168-2　绵茵陈

【质量】本品气芳香，味微苦。以质嫩、绵软、色灰白、香气浓者为佳。

【附注】1.在同科植物中，尚有下列4种作茵陈药用，应注意鉴别。冷蒿（小白蒿）Artemisia frigida Willd.，广布于新疆、甘肃、青海、西藏、内蒙古、华北及东北地区。吉林、新疆部分地区以其幼苗为茵陈。白莲蒿Artemisia gmelinii Web.ex Stechm.，分布于我国北部、西北部、四川、西藏等地区。黑龙江省部分地区以其幼苗作茵陈用。莳萝蒿Artemisia anethoides Mattf，广布于我国西部、西北部至东北部各省区。西北、山东、天津以其幼苗作茵陈。海州蒿*Artemisia fauriei* Nakai〔*Artemisia haichowensis* Chang〕，分布于河北、山东、江苏等省，山东滨海地区有以其幼苗作茵陈。

2.茵陈采收季节民间有一句俗语：三月茵陈四月蒿，五月茵陈当柴烧。因此，适时采收非常重要。

3.据报道，北京产滨蒿的利胆有效成分6,7-二甲氧基香豆精的含量以初蕾期至花、果期较高，对羟基苯乙酮的含量以抽茎幼苗期至花前期为高；绿原酸以花前期至花果期为高。秋季比春季采产量大，主要利胆成分含量高。茵陈蒿的利胆成分以开花期为高。因此，茵陈的采期是否以幼苗为佳，值得进一步研究。

4.玄参科植物阴行草*Siphonostegia chinesis* Benth.、腺毛阴行草*Siphonostegia laeta* S.Moore、松蒿*Phtheirospermam japonicum*（Thunb.）Kanitz及唇形科植物牛至*Origanum vulgare* L.的全草，在江苏、浙江、江西、广西等部分地区作土茵陈或草茵陈入药。其功效与茵陈不同，应注意鉴别。

169. 茯苓

【历史沿革】本品始载于《神农本草经》，列为上品。陶弘景"今出郁州。大者如三四升器，外皮黑而细皱，内坚白。"苏颂"今太华、嵩山皆有之。出大松下，附根而生，无苗、叶、花、实，作块如拳在土底，大者至数斤，有赤、白二种。"李时珍"茯苓，史记龟策传作伏灵。盖松之神灵之气伏结而成，故谓之伏灵、伏神也……"据历代本草所载和《图经本草》《本草纲目》的附图，说明茯苓古今药用品种相同。

【来源】本品为多孔菌科真菌茯苓*Poria cocos* (Schw.) Wolf的干燥菌核。多于7~9月采挖，挖出后除去泥沙，堆置"发汗"后，摊开晾至表面干燥，再"发汗"，反复数次至现皱纹、内部水分大部散失后，阴干，称为"茯苓个"；或将鲜茯苓按不同部位切制，阴干，分别称为"茯苓皮"和"茯苓块"。

【鉴别要点】本品常见者为其菌核体。多呈不规则的块状，球形、扁形、长圆形或长椭圆形等，大小不一，小者如拳，大者直径达20~30cm，或更大。外皮薄而粗，习称"沙皮"（茯苓皮和肉含有较多的沙粒），表皮淡灰棕色或黑褐色，呈瘤状皱缩。体重，质坚实，不易破裂，断面不平，呈颗粒状，现棱角，有的具裂隙或中间抱有松根（即茯神）。断面外层淡棕色，内部白色稍带粉红。见图169-1。

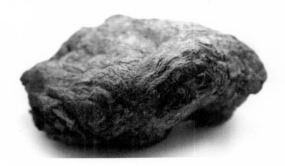

图 169-1　茯苓个

【饮片】本品呈块、片或丁状，大小不一。白色、淡红色或淡棕色。切面颗粒性。见图169-2。

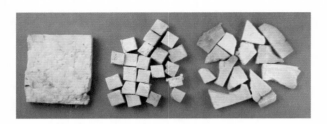

左：块　　　中：丁　　　右：片
图 169-2　茯苓的不同片形

【质量】本品无臭，味淡，嚼之黏牙。以体重坚实、外皮棕褐色、皮纹细、无裂隙、断面白色细腻、黏牙力强者为佳。

【附注】据最近报道，有用茯苓粉末加黏合剂包埋大量的松木根或在新鲜的个茯苓中插入蘸有黏合剂的松木根，而充"茯神块"出售。此伪造品的断面观：木根占的面积大，或不呈圆形，或无皮，是人为排列的，且含大量黏合剂。见图169-3。曾有以大戟科植物木薯*Manihot esculenta* Crantz的根加工而成的伪品。应注意鉴别。

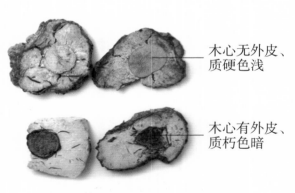

木心无外皮、质硬色浅

木心有外皮、质朽色暗

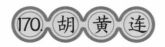

上：伪品　　　下：正品
图 169-3　茯神与伪品

⑰ 胡黄连

【历史沿革】本品始载于《开宝本草》。苏恭"胡黄连出波斯国。"苏颂

"今南海及秦陇间亦有之，初生似芦，干则似杨柳枯枝，心黑外黄，不拘时月收采。"以上所述胡黄连的产地及形态均与现今所用不同。

【来源】本品为玄参科植物胡黄连 *Picrorhiza scrophulariiflora* Pennell的干燥根茎。秋季采挖，除去须根及泥沙，晒干。

【鉴别要点】本品呈圆柱形，略弯曲，稀分枝，长3~12cm，直径0.3~1.4cm。灰棕色至暗棕色，粗糙，节间很短，形成密生环纹，具芽痕及圆形根痕，或细根残基，顶端常有叶柄残基，密集成鳞片状。体轻，质硬脆而"松泡"[69]，易折断，断面略平坦，棕黄色至棕黑色，木部有4~10个黄白色点状木质部束排列成环（习称"麻点"[40]），中央髓部灰黑色。见图170-1。

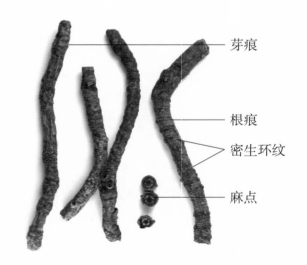

芽痕

根痕

密生环纹

麻点

图 170-1　胡黄连

【饮片】本品呈不规则的圆形厚片或段片。外表皮灰棕色至暗棕色。切面灰黑色或棕黑色，木部有4~10个类白色点状维管束排列成环。见图170-2。

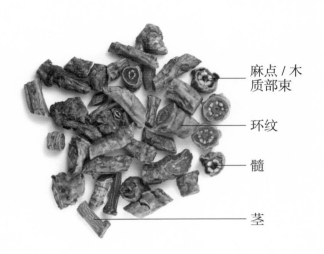

麻点/木
质部束

环纹

髓

茎

图 170-2　胡黄连

【质量】本品气微，味极苦。以条粗、体轻、质脆、味苦、质重者为佳。

【附注】印度胡黄连 *Picrorhiza kurrooa* Royle ex Benth，主产于印度。含有胡黄连苷Ⅰ、Ⅱ、Ⅲ，并分得6-苯甲酰梓醇苷、6-反式异阿魏酰梓醇苷等环烯醚萜苷。所含胡黄连素（kutkin）为一个稳定的混合物结晶体，包括香草酸6-桂皮酰-β-D葡萄糖苷、1-桂皮酰氧-1-（间氧基-对-葡萄糖氧基苯）-乙二醇及胡黄连苷Ⅰ、Ⅱ、Ⅲ等。近年又分离出二个酚苷，即云杉苷和2-甲氧基-4-乙酰苯酚葡萄糖苷。

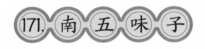

171. 南五味子

【历史沿革】本品始载于《神农本草经》，列为上品。苏恭"五味，皮肉甘、酸，核中辛、苦，都有咸味。此则五味具也。"苏颂"春初生苗，引赤蔓于高木，其长六七尺。叶尖圆似杏叶。三四月开黄白花，类莲花状。七月成实，丛生茎端，如豌豆许大，生青熟红紫。"李时珍"五味今有南北之分，南产者色红，北产者色黑，入滋补药必用北产者乃良。"经本草考证，五味子古今用药基本一致。

【来源】本品为木兰科植物华中五味子 *Schisandra sphenanthera* Rehd.et Wils.的干燥成熟果实。秋季果实成熟时采摘，晒干，除去果梗及杂质。

【鉴别要点】本品呈球形或扁球形，直径2～5mm。表面棕红色至暗棕色，干瘪，皱缩，果肉常紧贴种子上。种子1～2枚，"肾形"[65]，表面棕黄色，有光泽，种皮薄而脆。见图171。

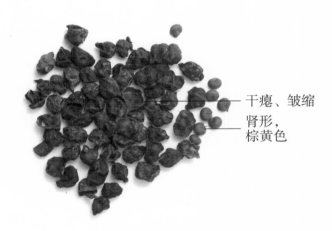

干瘪、皱缩
肾形，
棕黄色

图 171　南五味子

【质量】本品果肉气微，味微酸。以粒大、肉厚、柔润、果皮紫红者为佳。

【附注】据调查，同属（五味子属）有些植物在少数地区也有作五味子用，如红花五味子 *Schisandra rubriflora* Rehd.et Wils.、滇藏五味子 *Schisandra neglecta* A.C.Smith.、披针叶五味子 *Schisandra lancifolia*（Rehd.et Wils）A.C.Smith.、翼梗五味子 *Schisandra henryi* Clark.、球蕊五味子 *Schisandra spherandra* Stapf等。

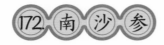

172. 南沙参

【历史沿革】本品始载于《神农本草经》，列为上品。但其植物形态至《本草纲目》才有详细的记载，李时珍"沙参处处山原有之。二月生苗，叶如初生小葵叶，而团扁不光。八、九月抽茎，高一、二尺。茎上之叶，则尖长如枸杞叶，而小有细齿。秋月叶间开小紫花，长二、三分，状如铃铎，五出，白蕊，亦有白花者。并结实，大如冬青实，中有细子。霜后苗枯。其根生沙地者长尺余，大一虎口，黄土地者则短而小。根茎皆有白汁。八、九月采者，白而实；春月采者，微黄而虚。"参考本草沙参附图及根据上述沙参形态描述可认为明代以前所用沙参为桔梗科沙参属的多种植物，与现用南沙参基本相符。

【来源】本品为桔梗科植物轮叶沙参 *Adenophora tetraphylla*（Thunb.）Fisch.或沙参 *Adenophora stricta* Miq. 的干燥根。春、秋二季采挖，除去须根，洗后趁鲜刮去粗皮，洗净，干燥。

【鉴别要点】本品呈圆锥形或圆柱形，略弯曲，长7～27cm，直径0.8～3cm。顶端具1或2个根茎（习称"芦头/芦碗"[56]），表面黄白色或淡棕黄色，凹陷处常有残留粗皮，上部多有深陷断续的横环纹（习称"蚯蚓头"/"旗杆顶"[85]），下部有纵纹及纵沟。体轻，质"松泡"[69]，易折断，断面不平坦，黄白色，多"裂隙"[92]。见图172-1。

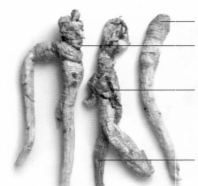

蚯蚓头／旗杆顶
顶端具芦碗、
1～2个芦头

凹陷处常有
残留粗皮

纵纹及纵沟

图 172-1　南沙参

【饮片】本品呈圆形或类圆形的厚片或段片。切面黄白色，有多数不规则裂隙，呈花纹状；外表面淡棕黄色，皱缩，体轻，质松泡。见图172-2。

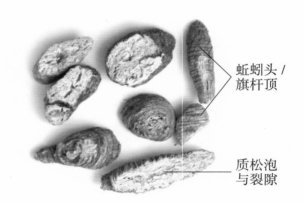

蚯蚓头／
旗杆顶

质松泡
与裂隙

图 172-2　南沙参

【质量】本品无臭，味微甘。以质坚实、香气浓、油性大者为佳。

【附注】1.沙参属同属多种植物的根在不同地区也作南沙参入药。

（1）杏叶沙参*Adenophora hunanensis* Nannf.［*Adenophora petiolate* auct.non Pax ct Hoffm.］茎高60～120cm，不分枝，无毛或稍有白色短硬毛。茎生叶至少下部的具柄，很少近无柄；叶片卵圆形、卵形至卵状披针形，长3～15cm，宽2～4cm，顶端

急尖至渐尖，基部常楔状渐尖，或近于平截形突然变窄，沿叶柄下延；两面或疏或密地被短硬毛，较少被柔毛或无毛；边缘具疏齿。花成大疏散圆锥花序，极少成窄圆锥花序；花梗极短，粗壮，长2~5mm；花序轴和花梗有短毛或无毛；花萼被白色短毛或无毛，裂片5，卵形至长卵形，长4~7mm，宽1.5~4mm，基部通常合生；花冠钟状，蓝色、紫色或蓝紫色，长1.5~2cm，裂片5，三角状卵形：雄蕊5，花丝基部变宽，边缘密生柔毛，花盘短筒状，长0.5~2.5mm，顶端被毛或无毛；子房下位，花柱与花冠近等长。蒴果球状椭圆形或卵状，长6~8mm，直径4~6mm；种子椭圆形，有一条棱，长1~1.5mm。花期7~9月。生于海拔1900m以下的山坡草地和林缘草地。主产于河南、安徽、河北、贵州、四川、湖北，陕西等地。销全国。

药材性状：根圆锥形，下部分枝极少，长9~17cm，直径0.7~2cm。表面灰黄色或灰褐色，无环纹，有纵皱。顶端芦头长1.4~8.8cm，盘节明显或不明显。折断面不平坦，类白色，较结实。

（2）华东杏叶沙参：为杏叶沙参的亚种，华东杏叶沙参Adenophora hunanensis Nannf.subsp. huadungensis Hong，茎叶近无柄或仅茎下部的叶有很短的柄，极少叶柄长达1.5cm的。花萼裂片较窄，宽1.5~2.5mm，花盘长1~2mm。多数无毛。生于海拔1500m以下的山坡草地和林缘草地。分布于江苏、安徽、浙江、江西、福建。

（3）泡沙参Adenophora potaninii Korsh.又名灯花草、灯笼花。分布于陕西、计肃、宁夏、山西、四川等地。全国各地使用。

（4）宽萼沙参Adenophora trachelioides Maxim.主要分布于河南、山西、江苏、浙江、安徽、山东等地。全国使用。

（5）川藏沙参Adenophora lilifolioides Pax et Hoffm.分布于陕西、四川等地。全国使用。

（6）天蓝沙参Adenophora coelestis Diels.分布于我国西南地区。四川、云南地区使用。

（7）云南沙参Adenophora khasiana（Hook.f.et Thoms）Coll.et Hemsl.［Campanula khasiana Hook.f.et Thoms］，分布于云南、四川、西藏等地。云南省使用。

2.来源于植物沙参 Adenophora stricta Miq. 的尚有3个亚种及2个变种入药。

（1）无柄沙参 Adenophora stricta Miq. subsp.sessilifolia Hong，茎叶被短毛；花萼多被短硬毛或粒状毛，少无毛的；花冠外面无毛或仅顶端脉上有几根硬毛。根表面粗鳞片状。分布于陕西、甘肃、河南、湖北、湖南、广西、四川、贵州、云南。

（2）昆明沙参 Adenophora stricta Miq. subsp.confusa（Nannf.）Hong［Adenophora confusa Nannf.］，与前一亚种的区别仅在于本亚种的茎叶疏生长毛或无毛。根表面光滑。分布于云南。

（3）河南沙参 Adenophora stricta Miq. subsp. henanica P.F.Tu et G.J.Xu，茎叶被短

毛；花冠顶端稀被毛或无毛。根表面粗鳞片状。分布于甘肃、河南、四川等地。

（4）青龙山沙参 *Adenophora stricta* Miq.var. *qinglongshanica* P. F.Tu et G.J.Xu，与正种的区别在于花萼裂片宽2～3mm，花盘高1.8～2.2mm。分布于江苏。

（5）南京沙参 *Adenophora stricta* Miq. var.*nanjingensis* P. F.Tu et G.J.Xu，与正种的区别为叶近圆形，多集中在茎基或中部。分布于江苏。

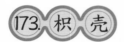

173. 枳壳

【历史沿革】本品始载于《神农本草经》列为中品。陈藏器 "旧云江南为橘，江北为枳。" 苏颂 "枳实，生河内川泽，枳壳，生商州川谷，生河内口。今洛西、江湖州郡皆有之，以商州者为佳。木如橘而小，高五七尺。叶如橙，多刺。春生白花，至秋成实。七月、八月采者为实，九月、十月采者为壳。今医家以皮厚而小者为枳实，完大者为枳壳，皆以翻肚如盆口状，陈久者为胜。近道所出者，俗称臭橘，不堪用。" 李时珍 "枳乃木名……实乃其子，故曰枳实，后人因小者性速，又呼老者为枳壳。"

【来源】本品为芸香科植物酸橙*Citrus aurantium* L.及其栽培变种的干燥未成熟果实。7月果皮尚绿时采收，自中部横切为两半，晒干或低温干燥。

【鉴别要点】本品呈半圆球形，翻口[103]似盆状。直径4.5～6cm。外表绿褐色或青

绿色，密被多数油点及微隆起的皱纹，顶端有明显的花柱基痕，基部有果柄痕。质坚硬，不易折断。横切面略显隆起，有维管束散布，果皮黄白色，厚0.6～1.2cm，果皮外侧散有1～2列点状油点，中央褐色。瓤囊10～13瓣，少数至15瓣，汁囊干缩呈棕色至棕褐色，每囊内有种子数粒，中柱直径0.7～1.1cm。中柱与瓤皮（内果皮）形成车辐状，习称 "车轮纹"[25]。见图173-1。

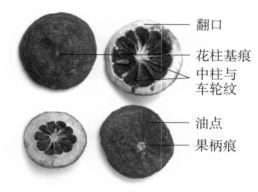

　　　　　　　　　　翻口
　　　　　　　　　　花柱基痕
　　　　　　　　　　中柱与
　　　　　　　　　　车轮纹
　　　　　　　　　　油点
　　　　　　　　　　果柄痕

图 173-1　枳壳

【饮片】枳壳：本品呈不规则弧状条形厚片或纽袢片。切面外果皮棕褐色至褐色，中果皮黄白色至黄棕色，近外缘有1～2列点状油室，内侧有的有少量紫褐色瓤囊。

麸炒枳壳：形如枳壳片，色较深，偶有焦斑。见图173-2。

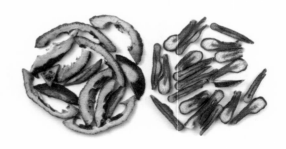

　　左：厚片　　　　　右：纽袢片
图 173-2　麸炒枳壳

【质量】本品气清香，味苦、酸。以外皮绿褐色、果肉厚、质坚硬、香气浓者为佳。

【附注】1.绿衣枳壳：一般为芸香科植物枸橘*Poncirus trifoliata*（L.）Rafin的近成熟果实，呈半圆球形，直径约2～3.5cm。外皮橙褐色或绿黄色，散有众多小油点及网状隆起的皱纹，密被细柔毛。果实顶端的一面有明显的花柱残基，基部的一面有果柄痕或残留短果柄。横切面果皮厚4～6mm，黄白色，沿外缘有1～2列棕黄色油点；瓤囊6～8瓣，干缩呈棕褐色；中心柱宽4～6mm。气清香，味微酸苦。产福建、陕西等地。

2.香圆枳壳：又名江枳壳、川枳壳。为芸香科植物香圆*Citrus wilsonii* Tanaka的近成熟果实，外形与酸橙枳壳相似。表面褐色或棕褐色，花柱残基的周围通常有一圈"金钱环"。横断面果皮厚7～13mm，中果皮呈灰白色或白色；瓤囊10～12瓣；中心柱宽4～7mm。气香，味酸而后苦。产四川、江西、浙江等地。

3.代代花枳壳：又名苏枳壳。为芸香科植物代代花*Citrus aurantium* L.var.*amara* Engl.的近成熟果实（即酸橙的变种），通常横切为二，呈半圆球形，直径3～4cm。表面青黄色或橙黄色，有众多细小的油点及网状皱纹。顶端一面有微小凸起的花柱残基，基部的一面有残存的宿萼及果柄痕。横断面果皮厚5～10mm，棕黄色；瓤囊9～12瓣；中心柱宽4～8mm。气香，味苦而后酸。产江苏等地。又代代花曾作为独立的种*Citrus daidai* Sieb.或酸橙的栽培品种*Citrus aurantium* L.cv.*daidai*。

4.商品枳壳，除上述几种外，尚有同科或同属（柑橘属）植物如甜橙*Citrus sinensis* Osbeck（福建、贵州、云南）、枸橼*Poncirus trifoliata*（L.）Rafin（云南）、朱栾*Citrus aurantium* L.var.*decumana* Bonar.（即酸橙的变种，主产浙江）、枸头橙（又名大麦橙、皮头橙）*Citrus aurantium* L.cv.*goutou* Cheng（即酸橙"种"以下的"品种"（缩写为cv），主产浙江）等的近成熟果实作枳壳使用。

5.前人所用枳壳多为去瓤后的果皮，可能基于"去瓤免胀"的理论，但现行《中国药典》要求为"……干燥后筛去碎落的瓤核"，即未要求全部去瓤。

6.本品为"六陈"品种之一。

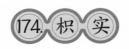

174. 枳 实

【历史沿革】本品始载于《神农本草经》，列为中品。陈藏器"旧云江南为橘，江北为枳。"苏颂"……七月、八月采者为实，九月、十月采者为壳。今医家以皮厚而小者为枳实，完大者为枳壳，皆以翻肚如盆口状、陈久者为胜。近道所出者，俗称臭橘，不堪用。"

【来源】本品为芸香科植物酸橙*Citrus aurantium* L.及其栽培变种或甜橙*Citrus sinensis* Osbeck的干燥幼果。5～6月收集自落的果实，除去杂质，自中部横切为两半，晒干或低温干燥，较小者直接晒干或低温干燥。

【鉴别要点】枳实：多呈半球形，少数为球形，直径0.5～2.5cm。外果皮黑绿色或棕褐色，具颗粒状突起和皱纹，有明显的花柱残迹或果梗痕。切面略显隆起形成"翻口"[103]，光滑，厚3～10mm，黄白色或黄褐色，边缘有1～2列油室，果皮不易剥离，瓤囊棕褐色，呈"车轮纹"[25]。质坚硬。见图174-1。

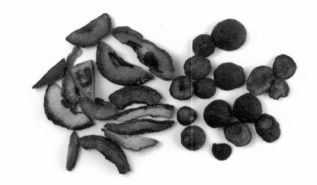

左：厚片　　　　右：瓣片或粒片
图174-2　麸炒枳实

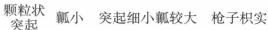
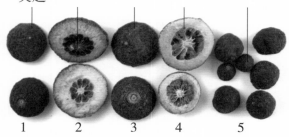

1：酸橙表面；2：酸橙切面；3：甜橙表面；
4：甜橙切面；5：鹅眼枳实
图174-1　枳实（酸橙与甜橙）

鹅眼枳实：夏至前拾取地上经风吹落或自行脱落的幼小果实，个小，形如鹅眼（非指内果皮即果肉的瓤囊部分），习称"鹅眼枳实"。其最小的四川品种又称"枪子枳实"，质量佳。见图174-1。

【饮片】枳实：本品呈不规则弧状条形或圆形厚片、近球状。切面外果皮黑绿色至暗棕绿色，中果皮部分黄白色至黄棕色，近外缘有1～2列点状油室，条片内侧或圆片中央具棕褐色瓤囊。气清香，味苦、微酸。

麸炒枳实：形如枳实片，色较深，有的有焦斑。气焦香，味微苦，微酸。见图174-2。

【质量】本品气清香，味苦、微酸。以外果皮绿褐色、果肉厚、色白、瓤小、质坚实、香气浓者为佳。

【附注】1.酸橙与甜橙果实的性状区别：酸橙果实外皮黑绿色或暗棕绿色。具颗粒状突起和皱纹，顶部有花柱基痕，基部有花盘残留或果梗脱落痕。甜橙果实外皮黑褐色，较平滑，具微小颗粒状突起。甜橙药材过花柱和果柄基部纵切，近花柱附近可见异常囊瓣构造形成的空腔，部分甜橙花柱端呈开口状，而酸橙不具此特点。

2.曾经作枳实药用的还有如下品种。

（1）同属（柑橘属）植物香圆*Citrus wilsonii* Tanaka的幼果，其药材与上种相似，外表灰红棕色至暗棕绿色，大的果实顶端有"金钱环"的特征。味酸而后微苦。

（2）同科植物枸橘*Poncirus trifoliata*(L.) Rafin的幼小果实，也有作枳实入药，幼果习称"绿衣枳实"。其主要特征：果实直径0.8～1.2cm，外表面绿色，有细柔毛；中果皮厚2～3mm，瓤囊数5～8个；气味较清淡。而枳实中果皮厚约0.3～1.2cm，香气浓郁。

（3）甜橙的一个栽培品种黄果*Citrus sinensis*（L.）Osbeck cv. Huangguo，它是一大类，品系甚多。产于四川西南部、广西西部、贵州、云南和西藏东南部。在贵州作枳实用。

3.其他【来源】详见本著173.枳壳项下。

4.本品为"六陈"品种之一。

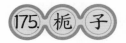

175. 栀子

【历史沿革】厄子载于《神农本草经》，列为中品。厄俗作栀。陶弘景"处处有之。亦两三种小异，以七棱者为良。"李时珍"厄，酒器也。厄子象之，故名。俗作栀。……厄子叶如兔耳，厚而深绿，春荣秋瘁。入夏开花，大如酒杯，白瓣黄蕊。随即结实，薄皮细子有须，霜后收之。蜀中有红厄子，花烂红色，其实染物则赭红色。"

【来源】本品为茜草科植物栀子*Gardenia jasminoides* Ellis的干燥成熟果实。9～11月果实成熟呈红黄色时采收，除去果梗和杂质，蒸至上气或置沸水中略烫，取出，干燥。也可蒸熟后晒干。

【鉴别要点】本品呈长卵圆形或椭圆形，长1.5～3.5cm，直径1～1.5cm。表面红黄色或棕红色，具6条翅状纵棱，棱间常有1条明显的纵脉纹，并有分枝。顶端残留萼片，基部稍尖，有果柄痕。果皮薄而脆，略有光泽；内表面呈鲜黄色较浅，有光泽，具2～3条隆起的侧膜及假隔膜。内有

多数种子，呈扁长圆形，黏结成团，深红色或红黄色，表面密具细小疣状突起[98]。浸入水中"水试"[29]可使水染成鲜黄色。见图175-1、175-2左。

【饮片】栀子：本品呈不规则的碎块。果皮表面红黄色或棕红色，有的可见翅状纵横。种子多数，扁卵圆形，深红色或红黄色。

炒栀子：形如栀子碎块，黄褐色，有焦香气。见图175-2右。

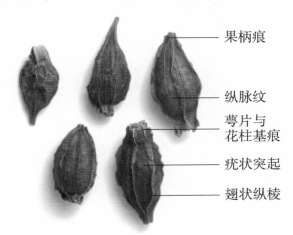

果柄痕
纵脉纹
萼片与花柱基痕
疣状突起
翅状纵棱

图 175-1　栀子

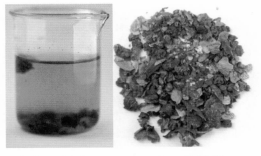

左：水试　　　右：炒栀子
图 175-2　栀子

【质量】本品气微，味微酸而苦。以皮薄、饱满、色红黄者为佳。

【附注】水栀子，又称大栀子，为栀子混淆品。系同属（栀子属）植物大花栀子*Gardenia jasminoides* Ellis var.*grandiflora*

Nakai的干燥果实，系栀子的变种。主要区别为果大，长圆形，长3～7cm，棱高。不作内服，可外用作伤药。见图175-3。

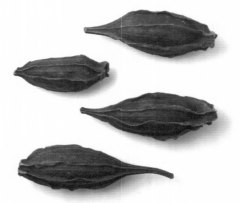

图175-3　水栀子/大栀子

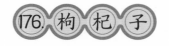

【历史沿革】本品载于《神农本草经》，列为上品。苏颂"今处处有之，春生苗，叶如石榴叶而软薄堪食，俗称呼为甜菜，其茎高三、五尺，作丛。六月、七月生小红紫花，随便结红实，形微长如枣核。其根名地骨。"李时珍"枸杞二树名，此物棘如枸刺，茎如杞之条，故兼名之。……后世惟取陕西者良，而又以甘州（古州名，现为甘肃省张掖市）者为绝品……。"本草所述包括了枸杞与宁夏枸杞两种。

【来源】本品为茄科植物宁夏枸杞Lycium barbarum L.的干燥成熟果实。夏、秋二季果实呈红色时采收，热风烘干，除去果梗，或晾至皮皱后，晒干，除去果梗。

【鉴别要点】本品呈纺锤形或椭圆形，长1.5～2cm，直径4～8mm。质地柔软而滋润。表面鲜红或暗红色，陈久者紫红色，具不规则皱纹，略有光泽。一端有白色果柄痕，另一端有小凸块状花柱痕迹。内藏种子多数，黄色，扁平似肾形。嚼之唾液呈红黄色。见图176-1。

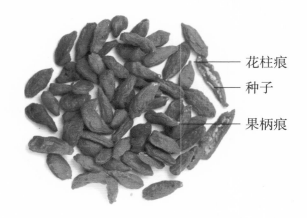

图176-1　枸杞子

【质量】本品气微，味甜，微酸苦。以粒大、肉厚、籽小、色红、质柔、味甜者为佳。

【附注】1.同属（枸杞属）的土枸杞Lycium chinensis Miller的果实亦供药用，习称土枸杞子。商品名称为"血枸杞"或"津枸杞"。

2.黑枸杞为茄科枸杞属Lycium ruthenicum Murr.的干燥成熟果实。味甘、性平。见图176-2。

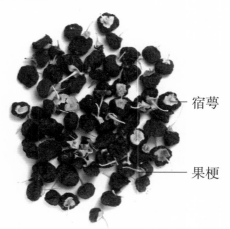

图176-2　黑枸杞

3.枸杞原产于我国北部，河北、山西、内蒙古、陕西、甘肃、青海、宁夏、新疆有野生，现在除以上地区有栽培外，我国中部和南部不少省区也已引种栽培。尤其是宁夏及天津地区栽培多，产量高。其中产于宁夏、甘肃、内蒙古、新疆等地的称"西枸杞"，产于河北、山西等地的称"血枸杞"。枸杞因过时采收、干燥、贮存、运输等不当，会导致吐糖与油果（吐糖：含糖分药材在堆存发热，或烘烤不当以及气候影响，形成糖质外溢而变色者，称之"吐糖"。油果（黑果）：指枸杞子由于成熟太过或炕晒、保管不当，氧化泛油导致表面颜色变黑）。

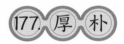

177. 厚朴

【历史沿革】本品始载于《神农本草经》，列为中品。《名医别录》"厚朴生交趾，宛句。三月、九月、十月采皮，阴干。"苏颂"今洛阳、陕西、江淮、湖南、蜀川山谷中往往有之，而已（以）梓州、龙州者为上。"陶弘景"厚朴出建平、益都。极厚，肉紫色为好，壳白而薄者不佳。"现湖北、四川产者，皮厚肉紫（故有紫油厚朴之称），为正品质优厚朴。

【来源】本品为木兰科植物厚朴 *Magnolia officinalis* Rehd.et Wils.或凹叶厚朴*Magnolia officinalis* Rehd.et Wils.var.*biloba* Rehd.et Wils.的干燥干皮、根皮及枝皮。4~6月剥取，根皮和枝皮直接阴干；干皮置沸水中微煮后，堆置阴湿处，"发汗[37]"至内表面变紫褐色或棕褐色时，蒸软，取出，卷成筒状，干燥。

【鉴别要点】干皮：即筒朴、靴筒朴/蔸朴，呈卷筒状或双卷筒状，长30~35cm，厚0.2~0.7cm，习称"筒朴"；近根部的干皮一端展开如喇叭口，长13~25cm，厚0.3~0.8cm，习称"靴筒朴"。外表面灰棕色或灰褐色，常有灰绿色花斑，习称"彩皮"[87]，粗糙，有时呈鳞片状，较易剥落，有明显椭圆形皮孔和纵皱纹，刮去粗皮者显黄棕色。内表面较光滑，紫棕色或深紫褐色，具细密纵纹，划之显油痕。质坚硬，不易折断，断面颗粒性，外层灰棕色，内层紫褐色或棕色，有油性，有的可见多数小亮星，习称"亮银星"[79]。见图177-1。

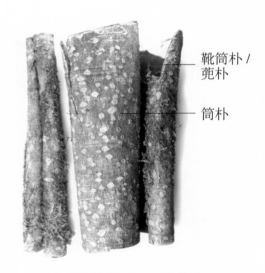

靴筒朴/蔸朴

筒朴

图177-1　厚朴

鸡肠朴/根朴：厚朴根皮，呈单筒状或不规则块片；有的弯曲似鸡肠，习称"鸡肠朴"，长约18~32cm，厚0.1~0.3cm。质硬，较易折断，断面纤维性。嚼之残渣较多。

枝朴：厚朴枝皮，皮薄呈单筒状，长10～20cm，厚0.1～0.2cm。质脆，易折断，断面纤维性。嚼之残渣也较多。

【饮片】厚朴：本品呈弯曲的丝条状或单、双卷筒状。传统片形有骨牌片、盘香片、瓦片、指甲片。外表面灰褐色，有时可见椭圆形皮孔或纵皱纹。内表面紫棕色或深紫褐色，较平滑，具细密纵纹，划之显油痕。切面颗粒性，有油性，有的可见小亮星。

姜厚朴：形如厚朴丝，表面灰褐色，偶见焦斑。略有姜辣气。见图177-2、177-3。

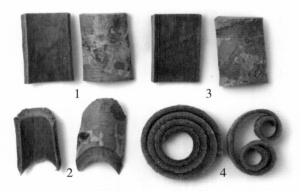

1：瓦片 2：指甲片 3：骨牌片 4：盘香片
图 177-2 姜厚朴（传统片形）

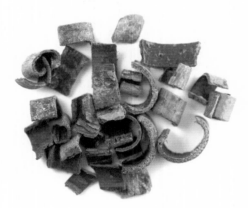

图 177-3 姜厚朴

【质量】本品气香，味辛辣、微苦。以皮厚、肉细、油性足、内表面色紫棕而有发亮结晶物、香气浓者为佳。

【附注】近年来，我国作药用厚朴的植物约有6个科30多种。其中有的是地区习惯用药，不但本省使用，还销售至外省；有的是民间用药，而有的则实属伪品，应注意鉴别。大致可分如下几类。

1.滇缅厚朴（腾冲厚朴）*Magnolia rostrata* W.W.Sm.的树皮已收入部颁标准。

2.姜朴类（非姜炙品）：其中包括了武当木兰*Magnolia sprengeri* Pamp.、凹叶木兰*Magnolia sargentiana* Rehd.et Wils.、滇藏木兰*Magnolia campbellii* Hook.f.et Thoms.、望春玉兰*Magnolia biondii* Pamp.、紫花玉兰*Magnolia liliflora* Desr.、玉兰*Magnolia denudata* Desr.等的树皮有的已确定作地方品种。

3.枝子皮类：其中包括了西康木兰（又名威氏木兰）*Magnolia wilsonii* Rehd.et Wils.、圆叶木兰*Magnolia sinensis*（Rehd.et Wils.）Stapf等。

4.土厚朴类：其中包括了山玉兰*Magnolia delavayi* Franch.、四川木莲*Manglietia szechuanica* Hu、红花木莲*Magnolia insignis*（Wall.）Bl.、桂南木莲*Magnolia chingii* Dandy、川滇木莲*Magnolia duclouxii* Finet et Gagn.等。

上述姜朴类、枝子皮类的分类依据有待考证。

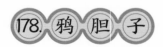

178.鸦胆子

【历史沿革】本品始载于《本草纲目拾遗》，赵学敏"一名苦参子，出闽广，药肆中皆有之，形如梧子，其仁多油，生食令人吐，作霜槌去油，入药佳。"

【来源】本品为苦木科植物鸦胆子 *Brucea javanica*（L.）Merr.的干燥成熟果实。秋季果实成熟时采收，除去杂质，晒干。

【鉴别要点】本品呈卵形而两端略尖，长6~10mm，宽4~7mm。表面黑色或棕色，有隆起的"网状纹理"[27]，网眼呈不规则的多角形，两侧有明显的棱脊线，基部有凹陷的果柄痕。顶端有鸟嘴状短尖的花柱残基，富油性。破开后内面灰红色或灰黄色，光滑而油润；内有黄白色种仁，呈卵形，长4~7mm，直径3~5mm，外包油皴的薄膜，富有油性。无臭，味极苦。见图178。

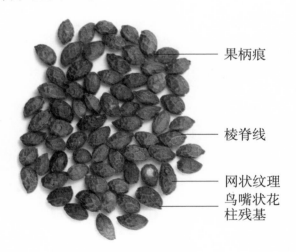

果柄痕

棱脊线

网状纹理
鸟嘴状花
柱残基

图178 鸦胆子

【质量】本品性寒，味苦。以粒大、饱满、色黑、种仁白色、油性足、味苦者为佳。

【附注】现有将交让木科植物牛耳枫 *Daphniphyllum calycinum* Benth.的果实误作鸦胆子用。其特点为：果实椭圆或卵形，表面黑色或深棕色，披浅蓝色粉霜，皱缩不规则，无明显的网眼，无棱线，果皮硬脆，种子扁卵形，棕色，油性差，味微苦。

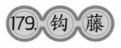

179. 钩藤

【历史沿革】原名钓藤，载于《名医别录》。苏恭"钓藤出梁州，叶细长，其茎有刺，若钓钩。"李时珍"状如葡萄藤而有钩，紫色，古方多用皮，后世多用钩，取其力锐尔。"

【来源】本品为茜草科植物钩藤 *Uncaria rhynchophylla* (Miq.)Miq.ex Havil.、大叶钩藤 *Uncaria macrophylla* Wall.、毛钩藤 *Uncaria hirsuta* Havil.、华钩藤 *Uncaria sinensis* (Oliv.)Havil.或无柄果钩藤（又称白钩藤）*Uncaria sessilifructus* Roxb.的干燥带钩茎枝。秋、冬二季采收，去叶，切段，晒干。

【鉴别要点】钩藤：呈带单钩、双钩的茎枝小段，茎枝呈圆柱形或类方柱形，长2~3cm，直径2~5mm。表面红棕色至紫红色，具有细纵纹，光滑无毛；黄绿色至灰褐色者有的可见白色点状皮孔，被黄褐色柔毛。多数枝节上对生两个向下弯曲的钩（不育花序梗），或仅一侧有钩，另一侧为突起的疤痕；钩略扁或稍圆，先端细尖，基部较阔；钩基部的枝上可见叶柄脱落后的窝点状痕迹和环状的托叶痕。质坚韧，断面黄棕色，皮部纤维性，髓部黄白色或中空。气微，味淡。

大叶钩藤：茎枝方柱形，两侧有较

深的纵沟，具突起的黄白色小疣点状皮孔。直径2~5mm。表面灰棕色至浅棕色，被褐色毛，尤以节部及钩端明显。钩长1.7~3.5cm，向内深弯几成半圆形，末端膨大成小球。断面髓部通常中空，偶有髓。

华钩藤：茎枝方柱形，四角有棱，直径2~5mm。表面黄绿色或黄棕色。钩长1.3~2.8cm，弯曲成长钩状。钩基部枝上常留有半圆形反转或不反转的托叶，基部扁阔。体轻，质松。断面髓部白色。

毛钩藤：枝或钩的表面灰白色或灰棕色，粗糙，有疣状凸起[98]，被褐色粗毛。

无柄果钩藤：钩枝四面有浅纵沟，具稀疏的褐色柔毛，叶痕明显，钩长1~1.8cm，表面棕黄色或棕褐色，折断髓部浅黄白色。

钩藤见图179-1。

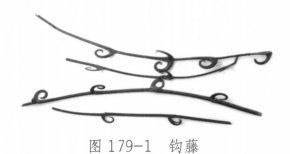

图 179-1　钩藤

【饮片】本品呈带单钩或双钩、长约3cm的茎枝。见图179-2。

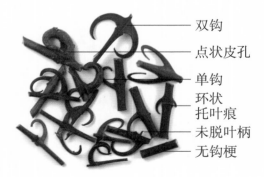

　　　　　　　　双钩
　　　　　　　　点状皮孔
　　　　　　　　单钩
　　　　　　　　环状
　　　　　　　　托叶痕
　　　　　　　　未脱叶柄
　　　　　　　　无钩梗

图 179-2　钩藤

【质量】本品性微寒、味甘。以双钩、茎细、钩结实、光滑、色紫红，无枯枝钩者为佳。

【附注】1.除上述5种外，钩藤属同属植物尚有披针叶钩藤Uncaria lancifolia Hutch.、攀茎钩藤Uncaria scandens (Smith) Hutch.、平滑钩藤Uncaria laevigata Wall.等作钩藤用。

2.钩藤总生物碱含量，因植物的不同部位而异，地下皮部为0.65%，地上皮部为0.30%；钩为0.28%；幼枝及叶为0.18%；木质部为0.02%~0.04%。毛钩藤和大叶钩藤总生物碱均在0.2%以上。

3.在实际工作中，常会碰到无钩的茎枝较多。因《中国药典》钩藤项下无"杂质"检查要求，无钩的茎枝又不完全属于"中药材及饮片检定通则"中的"药屑杂质"，这时只能按"药屑杂质"通常不得过3%的要求对其限量。

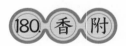

180. 香　附

【历史沿革】本品原名莎草，始载于《名医别录》。《唐本草》称其根名香附子。李时珍"莎叶如老韭叶而硬，光泽有剑脊棱。……其根有须，须下结子一二枚，转相延生，子上有细黑毛，大者如羊枣而两头尖，采得燎去毛，暴干货之。"

【来源】本品为莎草科植物莎草Cyperus rotundus L.的干燥根茎。秋季采挖，燎去毛须，置沸水中略煮或蒸透后晒干；或燎毛后直接晒干，二者习称"光香附"。也有不经火燎直接晒干，习称"毛香附"。

【鉴别要点】本品多呈纺锤形，有的略弯曲，长2～3.5cm，直径0.5～1cm。表面棕褐色或黑褐色，有纵皱纹，并有6～10个略隆起的环节，节上有未除净的棕色毛须（棕毛[91]）和须根断痕；去净毛须者较光滑，环节不明显。质硬，经蒸煮者断面黄棕色或红棕色，"角质样"[60]；生晒者断面色白而显粉性，内皮层环纹明显，中柱色较深，点状维管束散在。见图180-1。

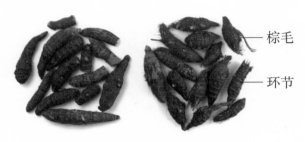

左：光香附　　　右：毛香附
图 180-1　香附

【饮片】香附：本品呈不规则厚片或颗粒状。外表皮棕褐色或黑褐色，有时可见环节。切面色白或黄棕色，质硬，内皮层环纹明显。

醋香附：形如香附片（粒），表面黑褐色。微有醋香气，味微苦。见图180-2。

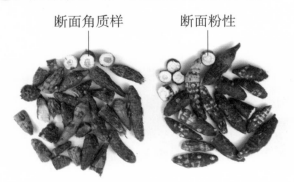

断面角质样　　　断面粉性

左：煮或蒸透品　　右：燎毛后直接晒干品
图 180-2　醋香附

【质量】本品性平，味辛、微苦、微甘。以个大、色棕、质坚实、香气浓者为佳。

【附注】1.以下混伪品，应注意鉴别。

（1）大香附：近年来商品流通中有种"大香附"，其原植物为粗根茎莎草Cyperus stoloniferus Retz.，其根茎在广东沿海地区有代香附用的习惯，近年来销往国内其他省份。实验研究证明：在性状，组织方面与香附有较大差异，挥发油含量高于香附，薄层、紫外等相似。本品较香附大，长2～5cm；表面褐色，多具明显隆起的密集环节，节上有众多棕色细长毛。根茎中下部残存细根，直径1mm。断面浅棕色。气香，味苦微辛。

（2）两头尖：为毛茛科植物多被银莲花Anemone raddeana Regel的干燥根茎。详见本著125.两头尖/竹节香附项下。

2.李时珍"……其根有须，须下结子一二枚……"，传统习称"连珠/连珠状"[58]。

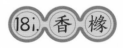

18i. 香橼

【历史沿革】本品原名枸橼，载于《图经本草》。陈藏器"枸橼生岭南，柑、橘之属也。"苏颂"今闽广、江南皆有之，彼人称呼为香橼子。形长如小瓜状，其皮若橙而光泽可爱，肉甚厚，白如萝卜而松虚。虽味短而香芬大胜。"

【来源】本品为芸香科植物枸橼Citrus medica L.或香圆Citrus wilsonii Tanaka的干

燥成熟果实。秋季果实成熟时采收，趁鲜切片，晒干或低温干燥。香圆亦可整个或对剖两半后，晒干或低温干燥。

【鉴别要点】枸橼：本品完整的果实，呈长椭圆形或卵圆形，顶端有乳状突起，表面黄色或绿黄色。纵切面呈圆形或长圆形，直径4～10cm，厚0.2～0.5cm。横切面外果皮黄色或黄绿色，边缘呈波状，散有凹入的油点；中果皮厚1～3cm，黄白色或淡棕黄色，有不规则的网状突起的维管束；瓤囊10～17室，呈车轮纹[25]样。有时可见棕红色皱缩的汁胞残留；种子1～2颗。中轴较粗，宽至1.2cm。质柔韧，气芳香，味初甜而后酸苦。见图181-1左。

香圆：本品呈类球形，半球形或圆片，直径4～7cm。表面黑绿色或黄棕色，密被凹陷的小油点及网状隆起的粗皱纹，顶端有花柱残痕及圆圈状环纹，习称"金钱环"，基部有果柄痕。质坚硬。剖面边缘油点明显；中果皮厚约0.5cm；瓤囊9～11室，呈"车轮纹"[25]样，棕色或淡红棕色，间或有黄白色种子。除去瓤肉，或偶有瓤肉残留。气香，味酸而苦。见图181-1右、181-2。

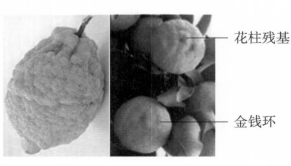

左：枸橼　　　右：香圆
图 181-1　香橼果实

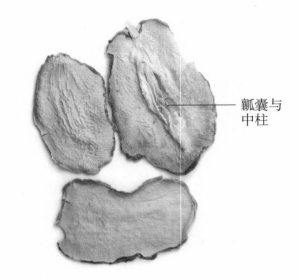

——瓤囊与中柱

图 181-2　香橼

【饮片】本品呈形状不一的小块、宽丝或圆片。见图181-3。

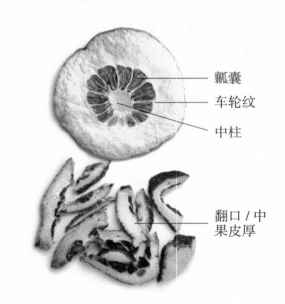

——瓤囊
——车轮纹
——中柱

——翻口/中果皮厚

上：圆片　　下：厚片
图 181-3　香橼

【质量】本品性温，味苦、辛、酸。枸橼气清香，味微甜而苦辛。以色黄白、香气浓者为佳。香圆气香，味酸而苦。以个大、皮粗、色黑绿、质坚、香气浓者为佳。

【附注】1.古代本草所载的香橼多指

枸橼，有时包括佛手在内。但目前商品香橼的来源，有枸橼与香圆二种，且产量以后者为大，使用亦较广。其幼果及近成熟果实，在少数地区亦作枳实、枳壳入药。

2.《中国药典》1953版首载枸橼皮，为芸香科植物枸橼*Citrus medica* Linné 或枸橼属其他植物的成熟或近成熟果实的新鲜或干燥果皮。即上述香橼来源之一。

3.有的地区以未成熟的柚*Citrus grandis* Osbeck.充作香圆用，应注意鉴别。

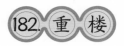

【历史沿革】本品原名蚤休。始载于《神农本草经》，列为下品。苏恭"今谓重楼者是也。……一茎六七叶，似王孙、鬼臼，蓖麻辈，叶有二三层。根如肥大菖蒲，细肌脆白。"《本草蒙筌》称为七叶一枝花。李时珍"重楼金线处处有之，生于深山阴湿之地，一茎独上。茎当叶心。叶绿色似芍药，凡二三层，每一层七叶。茎头夏月开花，一花七瓣，有金丝蕊，长三四寸。"吴其濬"蚤休通呼为草河车，亦曰七叶一枝花。"

【来源】本品为百合科植物云南重楼*Paris polyphylla* Smith var.*yunnanensis*（Franch.）Hand.-Mazz.或七叶一枝花*Paris polyphylla* Smith var.*chinensis*（Franch.）Hara的干燥根茎。秋季采挖，除去须根，洗净，晒干。

【鉴别要点】本品呈结节状扁圆柱形，略弯曲，长5～12cm，直径1.0～4.5cm。表面黄棕色或灰棕色，外皮脱落处呈白色；密具层状突起的粗环纹，一面结节明显，结节上具椭圆形凹陷茎痕，另一面有疏生的须根或疣状须根痕。顶端具鳞叶和茎的残基。质坚实，断面平坦，白色至浅棕色，粉性或"角质"[60]。见图182-1。

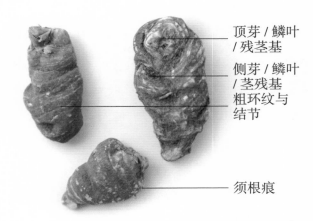

顶芽/鳞叶/残茎基
侧芽/鳞叶/茎残基
粗环纹与结节
须根痕

图182-1 重楼

【饮片】本品呈不规则的横片或斜片。见图182-2。

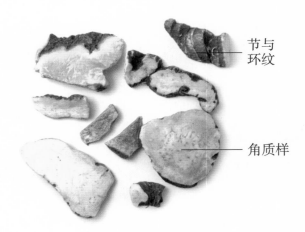

节与环纹

角质样

图182-2 重楼

【质量】本品性微寒，味苦。以粗壮、质坚实、断面白色，粉性足者为佳。

【附注】1.从学名可知，云南重楼与

七叶一枝花均为多叶重楼Paris polyphylla Sm.的变种（参《新编中药志》重楼项）。尚有下列"变种"。

（1）宽瓣重楼Paris polyphylla Smith var.platypetala Franch.，叶基部近圆形；花瓣远比花萼为短，近顶端渐变宽，中部或中部以上宽2～4mm。分布于华东、华南、西南及湖北等地。

（2）狭叶重楼Paris polyphylla Smith var.stenophylla Franch.，叶通常10～22片，窄披针形，或长条形，宽3～25mm，无柄或具短柄；花药药隔突出部分长约0.5mm。分布于华东、中南、西南及山西、陕西、甘肃等省。

（3）短梗重楼Paris polyphylla Smith var.appendiculata Hara，叶7～9片，无柄或有短柄，广披针形或长椭圆形；花梗较叶片短，花瓣宽约1～1.5mm，分布于湖南、湖北、四川、贵州、云南、西藏等省区。

2.同属（重楼属）植物的干燥根茎有作重楼使用的，应注意鉴别。

（1）球药隔重楼Paris fargesii Franch.，叶有长柄，卵圆形，基部心形；花药药隔突出部分肥厚，肉质，球形或近球形；花瓣不及花萼之半。分布于江西、广东、湖北、四川、贵州等省。

（2）长柄重楼Paris fargesii Franch.var. petiolata（Baker ex C.H.Wright）Wang et Tang（即球药隔重楼的变种），叶具长柄，叶片圆形至圆状卵圆形，基部常心形；花瓣等于或不及花萼之半。分布于江西、广西、四川、贵州等省。

（3）长药隔重楼Paris thibetica Franch.，叶7～12片，披针形或倒披针形，多数无柄；花药药隔突出部分显著伸长，长6～16mm，罕为缩短成3mm的。分布于四川、贵州、云南等省。

3.重楼在外形上与蓼科植物拳参（草河车）Polygonum bistorta L.、蓼科植物草血竭Polygonum paleaceum Wall.ex HK.f.、百合科植物万年青Rohdea japonica（Thunb.）Roth三种药材相似，容易混淆。加之重楼别名较多，有蚤休、白蚤休、白重楼、白河车、独角莲、七叶一枝花。而拳参别名紫参、草河车、蚤休、红蚤休等。二者功效不同，应注意区分。

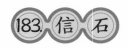

【历史沿革】本品原名砒石，始载于《开宝本草》。苏颂"惟信州者佳，其块有甚大者，色如鹅子黄，明澈不杂。"寇宗奭"生砒谓之砒黄，色如牛肉，或有淡白路，……将生砒就置火上，以器覆之，令烟上飞，着器凝结，累然下垂如乳尖者入药为胜。"李时珍"砒，性猛如貔，故名。惟出信州，故人呼为信石，而又隐信字为人言。"

【来源】本品为天然的砷华矿石，主含三氧化二砷（As$_2$O$_3$）。

【鉴别要点】本品商品分红信石和白信石两种，但白信石极为少见，药用以红信石为主。红信石（红砒）呈不规则的块状，大小不一。粉红色，具有黄色与红色

"彩晕"[51]，略透明或不透明，具"玻璃样光泽"[62]或无光泽。质脆，易砸碎，断面凹凸不平或呈层状纤维样的结构。白信石（白砒）为无色或白色，其余特征同红信石。见图183。

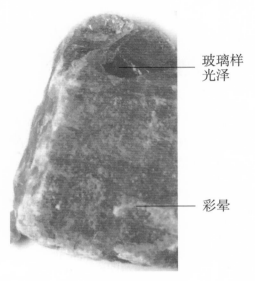

图 183　红信石

【饮片】本品呈粉末状。

【质量】本品无臭；性热，味辛；有剧毒。以块状，淡红色，有晶莹直纹，无他石者为佳。

【附注】1.本品除了天然的外，多由合成，由毒砂（硫砷铁矿FeAsS）与雄黄加工制造而成。

2.砒霜系信石升华制成的三氧化二砷（As_2O_3）。为白色粉末，微溶于水，其毒性较信石剧，功效与信石相同。因属剧毒管理中药，故临床罕见使用。

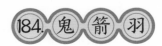

184.鬼箭羽

【历史沿革】本品以卫矛之名始载于《本经》，列为中品。陶弘景"其茎有三羽。"《纲目》"鬼箭生山石间，小株成丛，春长嫩条，条上四面有羽如箭羽，视之若三羽尔。青叶，状似野茶，对生，味酸涩。三、四月开碎花，黄绿色。结实大如冬青子。"按其所述及附图应为本种。《植物名实图考》收入木类，"卫矛，即鬼箭羽。湖南俚医谓之六月凌，用治肿毒。"所附之图亦似本种。因本品嫩枝四面着生具灰褐色片状羽翼，似"箭羽"而故名。

【来源】本品为卫矛科植物卫矛 *Euonymus alatus*（Thunb.）Sieb.的具翅状物的枝条或翅状附属物。全年可采，割取枝条后，除去嫩枝及叶；或收集其翅状物，晒干。

【鉴别要点】本品呈具翅状物的圆柱形枝条，顶端多分枝，长约40～60cm，枝条直径2～6mm；翅极易剥落，枝条上常见断痕；表面较粗糙，暗灰绿色至灰黄绿色，有纵皱纹，皮孔纵生，灰白色，略突起而微向外反卷。枝坚硬而韧，难折断，断面淡黄白色，粗纤维性。翅状物为扁平状碎薄片，长短大小不一，两边不等厚，靠近基部处稍厚，向外渐薄，宽4～10mm，厚约2mm；表面深灰棕色至暗棕红色，微有光泽，具细长的纵直纹理或微波状弯曲，有时可见横向凹陷槽纹；质轻而脆，易折断，断面平整，暗红色。见图184-1。

【饮片】本品呈带枝的段片或碎块。见图184-2。

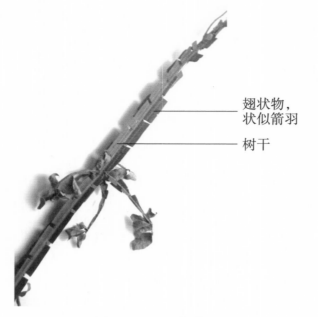

翅状物，
状似箭羽

树干

图 184-1　鬼箭羽

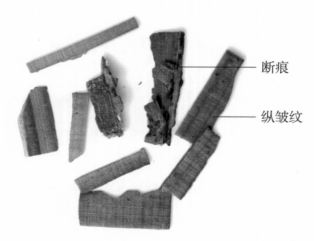

断痕

纵皱纹

图 184-2　鬼箭羽

【质量】本品气微，味微涩。用枝者以枝梗嫩、条均匀、翅状物突出而齐全者为佳。用翅状物者，以纯净、色红褐、无枝条、无杂质、干燥者为佳。

【附注】影响本品的质量主要是原植物的树干栓皮较多，杂质应控制在3%以内。

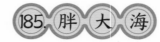

【历史沿革】本品载于《本草纲目拾遗》。赵学敏"又名大洞果。形似干青果，皮色黑黄，起皱纹，以水泡之，层层胀大，如浮藻然，水中有软壳，核壳内有仁二瓣。"胖大海从古至今多为进口，古今药用品种相同。

【来源】本品为梧桐科植物胖大海 *Sterculia lychnophora* Hance的干燥成熟种子。4～6月在开裂的果实上摘取成熟种子，晒干。

【鉴别要点】本品呈纺锤形或椭圆形，长2～3cm，直径1～1.5cm。先端钝圆，基部略尖而歪，具浅色的圆形种脐。表面棕色或暗棕色，微有光泽，具不规则的干缩皱纹。外层种皮极薄，质脆，易脱落。中层种皮较厚，黑褐色，质松易碎；断面可见散在的树脂状小点。内层种皮可与中层种皮剥离，稍革质，内有2片肥厚胚乳，广卵形；子叶2枚，菲薄，黄色，紧贴于胚乳内侧，与胚乳等大。"水试"[29]膨胀成海绵状。见图185-1、185-2。

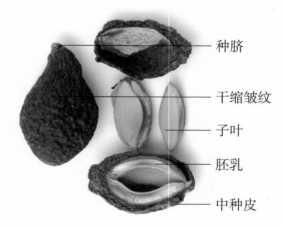

种脐

干缩皱纹

子叶

胚乳

中种皮

图 185-1　胖大海

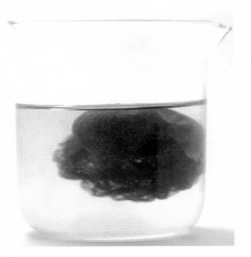

图185-2　胖大海水试

【质量】本品性微寒，味甘淡，嚼之有黏性，种仁麻辣。以个大、坚硬、外皮细、黄棕色、有细皱纹与光泽、不破皮者为佳。又以越南产的品质最佳（产于越南、泰国、印尼和马来西亚等国）。

【附注】1.进口的胖大海中有时混有同属（苹婆属）植物圆粒苹婆（圆粒胖大海）Sterculia scaphigera Wall.的种子。其主要特点：种子呈圆球形或近球形，表面皱纹较密；浸入水中膨胀较慢，仅达原体积的2倍；无胚乳，子叶肥厚；手摇之有滚动声。胖大海原植物的学名在1979年以前一直定为Sterculia scaphigera Wall.，即圆粒胖大海的学名。《中国药典》1963版首载胖大海（为圆粒胖大海的学名）；1977版、1985版未载；1990版续载（同上述【来源】项学名），并沿用至今。经考证，目前我国市售的胖大海主要为上述【来源】项品种，少量为圆粒胖大海。

2.胖大海在产地如未及时干燥或未干透，在贮存、运输的过程中及易生霉。在鉴别或验收时应敲开种子，观察胚乳、子叶的颜色。

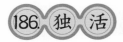

186. 独活

【历史沿革】本品始载于《神农本草经》，列为上品。早期的药用羌活与独活未分，故羌活最早记载见于《神农本草经》独活项下，直至唐代《药性本草》，始将独活与羌活分开。李时珍"独活、羌活乃一类两种，以他地者为独活，西羌者为羌活。……近时江淮出一种土当归，长近尺许，白肉黑皮，气亦芬香……用充独活……"可见独活药材自古以来就有多种，大部分是伞形科植物，少数为五加科植物。

【来源】本品为伞形科植物重齿毛当归Angelica pubescens Maxim.f.biserrata Shan et Yuan的干燥根。春初苗刚发芽或秋末茎叶枯萎时采挖，除去须根和泥沙，烘至半干，堆置2～3天"发汗"[37]，发软后再烘至全干。习称"川独活"。

【鉴别要点】本品主根粗短，略呈圆柱形，下部2～3分枝或更多，长10～30cm。根头膨大，圆锥状，多横皱纹，直径1.5～3cm，顶端有茎、叶的残痕凹陷，习称"合口"[48]。表面灰褐色或棕褐色，具纵皱纹，有横长皮孔样突起（习称"小疙瘩"[100]）及稍突起的细根痕。质较硬，受潮则变软；断面皮部灰白色，有多数散在的棕色油室，木质部灰黄色至黄棕色，形成层环棕色。见图186-1。

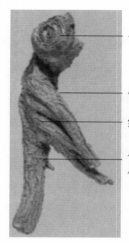

合口

侧根

纵皱纹

小疙瘩 / 横长
皮孔 / 横皱纹

图 186-1　独活

【饮片】本品呈类圆形厚片。外表皮灰褐色或棕褐色,具皱纹。切面皮部灰白色至灰褐色,有多数散在棕色油点,木部灰黄色至黄棕色,形成层环棕色。有特异香气。见图186-2。

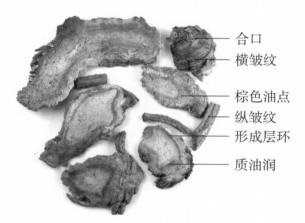

合口

横皱纹

棕色油点

纵皱纹

形成层环

质油润

图 186-2　独活

【质量】本品有特异香气,味苦、辛、微麻舌。以根条粗壮、"油润/油性"[70]、香气浓者为佳。

【附注】1.同属(当归属)植物毛当归Angelica pubescens Maxim.与重齿毛当归原植物的区别:前者小叶边缘有钝锯齿,分果棱槽间有油管2~3个,合生面有2~6个。多产于日本。后者小叶片3裂……边

缘有不整齐重锯齿,分果棱槽间有油管1~4个,合生面有4~5个;学名为前者的"变型"。

2.商品独活种类比较混乱,其原植物约在15种以上。除五加科的九眼独活外,多为伞形科独活属Heracleum L.和当归属Angelica L.植物。应注意鉴别。现将部分品种分列于下。

(1)独活属Heracleum类。

1)山独活:同科植物山独活Heracleum maellendorffii Hance的根。主产四川、陕西等省。安徽、浙江亦产。药材根头部短,顶端残留茎基痕及棕黄色叶鞘,主根圆锥形或圆柱形,表面淡灰色至黑棕色,皮孔细小,横长排列,稀疏。质坚韧,断面不平坦,具粉性。气香,味微苦。

2)牛尾独活:李家实·《中药鉴定学》载同科植物牛尾独活Heracleum vicinum Boiss.的根。主产湖北、甘肃、四川、云南等省。根头部略大,顶端常残留茎基和黄色叶鞘,根单一,少有分枝,质坚硬,易折断,断面不平坦,具粉性。气香,味甜。见图186-3左。尚有《新编中药志》载牛尾独活(又名独活)Heracleum hemsleyanum Diels。两著学名不同。

3)尚有短毛独活Heracleum moellendorffii Hance、渐尖叶独活Heracleum acuminatum Franch.、裂叶独活Heracleum millefolium Diels、锐尖叶独活Heracleum millefolium Diels var. longibum Norman[Heracleum longibum Sheh et T.S.Wang]等。

(2)五加科楤木属Aralia类。

1）九眼独活：五加科楤木属植物短序九眼独活（又名柔毛龙眼独活）*Aralia henryi* Harms和心叶九眼独活（又名食用楤木）*Aralia cordata* Thunb.的根茎。主产于陕西、四川、云南等省。药材呈圆条形扭曲状，上有多数圆形凹窝约6～9个，故称"九眼独活"，质轻泡，易折断，断面纤维性。气微香，味微苦。见图186-3右。

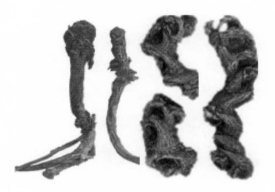

左：牛尾独活　　右：九眼独活
图186-3　独活伪品

2）食用土当归*Aralia cordata* Thunb.、龙眼独活*Aralia fargesii* Franch.等。

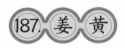

【历史沿革】本品始载于《唐本草》。《植物名实图考》"今江西南城县里龟都种之成田，以贩他处染黄，其形状全似美人蕉而根如姜，色极黄。"

【来源】本品为姜科植物姜黄*Curcuma longa* L.的干燥根茎。冬季茎叶枯萎时采挖，洗净，煮或蒸至透心，晒干，除去须根。

【鉴别要点】本品呈不规则卵圆形、圆柱形或纺锤形，常弯曲，有的具短叉状分枝，长2～5cm，直径1～3cm。姜黄的主根茎呈卵圆形，节明显，状如蝉，习称蝉肚姜黄/圆形姜黄；侧根茎（应为块根）呈圆柱形，稍偏，作指状分枝，习称长条姜黄。表面深黄色，粗糙，有皱缩纹理和明显环节，并有圆形分枝痕及须根痕。质"坚实"[67]，不易折断，断面棕黄色至金黄色，"角质样"[60]，有蜡样光泽（亦称"起镜面"[61]），内皮层环纹明显，维管束呈点状散在。见图187-1。

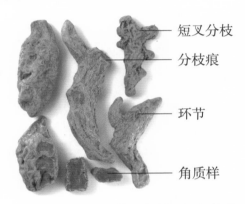

左：蝉肚/圆形姜黄　中右：长条姜黄
图187-1　姜黄

【饮片】本品呈不规则或类圆形的厚片。外表皮深黄色，有时可见环节。切面棕黄色至金黄色，"角质样"[60]，内皮层环纹明显，维管束呈点状散在。见图187-2。

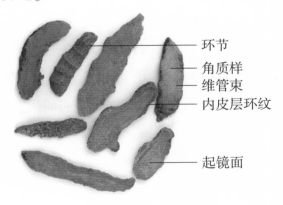

图187-2　姜黄

313

【质量】本品气香特异，味苦、辛。以圆柱形、外皮有皱纹、断面棕黄色、质坚实者为佳。

【附注】在四川崇庆等地，将川郁金Curcuma sichuanensis X.X.Chen的根茎作姜黄使用。现行《中国药典》并载有片姜黄，为姜科植物温郁金Curcuma wenyujin Y.H.Chen et C.Ling的根茎，产地鲜切加工品。

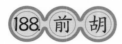
188 前胡

【历史沿革】本品始载于《名医别录》，列为中品。陶弘景"前胡似茈胡而柔软。……此近道皆有，生下湿地，出吴兴者为胜。"《图经本草》"春生苗青白色，似斜蒿，初出时有白芽，长三四寸，味甚美香，又似芸蒿，七月内开白花，与葱花相类，八月结实根细青紫色，二月八月采……"。《本草纲目》"前胡有数种，惟以苗高一二尺，色似斜蒿，叶如野菊而细瘦，嫩时可食。秋月开白花，类蛇床子花。其根皮黑肉白，有香气为真，大抵北地者为胜。故方书称北前胡。"《植物名实图考》所附前胡是白花前胡。综上所述，古代药用前胡有数种，即有异物同名存在。从《本草纲目》和《图经本草》所述形态，结合《植物名实图考》前胡图，均系指白花前胡。故白花前胡应为前胡之正品。

【来源】本品为伞形科植物白花前胡Peucedanum praeruptorum Dunn的干燥根。冬季至次春茎叶枯萎或未抽花茎时采挖，除去须根，洗净，晒干或低温干燥。

【鉴别要点】本品呈不规则圆锥形、圆柱形或纺锤形，稍扭曲，下部常有分枝，但支根多除去，长2～9cm，直径1～2cm。外表黑褐色至灰黄色，根头部中央多有茎痕及纤维状叶鞘残基，习称"棕毛"[91]，亦称"棕苞"；上部有密集的横向环纹，习称"蚯蚓头/旗杆顶"[85]；下部有纵沟、纵纹及横向皮孔。质硬脆，易折断，断面不整齐，淡黄白色，可见一棕色形成层环及放射状纹理，皮部约占根面积的3/5，淡黄色，散有多数棕黄色小油点；木质部黄棕色。见图188-1。

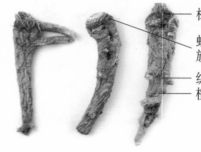

棕毛/棕苞
蚯蚓头/旗杆顶
纵沟/纵纹
横向皮孔

图 188-1　前胡

【饮片】前胡：呈类圆形或不规则的厚片。外表皮黑褐色或灰黄色，有时可见残留的纤维状叶鞘残基。切面黄白色至淡黄色，皮部散有多数棕黄色油点，可见一棕色环纹及放射状纹理。气芳香，味微苦、辛。见图188-2。

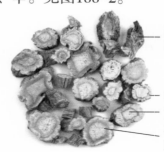

蚯蚓头/旗杆顶与棕毛

棕黄色小油点
黄棕色木部
棕色形成层及放射状纹理

图 188-2　前胡

蜜前胡：形同前胡，表面淡黄棕色，微具蜜糖香气。味甜。

【质量】本品气芳香，味先甜后微苦辛。以根内色白，条粗壮、质柔软、香气浓烈者为佳；本品优于紫花前胡，又以浙江所产为优。两广所产较次。

【附注】1.同属（前胡属）植物有10多种，应注意鉴别。

（1）防葵Peucedanum japonicum Thunb.的根。药材通常个体较大，多数长11~13cm。韧皮部占根的大部分。木质部和韧皮部油室均少见。味微甘而后微苦。多产于海边。

（2）尚有红前胡（又名云前胡）Peucedanum rubricaule Shan et Sheh、华中前胡Peucedanum medicum Dum、光前胡（又名岩前胡）Peucedanum medicum Dum var. gracilis Dunn ex Shen et Sheh（为华中前胡的变种）、石防风Peucedanum terebinthaceum（Fisch.）Fisch.ex Turcz.、长前胡Peucedanum turgeniifolium Wolff、泰山前胡Peucedanum wawrae（Wolff）Su（本种为我国山东及江苏特产）、马山前胡Peucedanum Mashaennse Shan et Sheh、广西前胡Peucedanum guangxiense Shan et Sheh、细裂前胡Peucedanum macilentum Franch.、南川前胡Peucedanum dissolutum Wolf等的根。

2.同科植物有隔山香Ostericum citriodorum（Hance) Shan et Yuan Shan［Angelica citriodorum Hance］、毛前胡（又名短片藁本）Ligusticum brochylobum Franth.、羽苞藁本Ligusticum daucoides Franth.、二色棱子芹Pleurospermum govanianum（Wall.）Benth.ex C.B.Clarke var.bicolor Wolf等植物的根。这些前胡均自产自销，不销往外地。其性状与正品前胡很难分别。

3.《中国药典》1963版首载前胡，为伞形科植物白花前胡Peucedanum praeruptorum Dunn或紫花前胡Peucedanum dercursivum Maxim.，其后至2000版六版均为前述2种（且后五版学名完全相同）；2005版前胡项下只载白花前胡1种，并沿用至今。

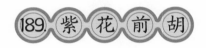

189. 紫 花 前 胡

【历史沿革】本品与前胡同属，在本草中多称为"土当归"。《植物名实图考》、多版《中国药典》等著收载。《中国药典》1963版首载前胡，为伞形科植物白花前胡Peucedanum praeruptorum Dunn或紫花前胡Peucedanum dercursivum Maxim.，其后至2000版六版均为前述2种，2005版未载本品，2010版首次将本品从前胡中单列出来，并沿用至今。

【来源】本品为伞形科植物紫花前胡Peucedanum decursivum（Miq.）Maxim.的干燥根。秋、冬二季地上部分枯萎时采挖，除去须根，晒干。

【鉴别要点】本品多呈不规则圆柱形、圆锥形或纺锤形，主根较细，分枝成人字形，似鸡脚，习称"鸡脚前胡"，长3~15cm，直径0.8~1.7cm，支根常存在。表面棕色至黑棕色，根头部偶有残留茎基和膜状叶鞘残基，习称"棕毛"[91]，亦称

"棕苞"；有浅直细纵皱纹，可见灰白色横向皮孔样突起和点状须根痕。质硬，断面类白色，皮部较窄，散有少数黄色油点，放射状纹理不明显，木质部占根面积1/2或更多。见图189-1。

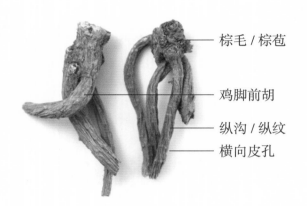

图 189-1　紫花前胡

【饮片】本品呈类圆形或不规则的厚片。外表皮棕色至黑棕色，有时可见残留的纤维状叶鞘残基。切面黄白色，皮部较窄，散有少数黄色油点，放射状纹理不明显。见图189-2。

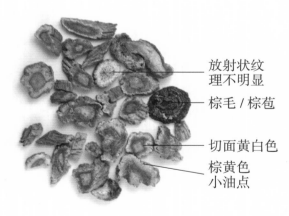

放射状纹理不明显
棕毛 / 棕苞
切面黄白色
棕黄色小油点

图 189-2　紫花前胡

【质量】本品气芳香，味淡而后苦辛。以根条整齐、身长、质坚实、肉色黄白、香气浓烈者为佳。

【附注】详见本著188.前胡项下。

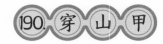

190. 穿山甲

【历史沿革】本品原名"鲮鲤甲"，始载于《名医别录》，列为下品。《本草图经》"今人谓之穿山甲。"《本草纲目》列为鳞部龙类。李时珍"其形肖鲤，穴陵而居，故曰鲮鲤，而俗称穿山甲。……鲮鲤状如龟而小，背如鲤而阔，首如鼠而无牙，腹无鳞而有毛，长舌尖喙，尾与身等。尾鳞尖厚，有三角，腹内脏腑俱全。胃独大、常吐舌诱蚁食之。"按其所述，古今一致。

【来源】本品为鲮鲤科动物穿山甲 *Manis pentadactyla* Linnaeus的鳞甲。收集鳞甲，洗净，晒干。

【鉴别要点】本品呈扇面形、菱形、盾形的扁平片块或半折合状。中央较厚，边缘较薄，大小不一，长、宽各为0.7～5cm。背面黑褐色（习称"铁片"）或黄褐色（习称"铜片"），有光泽，较宽的一端有数十条排列整齐的纵生长线及数条横线纹；窄端光滑。内表面较浅，较滑润，中部有一条明显突起的弓形棱线，其下方有数条与棱线相平行的细纹。角质[60]，半透明，坚韧而有弹性，难折断。见图190-1。

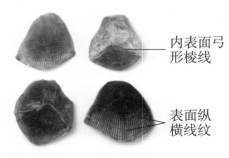

内表面弓形棱线
表面纵横线纹

上：铜片　　下：铁片
图 190-1　穿山甲

【饮片】一般炮制后入药。炮山甲：鼓起，呈卷曲状，金黄色，质酥脆，易碎，气微腥，味咸。见图190-2。

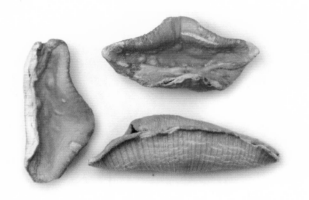

图 190-2　炮穿山甲

醋山甲：形同炮山甲，有醋味。

【质量】本品气微腥，味咸。以小甲片、尾片，色棕黑或棕黄色，无腥气，不带皮肉者为佳。

【附注】1.伪品与掺伪穿山甲，应注意鉴别。

（1）伪山甲片：多用塑料压制而成，其甲片无光泽，韧性差易折断，闻之无腥气，用火容易点燃且有塑料的烧臭味。

（2）有用山羊蹄甲伪制者。

（3）有人将砂炒穿山甲后，趁热泡于过饱和的白矾水或盐水溶液中，待其充分吸收后捞出，清水洗去表面矾液或盐液，晾干。经过掺矾、掺盐的穿山甲片手感重坠，对光细看，表面有细小结晶体；掰开后，其内有白矾或食盐晶体。口尝有明显的咸味或苦涩味。

2.穿山甲属于国家保护品种，见附录。2020年6月5日，为进一步加大对穿山甲的保护力度，我国将穿山甲"属"所有"种"由国家二级保护野生动物提升至一级。故《中国药典》2020版（一部）未载本品，这标志着当前在我国自然分布的中华穿山甲，以及据文献记载我国曾有分布的马来穿山甲和印度穿山甲将受到严格保护。

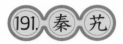

191. 秦艽

【历史沿革】本品始载于《神农本草经》，列为中品。历代本草记载内容大致相同。《名医别录》"秦艽生飞鸟（今四川）山谷。"陶弘景"今出甘松、龙洞、蚕陵（今四川、陕西），以根作罗纹相交长大黄白者为佳。"苏敬"今出泾州、鄜州、岐州者良（今甘肃、陕西）。"苏颂"今河陕州郡多有之。根土黄色而相交纠，长一尺以来，粗细不等。枝干高五六寸。叶婆娑、连茎梗，俱青色。如莴苣叶。六月中开花紫色、似葛花，当月结子。每于春秋采根阴干。"李时珍"秦艽出秦中。以根作罗纹交纠者佳，故名秦艽、秦糺。"根据以上形态和产地记述，以及《证类本草》所附秦州秦艽和石州秦艽图，可知古代所用的秦艽与今龙胆科植物秦艽一致。

【来源】本品为龙胆科植物秦艽 *Gentiana macrophylla* Pall.、麻花秦艽 *Gentiana straminea* Maxim.、粗茎秦艽 *Gentiana crassicaulis* Duthie ex Burk.或小秦艽 *Gentiana dahurica* Fisch.的干燥根。前三种按性状不同分别习称"秦艽"和"麻花艽"，后一

种习称"小秦艽"。春、秋二季采挖，除去泥沙；秦艽和麻花艽晒软，堆置"发汗"[37]至表面呈红黄色或灰黄色时，摊开晒干，或不经"发汗"直接晒干；小秦艽趁鲜时搓去黑皮，晒干。

【鉴别要点】秦艽：又名"大秦艽"，其主要植物来源为秦艽，药材略呈圆锥形，上粗下细，常数条簇生而扭缠，上粗下细，左拧（左旋），形似鸡腿或鹅腿（也称"鸡腿艽/鹅腿艽"），长7~30cm，直径1~3cm。表面灰黄色或棕黄色，有纵向或扭曲的纵沟。根头部常膨大，多由数个根茎合着，残存的茎基上有短纤维状叶基维管束。质坚脆，易折断，断面皮部黄色或棕黄色，木部黄色，断面质柔润。气特殊，味苦而深。见图191-1。

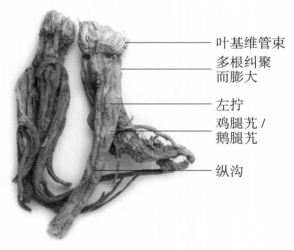

图 191-1 大秦艽

麻花艽：主要植物来源为麻花秦艽。外形呈类圆锥形，直径可达7cm，主根下部多分枝或多数相互分离后又连接，略呈网状或麻花状，表面棕褐色，粗糙，有呈网状孔纹裂隙，易折断，断面呈枯朽状。

见图191-2。

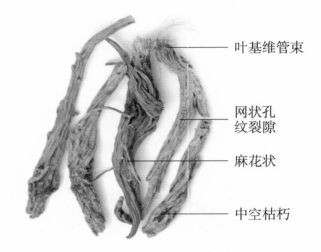

图 191-2 麻花秦艽

小秦艽：又名山秦艽，植物来源为小秦艽，药材略呈长纺锤形或圆柱形，长8~20cm，直径0.2~1cm。表面棕黄色，主根通常一个，下部多分枝。残存茎基有纤维状叶鞘，断面黄白色，气弱，味苦涩。见图191-3。

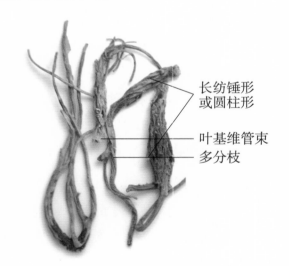

图 191-3 小秦艽

【饮片】秦艽：呈不规则的圆形厚片或段片，周边棕黄色或灰黄色或棕褐色。切片显油性，外层黄白色或棕黄色，中心有黄色木心，显油性。气特异，味苦、微涩。见图191-4。

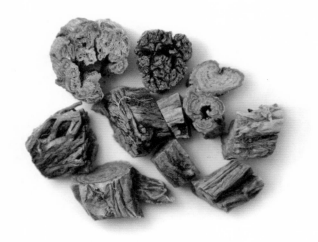

图191-4　秦艽

炒秦艽：表面黄色，略带焦斑。

酒秦艽：表面黄色，略带焦斑，微有酒香气。

【质量】本品以独根粗壮，质坚实而柔润，色棕黄，气味浓香者为佳。通常认为大秦艽者最佳，牛尾秦艽亦可，麻花艽和小秦艽则次之。

【附注】1.尚有同属（龙胆属）植物的多种易混品，应注意鉴别。

（1）西藏秦艽*Gentiana tibetica* King的根略呈扁圆柱形，长6～20cm，直径0.8～2.8cm。多数主根很短，有2～4个支根，或主根内部腐朽而分裂为数个圆柱形的支根，支根横切面可见木质部均偏向中央，少数根不分裂而呈圆柱形。其花为藏药"秦艽花"，根当秦艽收购，味苦涩。

（2）新疆秦艽包括新疆产的3种植物的根，即新疆秦艽*Gentiana walujewii* Regel et Schmalh.、中亚秦艽*Gentiana kaufmanniana* Regel et Schmalh.及天山秦艽

Gentiana tianschanica Rupr.。其根均较细，形似小秦艽，产量不多，仅少量混杂在当地商品中。

（3）其他易混充品种包括：大花秦艽*Gentiana macrophylla* Pall. var. *Fetissowi*（Rgl. et Winkl.）Ma et K. C. Hsia和太白秦艽*Gentiana wutaiensis* Marg.的根。

2.《中药大辞典》载秦艽异名有西秦艽、大艽、萝卜艽、鸡腿艽等，但未指是哪个种。粗茎秦艽又名粗茎龙胆、牛尾秦艽；达乌里秦艽*Gentiana dahurica* Fisch.，又名兴安龙胆、达乌里龙胆等。

3.相关术语。

（1）鸡腿艽/鹅腿艽：根略呈圆锥形，常数条簇生而扭缠，上粗下细左拧（左旋），形似鸡腿或鹅腿。

（2）萝卜艽：形如鸡腿艽而较长，微扭曲。

（3）麻花艽：根较粗大，常数个交错缠绕，呈辫子状或扭曲呈麻花状；质轻而疏松，内部常有腐朽的空心。

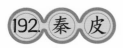

192.秦皮

【历史沿革】本品始载于《神农本草经》。历代主要本草有记载。《新修本草》"此树似檀，叶细，皮有白点而不粗错。取皮渍水便碧色，书纸者皆青色者是。俗见味苦，名为苦树。亦用皮，疗眼有效。以叶似檀，故名石檀也。"根据本草图文记载，历史上使用的秦皮为木犀科梣属*Fraxinus*植物。唐代以前主要使用小叶

白蜡树的树皮，以后渐有白蜡树的树皮使用。近代所用者，因资源及产地变异，植物种类虽有不同，但均属于梣属，其形态特征和气味与本草所载相一致。

【来源】本品为木犀科植物苦枥白蜡树*Fraxinus rhynchophylla* Hance、白蜡树*Fraxinus chinensis* Roxb.、尖叶白蜡树*Fraxinus szaboana* Lingelsh.或宿柱白蜡树*Fraxinus stylosa* Lingelsh.的干燥枝皮或干皮。春、秋二季剥取，晒干。

【鉴别要点】枝皮：呈卷筒形或槽状，皮厚1.5～3mm。外表面灰白色、灰棕至黑棕色或相间呈斑状、平坦或稍粗糙，密布圆点状灰白色的皮孔，并可见马蹄形或新月形叶痕；内表面较平滑，黄白或黄棕色。质硬而脆，折断而纤维性并显层状。见图192-1。

干皮：呈长条状块片，厚3～6mm。外表面灰棕色具龟裂状沟纹及红棕色圆形或横长的皮孔。质坚硬，断面"纤维性"[55]较强，易成层剥离呈裂片状。本品"水试"[29]水浸液在日光下可见碧蓝色荧光。见图192-1、192-2。

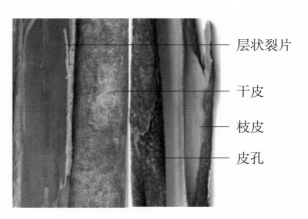

图 192-1　秦皮

层状裂片

干皮

枝皮

皮孔

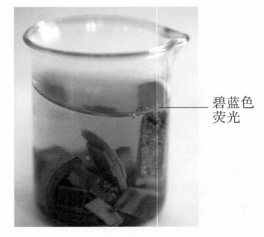

碧蓝色荧光

图 192-2　秦皮水试

【饮片】本品呈长短不一的丝条状或块片状。外表面灰白色、灰棕色或黑棕色。内表面黄白色或棕色，平滑。切面纤维性。质硬。气微，味苦。见图192-3。

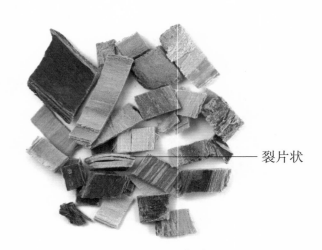

裂片状

图 192-3　秦皮

【质量】本品以条长、整齐、色灰白、有斑点者为佳。

【附注】1.尚有同属（白蜡树属）植物作本品使用。小叶白蜡树*Fraxinus bungeana* DC.、华山梣*Fraxinus rhynchophylla* Hance var.*huashanensis* J.L.Wu et L.Xie、秦岭梣*Fraxinus paxiana* Lingelsh.、水曲柳*Fraxinus* *mandshurica* Rupr.、美州绿梣*Fraxinus pennsylvanica* Marsh.var.*lanceolata*(Borkh.) Sarg.等的树皮，应注意鉴别。

2.有些地区用胡桃科植物核桃楸*Junglans mandshurica* Maxim.的树皮作秦皮用。药材厚1～2mm，呈卷筒状或扭曲成绳状。外表面平滑，灰棕色，皮孔少；有大型叶痕。内表面暗棕色。易横断又易纵裂。味微苦略涩。水浸液显浅黄棕色，无荧光。本品不能作秦皮用。详见本著195.核桃楸皮项下。

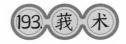

【历史沿革】本品古名蓬莪茂，始载于《药性论》。其原植物自古各家说法不一。陈藏器"一名蓬莪，黑色，二名蒁，黄色，三名波杀，味甘有大毒。"苏颂"今江浙或有之。三月生苗，在田野中，其茎如钱大，高二三尺。叶青白色，长一二尺……。五月有花作穗，黄色，头微紫，根如生姜，而莪在根下，似鸡鸭卵，大小不常，九月采，削去粗皮，蒸熟暴干用。"上述很难确认姜黄属何种植物。《证类本草》在蓬莪茂项下附有"端州蓬莪茂"和"温州蓬莪茂"二图，后者即今之温莪术。可见古时本草所载非一种植物。

【来源】本品为姜科植物蓬莪术*Curcuma phaeocaulis* Val.、广西莪术*Curcuma kwangsiensis* S.G.Lee et C.F.Liang或温郁金*Curcuma wenyujin* Y.H.Chen et C.Ling的干燥

根茎。后者习称"温莪术"。冬季茎叶枯萎后采挖，洗净，蒸或煮至透心，晒干或低温干燥后除去须根和杂质。

【鉴别要点】蓬莪术（文术）：呈长圆形或卵圆形、长2～8cm，直径1.5～4cm，顶端钝尖，基部钝圆。表面土黄色至灰黄色，稍平滑，环节明显，两侧各有一列下陷的芽痕和侧生根茎痕，侧生根茎痕暗灰色。有的可见刀削痕，体重，质"坚实"[67]，断面灰褐色至蓝褐色，"角质样"[60]（蜡样光泽，亦称"起镜面"[61]），常附有棕黄色粉末。皮层与中柱易分离，内皮层黄纹棕褐色。气微香，味辛。见图193-1。

广西莪术（桂莪术）：呈长圆形或长卵形，长3.5～7cm，直径1.5～3cm，基部圆钝，顶端钝尖。表面黄棕色至灰色，光滑，环节明显或不见，有点状须根痕或残留须根。两侧各有一列下陷的芽痕和侧生根；侧生根茎痕较大，位于下部。质坚重，不能折断，击破面浅棕色，往往附着黄白色粉末，皮层与中柱易分离。气香，味微苦辛。见图193-1。

温莪术：呈长卵形、卵形或纺锤形，长4～8cm，直径2.5～4.5cm。顶端长尖，基部圆钝或钝尖。表面深棕色至灰棕色，粗糙，上部环节凸起，基部有下陷的须根痕，芽痕及侧生根茎痕不明显，有刀削痕，体重，质坚实，断面黄棕色至黄灰色，"角质"[60]状，有点状或条纹维管束。气香，味辛凉、苦。见图193-1。

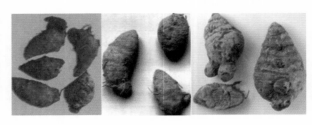

左：蓬莪术　　中：广西莪术　　右：温莪术

图 193-1　莪术

【饮片】莪术：本品呈类圆形或椭圆形厚片，表面黄绿色或棕褐色，具灰黄色的环纹（内皮层）及众多散在的筋脉小点（点状维管束），习称"筋脉点"[93]，边缘"角质样"[60]（蜡样），有光泽。周边灰黄色或棕黄色。

醋莪术：形如莪术，色泽较黯，淡黄色偶有焦斑。角质状，具蜡样光泽，质坚脆，略有醋气。见图193-2。

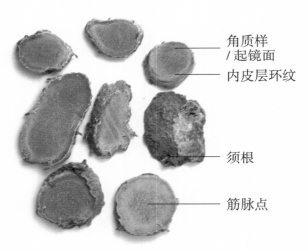

角质样
/起镜面
内皮层环纹

须根

筋脉点

图 193-2　莪术

【质量】以个大，质坚实，断面色发绿，气香者为佳。

【附注】1.三种莪术均为统货，不分等级。

2.片姜黄：为姜科植物温郁金*Curcuma wenyujin* Y. H. *Chen* et C. Ling为产地趁鲜

纵切厚片的干燥根茎（为上述莪术来源之一），二者的来源与入药部位完全相同，但产地加工与炮制有别。详见本著60.片姜黄项下。

3.有关蓬莪术的学名：经考证为现行《中国药典》所载*Curcuma phaeocaulis* Val.，而不是*Curcuma zedvaria*（Christm.）Rosc或*Curcuma aeroginosa* Roxb.，这两种植物在我国无分布。

194. 桔梗

【历史沿革】本品始载于《神农本草经》，列为下品，一名荠苨。后来《名医别录》将荠苨分出，另为一药。在《本草纲目》中将桔梗与荠苨分列二条，认为其性味功用皆不同。李时珍"此草之根结实而梗直，故名。"苏颂"桔梗，生嵩高山谷及冤句，今在处有之，根如指大，黄白色。春生苗、茎高尺余，叶似杏叶而长椭，四叶相对而生，嫩时亦可煮食，夏开小花紫碧色，颇似牵牛花。秋后结子，八月采根，其根有心，若无心者为荠苨。"可见今日所用桔梗与古代本草所记述的大体一致。

【来源】本品为桔梗科植物桔梗*Platycodon grandiflorum*（Jacq.）A.DC.的干燥根。春、秋二季采挖，洗净，除去须根，趁鲜剥去外皮或不去外皮，干燥。

【鉴别要点】本品呈圆柱形或长纺锤形，略扭曲，偶有分枝。长6～25cm，直径0.5～2.5cm。顶端有根茎（芦头），其上有数个半月形的茎痕，俗称"芦/芦碗"[56]。表面白色或淡黄白色，不去外皮者表面黄棕色至灰棕色，全体有不规则纵皱纹及沟纹，并有横向皮孔样的疤痕及支根痕，上部有横纹。质硬脆，易折断，折断面略不平坦，形成层环棕色，可见维管束与射线排列成细密的放射状纹理，形成了"菊花纹/菊花心[24]"；皮部类白色，有裂隙，木质部淡黄色，俗称"金心玉栏/金井玉栏[74]"。见图194-1、194-2。

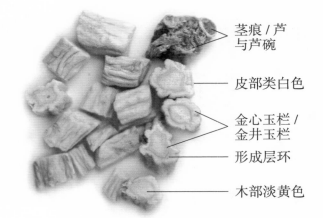

图 194-2　桔梗

【质量】本品气微，味微甜后稍苦，以条粗、色洁白、体实、味苦者为佳；条细、体虚色黄者质次。南桔梗优于北桔梗，南桔梗又尤以安徽所产为佳。在野生品和栽培品中，又以野生品质量较优。

【附注】1.桔梗按产地来可分为南桔梗与北桔梗。南桔梗过去以野生品为主，现有较多栽培品，栽培品与野生品性状区别点：栽培品多仅生长2～3年，故芦头较短，呈短圆柱形，一般无芦碗（茎痕），甜味较重，苦味较少，质地不及野生品坚实，存放时间稍长后易变深色。北桔梗，多为野生，其形多细长，常分枝，体质较轻泡。

2.桔梗的变种白花桔梗*Platycodon grandiflorum*（Jacq.）A. DC var. *album* Hort 也作桔梗用，味较桔梗淡。

3.有的地区用石竹科植物霞草（又名丝石竹）*Gypsophila oldhamiana* Miq.的根充桔梗药用。药材为圆锥形，较桔梗粗，味苦涩，断面有异型构造。瓦草*Silene viscidula*（Franch.）Hand.–Mazz.var.*szechuanense*

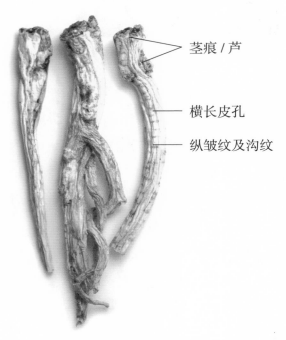

图 194-1　桔梗

【饮片】桔梗：本品呈不规则圆形厚片或段片，表面白色或淡黄白色；切面有浅棕色环，周边呈淡黄白色。无臭，味微甜后苦。见图194-2。

蜜桔梗：形如桔梗，表面淡黄色至淡棕黄色，滋润，微具蜜香气。味甜而后苦。

（Wills.）Hand.–Mazz.的根当桔梗用，应注意鉴别。

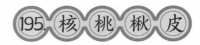

195. 核桃楸皮

【历史沿革】本品出自《中药志》，又名楸皮；楸树皮（《甘肃中药手册》）。为甘肃、辽宁省常用中药，是辽宁省制剂复方木鸡颗粒、复方木鸡合剂的原料药材。

【来源】本品为胡桃科植物核桃楸 *Juglans mandshurica* Maxim.的枝皮或干皮。春、秋采收，剥取枝皮或干皮，晒干。

【鉴别要点】干燥的枝皮，常扭曲成绳状或呈单卷筒状，长短不一。厚 1 ~ 2mm。外表面浅灰棕色，平滑有纵纹，并有少数浅棕色圆形突起的皮孔，与三角形叶痕。内表面暗棕色，平滑而有细纵纹。质坚韧，不易折断，且易纵裂，断面纤维性，具绵性[73]。见图195–1。水浸液浅黄棕色，不显荧光。

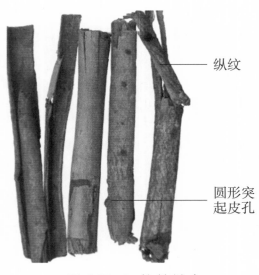

图 195–1 核桃楸皮

【饮片】本品常呈单卷状或双卷状宽丝，外表面浅暗棕色，外皮易脱落具细纵纹，并有圆形突起，内表面暗棕色，平滑，质坚韧、断面纤维性。见图195–2。

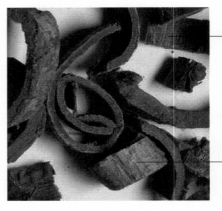

图 195–2 核桃楸皮

【质量】本品气微，味微苦而略涩。以皮厚、色灰棕、整齐、无木心者质佳。

【附注】1.本品在国内大部分地区习惯作秦皮使用，但据《本草》记载，秦皮当为木犀科植物多种白蜡树的树皮，两者不同。详见本著192.秦皮项下。

2.核桃楸与核桃 *Juglans regia* L.为同科同"属"不同"种"植物，应注意鉴别。

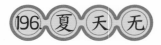

196. 夏 天 无

【历史沿革】本品在《本草纲目拾遗》卷五"一粒金丹"条"叶似牡丹而小，根长二三寸，春开小紫花成穗，似柳穿鱼，结子在枝节间，生青老黄，落地复生小枝，子如豆大，其根下有结粒，年深大如指，小者如豆。"《中国药典》1990年版首载至今。

【来源】本品为罂粟科植物伏生紫堇 *Corydalis decumbens*（Thunb.）Pers.的干燥块茎。春季或初夏出苗后采挖，除去茎、叶及须根，洗净，干燥。

【鉴别要点】本品呈类球形、椭圆形或不规则块状，长0.5～2cm，直径0.5～1.5cm。表面土黄色、灰棕色或暗绿色，有细皱纹，有的具"瘤状突起"[98]或点状须根痕，顶端圆钝，常有叶柄残基。质"坚硬"[68]，断面黄白色，颗粒状或"角质样"[60]，有的略带粉性。见图196。

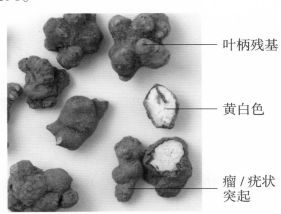

叶柄残基

黄白色

瘤/疣状突起

图196 夏天无

【质量】本品气微，味苦。以个大、质硬、断面黄白色为佳。

【附注】1.同属（紫堇属）植物珠芽紫堇*Corydalis sheaveri* var. *bulbillifera* Hand.-Mazz.的根茎混入。根茎质软，有鳞叶。

2.夏天无断面角质样，致因不详，有待考究。

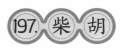

197.柴胡

【历史沿革】本品原名茈胡，始载于

《神农本草经》。至《图经本草》始易其名为柴胡。《本草纲目》"银州即今延安府神木县五原城是其废迹，所产柴胡长尺余而微白且软，不易得也……，根赤色似前胡而强，芦头有赤毛如鼠尾者"，《本草纲目》所述后者应为今药材中之"红柴胡类"。北柴胡之名见于《本草纲目》，"北地所产者，亦如前胡而软，今人谓之北柴胡是也，入药亦良，南土所产者不似前胡，正如蒿根，强硬不堪使用。其苗有如韭叶者、竹叶者，以竹叶者为胜。"所谓叶似竹叶而紧小者，即今之"竹叶柴胡类"。从以上本草所载，可以看出自古柴胡入药的种类较多，来源也比较复杂，除多数来源为伞形科柴胡属植物以外，还有少数其他科植物。

【来源】本品为伞形科植物柴胡*Bupleurum chinense* DC.或狭叶柴胡*Bupleurum scorzonerifolium* Willd.的干燥根。按性状不同，分别习称"北柴胡"和"南柴胡"。春、秋二季采挖，除去茎叶和泥沙，干燥。

【鉴别要点】北柴胡：又名硬柴胡，呈圆锥形，常有分枝，长6～15cm，直径0.3～0.8cm。顶端多常有残留的茎基，或短纤维状的叶基（"棕毛"[91]）。表面黑褐色或浅棕色，具纵皱纹、支根痕、皮孔（俗称"小疙瘩"[100]）。质硬而韧，不易折断，断面呈片状纤维性，皮部浅棕色，木部黄白色。气微香，味微苦。见图197-1。

南柴胡：又名红柴胡、香柴胡、软柴胡。根较细，多不分枝，根头顶端密被纤维状叶基残余，整体形似扫把，俗称"扫帚头"[38]；近根头处多具细密环纹。表面红棕色或黑棕色，靠近根头处多具明显的横向疣状突起，俗称"小疙瘩"[100]。质稍软，易折断、断面略平坦，具败油气。见图197-2。

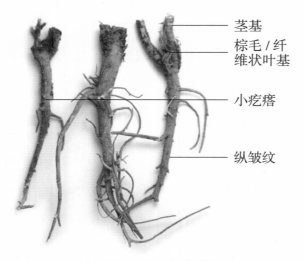

图 197-1　北柴胡

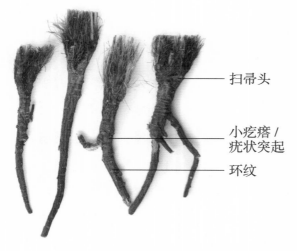

图 197-2　南柴胡

【饮片】柴胡：呈不规则厚片或段片，直径3～8mm，表面粗糙，纤维性；周边灰棕色或棕褐色，具纵向皱纹及支根痕。

麸炒柴胡：形同柴胡，具有麦麸香气。

醋柴胡：形如柴胡，色泽较深，具醋

气。见图197-3。

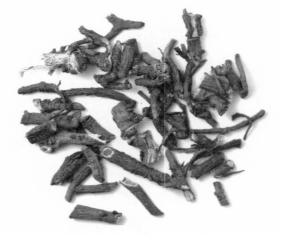

图 197-3　醋柴胡（北）

鳖血柴胡：形如柴胡，色泽加深，具血腥气。

【质量】本品均以主根粗长，分枝少，残留茎基少为佳。北柴胡以质硬、去净须根为佳；南柴胡以单枝、质软具败油气为佳。

【附注】1.柴胡属植物我国约有30多个种。尚有同属植物的根作柴胡使用，应注意鉴别。

（1）膜缘柴胡（又名竹叶柴胡、紫柴胡）*Bupleurum marginatum* Wall. ex DC.的根；西藏柴胡*Bupleurum marginatum* Wall. ex DC.var.*stenophyllum*（Wolff）Shan et Y.Li的根，为膜缘柴胡的变种，本植株较矮小。有时混入北柴胡收购使用。

（2）锥叶柴胡（又名红柴胡）*Bupleurum bicaule* Helm.的根。药材性状：根呈长圆锥形，挺直；根头部膨大，多分支，残留众多粗细不一的茎基。表面黑灰色或黑褐色，栓皮层易剥落。质松脆，易折断，断面平坦。具败油气。

图中标注：
茎基
棕毛/纤维状叶基
小疙瘩
纵皱纹

扫帚头
小疙瘩/疣状突起
环纹

（3）黑柴胡*Bupleurum smithii* Wolff.及其变种小叶黑柴胡*Bupleurum smithii* Wolff. var. *parvifolia* Shan et Y. Li的根，常混入小叶柴胡或北柴胡收购使用。

（4）银州柴胡*Bupleurum yinchowense* Shan et Y.Li、兴安柴胡*Bupleurum sibiricum* Vest及其变种雾灵柴胡*Bupleurum sibiricum* Vest var. *jeholense*（Nakai）、长白柴胡*Bupleurum komarovianum* Lincz.、长茎柴胡*Bupleurum longicaule* Wall.ex DC.及其变种秦岭柴胡*Bupleurum longicaule* Wall.ex DC.var.*giraldii* Wolff.与空心柴胡*Bupleurum longicaule* Wall.ex DC.var.*franchetii* de Boiss.、柴首*Bupleurum chaishoui* Shan et Sheh（植株高可达120cm）、线叶柴胡*Bupleurum scorzonerifolium* Willd var.*angustissimum*（Franch.）Huang、马尔康柴胡*Bupleurum malconense* Shan et Y.Li、小柴胡*Bupleurum tenue* Huch.–Ham.exD.Don、马尾柴胡*Bupleurum microcephalum* Diels、韭叶柴胡*Bupleurum kunmingense* Y.Li et S.L.Pan、多枝柴胡*Bupleurum polyclonum* Y.Li et S.L.Pan、金黄柴胡*Bupleurum aureum* Fisch、丽江柴胡*Bupleurum rockii* Wolff.等的根。

2.伪品。

（1）大叶柴胡*Bupleurum longiradiatum* Turcz.及其变种短伞大叶柴胡*Bupleurum longiradiatum* Turcz.var.*breviradiatum* Fr.Schmidt的根。为多年生高大草本，高80～150cm，根茎弯曲，长3～9cm，直径3～8mm，质坚，黄棕色，密生的环节上多须根。本品有毒。

（2）石竹科植物瞿麦*Dianthus superbus* L.的根常被误认作柴胡。其根呈圆柱形，常弯曲，下部有5枝，长7～12cm，直径3～6mm。根头部膨大。残留有数个长短不等的茎基及卷曲的粗纤维，茎基上有呈鞘状的叶基，表面浅棕色或灰棕色，具不规则的纵沟纹和点状皮孔。质坚硬，木化，难折断，断面凹凸不平，中空。味淡。

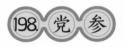

198. 党参

【历史沿革】本品最早见于《本草从新》，"肆中所市党参，种类甚多，皆不堪用，唯防党性味和平足贵，根有狮子盘头者真，硬纹者伪也。"《本草纲目拾遗》在"防风党参"条下"党参功用，可代人参，皮色黄而横纹，有类乎防风、故名防党。江南徽州等处呼为狮头党，因芦头大而圆凸也。"《植物名实图考》"山西多产，长根至二三尺，蔓生，叶不对，节大如手指，野生者根有白汁，秋开花如沙参，花青白色，土人种之为利，气极浊。"这与目前山西野生及栽培的党参形态相符。

【来源】本品为桔梗科植物党参*Codonopsis pilosula*（Franch.）Nannf.、素花党参*Codonopsis pilosula* Nannf. var. *modesta*（Nannf.）L.T.Shen 或川党参*Codonopsis tangshen* Oliv. 的干燥根。秋季采挖，洗净，晒干。

【鉴别要点】党参：根呈长圆柱形至圆锥形，稍弯曲，单枝或有1～2条分枝，长12~35cm，直径0.4~2cm。表面黄灰色至灰棕色，根头有许多疣状突起的茎痕及芽（"小疙瘩"[100]），密集成不规则蜂窝状的茎残基痕迹，俗称"狮子盘头"。根头下有致密的"横环纹"[96]，向下渐稀疏，有的达全长的一半，栽培品环状横纹少或无。全体表面较粗松，有纵皱纹和散在的横长皮孔样突起，支根断落处常有黑褐色胶状物（系汁液溢出凝成，俗称"油点"）。上半部有紧密的环纹；下半部环纹渐稀且显纵向皱缩，尾部及断口处有黑色胶状物，习称"豆豉尾"。质稍硬或略韧性，可折断，断面稍平坦，有裂隙或放射状纹理，呈枣肉样，习称"京柿肉"。油润/油性[70]，皮部黄白色或淡棕色，木部暗黄色，有放射花纹及导管细孔。气特异，味微甜。见图198-1。

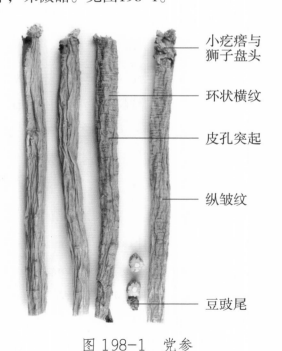

图 198-1　党参

素花党参（西党参）：长10~35cm，直径0.5~2.5cm。表面黄白色至灰黄色，

根头下致密的环状横纹常达全长的一半以上，有的显皮肉半分离状，习称"皮松肉紧"[36]。断面裂隙较多，皮部灰白色至淡棕色。有特殊香气，味微甜。见图198-2。

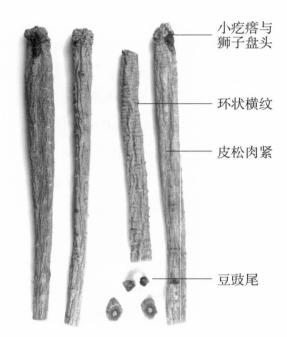

图 198-2　素花党参

川党参：性状与党参类似，唯少有分枝，长15~40cm，直径0.5~2.9cm。一般根头茎痕较少，大条者亦有"狮子盘头"，根头小于正身的又习称"泥鳅头"。表面灰黄色至黄棕色，有明显不规则的纵沟。质较软而结实，断面裂隙少，皮部黄白色。气香味甜。

【饮片】党参：本品呈椭圆形或类圆形的厚片、段，表面黄棕色或灰棕色，有纵皱纹。断面有裂隙或"菊花纹"[24]，中央有淡黄色圆心，周边淡黄白色至黄棕色。质稍硬或略带韧性，有特殊香气，味微甜。见图198-3。

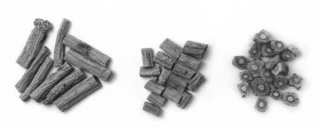

左：寸段　　　中：长段　　　右：厚片

图198-3　党参

米炒党参：表面老黄色，余同党参。

麸炒党参：形同党参，气变清香，表面老黄色，有麸香气。

蜜炙党参：形如党参，表面黄棕色，显光泽，味甜。

【质量】本品常以条大粗壮、皮松肉紧、有狮子盘头的芦及横纹、质油润、甜味重、嚼之无渣者为佳。

【附注】1.党参的相关术语。

（1）狮子盘头：党参根头部膨大呈疣状，其上密集多数黄白色点状突起，为地上茎脱落后留下的茎痕，形如"狮子盘头"（亦称"狮子头"），其中东党的狮子盘头大，西党次之，潞党、叙党较小；条党的大条亦具"狮子盘头"。

（2）泥鳅头：条党（单枝党、八仙党）中的小条者，其芦小于主根正身，形似泥鳅之头。

（3）蛇蚓头：条党根头似蛇头、蚯蚓头的形状。

2.党参的商品规格因产地不同而名称较复杂，有潞党、西党、东党等三种。

（1）潞党：多为栽培品，主产山西的平顺、长治、晋城一带。栽培或野生于山西五台山等地者称台党。

（2）西党：为主产于甘肃、四川西北部、陕西等地的统称。其中甘肃产又称纹党，主产于天水、定西、岷县等地，都有大量栽培。产于甘肃武都地区与四川阿坝地区交界处的甘肃文县、武都，四川的南坪、松潘等地的又称文党、晶党；主为素花党。四川主产于凉山、涪陵、宜宾、绵阳等地，产于四川万县的称庙党。陕西主产于汉中、宝鸡等地，又称汉中党、凤党。

（3）东党：主产及自销东北三省等地。黑龙江的尚志、五常；吉林的通化；辽宁的丹东、凤城等地以文党、庙党质量最好；甘肃的纹党、山西的潞党与台党产量居全国之首，是商品党参的主要来源。贵州、云南也产，多自销。

3.尚有同属（党参属）植物的根在部分地区自产自销。

（1）管花党参Codonopsis tubulosa Kom.，商品称为白党或叙党，部分地区作党参入药，与党参相似；但环状横纹少或无，全体有多数不规则的纵沟和纵棱，质较坚，色白，气微，味微甜，嚼之有清香味，质较次。

（2）甘孜党参（蛇头党）：包括了球花党参与灰毛党参。

1）球花党参Codonopsis subglobosa W.W.Smith，根肥大，长20～43cm，直径1～3cm。表面有皱缩的纵沟，常扭曲，上部有密环纹，并自中部向上至根头部渐细，习称"泥鳅头""蛇蚓头"；根茎具多数细小的茎痕或芽痕。断面具辐射状排列的细小裂隙。具特异臭气。

2）灰毛党参*Codonopsis conescens* Nannf.，根下部有的分枝；断面略显粉性，可见针晶样亮点；具特异气味。

（3）新疆党参*Codonopsis clematida*（Schrenk）C.B.Clarke，根常肥大，呈纺锤状圆柱形，较少分枝，长可达25～45cm，直径达1～3cm，表面灰黄色，近上部有细密环纹，而下部则疏生横长皮孔。产销于新疆。

3.常见党参伪品有多科品种。

（1）桔梗科同科植物有羊乳*Codonopsis lanceolata*（Sieb et Zucc.）Tratv、大花金钱豹*Campanumoea javinica* Blume及其亚种金钱豹*Campanumoea javinica* Blume subsp.*japonica*（Makino）Hong、大萼党参*Codonopsis macrocalyx* Diels（云南中甸）、抽葶党参*Codonopsis subscaposa* Kom.（四川甘孜）、珠鸡斑党参*Codonopsis meleagris* Diels（云南丽江）、脉花党参*Codonopsis nervosa*（Chipp）Nannf.（四川甘孜、阿坝，云南中甸）及其变种大花党参*Codonopsis nervosa* var.*macrantha*（Nannf.）L.T.Shen（四川甘孜）、管钟党参*Codonopsis bulleyana* Forrest ex Diels（云南丽江、中甸）、二色党参*Codonopsis bicolor* Nannf.（四川阿坝）、绿钟党参*Codonopsis chlorocodon* C.Y.Wu（四川甘孜）等。

（2）伞形科植物迷果芹*Sphallerocorpus gracilis* (Bess)k.Pol.的根等。

（3）石竹科山女娄菜（紫萼女娄菜，塔氏麦瓶草）*Silene aprica* Turcz.[*Melandryum tatarinowii*（Regel）Tsui.]及同科植物瓦章（四川贴萼女娄菜）*Melandryum vicidulum*（Franch）Wills.var.*szechuecnense*（Wills）Hand-Mazz的根。

4.党参片形的讨论：党参因"质稍硬或略带韧性"，故传统片形多为寸段；且传统切制也遵循了"硬薄软厚、粗薄细厚"的原则，这些都考虑到了煎煮时其成分的煎出率，然现行《中国药典》规定为"厚片"（即2～4mm），不仅改变了传统片形，且增加了切制的人工成本；降低了出品率等。有待研究。

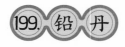

199. 铅丹

【历史沿革】本品出自《神农本草经》。别名黄丹、朱丹、红丹、漳丹、彰丹、朱粉、松丹、陶丹、铅黄、丹粉。《纲目》"凡用，以水漂去硝盐，飞去砂石，澄干，微火炒紫色，地上去火毒，入药。"

【来源】本品为用铅加工制成的四氧化三铅（Pb_3O_4）。即将纯铅放在铁锅中加热，炒动，利用空气使之氧化；然后放在石臼中研成粉末。"水飞"漂洗，将粗细粉末分开，漂出之细粉，再经氧化24小时，研成细粉过筛即得。

【鉴别要点】本品呈橙红色或橙黄色的粉末，光泽暗淡，不透明，用手指搓揉，先有沙性触及，后觉细腻，质重易吸湿结块。本品能使手指染成橙黄色，俗称"染指"[80]。见图199。

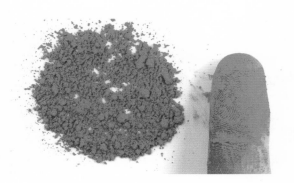

左：水飞品　　　右：染指

图 199　铅丹

【质量】铅丹有金属性辛味。以色橙红、细腻光滑、无粗粒、见水不成疙瘩者为佳。

【附注】铅丹均为统货，不分等级。为熬制膏药的基质。

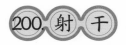

200. 射干

【历史沿革】本品始载于《神农本草经》，列为下品。历代本草多有记载。《唐本草》"夜干（射干）花红抽长茎，根黄有白。"李时珍"射干即今扁竹也，今人所种多是紫花者，呼为紫蝴蝶，其花三四月开，六出大如萱花。结房大如拇指，颇似泡桐子。"陶弘景"射干鸢尾是一种。"朱震亨"紫花者是射干，红花者非，各执一说，何以凭依。……据此则鸢尾射干本是一类。但花色不同，如牡丹、芍药、菊花之类其色各异，皆是同属也。大抵入药功不相远。"历代本草所指花色红黄的即是射干，而色紫碧者即是鸢尾，后者在四川长期以来作射干药用。目前市场认为花红黄色者为好。

【来源】本品为鸢尾科植物射干

Belamcanda chinensis（L.）DC.的干燥根茎。春初刚发芽或秋末茎叶枯萎时采挖，除去须根和泥沙，干燥。

【鉴别要点】本品呈不规则结节状，有分枝，长3～10cm，直径1～2cm。外表皮黄褐色、棕褐色或黑褐色，皱缩，有排列较密的横向皱折环纹。可见上面有数个凹陷盘状的茎痕，俗称"鸡眼"[63]。下面有残留的须根和须根痕。切面淡黄色或鲜黄色，具散在小筋脉点或筋脉纹（俗称"筋脉点/筋脉纹"[93]）的维管束，有的可见环纹。见图200-1。

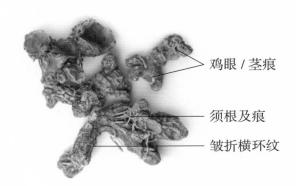

鸡眼/茎痕
须根及痕
皱折横环纹

图 200-1　射干

【饮片】本品呈不规则或类圆形的厚片，直径0.7～2cm。表面黄色，颗粒状或筋脉纹。周边黄褐色、棕褐色或黑褐色，皱缩，不整齐，质硬。见图200-2。

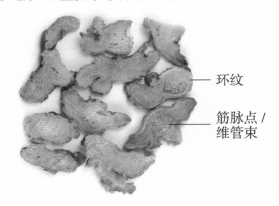

环纹
筋脉点/维管束

图 200-2　射干

331

【质量】本品气微，味苦、微辛。以身干质坚体重、条肥壮、肉色黄、无须根者为佳。各地产品中以湖北所产"汉射干"为佳，其他产地所产较差。野生品为佳。

【附注】尚有同科鸢尾属植物的根茎作射干用，应注意鉴别。

（1）鸢尾 *Iris tectorum* Maxim. 的根茎作射干用，四川称川射干；长安、商丘等地将此种的根茎称土射干（有野生）。鸢尾根茎较短而粗壮，质硬，浅黄色；药材根茎成不规则结节状，扁圆柱形，节上常有分枝，节间部分一端膨大，另一端缩小。表面灰棕色至淡黄色，稍皱缩，有纵纹及横环纹，膨大部分环纹较密，并有须根残基及圆点状须根痕。

（2）白射干（野鸢尾、野射干）*Iris dichotoma* Pall. 和扁竹根（蝴蝶花）*Iris japonica* Thunb. 的根茎在陕西、四川、贵州、湖南等省的部分地区混充射干入药，或称土射干。

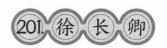

201 徐长卿

【历史沿革】本品始载于《神农本草经》，列为上品。李时珍"徐长卿，人名也，常以此药治邪病，人遂以名之。"《唐本草》载"叶似柳，两叶相当，有光润。……根如细辛，微粗长而有臊气。"《图经本草》"七八月著子似萝卜而小。九月苗黄，十月而枯。"所述形态与目前使用的品种一致。

【来源】本品为萝藦科植物徐长卿 *Cynanchum paniculatum*（Bge.）Kitag. 的干燥根和根茎。秋季采挖，除去杂质，阴干。

【鉴别要点】本品根茎呈不规则柱状，有盘节，长0.5~3cm，直径2~4mm；顶端带有残茎（"疙瘩"[99]），断面中空。四周着生多数细长的根。根呈细圆柱形，弯曲，长10~16cm，直径1~1.5mm；表面淡褐色或淡棕黄色。具微细的纵皱纹，并有纤细的须根；质脆易折断，断面粉性，有时可见白色闪光的结晶，习称"亮银星"[79]；皮部类白色或黄白色，形成层环淡棕色；木部细小，黄棕色。见图201-1。

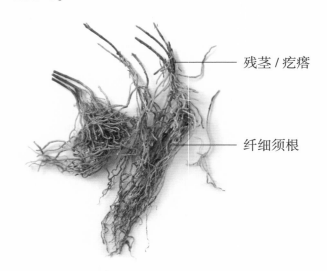

残茎/疙瘩

纤细须根

图 201-1　徐长卿

【饮片】本品呈段状，直径1~1.5mm，表面淡黄白色至黄褐色，具细纵皱纹及细根痕。切面皮部黄白色，具多数极细微小孔，形成层环明显，木部细小，淡黄色。见图201-2。

【质量】本品具丹皮酚特异香气，味辛，有麻舌感。以残茎少、香气浓者为佳。

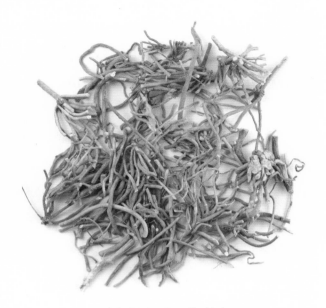

图201-2　徐长卿

【附注】1.我国部分地区用徐长卿的带根全草作药用，按现行《中国药典》规定地上部分为非药用部位，不能当徐长卿用，应注意鉴别。

2.同属（白前属）植物侧花徐长卿Cynanchum hancockianum（Maxim）lljin.的根和根茎混充徐长卿药用，民间习用其全株入药，有活血、止痛、消炎作用；藏医用其种子，主治胆囊炎。但经薄层鉴别，不显丹皮酚斑点。

3.市场上伪品"老瓜头徐长卿"，其基源鉴定为萝藦科植物华北白前Cynanchum mongolicum（Maxim）Hemsl.的根及根茎，华北白前也叫老瓜头、牛心朴子，其全株有毒，不能替代徐长卿来使用。参见本著92.白薇项下。

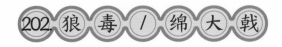

202.狼　毒／绵　大　戟

【历史沿革】本品始载于《神农本草

经》，列为下品。梁·陶弘景《本草经集注》"秦亭在陇西，亦出宕昌，乃言止有数亩地生，蝮蛇食其根，故为难得。亦有太山者，今用出汉中及建平。云与防葵同根，但置水中沉者是狼毒，浮者是防葵。俗用亦稀，为疗腹内要药耳。"以上本草所述生态现象与现今所用瑞香狼毒产地生态大体相同。

【来源】本品为瑞香科植物瑞香狼毒Stellera chamaejasme L.的干燥根。秋季采挖，洗净，切片，晒干。

【鉴别要点】本品呈膨大的纺锤形或呈圆锥形至长圆柱形，稍扭曲，长7～30cm，直径2～7cm；根头部留有地上茎残基。外表棕色至棕褐色，有纵皱及横生的细长皮孔，有时残留细根。栓皮剥落后，露出柔软的白色纤维（绵性[73]）。体轻，质韧，不易折断，断面中心木质部黄白色，外圈韧皮部白色，呈纤维状。见图202-1、202-2、202-3。

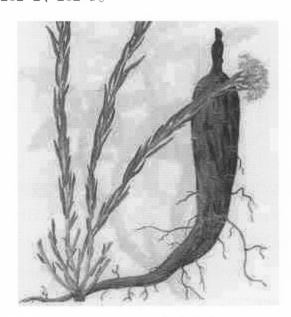

图202-1　瑞香狼毒

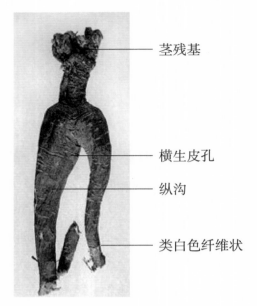

茎残基

横生皮孔

纵沟

类白色纤维状

图202-2 瑞香狼毒

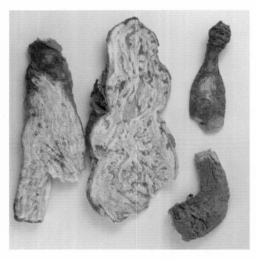

图202-3 瑞香狼毒

【质量】本品气微，味微甘、微苦而辣。以条粗、质韧者为佳。

【附注】1.《全国中草药汇编》《中药大辞典》《中华本草》等将瑞香科瑞香狼毒的根作为"狼毒"的来源，如《中药大辞典》"狼毒"为瑞香料狼毒属植物瑞香狼毒 Stellera chamaejasme L.［Passerina chamaejasme Fisch.］的根。但"狼毒"《药材学》《中国药典》（1977版首载，

1985～2005版5版均未载，2010版续载至今）均为大戟科植物月腺大戟 Euphorbia ebracteolata Hayata或狼毒大戟 Euphorbia fischeriana Steud.的干燥根；而《中药大辞典》以"白狼毒"药名收载，为大戟科大戟属植物月腺大戟 Euphorbia ebracteolata Hayata［Galarhoeus ebracteolatus Hayata］或狼毒大戟 Euphorbia pallasii Turcz.［E. fischeriana Steud.］的根，其中狼毒大戟与《中国药典》的学名有较大区别。

2.本品为"六陈"品种之一。

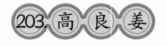

203. 高良姜

【历史沿革】本品始载于《名医别录》。苏颂"春生茎叶如姜苗而大，高一二尺许。花红紫色，如山姜花。"李时珍"陶隐居言此姜出高良郡，故得此名。"《证类本草》《本草纲目》的插图与山姜属Alpinia植物大体相同。

【来源】本品为姜科植物高良姜 Alpinia officinarum Hance的干燥根茎。夏末秋初采挖，除去须根和残留的鳞片，洗净，切段，晒干。

【鉴别要点】本品呈圆柱形，多弯曲，有分枝，长5～9cm，直径1～1.5cm。表面棕红色至暗褐色，有细密的纵皱纹和灰棕色的波状环节，节间长0.5～1cm，一面有圆形的根痕。质坚韧，不易折断，断面纤维性[55]，灰棕色至红棕色，中心环（内皮层）明显，散有维管束点痕（筋脉点[93]）。见图203-1。

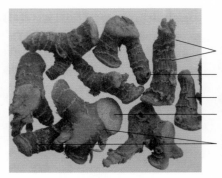

图 203-1　高良姜

【饮片】本品呈类圆形或不规则形的厚片。外表皮棕红色至暗棕色，有的可见环节和须根痕。切面灰棕色至红棕色，外周色较淡，具多数散在的筋脉小点（筋脉点[93]），中心圆形，约占1/3。见图203-2。

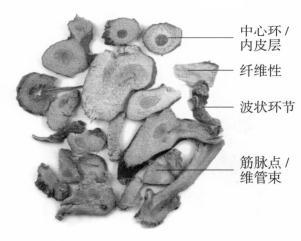

图 203-2　高良姜

【质量】本品气芳香，味辛辣。以色红棕、气香味辣、分枝少者为佳。

【附注】同属（山姜属）植物大高良姜*Alpinia galangal* Willd.，以根茎入药，根茎粗大，香气较淡，药材质量较差。其果实习称"红豆蔻"，也作药用。山姜属我国约有40余种，已知20余种可供药用，应注意鉴别。

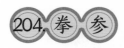

204. 拳参

【历史沿革】本品始载于《图经本草》。苏颂"拳参出淄州田野，叶如羊蹄，根似海虾，黑色，五月采。"所记与今日所用拳参相符。

【来源】本品为蓼科植物拳参*Polygonum bistorta* L.的干燥根茎。春初发芽时或秋季茎叶将枯萎时采挖，除去泥沙，晒干，去须根。

【鉴别要点】本品呈扁圆柱形，密生细环纹，常卷曲如海虾形，长6～13cm，直径1～2.5cm。表面紫褐色，粗糙，一面隆起，一面稍平坦或略具凹槽，全体密具粗环纹及根痕。质硬，断面近肾形，浅棕红色至棕红色；具环状排列的黄白色小点（维管束"麻点"[40]）。见图204-1。

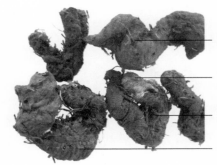

图 204-1　拳参

【饮片】本品呈类圆形或近肾形的厚片。外表皮紫褐色或紫黑色。切面棕红色或浅棕红色，平坦，近边缘有一圈黄白色小点。见图204-2。

【质量】本品气微，味苦、涩。以个大、质硬、断面浅红棕色者为佳。

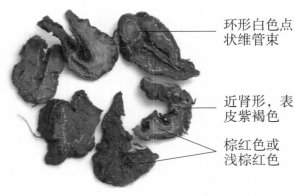

环形白色点
状维管束

近肾形，表
皮紫褐色

棕红色或
浅棕红色

图 204-2　拳参

【附注】同属（蓼属）植物的品种有12种之多。如倒根蓼*Polygonum ochotense* V.Petr.ex Kom.或珠芽蓼*Polygonum viviparum* L.等，均较拳参短细，横断面均带淡紫红色。尚有草血竭*Polygonum paleaceum* Wall. ex HK.f.、大叶蓼（圆穗蓼）*Polygonum macrophyllum* D.Don.、耳叶蓼*Polygonum manshuriense* V.Petr.ex Kom.、椭圆叶蓼*Polygonum ellipticum* Willd.ex Spreng.等，应注意鉴别。

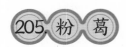

205.粉　葛

【历史沿革】本品始载于《神农本草经》，列为中品。历代本草均有记载，多类同。陶弘景"即今之葛根，人皆蒸食之。当取入土深大者，破而日干之。"陈藏器"根堪作粉。"《本草纲目》对葛的记述更为详细，"葛有野生，有家种。其蔓延长……，其根外紫内白，长者七、八尺。其叶有三尖、如枫叶而长，面青背淡。其花成穗，叠叠相缀，红紫色。其荚如小黄豆荚，亦有毛。其子绿

色，……。"据以上记载，与目前药材情况相符。

【来源】本品为豆科植物甘葛藤*Pueraria thomsonii* Benth.的干燥根，习称"甘葛"。秋、冬二季采挖，除去外皮，稍干，截段或再纵切两半，斜切成厚片，干燥。

【鉴别要点】本品呈圆柱形、类纺锤形或半圆柱形，长12～15cm，直径4～8cm；有的为纵切或斜切的厚片，大小不一。表面黄白色或淡棕色，未去外皮的呈灰棕色。体重，质硬，富粉性[13]，横切面可见由纤维形成的浅棕色同心性环纹，习称"同心环"[43]。纵切面可见由纤维形成的数条纵纹。体重，质硬，富粉性。见图205-1。

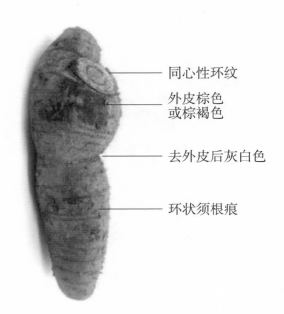

同心性环纹

外皮棕色
或棕褐色

去外皮后灰白色

环状须根痕

图 205-1　粉葛

【饮片】本品呈不规则的厚片或立方块状。外表面黄白色或淡棕色。切面黄白色，余同药材。见图205-2。

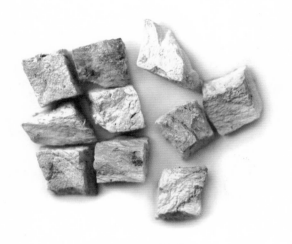

图 205-2　粉葛丁

【质量】本品气微，味微甜。以块大、质坚实、色白、粉性足、纤维少者为佳；质松、色黄、无粉性、纤维性多者质次。

【附注】1.同属（葛属）植物峨眉葛藤*Pueraria omeiensis* Wang et Tang、三裂叶葛藤*Pueraria phaseoloides*（Roxb.）Benth.、食用葛*Pueraria edulis* Pamp.、山葛*Pueraria montana*（Lour.)Merr.、密花葛*Pueraria alopercuroides* Craib、云南葛（苦葛）*Pueraria peduncularis*（Grah.ex Benth.) Benth.、小花葛*Pueraria stricta* Kurz.、黄毛葛*Pueraria calycina* Franch.等也作葛根使用，但质量较差。

2.2005版《中国药典》首次将粉葛从葛根中分列出来。相关著作收载粉葛、葛根的变化情况见下。

著作名称		中药名	来源
中国药典	1963 版	葛根[271]	葛 *pueraria pseudohirsuta* Tang et Wang 的干燥根
	1977、1985、1990、1995、2000 版	葛根[570]、葛根[295]、葛根[299]、葛根[296]、葛根[273]	野葛 *pueraria lobata*（Willd.）Ohwi 或甘葛藤 *pueraria thomsonii* Benth. 的干燥根

著作名称		中药名	来源
中国药典	2005、2010、2015、2020 版	粉葛[203]、粉葛[272]、粉葛[289]、粉葛[302]	甘葛藤 *pueraria thomsonii* Benth. 的干燥根
		葛根[233]、葛根[312]、葛根[333]、葛根[347]	野葛 *pueraria lobata*（Willd.）Ohwi 的干燥根
中药志第一册		葛根[563]	野葛 *pueraria lobata*（Willd.）Ohwi [*pueraria thunbergiana*（S.et Z.）Benth.；*pueraria hirsuta*（Thunb.）Sehneid.；*pueraria pseudohirsuta* Tang et Wang] 或甘葛藤 *pueraria thomsonii* Benth. 的干燥根

1963版《中国药典》所载葛根为葛的学名与下述各著野葛的学名不同，但实属野葛。据世界植物命名规则：一种植物的属种学名是唯一的，且含被命名错误的属种名及命名人。如《中药志》野葛中括号内的学名因错误命名就有三个（虽脉络清晰，但很长，限制了发展趋势），其中一名就为1963版《中国药典》葛的学名（当时没错，只是现在证实定错了；但原植物没错），碰到此类情况，一定要查阅更多的新文献加以确定。

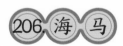

206.海马

【历史沿革】本品原名水马，陶弘景"是鱼虾类也。状如马形，故名。"陈藏器"海马出海南。形如马，长五六寸，虾类也。"寇宗奭"其首如马，其身如虾，其背伛偻，有竹节纹，长二三寸"。

【来源】本品为海龙科动物线纹海马*Hippocampus kelloggi* Jordan et Snyder、

刺海马Hippocampus histrix Kaup、大海马Hippocampus kuda Bleeker、三斑海马Hippocampus trimaculatus Leach或小海马（海蛆）Hippocampus japonicus Kaup的干燥体。夏、秋二季捕捞，洗净，晒干；或除去皮膜及内脏，晒干。

【鉴别要点】线纹海马：呈扁长形而弯曲，体长约30cm。表面黄白色。头略似马头，习称"马头"，多与躯干部垂直，有冠状突起，具管状长吻，口小，无牙，两眼深陷。躯干部七棱形，腹部稍凸出，肛门位于躯干第11节的腹侧下方。尾部四棱形，渐细卷曲，习称"蛇尾"，体上有瓦楞形的节纹并具短棘，习称"瓦楞身"[28]。故海马有"马头蛇尾瓦楞身"的习称。体轻，骨质，坚硬。见图206-1。雄性海马尾部腹面有育儿囊[75]。

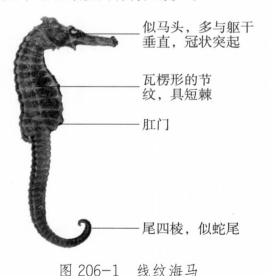

似马头，多与躯干垂直，冠状突起

瓦楞形的节纹，具短棘

肛门

尾四棱，似蛇尾

图 206-1　线纹海马

刺海马：体侧扁，体长15～20cm。体棘、头棘尖锐而特别发达；吻细长，管状，吻长大于或等于眼后头长。眼小，侧位，较高。体淡黄褐色，背鳍近尖端具1

纵列斑点，臀鳍、胸鳍色淡，体上小棘尖端淡黑褐色。见图206-2。

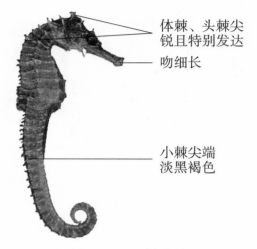

体棘、头棘尖锐且特别发达

吻细长

小棘尖端淡黑褐色

图 206-2　刺海马

大海马：体侧扁，较高，体长20～30cm。头上小棘发达，体上棱棘短钝粗强，腹部凸出；头冠较低，顶端具5个短钝粗棘。吻细长，管状，吻长等于眼后头长。鳃盖突出，具放射状崤纹。头侧及眶上、颊下各棘均较粗强。体淡褐色，头部及体侧有细小暗色斑点，且散布细小的银白色斑点。背鳍有黑色纵列斑纹。臀鳍、胸鳍色淡。见图206-3。

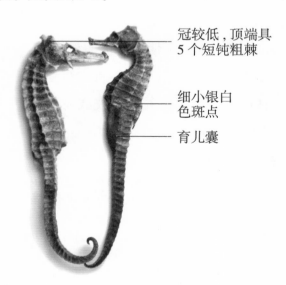

冠较低，顶端具5个短钝粗棘

细小银白色斑点

育儿囊

图 206-3　大海马

三斑海马：体长10～18cm，体侧背部第1、4、7节的短棘基部各有1黑色圆斑。颈部背方具一隆起嵴。颊部下方具一细尖弯曲的颊下棘。见图206-4。

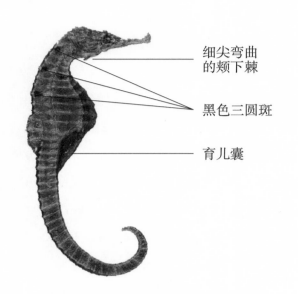

细尖弯曲的颊下棘

黑色三圆斑

育儿囊

图206-4　三斑海马

小海马（海蛆）：与大海马相似。体形小，长7～10cm。黑褐色。节纹和短棘均较细小。

【质量】本品气微腥，味微咸。以个大、色黄白、体完整、坚实、洁净者为佳。

【附注】1.海马《辞海》"亦称'龙落子'。鱼纲"。雄海马尾部腹面有孵卵囊，习称"育儿囊"[75]或"充儿囊"，并负有照管卵和仔鱼的任务。雌鱼性成熟后，在产卵期生殖腔（亦称"泄殖腔"）微微扩大，形成生殖乳头（肛突）。性成熟的海马发性一般多在上午表现为雌鱼追逐雄鱼，在此期间体表由黑色变为黄白色。雄鱼表现为被动，雌鱼追逐到一定时间，雄鱼充儿囊张开，与雌鱼肛突相接；雄鱼分泌透明的精液，雌鱼排卵于雄鱼的

充儿囊中。受精卵发育成仔鱼后从育儿囊中排出，刚出生的海马仔即能独立生活。海马与海龙是地球上唯一由雄性孕育后代的动物。

2.海马《辞海》亦载哺乳纲，海马科的海马Odobenus rosmarus，为海马的同名异物。

3.商品中发现海马的掺伪品，主要是海马腹中或育儿囊内人为填充鱼粉、石蜡或泥沙等物，以增加重量。

4.有一种混淆品为海龙科冠海马Hippocampus coronatus的干燥体。体长10cm左右，体表淡褐色，头冠特别高大，约等于吻长。

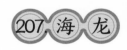

207 海龙

【历史沿革】本品始载于《本草纲目拾遗》。赵学敏引赤嵌集"……首尾似龙，无牙爪，大者尺余，入药。"

【来源】本品为海龙科动物刁海龙Solenognathus hardwickii（Gray）、拟海龙Syngnathoides biaculeatus（Bloch）或尖海龙Syngnathus acus Linnaeus的干燥体。多于夏、秋二季捕捞，刁海龙、拟海龙除去皮膜，洗净，晒干；尖海龙直接洗净，晒干。

【鉴别要点】刁海龙：体狭长侧扁，全长30～50cm。表面黄白色或灰褐色。头部具管状长吻，口小，无牙，两眼圆而深陷，头部与体轴略呈钝角。躯干部宽3cm，五棱形，尾部前方六棱形，后方渐细，四棱形，尾端卷曲。背棱两侧各有1列

灰黑色斑点状色带。全体被以具花纹的骨环和细横纹，各骨环内有突起粒状棘，颇似菠萝表面图文，习称"菠萝纹""瓦楞身"[28]。胸鳍短宽，背鳍较长，有的不明显，无尾鳍。骨质，坚硬。见图207。

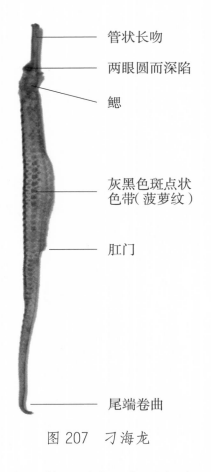

管状长吻

两眼圆而深陷

鳃

灰黑色斑点状色带(菠萝纹)

肛门

尾端卷曲

图207 刁海龙

拟海龙：体长平扁，躯干部略呈四棱形，全长20~22cm，中部直径约2cm。表面灰黄色或灰棕色，头常与体轴成一直线。无尾鳍。

尖海龙：体细长如鞭，全长10~30cm，直径4~5mm，未去皮膜。表面黄褐色，有的腹面可见"育儿囊"[75]，有尾鳍，质较脆弱，易撕裂。

【质量】本品气微腥，味微咸。以体长、饱满、头尾齐全者为佳。

【附注】1.有育儿囊的为雄海龙。详见本著206.海马项下。

2.粗吻海龙Trachyrhamphus serratus（Temminck & Schlegel）又名海蛇，常作海龙药用，条形较尖海龙粗壮，体细长方柱形，长22~28cm，直径5~8mm。表面灰棕色，背部色深，全体有十数个颜色较深的横斑。吻呈短管状。躯干部为七棱形，尾长约躯干的2倍。尾鳍小。尚有宝珈海龙（又名海钻）Microphis boaja（Bleeker）、海蠋鱼（又名海蛇）Halicampus koillomatodon（Bleeker）、贡氏柄颌海龙Solenognathus guntheri Dunker等，应注意鉴别。

3.据调查，商品将拟海龙称"海钻"，粗吻海龙称"海蛇"；而尖海龙称"小海蛇"。但《辞海》载有鱼纲海鲶科海鲶（亦称海鲇、赤鱼）Arius thalassinus及爬行纲海蛇科海蛇Hydrophis cyanocinctus（一种毒蛇，又称"青环海蛇""斑海蛇"）。故此，"海钻""海鲇"为不同海生动物，"海蛇"为同名异物。

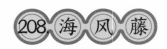

208.海风藤

【历史沿革】本品原名南藤，始载于《本草再新》。《本草纲目》"……细藤圆腻，紫绿色，一节一叶，叶深绿色，似杏叶而微短厚，……茎叶皆臭而极辣。"根据以上植物描述，可知本草记载的南藤为胡椒属植物风藤等同属数种植物。

【来源】本品为胡椒科植物风藤Piper

kadsura（Choisy）Ohwi的干燥藤茎。夏、秋二季采割，除去根、叶，晒干。

【鉴别要点】本品呈长圆柱形而扁，长短不一，直径0.3~2cm。表面灰褐色，粗糙，有纵棱及节，节部膨大，上生不定根。横断面皮部窄，木部灰黄色与灰白色的射线相间放射状排列，习称"车轮纹"[25]，木部导管小孔状形成网状，习称"蜘蛛网纹"[26]）。中央有灰褐色髓部，有时可见异常维管束小点。体轻而脆，断面纤维状，韧皮部与木部交界处常有小洞，边缘形成环状。见图208-1、208-2。

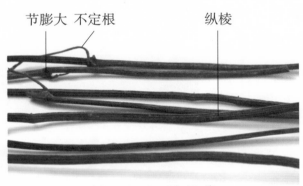

节膨大 不定根　　　　　纵棱

图 208-1　海风藤

【饮片】本品呈不规则的横厚片或斜厚片。见图208-2。

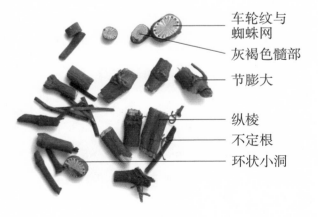

车轮纹与蜘蛛网
灰褐色髓部
节膨大
纵棱
不定根
环状小洞

图 208-2　海风藤

【质量】本品气清香，味微苦、辛。

以香气浓者为佳。

【附注】商品中尚发现有胡椒属其他种植物的茎藤及松萝科、木兰科、木通科等的植物茎藤。

1.据查风藤的植物资源极少，仅在福建、海南、台湾有少量分布。曾对全国53件海风藤的商品进行鉴定，结果来源于风藤的海风藤仅在福建的商品中偶有出现（多为1959年或1985年的老样品）。目前全国销量最广的海风藤原植物为山蒟的藤茎。尚有如下同属（胡椒属）的他种植物。

（1）山蒟（绿藤、香藤、钻骨风）*Piper hancei* Maxim.的藤茎。藤茎扁圆柱形，细茎圆柱形，表面皮孔稀疏，点状突起不甚明显，节间4~10cm；节处稍膨大，节上有明显环形锐棱状脊，茎直径约4mm。广东、浙江、福建、湖南等省作海风藤使用。

（2）石南藤。

1）《湖南省中药饮片炮制规范》（2010版）石南藤为毛蒟*Piper puberulum*（Benth）Maxim.的干燥地上部分。本品为长段。茎圆柱形或扁圆柱形，表面灰棕色或灰褐色，密被柔毛，有明显的纵纹，节部膨大，节上生有长短不等的不定根。叶互生，卵形或卵状披针形，多皱缩，背面被毛，基部楔形，纸质。茎枝质轻而脆，折断时有粉尘飞扬。切面皮部窄，木部呈放射状，有多数小孔，中央有灰褐色髓。气清香，味辛。《全国中草药汇编》（上册）毛蒟又名毛蒌、石蒌，四川部分地区以带叶的茎枝混作石南藤用。功效大致相似，而止痛效果较佳。

2）《中药大辞典》（下册）南藤为胡椒科胡椒属植物石南藤*Piper wallichii* (Miq.) Hand.-Mazz.[*Piper wallichii* (Miq.)Hand.-Mazz.var.*hupehense*(C.DC.)Hand.-Mazz.]的茎叶或全株。

3）《全国中草药汇编》（上册）石南藤为胡椒科胡椒属巴岩香*Piper wallichii*（Miq.)Hand.-Mazz.var.*hupehense*（DC.)Hand.-Mazz.，以茎、叶或全株入药。

（3）风藤（海风藤、细叶青蒌藤）*Piper kadsura*（Choisy)Ohwi[*Piper futokadsura* Sieb. et Zucc.]为中药海风藤的主要品种。在贵州误作石南藤用。

（4）蛤蒌（假蒟、假蒌）*Piper sarmentosum* Roxb.四川、重庆以带叶的茎枝作石南藤用。

（5）海南蒟（山胡椒）*Piper hainanense* Hemsl.主要特征为茎枝光滑无毛，叶基圆或宽楔形，呈不甚明显微凹，叶脉三出，第一对侧脉离基部约1cm与主脉贴紧近平行，然后离开主脉上展。花序细长，先端常稍垂曲，苞片倒卵形，果实有皱，顶端有宿存短花柱。分布于广西、广东等省区。在海南岛药用，功效与石南藤相类似。

2.其他科植物的伪品，应注意鉴别。

（1）松萝科植物松萝*Usnea diffracta* Vain.的叶状体，在青海、新疆、江西、湖北、四川、贵州省区作海风藤使用。

（2）木兰科植物异型南五味子*Kadsura heteroclita*(Roxb.)Craib.的藤茎和根在华南地区作海风藤使用。茎藤有松而厚的软木栓，除去外皮显红色、横断面有梅花状花纹，具多数小孔，气清香。

（3）木通科植物木通*Akebia quinata*（Thunb）Decne的茎藤。其横断面有淡黄色或灰白相间呈放射状的纹理，中央有髓，味苦。

（4）石楠为蔷薇科石楠属植物石楠*Photinia serrulata* Lindl.的带叶枝条，在河北、江苏、安徽和浙江等省做石南藤用。

（5）络石藤（白花藤）为夹竹桃科络石藤属植物络石藤*Trachelospermum jasminoides*（Lindl.）Lem.的带叶枝条。在吉林、陕西、江西、河南、湖北等省误作石南藤用。

（6）薜荔为桑科榕属植物薜荔*Ficus pumila* Linn.江西九江地区以带叶的茎枝误作石南藤用。

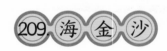

【历史沿革】本品载于北《嘉祐本草》。李时珍"生山林下，茎细如线，引于竹木上，叶背多皱纹，皱处有沙子，状如蒲黄粉，黄赤色，不开花，细根坚强，其沙及草皆可入药。"李时珍所述与现今所用海金沙相符。

【来源】本品为海金沙科植物海金沙*Lygodium japonicum*（Thunb.）Sw.的干燥成熟孢子。秋季孢子未脱落时采割藤叶，晒干，搓揉或打下孢子，除去藤叶。

【鉴别要点】本品呈粉末状，黄棕色或淡棕色，颗粒状，体轻，手捻有光滑感，置手中易由指缝滑落。见图209-1。撒在水中则浮于水面，加热始逐渐下沉（"水试"[29]）。见209-2。海金沙易点燃（"火试"[31]）而发出爆鸣声及闪光，而松花粉及蒲黄则无此现象。见图209-3。

图 209-1 海金沙

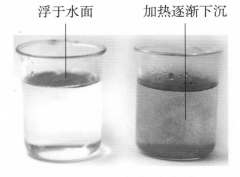

图 209-2 海金沙水试

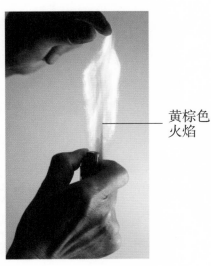

图 209-3 海金沙火试

【质量】本品气微，味淡。以粒细、质轻、有光滑感者为佳。

【附注】海金沙全草亦供药用，称为"海金沙藤"。功效与海金沙相同。

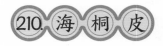

210. 海桐皮

【历史沿革】本品始载于《开宝本草》。释名刺桐。李珣"生南海山谷中，树似桐而皮黄白色；有刺，故以名之。"李时珍"海桐皮有巨刺，如鼍甲之刺，或云刺桐皮也。"以上描述，与今刺桐相符。

【来源】本品为豆科植物刺桐*Erythrina variegata* L.var.*orientalis*（L.）Merr.或刺木通（乔木刺桐）*Erythrina arborescens* Roxb.的干燥茎皮。全年可采，而以春季较易剥取，将树砍伐剥取干皮，刮去棘刺及灰垢，晒干。

【鉴别要点】本品呈板片状，两边略卷曲，厚0.3～1cm，外表面淡棕色至棕黑色，常有宽窄不同的纵凹纹，并散有钉刺，钉刺长圆锥形，高5～8mm，顶端尖锐，刺尖稍弯，基部直径0.5～1cm。内表面黄棕色，较平坦，有细密网纹。质硬而韧，断面裂片状。见图210-1。

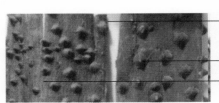

图 210-1 海桐皮

板片状，两边略卷曲

圆锥形钉刺

纵凹纹

【饮片】本品呈不规则的宽丝或块片，余同药材。见图210-2。

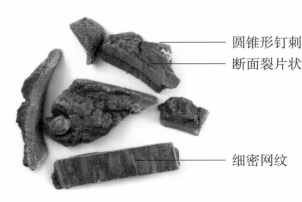

圆锥形钉刺
断面裂片状

细密网纹

图210-2　海桐皮

【质量】本品气微香，味微苦。以皮薄、带钉刺者为佳。

【附注】海桐皮的同名异物品种甚多，但均具有"钉刺"的特征。

1.川桐皮（刺楸皮）：为五加科植物刺楸*Kalopanax septemlobus*（Thunb.)Koidz.的干燥茎皮。呈块片状，厚2～7mm；表面钉刺纵向扁长乳头状，高5～8mm，基部直径1～2cm。多在贵州、四川、江苏、浙江及广西北部和广东部分地区使用。

2.浙桐皮：为芸香科植物樗叶花椒*Zanthoxylum ailanthoides* Sieb.et Zucc.和朵椒 *Zanthoxylum molle* Rehd.的干燥茎皮。前者皮厚约1mm，表面刺钉类圆形；高1～1.5mm，基部直径1～1.5cm，气特异，味微苦而麻辣。后者厚1.5～2mm，钉刺为较鼓的乳头状，基部直径0.7～2cm。在浙江、福建等省使用。

3.木棉皮：木棉科植物木棉*Gossampinus malabarica*（DC.）Merr.的树皮，厚10～20mm，表面钉刺乳头状，有环纹，基部直径1～3.5cm；气微，味淡，嚼之有黏性。广东、广西、四川等省区作海桐皮用。

4.各地市收载的品种不一：如《北京市中药炮制规范》（2016版）海桐皮为芸香科植物樗叶花椒*Zanthoxylum ailanthoides* Sieb.et Zucc.和朵椒 *Zanthoxylum molle* Rehd.的干燥茎皮；《湖南省中药饮片炮制规范》（2010版）海桐皮为刺桐*Erythrina variegata* L.或五加科植物刺楸*Kalopanax septemlobus*（Thunb.）Koidz.的干燥树皮。同为海桐皮的中药植物来源有4种或更多，应注意鉴别。

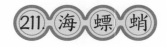

211. 海螵蛸

【历史沿革】本品原名乌贼鱼骨，载于《神农本草经》，列为中品。苏颂"其背上只有一骨，厚三四分，状如小舟，形轻虚而白。"李时珍"两头尖，色白，脆如通草，重重有纹，以指甲可刮为末……。"

【来源】本品为乌贼科动物无针乌贼*Sepiella maindroni* de Rochebrune或金乌贼*Sepia esculenta* Hoyle的干燥内壳。收集乌贼鱼的骨状内壳，洗净，干燥。

【鉴别要点】无针乌贼：呈扁长椭圆形，中间厚，边缘薄，长9～14cm，宽2.5～3.5cm，厚约1.3cm，似剑脊，习称"剑脊"[78]螵蛸。背面有磁白色脊状隆起，两侧略显微红色，有不甚明显的细小疣点（"瘤状突起/疣状突起"[98]）；腹面白色，自尾端到中部有细密波状横层纹；角质缘半透明，尾部较宽平，无骨针。体轻，质松，易折断，断面粉质，显疏松层纹。见图211-1。

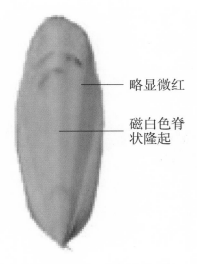

图 211-1 无针乌贼

金乌贼：长13～23cm，宽约6.5cm。背面疣点明显，略呈层状排列；腹面的细密波状横层纹占全体大部分，中间有纵向浅槽；尾部角质缘渐宽，向腹面翘起，末端有1骨针，多已断落。见图211-2。

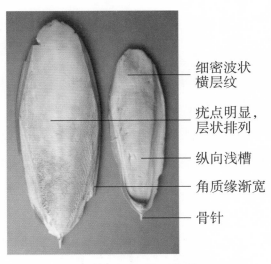

左：背面　右：腹面
图 211-2 金乌贼（有针乌贼）

【饮片】海螵蛸：本品多呈不规则形或类方形小块，类白色或微黄色，味淡。见图211-3。

麸炒海螵蛸：多呈深黄色，有麸焦香气。

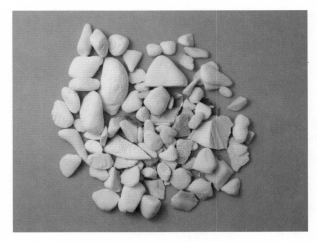

图 211-3 海螵蛸

【质量】本品气微腥，味微咸。以色白、洁净者为佳。

【附注】1.乌贼墨，为无针乌贼属无针乌贼或金乌贼属金乌贼等墨囊红的黑墨。系由很小的黑色颗粒组成的混悬液。

2.金乌贼属的同属有白斑乌贼Sepia latimanus Quoy et Gaimard［Sepia hercules Pilsbry］、虎斑乌贼Sepia pharaonis Ehrenberg［Sepia tigris Sasaki；Sepia rouxii Orbigny and Férussac］、拟目乌贼Sepia lycidas Gray［Sepia subaculeate Sasaki］及目乌贼Sepia aculeata Van Hasselt的内壳在药材中也有混淆。上述各种可从内壳腹面由生长纹构成的横纹前端的形状和后端骨针的有无加以区别，见下表。

品种/部位	无针乌贼	金乌贼	白斑乌贼	虎斑乌贼	拟目乌贼	目乌贼
横纹面	水波状	略呈菱形	圆弧形，且中央有一条浅沟	"∧"字形	"∧"字形，但较短	双波峰状
后端骨针	无	有	有	有	有	有

尚有针乌贼Sepia andreana Steenstrup［Doratosepion andreana de Rochebrune］等的内壳等，应注意鉴别。

212. 浮石

【历史沿革】本品载于《日华本草》。李时珍"浮石，乃江海间细沙，水沫凝聚，日久结成者，状如水沫及钟乳石，有细孔如蛀窠，白色，体虚而轻，……海中者味咸，入药更良。"《唐本草》载有石花，而《本草衍义》有详细记述"石花，白色，圆如覆大马杓，上有百十枝，每枝各搓牙，分枝如鹿角，上有细纹起。以指撩之，铮铮然有声，此石花也。多生海中石上。"前者指现今所用的矿物浮石，后者为脊突苔虫的干燥骨骼。

【来源】本品为火山喷出的岩浆凝固形成的多孔状石块。主含二氧化硅(SiO_2)。多在夏、秋二季采收，洗净，晒干。

【鉴别要点】本品呈不规则形的块状，大小不一，直径2~7cm或更大。表面粗糙，灰白色或淡褐色，有无数大小不等的细孔，形成多孔性海绵状结构。质硬而脆，断面疏松具小孔，常有"玻璃样光泽"[62]或"绢丝样"[84]光泽。见图212-1。体轻，投入水中浮而不沉（"水试"[29]）。见图212-2。

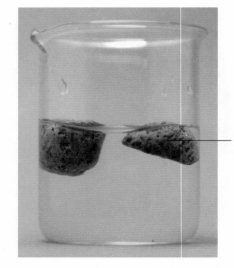

体轻，浮而不沉

图212-2 浮石水试

【质量】本品气微，味淡。以体轻、色灰白者为佳。

【附注】1.石花：为胞孔科动物脊突苔虫*Costazia aculeata* Canu et Bassler的干燥骨骼。主产于福建、浙江等省。呈珊瑚样不规则块状，略呈扁圆形。大小不等，直径2~5cm。灰白色或灰黄色。作叉状分枝，中部交织如网状。表面与断面均密具细孔。质硬而脆，体轻，入水不沉。气微腥，味微咸。主含碳酸钙。并含少量Mg^{2+}、Fe^{3+}等。功效与浮海石同。见图212-3。

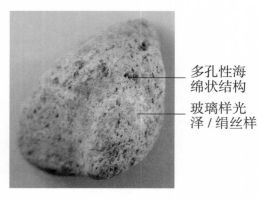

多孔性海绵状结构

玻璃样光泽/绢丝样

图212-1 浮石

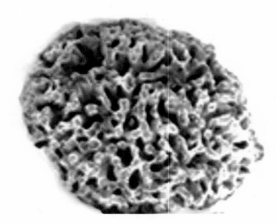

图212-3 石花

2.小浮石：由山东烟台出产，在东北、天津、上海等地也作浮海石入药。为海滨石灰华。系海水溶解的碳酸钙等盐类围绕贝壳、贝壳碎片或其他沙砾等质点沉积而成。呈不规则块状，直径1～2cm。表面凹凸不平，光滑。灰白色或灰黄色，有空洞而无细孔。质实体重，断面灰白色。无臭、味淡。主含碳酸钙。

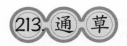

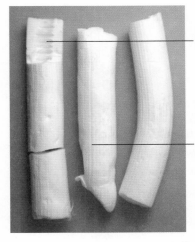

薄隔膜梯状排列

浅纵沟纹

图213-1　通草

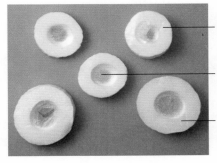

横厚片

半透明薄隔膜

平坦，显银白色光泽

图213-2　通草

213. 通草

【历史沿革】本品始载于《神农本草经》，列为中品。以通脱木（又名空心通草）始载于《本草拾遗》，陈藏器"通脱木，生山侧，叶似蓖麻，心中有瓤，轻白可爱，……俗名通草。"苏颂"生江南，高丈许，大叶似荷而肥，茎中有瓤，正白者是也"。均应是同种，而《唐本草》和《本草纲目》所载通草，实为木通科木通。

【来源】本品为五加科植物通脱木*Tetrapanax papyrifer*（Hook.）K.Koch的干燥茎髓。秋季割取茎，截成段，趁鲜取出髓部，理直，晒干。

【鉴别要点】本品呈圆柱形，长短粗细不等，长20～40cm，直径1～2.5cm。表面白色或淡黄色，有浅纵沟纹。体轻，质松软，稍有弹性，易折断，断面平坦，显银白色光泽，中部有直径0.3～1.5cm的空心或半透明圆形的薄隔膜，纵剖面呈梯状排列。见图213-1。

【饮片】本品呈横厚片。余同药材。见图213-2。

【质量】本品气微，味淡。均以条粗、色白洁、有弹性者为佳。

【附注】1.商品"方通"为约10cm见方的片状物，表面白色微有光泽；"通丝"则为细长碎纸片状，宽约3～5mm，长短不等。

2.各地做通草用的植物来源较多，常见的有如下几种。应注意鉴别。

（1）"实心大通草"：原植物系同科植物八角金盘（柏那参）*Brassaiopsis fatsioides* Harmus.的茎髓，表面黄白色，粗糙，质地坚硬，断面实心，见李家实·《中药鉴定学》；而《新编中药志》为盘叶掌叶树（见下表中学名）

（2）尚有下列多种，见下表。

通草药源种类和资源情况

植物名	拉丁学名	主产区
通脱木	*Tetrapanax papyriferus*	贵州、湖南、广西、四川
盘叶掌叶树	*Brassaiopsis fatsioides* (*Euaraliopsis fatsioides*)	四川、云南、贵州
罗伞	*Brassaiopsis glomerulata*	云南
红河鹅掌柴	*Schefflera hoi*	云南
粗毛楤木	*Aralia searelliana*	云南
瑞丽鹅掌柴	*Schefflera shweliensis*	云南
刺通草	*Trevesia palmata*	云南、广西

3.注意与本著16.小通草的区别。

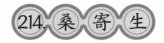

【历史沿革】本品原名桑上寄生，始载于《神农本草经》，列为上品。《唐本草》"此多生槲、榉、柳、水杨、枫等树上，子黄、大如小枣子，惟虢州有桑上者，子汁甚粘，核大似小豆，叶无阴阳，如细柳叶而软，茎粗短。"《蜀本草》"按诸树多有寄生，茎叶并相似，云是乌鸟食一物子，粪落树上，叶似橘叶而软厚，茎似槐而肥脆，今处处有，方家唯桑上者，然非自采即难以别，可断茎而视之，以色深黄者为验。"椐上所载，似为桑寄生。

【来源】本品为桑寄生科植物桑寄生 *Taxillus chinensis*（DC.）Danser的干燥带叶茎枝。冬季至次春采割，除去粗茎，切段，干燥，或蒸后干燥。

【鉴别要点】本品茎枝呈圆柱形，有分枝，直径0.2~1.5cm；表面红褐色或灰褐色，具细纵纹，有棕色点状纵裂的皮孔，嫩枝有的可见棕褐色茸毛；质坚硬，断面不整齐，皮部红棕色，木部色较浅，射线明显（"车轮纹"[25]），并可见年轮，髓部较小。叶多卷曲，具短柄；叶片展平后呈卵形或椭圆形，全缘，长3~8cm，宽2~5cm；表面黄褐色。幼叶被细茸毛，先端钝圆，基部圆形或宽楔形。见图214-1。

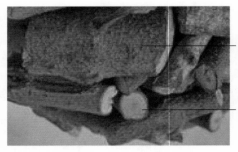

棕色点状皮孔

年轮与车轮纹

图 214-1　桑寄生

【饮片】本品呈厚片或不规则段片。外表皮红褐色或灰褐色，具细纵纹，并有多数细小突起的棕色皮孔，嫩枝有的可见棕褐色茸毛。切面皮部红棕色，木部色较浅。叶多卷曲或破碎，完整者展平后呈卵形或椭圆形，表面黄褐色，幼叶被细茸毛，先端钝圆，基部圆形或宽楔形，全缘；革质。见图214-2。

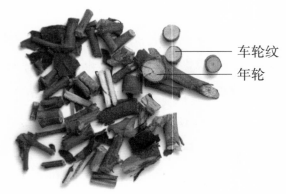

车轮纹

年轮

图 214-2　桑寄生

【质量】本品气微，味涩。以枝细嫩、色红褐、叶多者为佳。

【附注】1.寄生常寄生于桑科、茶科、山毛榉科、芸香科、蔷薇科、豆科等29科50余种植物上。因此，根据寄主不同，分多种寄生。陶弘景"桑上者名桑上寄生尔。诗人云，施于松上翅方家亦有用杨上、枫上者，则各随其树名之……。"

《滇南本草》"生槐树者，主治大肠下血、肠风带血、痔漏。生桑树者，治筋骨疼痛，走筋络，风寒湿痹。生花椒树者，治脾胃寒冷，呕吐恶心反胃；又用治梅疮毒，妇人下元虚寒或崩漏。"现行《中国药典》收载了桑寄生与槲寄生2种。

2.桑寄生药名从"茎枝"到"全草"入药的经过见下各版《中国药典》的记载。

| 中国药典及页码 | 药名 | | 来源 | 备注 |
	汉名	拉丁名*及其入药部位	（科名＋植物名＋学名＋入药部位）	
1963 版[244]	寄生	RAMULUS VISCI SEU LORANTHI　茎枝	桑寄生科槲寄生 *Viscum coloratum*（Komar.）Nakai 或桑寄生 *Loranthus parasiticus*（L.）Merr. 的带叶茎枝	注意二者药名区别
1977 版[511]	桑寄生	RAMULUS LORANTHI　茎枝	桑寄生科桑寄生 *Loranthus parasiticus*（L.）Merr. 的带叶茎枝	
1985 版[266]	桑寄生	RAMULUS TAXILLI　茎枝	桑寄生科桑寄生 *Taxillus chinensis*（DC.）Danser 的带叶茎枝	
1990 版[268]、1995 版[266]、2000 版[246]、2005 版[210]	桑寄生	HERBA TAXILLI　全草	同上	注意拉丁药名命名区别
2010 版[280]、2015 版[299]、2020 版[312]	桑寄生	TAXILLI HERBA ☆　全草	同上	见下注

注：1953 版未载。★ RAMULUS 为茎枝、HERBA 为全草拉丁名；TAXILLI 为"钝果寄生属"的属名；☆ 2010 版凡例开始规定："……拉丁名，其中药材和饮片拉丁名排序为属名或属名＋种加词在先，药用部位名在后……"。从表可知，桑寄生的拉丁药名自 1990 版就改为全草。1963 版以槲寄生为主。

3.四川寄生 *Taxillus sutchuenensis*（Lecomte）Danser、红花寄生 *Scurrula parasitica* L.的茎枝作桑寄生用。前者断面木部黄褐色或淡红棕色，后者断面木部黄白色。

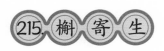

215. 槲 寄 生

【历史沿革】本品《新修本草》"寄生榭、榉柳、水杨、枫等树上，子黄，大如小枣子。惟虢州有桑上者，子汁甚黏，核大似小豆。叶无阴阳，如细柳叶，厚肌。茎粗短"。此处性状描述与槲寄生一致，也是首次出现槲寄生之名。

【来源】本品为桑寄生科植物槲寄生 *Viscum coloratum*（Komar.）Nakai的干燥带叶茎枝。冬季至次春采割，除去粗茎，切段，干燥，或蒸后干燥。

【鉴别要点】本品茎圆柱形，长短不一，直径0.3～1cm，节部膨大，常2～5叉状分枝，易由节处断落，节间长2～9cm；表面黄绿色、黄棕色或金黄色，节处有紫黑色环纹，具纵皱纹，体轻，质脆，易折断，断面不平坦，皮部黄色，较疏松，形成层环明显，木部色较浅，有放射状纹理，射线（"车轮纹"[25]）类白色，髓部较小，粗茎的髓部往往偏向一边。叶片长椭圆状披针形，长2～7cm，宽0.5～1.5cm，先端钝圆，基部楔形，全缘；表面金黄色至黄绿色，主脉5出，中间3条明显，叶片厚革质。见图215-1。

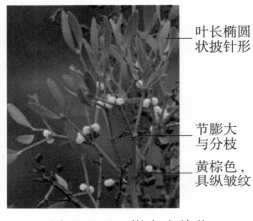

图 215-1　槲寄生植物

右侧标注：
叶长椭圆状披针形
节膨大与分枝
黄棕色，具纵皱纹

【饮片】本品呈不规则的厚片。茎外皮黄绿色、黄棕色或棕褐色。切面皮部黄色，木部浅黄色，有放射状纹理，髓部常偏向一边。叶片黄绿色或黄棕色，全缘，有细皱纹；革质。见图215-2。

【质量】本品气微，味微苦，嚼之有黏性。以枝嫩，色黄绿、叶多者为佳。

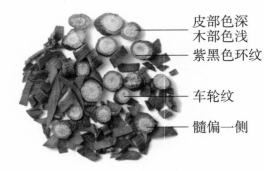

右侧标注：
皮部色深
木部色浅
紫黑色环纹
车轮纹
髓偏一侧

图 215-2　槲寄生

【附注】1.1977版《中国药典》从植物分类学的角度把槲寄生与桑寄生分别单列，但是两者的功效和临床用途直至2020版《中国药典》记述仍完全一致。

2.槲寄生药名从"茎枝"到"全草"入药的经过见下各版《中国药典》的记载。

中国药典及页码	药名			来源（科名＋植物名＋学名＋入药部位）	备注
	汉名	拉丁名★及其入药部位			
1963 版[244]	寄生	RAMULUS VISCI SEU LORANTHI	茎枝	桑寄生科槲寄生 Viscum coloratum（Komar.）Nakai 或桑寄生 Loranthus parasiticus（L.）Merr. 的带叶茎枝	
1977 版[640]	槲寄生	RAMULUS VISCI	茎枝	桑寄生科槲寄生 Viscum coloratum（Komar.）Nakai 的带叶茎枝	药名的拉丁名及其入药部位的变化
1985 版[328]、1990 版[331]、1995 版[327]、2000 版[305]、2005 版[258]	槲寄生	HERBA VISCI	全草	同上	
2010 版[350]、2015 版[373]、2020 版[389]	槲寄生	VISCI HERBA ☆	全草	同上	

注：1953 版未载。★ RAMULUS 为茎枝、HERBA 为全草拉丁名；VISCI 为"槲寄生属"的属名；☆ 2010 版凡例开始规定："……拉丁名，其中药材和饮片拉丁名排序为属名或属名＋种加词在先，药用部位名在后……"。从表可知，槲寄生的拉丁药名自1985 版就改为全草。1963 版以槲寄生为主。

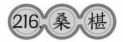

【历史沿革】本品又名桑实、桑果、桑枣、桑葚。桑葚最早见于《尔雅》，郭璞"葚与椹同。"但药用始载于《新修本草》，列于木部中品，述于桑根白皮项下，"桑椹味甘寒、无毒，单食主消渴"。李时珍"椹有乌、白二种"。

【来源】本品为桑科植物桑 *Morus alba* L.的干燥果穗。4~6月果实变红时采收，晒干，或略蒸后晒干。

【鉴别要点】本品为聚花果，由多数小瘦果集合而成，形成表面"瘤状突起/疣状突起"[98]，呈长圆形，长1~2cm，直径0.5~0.8cm。黄棕色、棕红色至暗紫色，（有成熟后呈乳白色的，但少见），有短果序梗。小瘦果卵圆形，稍扁，长约2mm，宽约1mm，外具肉质花被片4枚。见图216。

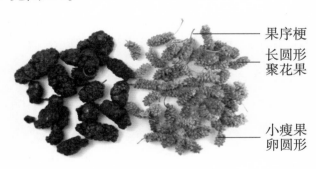

果序梗
长圆形聚花果
小瘦果卵圆形

图216 桑椹

【质量】本品气微，味微酸而甜。以个大、完整、色暗紫、肉厚、糖性大、无杂质者为佳。

【附注】已熟透的暗紫色果实多用于熬膏。

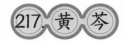

【历史沿革】本品始载于《神农本草经》，列为中品。苏颂"今川蜀、河东、陕西近郡皆有之。苗长尺余，茎干粗如箸，叶从地四面作丛生，类紫草，高一尺许，亦有独茎者，叶细长青色，两两相对，六月开紫花，根如知母粗细，长四五寸，二月、八月采根，暴干。"李时珍"宿芩乃旧根，多中空，外黄内黑，即今所谓片芩，……子芩乃新根，多内实，即今所谓条芩。"上述黄芩与今所用黄芩基本一致。

【来源】本品为唇形科植物黄芩 *Scutellaria baicalensis* Georgi的干燥根。春、秋二季采挖，除去须根及泥沙，晒后撞去粗皮，晒干。

【鉴别要点】本品呈圆锥形，扭曲，长8~25cm，直径1~3cm。表面棕黄色或深黄色，有稀疏的疣状细根痕，习称"瘤状突起/疣状突起"[98]，顶端有茎痕或残留的茎基，上部较粗糙，有扭曲的纵皱纹或不规则的网纹，下部有顺纹和细皱纹。质硬而脆，易折断，断面黄色，中心红棕色；老根中间呈暗棕色或棕黑色，枯朽状或已成空洞者称为"枯芩"。新根称"子芩"或"条芩"。见图217-1。

栽培品较细长，多有分枝。表面浅黄棕色，外皮紧贴，纵皱纹较细腻。断面黄色或浅黄色，略呈"角质样"[60]。

【饮片】本品呈类圆形或不规则形薄片或厚片。外表皮黄棕色或棕褐色。切面黄棕色或黄绿色，具放射状纹理，与多个形成层环状排列，（习称"同心环"[43]）共同形成"车轮纹"[25]。见图217-2。

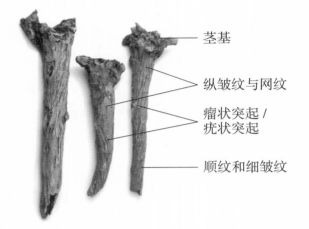

图 217-1　黄芩

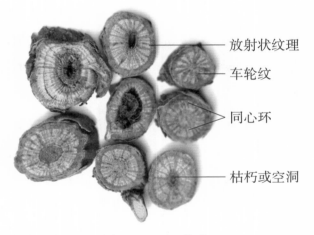

图 217-2　黄芩

【质量】野生品气微，味苦。家种品味微苦。以条长、质坚实、色黄者为佳。

【附注】1.在少数地区有下列同属（黄芩属）植物的根亦作黄芩用。

（1）滇黄芩Scutellaria amoena C.H.Wright 的根，云南、贵州、四川等省使用。根呈圆锥形的不规则条状，常有分枝。表面黄褐色或棕黄色，常有粗糙的栓皮。断面现纤维性，鲜黄色或微带绿色。

（2）粘毛黄芩Scutellaria viscidula Bge. 的根。产于河北、山西、内蒙古、山东等省区。根呈细长的圆锥形或圆柱形，表面与黄芩相似，很少中空或腐朽。

（3）甘肃黄芩Scutellaria rehderiana Diels 分布于山西、甘肃、陕西等省。根略呈圆锥形，表面可见棕褐色厚粗皮，具深纵沟纹及灰色和棕褐色组成的不规则的块状或交织样纹理，质硬而松脆，易折断，断面多不规则裂隙或呈层片状，有的中心具白色的髓。气微味苦涩。

（4）丽江黄芩Scutellaria likiangensis Diels 的根，直径2～12mm，呈圆柱形，有分枝。茎丛生，褐紫色。叶椭圆状卵形或椭圆形。花黄白色、黄色至黄绿色，常有紫斑或条纹。特产云南西北部。

（5）连翘叶黄芩Scutellaria hypericifolia Lévl.，本种根较细长，呈圆锥形，弯曲。

（6）展毛韧黄芩（大黄芩）Scutellaria tenax W.W.Smith var.patentipilosa （Hand.-Mazz.）C.Y.Wu，本种根粗大，呈圆锥形，直径1.5～3cm。

2.栽培黄芩总黄酮含量因栽培年限不同而不同，栽培三年以上采收为宜。

3."枯芩"与"子芩"临床应用的不同观点：陶弘景"黄芩，今第一出彭城，郁州亦有之。圆者名子芩为胜，破者名宿芩。其腹中皆烂、故名腐肠。惟取深色坚实者为好。"《药品化义》"黄芩中枯者名枯芩，条细者名条芩，一品宜分两用。盖枯芩体轻主浮，专泻肺胃上焦之火，主治胸中逆气，膈上热痰，咳嗽喘急，目赤齿痛，吐衄失血，发斑发黄，痘疹疮毒，以其大能凉膈也。其条芩体重主降，专泻大肠下焦之火，主治大便闭结，小便淋浊，小腹急胀，肠红痢疾，血热崩中，胎漏下血，挟热腹痛，谵语狂言，以其能清大肠也。"一些老中医的处方中常书写"枯芩"或"子芩"，可能是根据临床应用不同而选用。

4."枯芩"与"子芩"一般药材较易区分，但切成饮片后区分较难，因老根的尾根断面与子芩区别不大，其区别点有二：一是子芩的色泽要黄、亮一些；二是老根的尾根稍苦一点，这是鉴别"枯芩"与"子芩"饮片的要点。

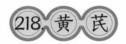

218. 黄芪

【历史沿革】本品原为黄耆，始载于《神农本草经》，列为上品。陶弘景"第一出陇西洮阳，色黄白甜美，今亦难得。"李时珍"耆，长也。黄耆色黄，为补药之长，故名"。据考证，古代本草所载黄芪之产地、形态、附图，正品黄芪是以膜荚黄芪及蒙古黄芪为主。

【来源】本品为豆科植物蒙古黄芪 *Astragalus membranaceus*（Fisch.）Bge. var.*mongholicus*（Bge.）Hsiao或膜荚黄芪 *Astragalus membranaceus*（Fisch.）Bge.的干燥根。春、秋二季采挖，除去须根及根头，晒干。

【鉴别要点】本品呈圆柱形，有的有分枝，上端较粗，长30～90cm，直径

1～3.5cm。表面淡棕黄色或淡棕褐色，有不整齐的纵皱纹或纵沟及横长皮孔，偶现伤斑。质硬而韧，不易折断，断面纤维性强，并显粉性，皮部黄白色，木部淡黄色，有"菊花心"[24]，显放射状纹理和"裂隙"[92]，习称"皮松肉紧"[36]，老根中心偶呈枯朽状，黑褐色或呈空洞。见图218-1。

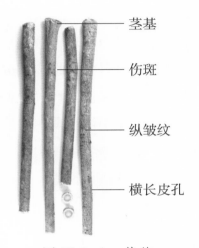

茎基

伤斑

纵皱纹

横长皮孔

图218-1 黄芪

【饮片】本品呈类圆形或椭圆形的厚片，外表皮黄白色至淡棕褐色，可见纵皱纹或纵沟。切面皮部黄白色；木部淡黄色，形成层环状（习称"金盏银盆/玉盏金心"），有放射状纹理及裂隙，有的中心偶有枯朽状，黑褐色或呈空洞。见图218-2。

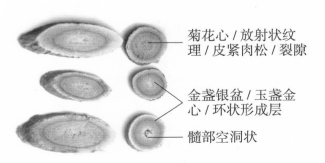

菊花心/放射状纹理/皮紧肉松/裂隙

金盏银盆/玉盏金心/环状形成层

髓部空洞状

左：斜片（瓜子片）；右：圆片（顶头片）
图218-2 黄芪

【质量】本品气微，味微甜，嚼之有豆腥味。以条粗长、断面色黄白、味甜、有粉性、菊花心者为佳。

【附注】1.红芪：豆科植物多序岩黄芪 *Hedysarum polybotrys* Hand.– Mazz.的根。呈圆柱形，少分枝，长10～50cm，直径0.6～2cm。表面灰红棕色，具纵皱纹、横长皮孔样突起及少数支根痕，栓皮易剥落露出浅黄色的皮部及纤维。折断面纤维性强，且富粉性。横切面皮部黄白色，木部淡黄棕色，射线放射状，形成层处呈棕色环。质坚而致密，难折断。气微而特异，味微甜。1985版《中国药典》首次将红芪从黄芪中分列出来。各版《中国药典》收载黄芪、红芪的情况见下表。

中国药典	黄芪来源及页码	红芪来源及页码
1963	黄芪 *Astragalus membranaceus* Bge. 或蒙古黄芪 *Astragalus mongholicus* Bge. 的干燥根 [269]	—
1977	膜荚黄芪 *Astragalus membranaceus*（Fisch.）Bge. 蒙古黄芪 *Astragalus membranaceus* Bge.var. mongholicus（Bge.）Hsiao 或多序岩黄芪 *Hedysarum polybotrys* Hand.–Mazz. 的干燥根。前二者习称"黄芪"，后者习称"红芪" [516]	见左，未单列。
1985	蒙古黄芪 *Astragalus membranaceus* Bge.var. mongholicus（Bge.）Hsiao 或膜荚黄芪 *Astragalus membranaceus*（Fisch.）Bge. 的干燥根 [272]	多序岩黄芪 *Hedysarum polybotrys* Hand.–Mazz. 的干燥根 [124]
1990、1995、2000、2005	蒙古黄芪 *Astragalus membranaceus*（Fisch.）Bge. var.mongholicus（Bge.）Hsiao 或膜荚黄芪 *Astragalus membranaceus*（Fisch.）Bge. 的干燥根 [274、271、249、212]	同上。[127、128、120、104]
2010、2015、2020	同上。[283、302、315]	同上。[142、152、159]

注：—示未载。同科岩黄芪属（*Hedysarum*）的多种植物，商品称为红芪，有时作黄芪入药。

2.下列同属（黄芪属）植物的根，有的地区也作黄芪药用。

（1）金翼黄芪 *Astragalus chrysopterus* Bge.产于河北、青海、甘肃、山西等省，药材名小黄芪或小白芪。根呈圆柱形，直径0.5～1cm，上部有细密环纹。

（2）多花黄芪 *Astragalus floridus* Benth. ex Bunge.产于四川、西藏等地，根淡棕色或灰棕色，横切面皮部淡黄色，木部淡棕黄色，形成层处呈棕色环。味淡、微涩。

（3）梭果黄芪 *Astragalus ernestii* Comb. 主产于四川。根呈圆柱形，少分枝，表面淡棕色或灰棕色。横切面皮部乳白色或淡黄白色，木部淡棕黄色。质硬而稍韧，味淡。

（4）塘谷耳黄芪（东俄洛黄芪）*Astragalus tongolensis* Ulbr.产于甘肃、青海。药材名"白大芪""黑毛果黄芪""马芪"或"土黄芪"。根圆柱形，表面灰棕至灰褐色，有纵皱纹，常有栓皮剥落后留下的棕褐色疤痕。折断面粗纤维状。横切面皮部和木部呈淡棕色，形成层处呈棕色环。味甜。

（5）云南黄芪 *Astragalus yunnanensis* Franch.，分布于云南、西藏等地。在西藏部分地区以根作黄芪入药。

（6）乌拉特黄芪 *Astragalus hoantchy*

Franch.，主根长30～60cm，直径1～2.5（～3）cm，分枝少，表面灰黄色或黄褐色，质地坚实而韧，断面纤维性并富含淀粉，皮部厚，约占半径的1/2，味甜，豆腥味浓。

（7）甘青黄芪 *Astragalus tanguticus* Batalin，根长20～37cm，直径0.5～1cm，分枝较多，表面红棕色至深棕色，质坚硬，纤维性强。

（8）马衔山黄芪 *Astragalus mahoschanicus* Hand.-Mazz.，主根长12～37cm，直径0.3～1cm，表面浅黄色或浅棕色，有细纵皱纹。

（9）尚有绵毛黄芪 *Astragalus sieversianus* Pall.、单体蕊黄芪 *Astragalus monadephus* Hand.-Mazz.等。

3.曾常见的伪品：个别地区过去常有将其他植物根误作黄芪使用。应注意鉴别。如锦鸡儿属植物锦鸡儿 *Caragana sinica*（Buc'hoz）Rehd.（根称"土黄芪"）；白香草木樨 *Melilotus albus* Desr.；棘豆属植物蓝花棘豆 *Oxytropis caerulea*（Pall.）DC.、小花棘豆 *Oxytropis glabra* DC.；野扁豆属植物毛野扁豆 *Dunbaria villosa* Makino；锦葵科锦葵属植物圆叶锦葵 *Malva rotundifolia* Linn.；蜀葵属植物药蜀葵 *Althaea officinalis* Linn.；黄芪属植物扁茎黄芪 *Astragalus complanatus* R.Br.；甘草属植物刺果甘草 *Glycyrrhiza pallidiflora* Maxim.；苜蓿属植物紫苜蓿 *Medicago sativa* Linn.等的根直接混充"黄芪"。

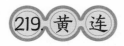

219. 黄连

【历史沿革】本品始载于《神农本草经》，列为上品。《名医别录》"黄连生巫阳川谷及蜀郡太山之阳。"李时珍"汉末李当之本草，惟取蜀郡黄肥而坚者为善。……以雅州，眉州者为良，其根连珠而色黄，故名。"古今用药基本一致。

【来源】本品为毛茛科植物黄连 *Coptis chinensis* Franch.、三角叶黄连 *Coptis deltoidea* C.Y.Cheng et Hsiao 或云连 *Coptis teeta* Wall.的干燥根茎。以上三种分别习称"味连""雅连""云连"。秋季采挖，除去须根及泥沙，干燥，撞去残留须根。

【鉴别要点】味连：多弯曲有分枝，集聚成簇，形如鸡爪，习称"鸡爪黄连"，单枝长3～6cm，直径3～7mm。表面黄褐色，粗糙，有不规则结节状隆起（有的呈连珠状，习称"连珠或连珠状"[58]）、须根及须根残基，部分节间平滑，习称"过桥""过江枝"。上部多残留棕色鳞叶或叶柄残基。质坚硬，断面不整齐，皮部橙红色或暗棕色，木部金黄色，呈放射状排列，中央髓部红棕色，有时空心。见图219-1。

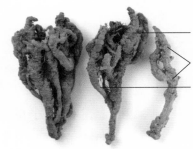

集聚成簇，形如鸡爪

连珠/连珠状

过桥/过江枝

图 219-1 味连（鸡爪黄连）

雅连：多为单枝，略呈圆柱形，长4~8cm，直径0.5~1cm。"过桥"较长。顶端有少许残茎。须根及须根残基明显，习称"麻点"[40]，见图219-2。

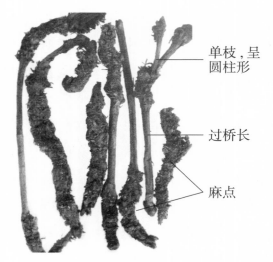

图 219-2　雅连（单枝连）

云连：多为单枝，弯曲拘挛，较细小，形如蝎尾，长2~5cm，直径2~4mm。表面棕黄色。有"过桥"，折断面较平坦，黄棕色。见图219-3。

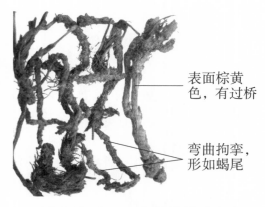

图 219-3　云连（蝎尾连）

【饮片】本品呈不规则的薄片。外表皮灰黄色或黄褐色，粗糙，有细小的须根。切面或断面鲜黄色或红黄色，具放射状纹理。见图219-4。

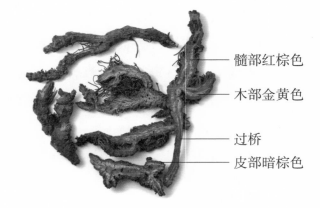

髓部红棕色

木部金黄色

过桥

皮部暗棕色

图 219-4　黄连

【质量】本品气微，味极苦。以粗壮、坚实、断面红黄色者为佳。

【附注】1.除上述三种外，还有多种同属（黄连属）植物根茎作黄连用，主要有。

（1）峨眉野连Coptis omeiensis（Chen）C.Y.Cheng，野生于四川、云南地区。根茎结节密集，无"过桥"，鳞叶较多，常带有部分叶柄。形似"凤尾"[30]，习称"凤尾连"。见图219-5。

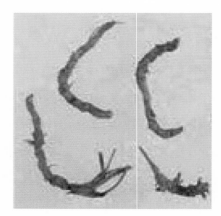

图 219-5　峨眉野连（凤尾连）

（2）短萼黄连Coptis chinensis Franch.var.brevise Pala W.T.Wang et Hsiao（为黄连植物的变种），产于广西、广东、福建、浙江、安徽。别名土黄连，主为野生。根茎

略呈连珠状圆柱形，多弯曲，无"过桥"。

2.1953年版《中国药典》首载黄连，为黄连*Coptis chinensis* Franch或黄连属*Coptis*其他植物的干燥根茎。

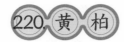

220 黄柏

【历史沿革】本品原名檗木，始载于《神农本草经》，列为中品。《名医别录》释名黄檗。《嘉祐本草》"按蜀本图经云：黄檗树高数丈。叶似吴茱萸，亦如紫椿，经冬不凋。皮外白，里深黄色。……皮紧，厚二三分，鲜黄者上。二月、五月采皮，日干。"苏颂"处处有之，以蜀中出者肉厚色深为佳"。从上述本草记述的产地、植物形态及《证类本草》所附黄檗和商州黄檗图看，均是黄皮树。而关黄柏历代本草无记载。

【来源】本品为芸香科植物黄皮树 *Phellodendron chinense* Schneid.及黄檗 *Phellodendron amurense* Rupr.除去栓皮的干燥树皮。前者习称"川黄柏"，后者习称"关黄柏"。剥取树皮后，除去粗皮，晒干。

【鉴别要点】川黄柏：呈板片状或浅槽状，长宽不等，厚3～7mm。外表面黄褐色或黄棕色，较平坦，皮孔横生，嫩皮较明显，有不规则的纵向浅裂纹，偶有残存的灰褐色粗皮。内表面暗黄色或棕黄色，具细密的纵棱纹。体轻，质硬，断面深黄色，呈裂片状分层，纤维性。水液可使手指变黄（"染指"[80]）。见图220-1。

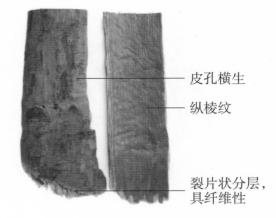

皮孔横生

纵棱纹

裂片状分层，具纤维性

左：外表面　　右：内表面
图 220-1　川黄柏

关黄柏：较川黄柏薄，厚约2～4mm。外表面黄绿色或淡棕黄色，具不规则的纵裂纹，时有暗灰色的栓皮残留，栓皮厚，有弹性，皮孔小而少见；内表面黄绿色或黄棕色。体轻，质硬，断面鲜黄色或黄绿色。水液可使手指变黄（"染指"[80]）。见图220-2。

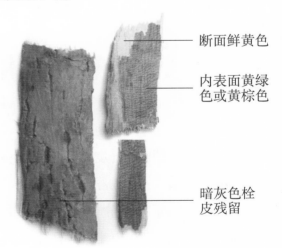

断面鲜黄色

内表面黄绿色或黄棕色

暗灰色栓皮残留

左：外表面　　右：内表面
图 220-2　关黄柏

【饮片】川黄柏：呈丝条状。外表面黄褐色或黄棕色。内表面暗黄色或淡棕色，具纵棱纹。切面纤维性，呈裂片状分层，深黄色。见图220-3。

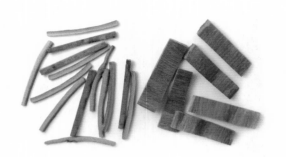

左：纵丝/火柴棍　　　　右：横宽丝
图 220-3　川黄柏

关黄柏：呈丝状。外表面黄绿色或淡棕黄色，较平坦。内表面黄色或黄棕色。切面鲜黄色或黄绿色，有的呈片状分层。见图220-4。

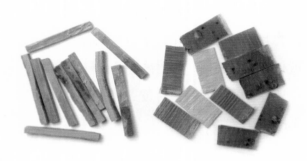

左：纵丝/火柴棍　　　　右：横宽丝
图 220-4　关黄柏

【质量】本品气微，味极苦，黏液性。以皮厚、断面色黄者为佳。

【附注】1.黄檗属黄皮树的变种秃叶黄皮树*Phellodendron chinense* Schneid.var.*glabriusculum* Hsiao（分布于湖北、四川、贵州、陕西）、峨眉黄皮树*Phellodendron chinense* Schneid.var.*omeiense* Huang（分布于四川）、云南黄皮树*Phellodendron chinense* Schneid.var.*yunnanense* Huang（分布于云南）、镰刀黄皮树*Phellodendron chinense* Schneid.var.*falcatum* Huang（分布于云南）等的树皮在产地亦入药。

2.伪品：应注意鉴别。

（1）我国河南、青海、山西、陕西、四川等省的部分地区，有将小檗科小檗属（*Berberis*）和十大功劳属（*Mahonia*）多种植物的树干内皮伪充黄柏出售。

（2）饮片中发现有以杨柳科植物山杨 *Populus davidiana* Dode的树皮，经染色加工而成的伪品。外形呈微卷曲的丝状，鲜黄色，切面纤维性，裂片状分层，味淡不苦。

3.现行《中国药典》载黄柏与关黄柏。《中国药典》1963版首载上述【来源】的品种；1977版首次在黄柏项下分列川黄柏与关黄柏的性状；2005版首次将关黄柏从黄柏中分列出来，并沿用至今。

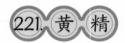

221. 黄精

【历史沿革】本品始载于《名医别录》，列为上品。陶弘景"……根似葳蕤。葳蕤根如荻根及菖蒲，概节而平直；黄精根如鬼臼、黄连、大节而不平。"苏颂"……叶如竹叶而短，两两相对。茎梗柔脆，颇以桃枝，本黄末赤。四月开细青白花，状如小豆花。结子白如黍粒，亦有无子者。根如嫩生姜而黄色，二月采根，蒸过暴干用。"李时珍"其叶似竹而不尖，或两叶、三叶、四五叶，俱对节而生。其根横行，状如葳蕤。"以上本草记载的黄精形态与现今药用黄精的原植物形态极相似。

【来源】本品为百合科植物滇黄精

Polygonatum kingianum Coll.et Hemsl.、黄精*Polygonatum sibiricum* Red.或多花黄精*Polygonatum cyrtonema* Hua的干燥根茎。按药材形状不同，习称"大黄精""鸡头黄精""姜形黄精"。春、秋二季采挖，除去须根，洗净，置沸水中略烫或蒸至透心，干燥。

【鉴别要点】大黄精：呈肥厚块状或"连珠状"[58]，长达10cm以上，宽3～6cm，厚2～3cm，比鸡头黄精、姜形黄精粗大，习称"大黄精"。表面淡黄色至黄棕色，具环节，有皱纹及须根痕，结节上侧茎痕呈圆盘状，中部凹入，圆周突出，习称"鸡眼"[63]。质硬而韧，不易折断，断面角质，淡黄色至黄棕色。见图221-1。

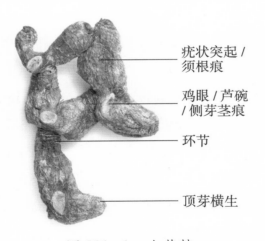

疣状突起／须根痕

鸡眼／芦碗／侧芽茎痕

环节

顶芽横生

图 221-1　大黄精

鸡头黄精：外形呈结节状弯柱形，长3～10cm，直径0.5～1.5cm。结节长2～4cm，略呈圆锥形，常有分枝。一端膨大，常有一至数个粗壮的短突或成分枝，似鸡头，习称"鸡头黄精"。全体有细皱纹及稍隆起呈波状的环节，其上有1～3个圆盘状的疤痕（茎痕），直径5～8mm，似鸡眼，习

称"鸡眼"[63]（即"芦碗"[56]）。根痕多呈点状突起。表面黄白色或灰黄色，半透明，有纵皱纹。质硬而韧，不易折断，断面淡黄棕色或淡棕色，稍带角质，有众多黄白色维管束小点，习称"筋脉点"[93]。见图221-2。

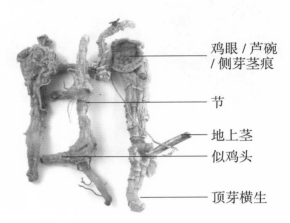

鸡眼／芦碗／侧芽茎痕

节

地上茎

似鸡头

顶芽横生

图 221-2　鸡头黄精

姜形黄精：呈长条结节块状，分枝粗短，常数个块状结节相连，形似生姜，习称"姜形黄精"；长2～18cm，宽2～4cm，厚1～2.5cm。表面灰黄色或黄褐色，粗糙，有明显"疣状突起"[98]的须根痕。结节上侧有突出的圆盘状茎痕，直径0.8～1.5cm，习称"鸡眼"[63]。见图221-3。

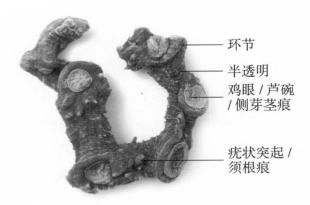

环节

半透明

鸡眼／芦碗／侧芽茎痕

疣状突起／须根痕

图 221-3　姜形黄精

【饮片】酒黄精：呈不规则的厚片。表面棕褐色至黑色，有光泽，中心棕色至浅褐色，可见筋脉小点。质较柔软。味甜，微有酒香气。见图221-4。

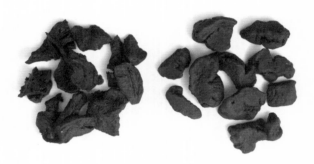

左：蒸炙品　　右：九蒸九晒品
图221-4　酒黄精

【质量】本品气微，味甜，嚼之有黏性。以块大、色黄、润泽、断面透明者为佳。味苦者不可入药。

【附注】1.黄精的不同商品名称与规格：《中国药典》及上述黄精是按药材形状不同，习称"大黄精""鸡头黄精""姜形黄精"，即三种黄精没有具指是来源于哪种植物，但有的著作是具指，即植物黄精为"鸡头黄精"，多花黄精为"姜形黄精"，滇黄精为"大黄精"，孰是孰非，有待考证。

2.部分地区将同属（黄精属）植物的它种根茎做黄精使用。

（1）在辽宁和华北部分地区还用热河黄精*Polygonatum macropodum* Turcz.的根茎作黄精用。

（2）在长江以南以长梗黄精*Polygonatum filipes* Merr.的根茎混入黄精中共用。根茎呈"连珠状"[58]，直径1～2cm；叶互生，长圆状披针形至椭圆形，下面脉上被短毛；总花梗呈细丝状，长3～8cm，有花2～7朵。分布于江苏、安徽、浙江、江西、福建、湖南、广东、广西等省区，但产量很小，不占重要地位。药材部分根茎长3～5cm，直径约2cm，表面黄棕色，茎痕圆形，节环较稀疏。

（3）在西南的个别地区混用对叶黄精*Polygonatum cathcartii* Baker。根茎呈"连珠状"[58]，结节作不规则的球形，直径约1.5cm；茎高0.5～2m；叶大部分对生，有时在上部或下部有1～2片散生，很少在其中有3叶轮生者，叶片披针形，长7～17cm，宽1.5～4cm；花序通常具花2～3朵，花丝顶端膨大呈囊状。分布于四川、云南和西藏。

（4）在陕西、青海、甘肃还用轮叶黄精*Polygonatum verticillatum*（L.）All.［*Polygonatum kansuense* Maxim.；*Polygonatum erythrocarpum* Hua］的根茎作黄精用。其根茎横走，直径7～15mm，一头较粗、一头较细；茎高40～80cm；叶通常3枚轮生，叶片线形、线状披针形至长披针形，长达10cm，宽达3cm，先端尖，不拳卷；花1～4朵，花被淡黄色至淡紫色；浆果红色。分布于山西、陕西、甘肃、青海、四川、云南、西藏。从四川、陕西、甘肃不同产地采收的轮叶黄精，根茎外形不同，四川的形状较大，呈结节状，有的弯曲盘生，直径约1cm，表面黄棕色；陕西的一头较细，一头膨大，膨大部分可见茎痕，直径0.5～3cm，茎痕间距

5～6cm；表面黄白色；甘肃的常分枝，直径0.5～1cm，有细皱纹，节环较稀，节间1.5～2cm。以上三个产地的根茎横切面观察，基本构造均与姜形黄精相似，但四川、甘肃的无针晶束，陕西的有针晶束。

（5）在西南和西北地区还常用卷叶黄精Polygonatum cirrhifolium（Wall）Royle［Polygonatum fuscum Hua；Polygonatum souliea Hua］的根茎。这也是一个变异较大的广义种。其根茎圆柱形，直径1～1.5cm或呈"连珠状"[58]，结节处的直径为1～2cm；茎高30～90cm；叶3～6枚轮生，通常线形，先端尖并强烈拳卷；花序通常具花2朵，花被筒状，淡紫色，全长8～11cm，在中部稍缢缩；浆果红色或紫红色。分布于陕西、宁夏、甘肃、青海、四川、云南、西藏。根茎为2至数个肥厚块状结节连生，长5～12cm，每个结节上有圆形茎痕，习称"鸡眼"[63]（即"芦碗"[56]），直径约1cm。横切面观察与姜形黄精相似。这个种的根茎甜与苦均有，其中味甜者也作黄精药用。

（6）在西南地区，特别是四川，苦黄精大都来源于湖北黄精Polygonatum zanlanscianense Pamp.［Polygonatum kungii Wang et Tang］。其根茎甚肥大，呈"连珠状"[58]或姜块状，直径1～3cm；茎高达1m以上，顶端常稍作缠绕状；叶3～6枚轮生，长圆状披针形至线形，先端尖而拳卷；花序通常具花2～6朵。本种与卷叶黄精接近，所不同者在于本种在花梗的基部有明显的膜质苞片，苞片长2～6mm，

中间有1脉；花被白色至淡紫色，全长6～9mm，果实紫红色或黑色。分布于河南、江西、湖北、湖南、陕西、甘肃、四川、贵州。根茎多数为数个圆盘状连生，直径2～4cm，厚约2cm；表面浅棕色或深棕色，节呈环状隆起，商品有的已切成纵片或横片，可见点状维管束。横切面观察，维管束多为周木型，周围有数列壁稍增厚的细胞，无针晶束。

3.伪品：在广西、云南尚有用天门冬科长叶竹根七Disporopsis longifolia Craib的根茎作黄精用。此种植物的外形颇似多花黄精，但是本种的根茎呈连珠状，粗1～2cm，而且节间较密集，外皮色泽呈深黄色，有时带绿色；花5～10朵簇生，花被裂片与筒部近等长，里面具有副花冠，浆果熟时白色。分布于广西南部和西南部，云南南部至东南部。本种大都仅在民间使用，商品药材中甚少见。根茎长约5cm以上，茎痕密生，直径约0.5cm；须根留存。横切面观察，维管束较稀少。

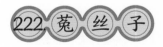

222 菟丝子

【历史沿革】本品始载于《神农本草经》，列为上品。《证类本草》"……六七月结实，极细如蚕子，土黄色，九月收采暴干。"李时珍"……结实如秕豆而细，色黄，生于梗上尤佳。"本草记述与今所用之菟丝子一致，说明古代应用的菟丝子已有大、小之别。

【来源】本品为旋花科植物南方菟丝

子*Cuscuta australis* R.Br.或菟丝子*Cuscuta chinensis* Lam.的干燥成熟种子。秋季果实成熟时采收植株，晒干，打下种子，除去杂质。

【鉴别要点】本品呈类圆形或卵圆形，直径1～1.5mm。表面灰棕色或黄棕色，微粗糙。扩大镜观察表面有细密深色小点，一端有微凹的线形种脐。质坚硬。水泡煮后种皮破裂（"水试"[29]），露出黄白色卷旋状的胚，形似"吐丝"。见图222-1、222-2。

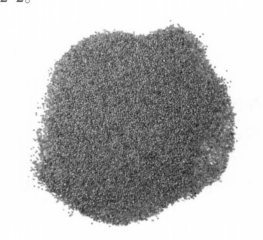

图 222-1　菟丝子

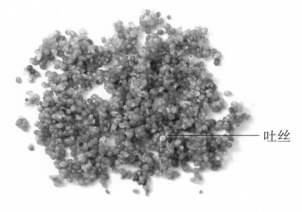

———— 吐丝

图 222-2　菟丝子水试

【饮片】菟丝子：同药材：

盐菟丝子：形如菟丝子，表面黄棕色，裂开，略有香气。

【质量】本品气微，味淡。以色灰黄、颗粒饱满者为佳。

【附注】1.据调查全国共有同属（菟丝子属）9种植物的种子在不同地区作菟丝子使用，应注意鉴别。

（1）大菟丝子为同属植物日本菟丝子（金灯藤）*Cuscuta japonica* Choisy的种子，在湖北、四川、贵州等省区有的做菟丝子使用。其形体较大，直径2～3mm，表面黄棕色，扩大镜下可见不整齐的短线状斑纹。"水试"[29]沸水煮之不易破裂，味淡。

（2）欧洲菟丝子*Cuscuta europaea* L.的种子，不宜作菟丝子药用。其性状为两粒种子黏结在一起，呈类半球形，表面褐绿色。单粒种子三角状卵圆形，直径约1mm。"水试"[29]水浸液为草绿色，沸水煮之不易破裂，味微苦。

（3）展瓣菟丝子（大花菟丝子）*Cuscuta reflexa* Roxb.（产云南）等；田间菟丝子 *Cuscuta campestris* Yuncker 在新疆分布较广，当地维族医生应用；杯花菟丝子*Cuscuta cupulata* Engelm.和单柱菟丝子*Cuscuta monogyna* Vahl 在新疆民间应用。

2.伪品。

（1）芸苔子：十字花科芸苔 *Brassica campestris* L.的种子。近扁球形，直径1.5～2mm，表面棕褐色，一端有黑色点状种脐，侧面有一微凹浅沟，沟中央有一凸起棱线，子叶两片相重对摺，胚根位于子叶之间。

（2）石荠苎：唇形科植物石荠苎*Mosla scabra*（Thunb.）C.Y.Wu et H.W.Li的种子。类圆球形，比菟丝子小，直径0.9~1.1mm，表面灰褐色，具细密网纹，"水试"[29]沸水中浸泡后表面无黏性。

（3）紫苏子：唇形科植物紫苏*Perilla frutescens*（Linn.）Britt.的果实。小坚果卵圆形，直径0.6~2mm，表面灰棕色，有微隆起的暗棕色网状花纹，基部有白点状果柄痕。

（4）曾发现以十字花科植物芜菁*Brassica rapa* L.、苋科植物苋菜*Amaranthus tricolor* L.的种子，伪充菟丝子的，根据报道的形性特征、薄层色谱或紫外吸收光谱的差异，可以鉴别。

223 菊花

【历史沿革】本品始载于《神农本草经》，列为上品。陶弘景"菊有两种。一种茎紫气香而味甘，叶可作羹食者，为真菊；一种青茎而大，作蒿艾气，味苦不堪食者，名苦薏，非真菊也，华正相似，惟以甘苦别之。"李时珍"菊之品几百种；宿根自生，茎叶花色，品种不同……，其花有干，单叶，有心无心，有子无子，黄白红紫，其味有甘、苦、辛之辨……，大抵惟以单叶味甘者入药。"由此可见古代本草所述菊花之品种亦有多种。

【来源】本品为菊科植物菊*Chrysanthemum morifolium* Ramat.的干燥头状花序。9~11月花盛开时分批采收，阴干或焙干，或熏、蒸后晒干。药材按产地和加工方法不同，分为"亳菊""滁菊""贡菊""杭菊""怀菊"。

【鉴别要点】亳菊：呈倒圆锥形或圆筒形，有时稍压扁呈扇状。直径1.5~3cm，多离散。总苞由3~4层苞片组成，苞片卵形或椭圆形，黄绿色或绿褐色，外被柔毛，边缘膜质。花托半球形。舌状花在外方，数层，雌性，类白色或淡黄白色，劲直、上举，纵向折缩，散生金黄色腺点；管状花多数，两性，位于中央，常为舌状花所隐藏，黄色，顶端5裂。瘦果不发育，无冠毛。体轻质柔润，干时松脆。见图223-1。

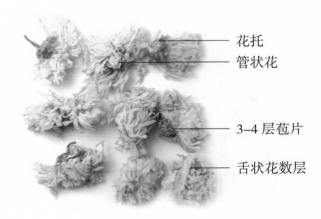

花托
管状花

3-4层苞片

舌状花数层

图 223-1 亳菊

滁菊：呈不规则球形或扁球形，直径1.5~2.5cm，舌状花白色，不规则扭曲，内卷，边缘皱缩，有时可见淡褐色腺点。管状花大多隐藏。

贡菊：呈扁球形或不规则球形，直径1.5~2.5cm。舌状花白色或类白色，斜升，上部反折，边缘稍内卷而皱缩，通常无腺点；管状花少，多外露。见图223-2。

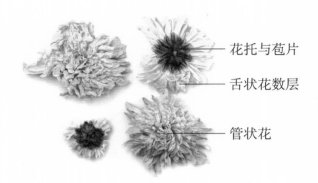

花托与苞片

舌状花数层

管状花

图 223-2 贡菊

杭菊：呈碟形或扁球形，直径2.5～4cm，常数个相连，舌状花类白色或黄色，平展或微折叠，彼此黏结，通常无腺点。管状花较多，外露。"浦汤花"：杭菊花蒸花时，沸水上漫，烫熟了的菊花，又称"浦菊花"。见图223-3。

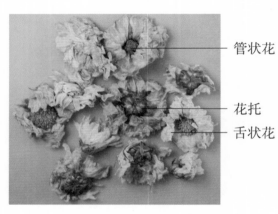

管状花

花托

舌状花

图 223-3 杭菊

怀菊：呈不规则球形或扁球形，直径1.5～2.5cm。多数为舌状花，舌状花类白色或黄色，不规则扭曲，内卷，边缘皱缩，有时可见腺点；管状花大多隐藏。

【质量】本品气清香，味甘，微苦。均以花朵完整、颜色新鲜、气清香、少梗叶者为佳。

【附注】菊花品种据不完全统计目前我国已达7000种以上。现行《中国药典》

所载上述五种药用菊花实际上为同一个"种"的不同栽培品种（只是按产地和加工方法不同进行区别），与园艺不同栽培品种的观赏菊花植物形态区别较大，园艺类的观赏菊花不可药用。临床使用尚有胎菊，为杭菊未开放的花蕾，亦称"蕾菊"。

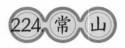

224 常 山

【历史沿革】本品始载于《神农本草经》，列为下品。陶弘景"常山出宜都、建平。细实黄者，呼为鸡骨常山，用之最胜。……"据考证古代本草所收常山并非一种。

【来源】本品为虎耳草科植物常山Dichroa febrifuga Lour.的干燥根。秋季采挖，除去须根，洗净，晒干。

【鉴别要点】本品呈圆柱形，常弯曲扭转，状如鸡骨，称"鸡骨常山"。长9～15cm，直径0.5～2cm。表面棕黄色，具细纵纹，外皮薄，易剥落而露出淡黄色木部。坚硬难折，枯瘦光滑，折断面裂片状，有粉尘飞出，显"柴性"[71]。横切面黄白色，有放射状纹理。见图224-1。

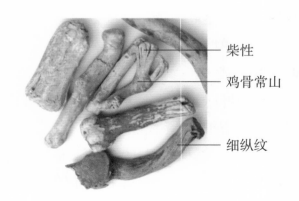

柴性

鸡骨常山

细纵纹

图 224-1 常山

【饮片】常山：本品呈不规则的厚片。外表皮淡黄色，无外皮。切面黄白色，有放射状纹理。质硬。气微，味苦。见图224-2。

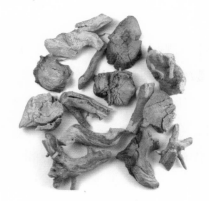

图224-2 常山

炒常山：形如常山片，表面黄色。

【质量】本品气微，味苦。以质坚硬、体重、断面色淡黄者为佳。

【附注】1.蜀漆为常山的带叶枝梢，功效同常山。

2.伪品，应注意鉴别。

（1）同科绣球属Hydrangea多种植物的根或叶（称甜茶），在长江流域一带有作土常山药用。本品根呈圆柱形，常分歧，弯曲扭转，长10～30cm，直径0.3～2cm，表面深黄棕色，栓皮大多脱落，木部淡黄色。质坚硬，折断时有粉飞出。横切面黄白色，有放射状纹理，射线类白色。气微、味微苦。

（2）海州常山为马鞭草科植物海州常山Clerodendron trichotomum Thunb，其根、茎、叶或花在浙江、福建曾用于截疟。《证类本草》所载"海州常山"即为本品。

3.常山的同名异物见下表。

药名	原植物	备注
和常山、臭常山	芸香科植物和常山 Orixa japonica Thunb（《中药志》）、日本常山 Orixa japonica Thunb（《中药大辞典》2006版，臭山羊）、臭常山 Orixa japonica Thunb（《全国中草药汇编》1996版）	其根、茎及叶在日本及我国个别地区曾代常山药用。三著所载学名完全相同，而植物名不同
土常山、野常山	山矾科植物华山矾 Symplocos chinensis（Lour.）Druce	其根或根皮在江西、广西民间用来治疗疟疾
滇常山	马鞭草科植物滇常山 Clerodendron yunnanensis Hu ex Hand.–Mazz.（《中药志》）、滇常山 Clerodendron yunnanense Hu ex Hand.–Mazz.（《中药大辞典》2006版、《全国中草药汇编》1996版、《中华本草》1999版）	其茎、枝及叶在云南个别地区民间作为常山用
海州常山	马鞭草科植物海州常山 Clerodendron trichotomum Thunb.	其根、茎、叶或花在浙江、福建曾用于截疟
土常山	虎耳草科植物马桑绣球 Hydrangea aspera D.Don、腊莲绣球 Hydrangea strigosa Rehd.、伞花绣球 Hydrangea umbellata Rehd.、圆锥绣球 Hydrangea paniculata Sieb.	在我国长江流域，用此类植物的根或叶（称甜茶）代常山截疟，其中从伞花绣球根中已分出的常山碱甲、乙、丙对鸡疟有显著抗疟作用
北常山、山常山	小檗科植物细叶小檗 Berberis poiretit Sehneid.	其根过去在北京及河北部分地区曾代常山用
白常山	茜草科植物玉叶金花 Mussaenda pubescens Air. f.（《中药志》）、展枝玉叶金花 Mussaenda divaricata Hutch.（《中华本草》1999版）	其根在四川个别地区代常山用

365

药名	原植物	备注
滇鸡骨常山	夹竹桃科植物鸡骨常山 *Alstonia yunnanensis* Diels	其根及枝叶在云南民间用于治疟

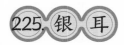
225. 银耳

【历史沿革】本品始载于《神农本草经》，列为中品。陶弘景"有青、黄、赤、白者。"李时珍"木耳生于朽木之上，无枝叶。"《本草再新》载有白木耳，即今之银耳。

【来源】本品为银耳科真菌银耳 *Tremella fuciformis* Berk.干燥子实体。4~9月采收。选择晴天的早晚，用竹刀将银耳刮下，淘洗干净，拣去杂质，晒干或烘干。

【鉴别要点】本品呈不规则的皱缩块片，由众多细小屈曲的条片组成。外表黄白色或黄褐色，微有光泽。质硬而脆。有特殊气味。其未浆胶汁者，习称"清水货"[90]。见图225。

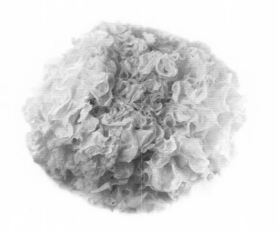

图 225 银耳

【附注】1.银耳的色泽：《药材学》银耳传统的采收加工与贮藏方法是采用无烟煤火烘烤（煤中含硫）或硫熏，可避免虫霉，白色美观，但贮藏稍久，即变成深黄色，进而发红，发泡性差，且不易煮糯，故不能熏硫。如色泽洁白者可能为熏硫品。

2.商品规格。一级：干燥，色白，肉肥厚，数朵成圆形，有光泽，无杂质，无耳脚。二级：干燥，色白或略带米黄，略带耳脚，余同一级。三级：干燥，色白或米黄，肉略薄，整朵成形，余同二级。四级：干燥，色次白或米黄，略带斑点，朵形大小不一，带有耳脚，无僵块，余同三级。等外：干燥，无杂质，无泥沙，无烂耳，无异味。

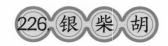
226. 银柴胡

【历史沿革】本品始载于《本草纲目》柴胡项下。李时珍"近时有一种，根似桔梗、沙参，白色而大，市人以伪充银柴胡。"赵学敏"色白黄而大者，名银柴胡，专用治劳热骨蒸。"《本草纲目拾遗》将其独立专条而论之。亦有认为银柴胡是指银州所产品质优良的柴胡，与现今所用银柴胡不同。

【来源】本品为石竹科植物银柴胡 *Stellaria dichotoma* L.var.*lanceolata* Bge.的干燥根。春、夏间植株萌发或秋后茎叶枯萎时采挖；栽培品于种植后第三年9月中旬或第四年4月中旬采挖，除去残茎、须根及泥沙，晒干。

【鉴别要点】本品呈类圆柱形，偶有

分枝，长15~40cm，直径1~2.5cm，表面浅棕黄色至浅棕色，有扭曲的纵皱纹，多具孔穴状或盘状凹陷的支根痕（近根头处尤多），习称"砂眼"，从砂眼处折断可见棕色裂隙中有细砂散出。根头部略膨大，有密集簇生的呈"疣状突起"[98]的芽苞、茎或根茎的残基，习称"珍珠盘"或"珍珠盘头"。质轻硬而脆，易折断，断面不平坦，较疏松，有裂隙；皮部甚薄，木部有黄、白色相间的放射状纹理。气微，味甘。见图226-1。

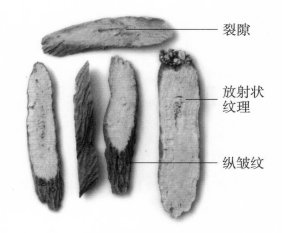

图226-2　银柴胡

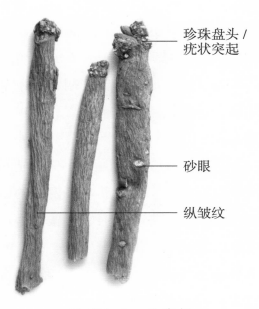

图226-1　银柴胡

栽培品有分枝，下部多扭曲，直径0.6~1.2cm。表面浅棕黄色或浅黄棕色，纵皱纹细腻明显，细支根痕多呈点状凹陷。几无砂眼。根头部有多数疣状突起。折断面质地较紧密，几无裂隙，略显粉性，木部放射状纹理不甚明显。味微甜。

【饮片】本品呈横厚片或斜厚片，余同药材。见图226-2。

【质量】本品以根长均匀，外皮淡黄色，断面黄白色者为佳。

【附注】1.同科植物充银柴胡入药的主要有下列数种，应注意鉴别。

（1）灯心蚤缀Arenaria juncea Bieb.的根。别名"山银柴胡"。产于东北、内蒙古、河北、山东、新疆等地。本品根头部残留多数长2~3cm直立的细圆柱根茎；根圆锥形，长10~20cm，直径1.5~4.0cm，表面灰棕色，上部有多数密集的细环纹；质松脆，断面皮部白色，木部黄色，多裂隙。味略苦、辛。

（2）旱麦瓶草Silene jenisseensis Willd.的根。产于河北、内蒙古、山东、山西等地。本品根头顶端有少数细小疣状突起；根细圆柱形，长通常5~10cm，直径0.5~2.0cm。表面略具纵纹，黄色或黄棕色；质较脆。味微辛。

（3）苍蝇花Silene fortunei Vis.的根。别名绳子草、野蚊子草。分布于甘肃，自产自销。根头部有的削平，有的残留茎枝；根圆锥形，长10~20cm，直径

1~2cm，平直或扭曲，表明具纵皱，纵皱上可见横向线形突起。质坚硬，折断面坚实致密；味略甜。

（4）霞草Gypsophila oldhamiana Miq.的根。又名丝石竹。产于甘肃、山西、河南等省。商品多已除去外皮。根圆柱形或圆锥形，长10~15cm，直径2~5cm，市售品多已除去棕色外皮，但纵皱的凹陷处有残余而形成棕白相间的纹理。质坚硬，不易折断，根横切面具异常构造，有3~4轮同心性维管束环层，维管束外韧型，束间形成层不明显；有强的苦涩味。

（5）窄叶丝石竹Gypsophila licentiana Hand.–Mazz.的根。别名黑皮银柴胡、石柱花根。根细圆柱形，长4~6cm，直径0.5~1.0cm，表面深棕色至灰棕色，粗糙，多横向的皮孔样突起，栓皮厚而易剥离；质较坚硬，折断面可见异型维管束；味苦涩。此外据文献个别地区尚有用兴安丝石竹Gypsophila dahurica Turcz、锥花丝石竹Gypsophila paniculata L.及石栏菜Gypsophila acutifolia Fisch.根入药的。

2.双子叶植物纲石竹科繁缕属包含：贺兰山繁缕、二柱繁缕、叉歧繁缕等近70个品种。而银柴胡Stellaria dichotoma L.var.lanceplata Bge.根据双名法命名原则，Stellaria指繁缕属；dichotoma指叉歧繁缕种，即叉歧繁缕学名为Stellaria dichotoma L.，叉歧繁缕又包含2个变种，分别是银柴胡Stellaria dichotoma var.lanceolata Bunge和线叶繁缕Stellaria dichotoma var.linearis Fenzl。

3.银柴胡《中国药典》1963版首载，以后各版沿用至今（其植物名与学名均同上述【来源】）。《药材学》为石竹科植物歧繁缕Stellaria dichotoma L.var.lanceolata Bge.的干燥根（即植物名不同）。《中药大辞典》（2006版）为石竹科繁缕属植物银柴胡Stellaria dichotoma L.var.lanceolata Bge.[Stellaria gypsophiloides Fenzl]的干燥根（即括号内载有学名定错的记录）。《全国中草药汇编》（1975版）为石竹科繁缕属植物银柴胡Stellaria gypsophiloides Fenzl的干燥根（即学名同前者括号里的内容）。其附注并载"过去文献每以同属植物狭叶歧繁缕Stellaria dichotoma L.var.lanceolata Bunge的根为银柴胡，实系鉴定上的错误。因银柴胡蒴果中含种子1~2粒（通常为1粒），而狭叶歧繁缕的种子为3~5粒（通常为5粒），两者有明显的区别。"经查文献，如银柴胡挥发油的研究（刘明生，陈英杰，1991，银柴胡是石竹科狭叶歧繁缕……）、野生银柴胡甾醇类成分研究（刘明生，陈英杰，1993，银柴胡是石竹科繁缕属狭叶歧繁缕……）、银柴胡及其混用品、易混品的性状鉴别（陈娟娟，朱晓平，2004，银柴胡（狭叶歧繁缕）……）的根（"……"示学名均同上述【来源】）。综上所述，存在几点商榷内容：一是据《中药大辞典》（2006版）所载学名推定，《全国中草药汇编》（1975版）所载银柴胡、狭叶歧繁缕其学名是"同物异名"（这是当时所参考的文献局限与学名定错所致或是作者未查阅最新文献）。二是始终没有查到狭叶歧繁缕的学名，该品是否为一个独立的种；"银柴胡""歧繁缕""狭叶歧繁缕"3种其学名相同，是否为"同物异名"。三是据《全国中草药汇编》（1975版）所载内容推定，银柴胡与狭叶歧繁缕的果实确实有明显的区别，是同种果实的差异还是不同的种；该著早于上述3篇"经查文献"，可见银柴胡、狭叶歧繁缕及其学名的争议早已存在。这些均有待学者的研究。

227. 猪 牙 皂

【历史沿革】本品以皂荚之名，始载于《神农本草经》，列为下品。《名医别录》"生雍州山谷及鲁邹是，如猪牙者良。"苏恭"此物有三种：猪牙皂荚最下，……"李时珍"结实有三种：一种小如猪牙；一种长而肥厚，多脂而黏；一种长而瘦薄，枯燥不黏。以多脂者为佳。"如历代本草所述，皂角与猪牙皂来源于同一植物，同归于皂角项下。与今药用之猪牙皂和皂角相同。

【来源】本品为豆科植物皂荚*Gleditsia sinensis* Lam.的干燥不育果实。秋季采收，除去杂质，干燥。

【鉴别要点】本品呈圆条形，作新月形弯曲，长5～12cm，宽0.7～1.5cm；形似野猪獠牙（犬齿）。顶端有鸟嘴状花柱残基，基部有细长的子房柄。表面紫棕色，被白色蜡质白粉，擦去后有光泽，并有"小疙瘩"[100]的疣状突起及网状裂纹，

亦称"网状纹理"[27]。质硬而脆，易折断，断面外层棕黄色，中间黄白色，中心较软，有淡绿或淡棕黄色的丝状物与斜向网纹，纵向剥开可见有排列整齐的凹窝，偶有发育不全的种子。气微、多闻则打喷嚏。见图227-1。

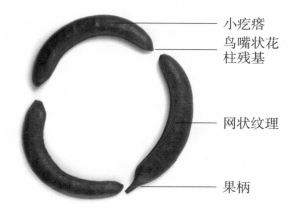

图 227-1　猪牙皂

【饮片】本品呈厚片或段片，用时捣碎。余同药材。227-2。

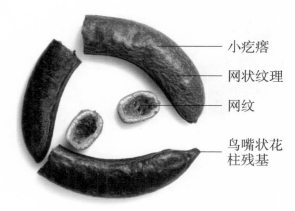

图 227-2　猪牙皂

【质量】本品味先甜而后辣。以个小、饱满、色紫黑、有光泽、无果柄者为佳。

【附注】大皂角为猪牙皂同种植物的成熟果实，形状较大，二者有相似的功效。

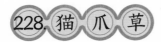

228. 猫爪草

【历史沿革】古近代本草未见收载，始见于《中药材手册》，后来逐步推广使用。《中国药典》1977版首载、1985版未载，1990版续载至今。因形似猫爪而故名。

【来源】本品为毛茛科植物小毛茛 *Ranunculus ternatus* Thunb.的干燥块根。春季采挖，除去须根和泥沙，晒干。

【鉴别要点】本品由数个至数十个纺锤形的块根簇生，形似猫爪，长3~10mm，直径2~3mm，顶端有黄褐色残茎或茎痕。表面黄褐色或灰黄色，久存色泽变深，微有纵皱纹，并有点状须根痕和残留须根，形成"瘤/疣状突起"[98]。质坚实，断面类白色或黄白色，空心或实心，粉性。见图228。

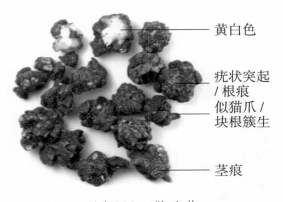

黄白色

疣状突起/根痕
似猫爪/块根簇生

茎痕

图 228 猫爪草

【质量】本品气微，味微甘。以身干、色黄褐、体饱满、质坚实、断面类白色者为佳。

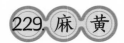

229. 麻黄

【历史沿革】本品始载于《神农本草经》，列为中品。《名医别录》"麻黄生晋地及河东，立秋采茎，阴干令青。"苏颂"……又似皂荚子，味甜，微有麻黄气，外皮红，里仁子黑。根紫赤色。……至立秋后收茎阴干。"古代记述的产地和描述的形态与现代应用的麻黄属植物相符。

【来源】本品为麻黄科植物草麻黄 *Ephedra sinica* Stapf、中麻黄 *Ephedra intermedia* Schrenk et C.A.Mey.或木贼麻黄 *Ephedra equisetina* Bge.的干燥草质茎。秋季采割绿色的草质茎，晒干。

【鉴别要点】草麻黄：呈细长圆柱形，少分枝，直径1~2mm。有的带少量棕色木质茎。表面淡绿色至黄绿色，有细纵脊，节明显，节间长2~6cm，节上有膜质鳞叶，长3~4mm，裂片2（稀3），锐三角形，先端灰白色，反曲，基部联合成筒状，红棕色。体轻，质脆，易折断，断面略呈纤维性，周边黄绿色，髓心红黄色（为麻黄碱呈现的颜色），称"玫瑰心"或江苏称"朱芯麻黄"。见图229-1。

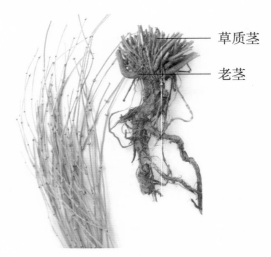

草质茎

老茎

图 229-1 麻黄（草麻黄）

中麻黄：多分枝，直径1.5～3mm，有粗糙感。节间长2～6cm，膜质鳞叶长2～3mm，裂片3（稀2），先端锐尖、断面髓部呈三角状圆形。见图229-2左。

木贼麻黄：较多分枝，直径1～1.5mm，无粗糙感。节间长1.5～3cm，膜质鳞叶长1～2mm，裂片2（稀3），上部为短三角形，灰白色，先端多不反曲，基部棕红色至棕黑色。见图229-2右。

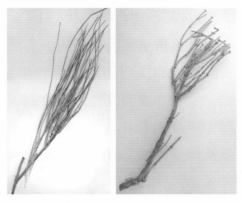

左：中麻黄　　　右：木贼麻黄

图 229-2　麻黄

【饮片】麻黄：本品呈圆柱形的长段。表面淡黄绿色至黄绿色，粗糙，有细纵脊线，节上有细小鳞叶。切面中心显红黄色。气微香，味涩、微苦。见图229-3、229-4左。

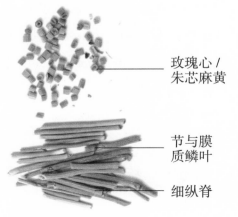

玫瑰心／朱芯麻黄

节与膜质鳞叶

细纵脊

图 229-3　草麻黄（放大图）

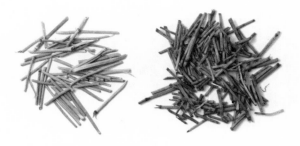

左：麻黄段　　　右：蜜麻黄

图 229-4　麻黄

蜜麻黄：形同麻黄。表面深黄色，微有光泽，略具黏性。有蜜香气，味甜。见图229-4右。

【质量】本品气微香，味涩、微苦。以干燥，茎粗、淡绿色，内心充实，味苦涩者为佳。

【附注】1.据《中国植物志》，国产麻黄属植物有12种及2变种。如单子麻黄Ephedra monosperma Gmel.ex Mey、异株矮麻黄Ephedra minuta Florin var.dioeca C.Y.Cheng及藏麻黄Ephedra axatilis Royle ex Florin，分布区较窄，产量较少，利用价值也少。因此，除正文3种麻黄外，还有西藏中麻黄、山岭麻黄、丽江麻黄、窄膜麻黄等，均可能药用。

（1）西藏中麻黄Ephedra intermedia Schrenk ex Mey.var.tibetica Stapf，灌木，高50～100cm或更高，茎枝粗壮；绿色小枝呈灰绿色，节间长3～6cm，直径约2mm，表面纵槽明显并较粗深。鳞叶下部约1/2～2/3合生，裂片通常2裂（稀3）。雄花花丝极短离生；雌球花苞片2～3对，常具膜质缘。种子2。生于干燥贫瘠的土壤。分布于西藏东部至西部及新疆西南部。茎与中麻黄相似，但茎表面纵槽纹明显而粗壮，节部膜质鳞叶2裂（稀3裂）。麻黄碱含量较高。

（2）山岭麻黄*Ephedra gerardiana* Wall.，矮小灌木，高5～15cm，木质茎埋于土中，伸出地面部分成粗大节结状；绿色小枝短，直伸向上，通常仅具1～3个节间，节间长1～3cm，直径1～2mm，表面纵槽纹粗深且明显。鳞叶2裂，下部约1/2合生。雄球花单生，苞片2～3对，花丝合生；雌花苞片2～3对，珠被管短，不及1mm；种子1～2。花期7月，8～9月成熟。分布于西藏干旱山坡。茎表面纵槽纹显著并较粗深。茎节部无石细胞。和中麻黄一样以伪麻黄碱含量为高。

（3）丽江麻黄*Ephedra likiangensis* Florin.的草质茎。灌木，高50～150cm，茎直立，粗壮。绿色小枝较粗，直径1.5～3.5mm，节间长2～5cm，表面纵槽粗深明显。鳞叶2裂，下部约1/2合生，红棕色。多生于石灰岩上，分布于四川西部及西南部、贵州西部、云南西北部以及西藏东部。药材茎的外形与草麻黄相近，但小枝较粗壮，直径1～3mm，表面绿色或黄绿色，具明显的较粗深的纵沟纹，节间长1.5～6cm，膜质鞘状叶长1.5～3mm，先端2裂，裂片呈钝三角形，红棕色或棕褐色。本品含麻黄碱量一般不低于0.6%。分布于云南、四川、贵州。

（4）窄膜麻黄*Ephedra lomatolepis* Schrenk，为首次国内发现。为小灌木，高25～50cm，茎直伸或外倾；绿色小枝节间较粗长，长2.5～5cm，直径1～2mm，表面纵槽纹不甚明显。叶2裂，稀3裂，下部3/5以上连合成鞘。球花苞片厚膜质，边缘膜质；雌球花苞片3～4对，苞片宽，边缘膜质；珠被管较长，伸于苞片外，弯曲；雌球花成熟时，苞片中央变厚而略呈浆果状，具明显的膜质缘。种子2粒。花期7月，种子8～9月成熟。分布于新疆西部戈壁滩或沙丘。生药性状与中麻黄相似，较粗壮，但小枝呈扁圆柱形，节部鳞叶下部3/4以上连合成筒状，上部均浅2裂。表皮外被角质层乳突较短，高度小于18μm；茎节部横切面可见维管束2个及石细胞，鳞叶外表面无角质层突起，气孔近圆形，纵、横径比为0.9～1.3。本品以伪麻黄碱含量为高（0.735%）相对麻黄碱（0.159%）含量较低。

2.麻黄根，为草麻黄和中麻黄的干燥根。呈圆柱形，略扭曲，直径0.5～1.5cm。表面红棕色或灰棕色，有纵皱纹及支根痕。栓皮易成片剥落。体轻，质硬而脆，断面皮部黄白色，木部浅黄色或黄色，有放射状纹理。功效与麻黄相反，有止汗作用。

3.《中国药典》1953版首载麻黄，为麻黄科植物草本麻黄*Ephedra sinica* Stapf、木本麻黄*Ephedra equisetina* Bunge的干茎与枝。并标注为【剧】药。

4.本品为"六陈"品种之一。

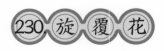
230 旋 覆 花

【历史沿革】本品又名金沸草，始载

于《神农本草经》，列为下品。寇宗奭"花绿繁茂，圆而覆下，故曰旋覆。"韩保昇"叶似水苏，花黄如菊，六月至九月采花。"苏颂"……六月开花如菊花，小铜钱大，深黄色。"根据《本草纲目》所附旋覆花（金沸草）图，应为本种。但《救荒本草》和《植物名实图考》附图，则与欧亚旋覆花类同。

【来源】本品为菊科植物旋覆花*Inula japonica* Thunb.或欧亚旋覆*Inula britannica* L.的干燥头状花序。夏、秋二季花开放时采收，除去杂质，阴干或晒干。

【鉴别要点】旋覆花：呈扁球形或类球形，直径1～2.5cm。总苞苞片约5层，覆瓦状排列，苞片外层叶质，内层膜质，披针形或条形，长4～6mm，灰黄色，总苞基部有时残留花梗，苞片及花梗表面被白色"茸毛/绒毛"[77]。舌状花1列，黄色，长约1cm，花瓣多卷曲，常脱落，先端齿裂；管状花多数，棕黄色，长约5mm，先端5齿裂；子房顶端有多数白色冠毛，长约5mm。有时可见椭圆形小瘦果。体轻，质脆易散碎。见图230。

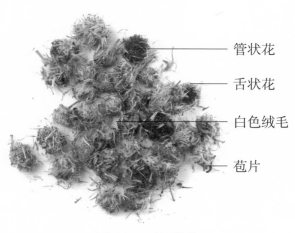

管状花
舌状花
白色绒毛
苞片

图 230 旋覆花

欧亚旋覆花：花较大，苞片4～5层。

【饮片】旋覆花：形同药材。

蜜旋覆花：形如旋覆花，深黄色。手捻稍黏手。具蜜香气，味甜。

【质量】本品气微，味微苦。以花头完整、色黄绿者佳。

【附注】1.金沸草为旋覆花全草。夏秋季割取全草，晒干。功用同旋覆花。

2.尚有下列4种同科植物在不同的地区亦充旋覆花入药，应注意鉴别。

（1）湖北旋覆花*Inula hupehensis*（Ling）Ling，叶长圆状披针形，长5～10cm，宽1.5～2.5cm，边缘具疏锯齿。头状花序生于枝端，总苞片5层，舌状花冠长1.5～2cm，冠毛4～6条。分布于湖北省，用作旋覆花。

（2）水朝阳旋覆花*Inula helianthus Aquatica* C.Y.Wu ex Ling，云南、贵州作旋覆花用。此种与湖北旋覆花近似，但其叶卵圆形或卵圆状披针形，长6～10cm，宽1.4～4cm；总苞片5～6层，冠毛9～11条。

（3）线叶旋覆花*Inula tinariifoliu* Turc.，常混于旋覆花药材中，因其花序能产生呕吐等不良反应，故不宜作为旋覆花入药。

（4）山黄菊*Anisopappus chinensis* Hook.et Arn.，茎单生或簇生，叶卵状披针形或长圆形，边缘有钝锯齿。总苞片3层，并有龙骨状托片与花相伴而生，半包子房，舌状花顶端平截，具3齿，喉部内侧有5枚退化雄蕊，冠毛污白色，膜片状，顶端有伸长的细芒，瘦果具4纵棱。

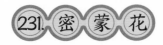

231. 密蒙花

【历史沿革】本品始载子《开宝本草》，又名水锦花。李时珍"其花繁密，蒙茸如簇锦故名。"苏颂"密蒙花，蜀中州即谐有之。树高丈余。叶似冬青叶而厚，背白有细毛，又似橘叶。花微紫色。二月、三月采花，暴干用。"寇宗奭"利州甚多。叶冬不凋，然不似冬青，盖柔而不光洁，不深绿。其花细碎，数十房成一朵，冬生春开。"

【来源】本品为马钱科植物密蒙花 *Buddleja officinalis* Maxim.的干燥花蕾和花序。春季花未开放时采收，除去杂质，干燥。

【鉴别要点】本品多为花蕾密聚的花序小分枝，呈不规则倒圆锥状，长1.5～3cm。表面灰黄色或棕黄色，密被锈色"茸毛"[77]。花蕾呈短棒状，上端略大，长0.3～1cm，直径0.1～0.2cm；花萼钟状，先端4齿裂；花冠筒状，与萼等长或稍长，先端4裂，裂片卵形；雄蕊4，着生在花冠中部，质柔软。见图231。

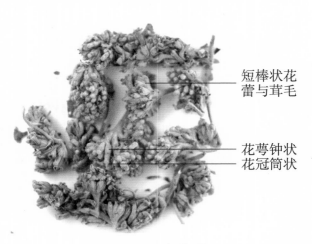

短棒状花蕾与茸毛

花萼钟状
花冠筒状

图231 密蒙花

【质量】本品气微香，味微苦、辛。以花蕾密集、色灰黄、茸毛多者为佳。

【附注】1.历代本草记载密蒙花皆为上述马钱科密蒙花的花蕾（又称"老蒙花"），在全国多数地区使用历史已久。但在黑龙江、吉林、广西以及中南地区使用瑞香科植物结香*Edgeworthia chrysantha* Lindl.的花蕾或花序，称"新蒙花"或"蒙花珠"。药材呈半球形头状花序，大小均匀，常数十朵一簇，总苞片6～8枚，花序轴钩状弯曲。单花成短棒状，稍弯曲，长6～8mm，毛茸黄色、浅黄色或灰白色绢丝状，无花瓣，花萼管状，先端4裂呈花瓣状，花管内部黄色或黄棕色，雄蕊8枚，二轮，排列在萼筒上。

2.《本草纲目》金陵本和江西本密蒙花附图特征不明，清·张绍棠本附图似为瑞香科植物，说明至少在清代已有瑞香科植物结香混作密蒙花的历史。又《植物名实图考》附图为菊科植物羊耳菊*Inula cappa* DC.，亦非正品密蒙花。

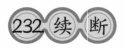

232. 续断

【历史沿革】本品始载于《神农本草经》，列为上品。李时珍"续断之说不一。……今人所用，以川中来，色赤而瘦。折之有烟尘起着为良焉。"《植物名实图考》"今所用皆川中产"。古代本草所载续断品种甚为混乱，李时珍所述川中来的续断与现时商品川续断基本相符。

【来源】本品为川续断科植物川续断

Dipsacus asper Wall.ex Henry的干燥根。秋季采挖，除去根头和须根，用微火烘至半干，堆置"发汗"[37]至内部变绿色时，再烘干。

【鉴别要点】本品呈长圆柱形，略扁，微弯曲，长5~15cm，直径0.5~2cm。外表灰褐色或棕褐色，全体有明显扭曲的纵皱及沟纹，可见皮孔及少数须根痕。质软，"久置干燥后变硬，易折断，断面不平坦，皮部外缘呈褐色"，习称"豆青碴"，内呈墨绿色或棕色，木部黄色呈放射状花纹。见图232-1、232-2。

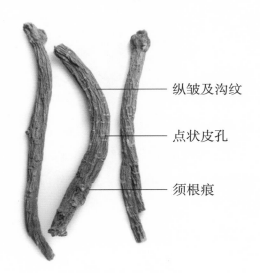

图 232-1　续断

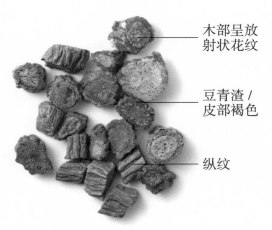

图 232-2　续断

【饮片】本品呈类圆形或椭圆形的厚片或段片。外表皮灰褐色至黄褐色，有纵皱。切面皮部墨绿色或棕褐色，木部灰黄色或黄褐色，可见放射状排列的导管束纹，形成层部位多有深色环。见图232-2。

【质量】本品气微香，味苦、微甜而后涩。以条粗、质软、皮部墨绿色为佳。

【附注】1.续断采后经过熏烤至半干或水烫笼蒸后进行"发汗"处理，再烘坑干燥，质柔韧，内碴灰绿色，品质好。采后直接晒干或烘干的质坚硬，内碴黄白色，质次。

2.产于河北、安徽、江苏、浙江、广西、山西、陕西等省区的同属（川续断属）植物续断*Dipsacus.japonicus* Miq.的根亦同样入药。与川续断主要区别为：苞片先端具明显的刺毛，萼齿间不具小齿，花冠红紫色，雌雄蕊微伸出花冠外。根单条，木质，柴性。

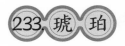

【历史沿革】虎珀一名见于《雷公炮炙论》，并述"凡使红松脂、石珀、水珀、花珀、物象珀、翳珀、琥珀。红松脂如琥珀，只是大脆文横；水珀多无红色，如浅黄，多粗皮；彼石珀如石重，色黄不堪用；花珀文似新马尾松，心文一路赤一路黄；物象珀，其内似有物，极为神妙；翳珀为众珀之长，故号曰翳珀；琥珀如血色，安于布上拭，吸得芥子者真也。"陶弘景"旧说松脂沦入地，千年所化。今烧之亦作松气，惟以手心摩热拾芥为真。俗有虎珀中有蜂，形色如生。"韩保昇"枫脂入地千年变为琥珀，不独松脂变化。大抵木脂入地千年皆化，但不及枫，松有脂而多经年岁尔。"

【来源】本品为第三纪松柏科植物的树脂。经地质作用掩埋地下，树脂失去挥发成分并聚合、固化形成琥珀。为碳氢化合物，含有琥珀酸和琥珀树脂，化学成分为$C_{10}H_{16}O$。采于纯矿床者称"琥珀"、煤层者称"煤珀"。全年可采。从地层或煤层中挖出后，除去砂石、泥土等杂质。

【鉴别要点】琥珀：属非晶质体。大小不一，多呈不规则的粒状、块状、钟乳状及散粒状。有时内部包含着植物或昆虫的化石。具松脂光泽、"玻璃样光泽"[62]。血红色、黄棕色或暗棕色，透明至不透明。"断口"[95]贝壳状极为显著，硬度2~2.5，比重1.05~1.09。性极脆。摩擦带电。捻之即成粉末。不溶于水，燃烧易熔，并爆炸有声、冒白烟，微有松香气。见图233-1右。

煤珀：呈不规则多角形块状、颗粒状、少数呈滴乳状，大小不一。表面淡黄色，红褐色及黑褐色，有光泽。质坚硬，不易碎，断面有"玻璃样光泽"[62]。无臭，味淡。燃之易熔，冒浓黑烟，刚熄灭时冒白烟，有似煤油的臭气。见图233-1左。

【饮片】本品呈颗粒状或粗粉末，余同药材。见图233-2。

【质量】本品无臭，味淡，嚼之无沙砾感。琥珀以色红、质脆、断面光亮者的为佳。煤珀以色黄棕、断面有玻璃样光泽者为佳。总体而言，琥珀质佳、煤珀次之。

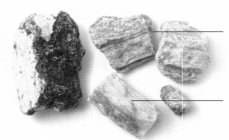

左：煤珀　　右：琥珀
图 233-1　琥珀

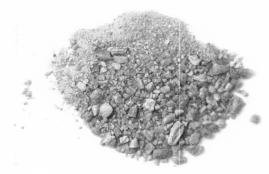

图 233-2　琥珀

【附注】1.《中国药典》仅1977年版正文收载琥珀，1985~2020年版均载于附录。

2.商品规格：过去按产地不同分为如下几种。

（1）云珀：质坚脆，透明，色深红，手捏即成碎末，无黏性，最佳。分两等：一等为血珀，橙红至赤褐色。二等为柳青，色淡而带黄绿色，大块者可作器皿。

（2）广西珀：色红而带黄，不甚透明，质松脆，含泥，燃之略有松香气，次之。

（3）河南珀：色黄微红，质轻松，捏之易碎，略带黏性，烧之亦有松香气。

（4）湖南珀：色发黄，体重，质硬不

酥，用手捏不碎，质差。

（5）抚顺珀：色发黑，体重，质坚硬，烧之发黑烟并有煤气，质更差。

3.琥珀颜色多呈黄色、橙黄色、棕色、褐黄色或暗红色；浅绿色和淡紫色的品种极为罕见。过去尚有"毛珀"和"光珀"之分。"毛珀"系天然品，未经加工，表面不光滑，药用多为此种。"光珀"为加工品，表面光滑，都作器皿，又称"器珀"。

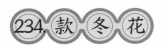

234.款冬花

【历史沿革】本品始载于《神农本草经》，列为中品，又名橐吾、颗冬。陶弘景"第一出河北，其形如宿蓴，未舒者佳，其腹里有丝……其冬月在冰下生，十二月，正月旦取之。"苏恭"叶似葵而大，丛生，花出根下。"苏颂"根紫色，叶似萆薢，十二月开黄花，青紫萼，去土一二寸，初出如菊花萼，通直而肥实无子。"

【来源】本品为菊科植物款冬*Tussilago farfara* L.的干燥未开放的头状花序。12月或地冻前当花尚未出土时采挖，除去花梗及泥沙，阴干。

【鉴别要点】本品呈长圆棒状。单生或2～3个基部连生俗称"连三朵"，长1～2.5cm，直径0.5～1cm。上端较粗，下端渐细或带有短梗，外面被有多数呈绿色鱼鳞状苞片，苞片外表面紫红色或淡红色俗称"绿衣红嘴"，内表面密被白色絮状"茸毛"[77]，苞片内表面的绵毛状物折断后成白色细丝，习称"蜘蛛丝"。体轻，撕开后可见白色茸毛。见图234-1。

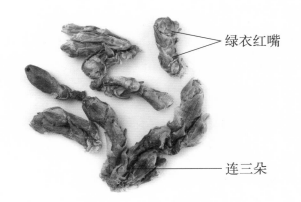

图 234-1　款冬花

【饮片】款冬花：本品呈单朵或多朵相连。见图234-2。

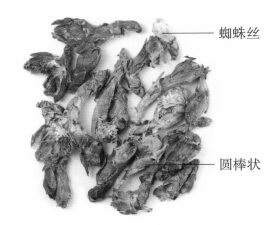

图 234-2　款冬花

蜜款冬花：形如款冬花，表面棕黄色或棕褐色，稍带黏性。具蜜香气，味微甜。

【质量】本品气香，味微苦而辛。以单朵或连三朵，无开花、枝杆、杂质、虫蛀、霉变者佳。

【附注】1.质量：影响本品的质量主要有三个方面，一是泥沙偏多，本品是唯一采挖未出土时的花，因花类不宜水洗，故泥沙偏多；二是不带花的花梗较多；三是掺入其原植物的根。《中国药典》该品项下无"杂质"检查要求，如按《中国药典》"中药材及饮片检定通则"检查，则杂质很难达标，因此，非常有必要建立行业标准。

2.款冬花的商品分二级，均需无开头、枝杆、杂质、虫蛀、霉变。

一等干货：呈长圆棒状，单生或2～3个基部连生，苞片呈鱼鳞状，花蕾肥大，个头均匀，色泽鲜艳。表面紫红或粉红色，体轻，撕开可见絮状毛茸。黑头不超过3%。花柄长不超过0.5cm。

二等干货：呈长圆棒状，苞片呈鱼鳞状，个头较瘦小，不均匀，表面紫褐色或暗紫色，间有绿白色。体轻，撕开可见絮状毛茸。开头、黑头不超过10%。花柄长不超过1cm。

235.葶苈子

【历史沿革】本品始载于《神农本草经》，列为下品。《图经本草》"葶苈子生藁城平泽及田野，今京东、陕西、河北州郡皆有之，曹州者尤胜，初春生苗叶，高六七寸，似荠，根白，枝基皆青。三月开花，微黄，结子，子扁小如黍粒微长，黄色。"考证古代本草收载葶苈有多种，但以独行菜为主，《证类本草》之曹州葶苈即为独行菜。

【来源】本品为十字花科植物播娘蒿*Descurainia sophia*（L.）Webb.ex Prantl或独行菜*Lepidium apetalum* Willd.的干燥种子，

前者习称"南葶苈子"，后者习称"北葶苈子"。夏季果实成熟时采割植株，晒干，搓出种子，除去杂质。

【鉴别要点】南葶苈子：呈长圆形而略扁，长约1mm，宽约0.5mm。外表面棕色或红棕色，一端钝圆，一端近截形，两面常不对称。在放大镜下观察，表面具细密网纹的"网状纹理/网状皱纹"[27]，可见二条纵纹。压碎后富油性，并有黏性。气微，味微辛。

北葶苈子：呈扁卵形，长约1.5mm，宽0.5～1mm。一端钝圆；另一端渐尖而微凹，凹处现白色点（种脐）。表面具多数细微颗粒状突起，习称"麻点/棕眼"[40]，可见2条纵列的浅槽。味微辛，遇水黏滑性较强。见图235。

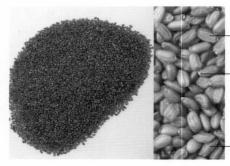

左：原图　　　　右：放大图
图 235　葶苈子

【饮片】葶苈子：同药材。

炒葶苈子：形如葶苈子，微鼓起，表面棕黄色。有油香气，不带黏性。

【质量】本品以粒均匀、充实、黄棕色、无杂质者为佳。

【附注】根据本草记载，自古葶苈子即非一种植物。据调查曾有十字花科的十余种植物的种子在我国不同地区作葶苈子使用。应注意鉴别。

（1）尚有同属（独行菜属）植物宽叶独行菜Lepidium latifolium L.：种子宽卵状，椭圆形至近长圆形，浅褐色。在青海、甘肃作葶苈子使用。新疆地区群众则习惯用抱茎独行菜Lepidium perfoliatum L.和家独行菜Lepidium sativum L.的种子，维语习称"台尔台孜。"另有柱毛独行菜Lepidium ruderala L.（宁夏、河南。为宽叶独行菜的变种）、北美独行菜Lepidium virginicum L.（河北、湖北）、光果阔叶独行菜Lepidium latifolium L.var.affine C.A.Mey.（西北、河南。为宽叶独行菜的变种）的种子混杂于正品药材中使用。

（2）菥蓂Thlaspi arvense L.：又称苦葶苈、大葶苈。种子每室2～8个，倒卵形，长约1.5mm，稍扁平，黄褐色，有同心环状条纹。其种子和全草含黑芥子苷，种子尚含芥子苷、卵磷脂、蛋白质、脂肪油（含有十二烯酸）等。在云南部分地区以种子作"葶苈子"入药；江苏、福建及东北地区以全草作"败酱草"入药。

（3）芝麻菜（金堂葶苈）Eruca sativa Mill.：种子呈卵圆形，长1.2～2.2mm，宽1～1.5mm。表面黄棕色、棕色或棕褐色。放大镜下观察种子表面具不明显的颗粒状突起。一端微凹入，色较浅，种脐位于凹入处，种子一侧有一微隆起的种脐。气微弱，味微辛。销四川西部地区。在四川用本品作"葶苈子"入药已有100余年历史，其种子含脂肪油，油中含棕榈酸、棕榈油酸、硬脂酸、油酸、亚油酸、亚麻油酸、

芥子酸、花生油酸及花生酸。

（4）小花糖芥Erysimum cheiranthoides L.：又名桂竹糖芥，种子细小，呈椭圆形、扁卵圆形或矩圆形。长0.8～1mm，宽0.5～0.8mm。表面黄绿色、黄褐色或黄棕色，放大镜下观察多呈3～4面体，一端钝圆，一端色深，微凹入，种子表面具细小密集的小疙瘩点，一面有浅槽。气微，嚼之味苦。在山东、湖北、江西、河北、内蒙古等部分地区作葶苈子使用；山东称"苦葶苈子"。含K–毒毛旋花子次苷–β、七里香苷甲、黄麻属苷A、糖芥醇苷、木糖糖芥苷、葡萄糖糖芥苷、毒毛旋花子醇洋地黄二糖苷，以及毒毛旋花子苷元，另含挥发油硫氰酸烯丙酯。

（5）尚有印度焊菜Rorippa indica（L.）Hiern.（江西）、花旗杆Dontostemon dentatus（Bge.）Ledeb（山东）、葶苈Draba nemorosa L.（黑龙江）等不同地区混杂于正品药材中使用。

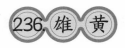

236. 雄黄

【历史沿革】本品始载于《神农本草经》，列为中品。吴普"雄黄生山之阳，是丹之雄，所以名雄黄也。"陈藏器"今人敲取石黄中精明者，为雄黄；外黑者，为熏黄。雄黄烧之不臭，熏黄烧之则臭，以此分别。"苏恭"……其青黑坚者，不入药用。……出石门者，名石黄，亦是雄黄，而通名黄金石，石门者为劣尔。恶者，名熏黄，只用熏疮疥，故名之。"苏

颂"形块如丹砂，明澈不夹石，其色如鸡冠者真。"《名医别录》"雄黄生武都山谷、敦煌山之阳。采无时。"李时珍"武昌水窟雄黄，北人以充丹砂，但研细色带黄耳。"

【来源】本品为硫化物类矿物雄黄族雄黄，主含二硫化二砷(As_2S_2)。采挖后，除去杂质。

【鉴别要点】本品呈块状或粒状集合体或粉末。多呈不规则块状，大小不一。深红色或橙红色，表面常附有橙黄色细粉，手触之"染指"[80]成橙黄色；"条痕色"[54]橙色。晶体为柱状，微透明或半透明，晶面具金刚光泽。质较酥脆，易砸碎，硬度1.5～2.0；密度3.4～3.6。断面呈贝壳状，红色至深红色，具细砂孔。其颜色树脂样光泽鲜明、半透明、赤如鸡冠、明澈不臭、质松脆者习称"明雄"或"雄黄精"。微有特异臭气，味淡。燃之易熔融成红色液体，并生黄白色烟，有强烈蒜臭气。色黄质轻，略透明，有光泽者习称"腰黄"。见图236-1、236-2、236-3。

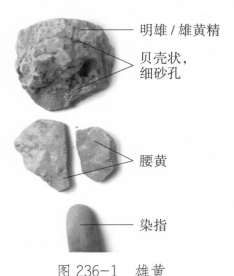

图 236-1　雄黄

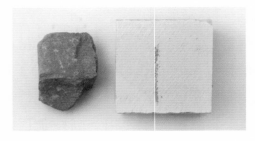

图 236-2　雄黄及条痕色

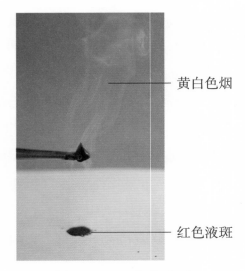

图 236-3　雄黄火试

【饮片】本品呈粉末状或粉末集合体，质松脆，手捏即成粉并"染指"[80]，橙黄色，无光泽，见图236-4。

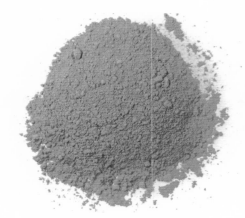

图 236-4　雄黄

【质量】本品味辛、苦，性温，有毒。以块大、色红、质酥脆、有光泽、无杂石者为佳。明雄/雄黄精品质最优；腰黄次之。

【附注】1.雄黄遇热易分解产生剧毒的三氧化二砷（As_2O_3）即砒霜，所以忌用火煅，只能照《中国药典》水飞方法（湿法粉碎），晾干。

2.在产地与民间有"腰黄"一称，是按其性状还是用途而得名值得考证。按李时珍"……辟禳魇魅：以雄黄带头上，或以枣许系腋下，终身不魇。"之说，"腰黄"可能为系于腋（腰）下而得名。

3.雌黄是雄黄的共生矿物，有"矿物鸳鸯"之说。雌黄为硫化物类矿物雌黄的矿石，主含三硫化二砷（As_2S_3）。呈不规则块状或粒状集合体；深红色或橙红色，条痕淡橘红色，晶面有金刚石样光泽。质脆，易碎，断面具树脂样光泽。微有特异的臭气，味淡。见图236-5。

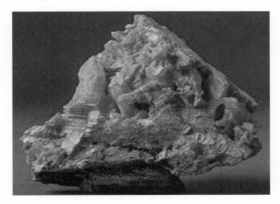

图 236-5 雌黄

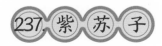

【历史沿革】本品始载于《名医别录》。《本草经集注》"叶下紫色，而气甚香，其无紫色、不香似荏者，名野苏，不堪用。其子主下气，与橘皮相宜同

疗。"《本草图经》"苏，紫苏也。旧不著所出州土，今处处有之。叶下紫色，而气甚香，夏采茎、叶，秋采实。……实主上气咳逆。"《本草纲目》"紫苏、白苏，皆以二三月下种，或宿子在地自生。其茎方，其叶团而有尖，四围有巨齿；肥地者面背皆紫，瘠地者面青背紫，其面背皆白者，即白苏，乃荏也。紫苏嫩时采叶，和蔬茹之，或盐及梅卤作菹食甚香，夏月作熟汤饮之。五六月连根采收，以火煨其根，阴干，则经久叶不落。八月开细紫花，成穗作房，如荆芥穗。九月半枯时收子，子细如芥子而色黄赤，亦可取油如荏油。"

【来源】本品为唇形科植物紫苏*Perilla frutescens*（L.）Britt.的干燥成熟果实。秋季果实成熟时采收，除去杂质，晒干。

【鉴别要点】本品呈卵圆形或类球形，直径约1.5mm。表面灰棕色或灰褐色，有微隆起的暗紫色网纹或"网状皱纹"[27]，基部稍尖，有灰白色点状果梗痕。果皮薄而脆，易压碎。种子黄白色，种皮膜质，子叶2，类白色，有油性。压碎有香气。见图237。

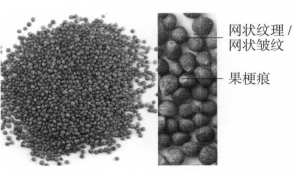

左：原图　　　右：放大图
图 237 紫苏子

【饮片】紫苏子：同药材。

炒紫苏子：形如紫苏子，表面灰褐色，有细裂口，有焦香气。

【质量】本品以香气浓、味微辛；无杂质者为佳。

【附注】1.有些省区将同种其他植物的果实作紫苏子使用，应注意鉴别。

（1）有的地区将同种的白苏*Perilla frutescens*（L.）Britt.的果实供药用，称"白苏子"或"玉苏子"。其原植物与紫苏同种（按理有种以下的分类等级，学名应有所不同），仅叶全为绿色，全植物各部分毛较密，香气次于紫苏。药材外形较大，长径2.5～3.5mm，短径2～2.5mm，表面灰白色，有明显隆起的网纹，一端有淡棕色果柄痕。质脆，油性较大。

（2）野苏*Perilla frutescens*（Linn.）Britt. var.*acuta*（Thunb.）Kudo的种子多与紫苏子混合收购，产销情况也基本相同。在形态上，本变种与正种不同之点为：变种的果萼小，长4～5.5cm，下部被疏柔毛，具腺点；茎被短疏柔毛；叶较小，卵形，长4.5～7.5cm，宽2.8～5cm，两面被疏柔毛；小坚果较小，土黄色，直径1～1.5mm。生于山地路旁、林边荒地或栽培于村舍旁。分布于河北、山西、江苏、浙江、江西、福建、台湾、湖北、广东、广西、云南、贵州及四川等省区。药材性状：野苏子略小，直径0.6～1.5mm，少数达2mm，表面棕色或灰棕色，外层常剥落，露出浅黄色石细胞层。

（3）回回苏（四川、贵州），又名鸡冠苏*Perilla frutescens*（L.）Britt.var.*crispa*

（Thunb.）Hand.–Mazz.。本变种与紫苏的主要区别是：叶具狭而深的锯齿，常为紫色，果萼较小，我国各地栽培。功效与紫苏相同。果实小，直径0.8～1.2mm，表面棕色或棕褐色。

2.曾经江苏、浙江、江西等省收购的紫苏子中，混杂有石荠苧*Mosla scabra*（Thunb.）C.Y.Wu et H.W.Li及其同属（石荠苧属）多种植物杭州荠苧*Mosla hangchouensis* Matsuda、华荠苧*Mosla chinensis* Maxim.、小花荠苧*Mosla cavaleriei* Lévl.、疏花荠苧*Mosla dianthera*（Buch.–Ham.ex Roxburgh）Maxim.、苏州荠苧*Mosla soochowensis* Matsuda的果实。石荠苧果实呈卵圆形或类球形，直径0.5～1mm。表面灰褐色或黄棕色，具凸起的网纹，网间稍下陷。基部尖扁，具灰褐色果柄痕。果皮略硬脆，易压碎。种子棕黄色，略具油性。气微，味甘、微辛。应注意鉴别。

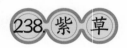

238 紫草

【历史沿革】本品始载于《神农本草经》，列为中品。《别录》"紫草生砀山山谷及楚地。"苏恭"所在皆有，人家或种之。苗似兰香，茎赤节青，二月开花紫白色，结实白色，秋月熟。"李时珍"此草花紫根紫，可以染紫故名。……种紫草，三月逐垄下子，九月子熟时刈草，春社前后采根阴干，其根头有白毛如茸。未花时采，则根色鲜明；花过时采，则根色黯恶。"以上所述与现在商品硬紫草的植物形态极相符。

【来源】本品为紫草科植物新疆紫草Arnebia euchroma（Royle）Johnst.或内蒙紫草Arnebia guttata Bunge的干燥根。春、秋二季采挖，除去泥沙，干燥。分别习称"软紫草""内蒙紫草"。

【鉴别要点】软紫草：略呈圆柱形或圆锥形，有时数个侧根扭集在一起，长6～20cm，直径1～2.5cm。表面紫红色或紫褐色，皮部极疏松，成条片状，多层相叠，易剥落。顶端有的可见分歧的茎残基与灰白色茸毛。质轻软，易折断，断面呈同心环层，皮部紫色，木部较小，黄白色。气特异，味微苦，稍酸涩。

内蒙紫草：呈圆锥形或圆柱形，扭曲，长6～20cm，直径0.5～4cm。根头部略粗大，顶端有残茎1或多个，被短硬毛。表面紫红色或暗紫色，皮部略薄，常数层相叠，易剥离。质硬而脆，易折断，断面较整齐，皮部紫红色，木部稍大，黄白色。气特异，味涩。

【饮片】本品呈不规则的圆柱形段片或条形片状，长2～3cm。紫红色或紫褐色。皮部深紫色。圆柱形切片，有木部，黄白色或黄色。见图238-1、238-2。

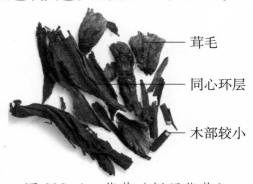

图238-1 紫草（新疆紫草）

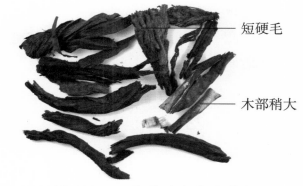

图238-2 紫草（内蒙紫草）

【质量】本品以条粗大，色紫，质软，外皮成层剥离者为佳。

【附注】尚有同科植物在不同地区作紫草使用。

（1）四川、云南、贵州等省用滇紫草Onosma paniculata Bur.et Fr.的根作紫草用。根呈圆柱形，外皮暗红紫色，质坚硬，不易折断。四川中药材标准收载的紫草皮为滇紫草Onosma paniculata Bur.et Fr.、露蕊滇紫草Onosma exsertum Hemsl和密花滇紫草Onosma confertum W.W.Smith的干燥根部栓皮。

（2）长花滇紫草，又称西藏紫草Onosma hookeri Clarke var.longiflorum Duthie，产西藏，自产自销。分布于云南、四川西部。根圆柱形，外皮暗红紫色。质坚硬，不易折断。

（3）《中国药典》1963~2000版紫草项下均载硬紫草植物（此后各版未载），为紫草Lithospermum erythrorhizon Sieb.et Zucc.的干燥根。根呈类纺锤形或圆柱形，稍扭曲，常有分枝，长6～14cm，直径0.7～2cm。外表紫红色或暗紫色，粗糙，有不规则的纵沟及皱纹，外皮薄，易呈鳞片状剥落；顶端常有残留的茎基。质硬脆，易折断。断面皮部紫红色，木部较大类白色，射线色较深，含红色素物质，老根木部有时腐朽。微臭，味微甜酸。

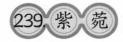

239. 紫菀

【历史沿革】本品始载于《神农本草经》，列为中品。陶弘景"近道处处有之。其生布地，花紫色，本有白毛，根甚柔细。"李时珍"其根色紫而柔宛，故名。"以上记载与现今药用紫菀基本相符。但历代本草所载紫菀并非一种。

【来源】本品为菊科植物紫菀*Aster tataricus* L.f.的干燥根和根茎。春、秋二季采挖，除去有节的根茎（习称"母根"）和泥沙，编成辫状晒干，或直接晒干。

【鉴别要点】本品根茎呈不规则块状，大小不一，顶端有茎、叶的残基，习称"疙瘩"[99]；质稍硬。根茎簇生多数细根，长3~15cm，直径0.1~0.3cm，多编成辫状，俗称"辫子紫菀"；表面紫红色或灰红色，有纵皱纹；质较柔韧。见图239-1。

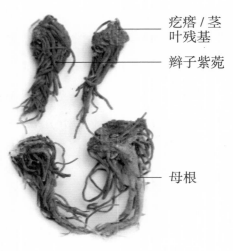

疙瘩 / 茎叶残基
辫子紫菀
母根

图 239-1　紫菀

【饮片】紫菀片：呈不规则的厚片或段片。根外表皮紫红色或灰红色，有纵皱纹。切面淡棕色，中心具棕黄色的木心，见图239-2。

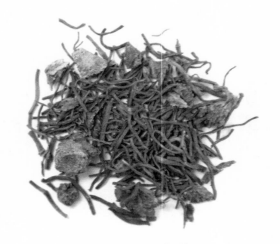

图 239-2　紫菀

蜜紫菀：形如紫菀片（段），表面棕褐色或紫棕色。有蜜香气，味甜。

【质量】本品气微香，味甜、微苦。以根长、色紫红、质柔韧者为佳。

【附注】1.同属紫菀属*Aster*的多种紫菀类植物作紫菀用，应注意鉴别。

（1）三褐脉紫菀 *Aster ageratoides* Turcz.和异叶三褐脉紫菀*Aster ageratoides* Turcz.var.*heterophyllus* Maxim.在甘肃地区用其根部做紫菀药用。

（2）狭苞紫菀*Aster farreri* Smith et J.F.Jeffr，为传统藏药，俗称藏紫菀。民间用带根全草治疗多种瘟病。分布于河北、山西、甘肃、青海、四川、西藏等省区。

（3）耳叶紫菀*Aster auriculatus* Franch.，在云南玉溪称蓑衣莲。民间用根治感冒、哮喘、肺结核、咳嗽、气管炎和蛇咬伤等症。分布于四川、贵州、云南。

（4）尚有舌状紫菀*Aster lingulatus* Franch.、缘毛紫菀*Aster souliei* Franch.、阿尔泰紫菀*Aster altaicus* Willd.（新疆地区作紫菀药用）、粗毛紫菀 *Aster hispidus* Thunb.（又称狗哇花，其根部在青海一些地区作紫菀药用）、小舌紫菀 *Aster albescens* Hand.-Mazz.（藏医用其根和花入药）、重冠紫菀 *Aster diplostephioides*（DC.）C.B.Clarke 和柔毛紫菀*Aster flaceidus* Bge.（根茎在西藏作紫菀入药）等。

2.伪品，山紫菀类来源于橐吾属*Ligularia*植物，该属植物的根在民间作紫菀药用的达30多种，全国许多地区代紫菀药用，习称"山紫菀"，应注意鉴别。

（1）黑龙江、吉林、内蒙古、山西、陕西、甘肃、四川等省区以同科植物蹄叶橐吾 *Ligularia fischeri*（Ledeb.）Turcz.的干燥根及根茎作紫菀入药，习称"山紫菀"，药材根茎横生，呈不规则块状，根长3～10cm，直径1～1.5cm，根头有基痕及残存的叶柄维管束，根头下面密生多数细长的须状根，集成马尾状或扭曲成团块状，表面黄棕色或棕褐色，密生黄色或黄棕色短绒毛，有纵皱纹。体轻质脆，易折断，断面中央有黄色木心。有特异香气，味辛辣。

（2）尚有离舌橐吾*Ligularia veitchiana*（Hemsl.）Greenm.，别名棕色铧头草（四川），本种与蹄叶橐吾相似。狭苞橐吾*Ligularia intermedia* Nakai，本品根及根茎供药用，已被收入四川省和贵州省的中药材标准，药材名为紫菀或川紫菀，在我国西南地区广泛使用。大黄橐吾*Ligularia duciformis*（C.Winkl.）Hand.-Mazz.的根及根茎等。

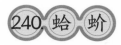

240. 蛤蚧

【历史沿革】本品始载于《开宝本草》。马志"生岭南山谷，及城墙或大树间。形如大守宫，身长四五寸，尾与身等。最惜其尾，见人取之，多自啮断其尾而去。药力在尾，居不全者不效。"李时珍"蛤蚧因声而名。"

【来源】本品为壁虎科动物蛤蚧*Gekko gecko* Linnaeus的干燥体。全年均可捕捉，除去内脏，拭净，用竹片撑开，使全体扁平顺直，低温干燥。

【鉴别要点】本品扁片状。体形大小不一，全长20～30cm，腹胸横宽6～10cm。头略呈钝三角形或卵圆形，牙齿无大小之分，均细密如锯齿，生于上下颚骨外缘，上颚前端两侧有鼻孔一对，头中部有深陷的眼睛一对，后部有裂隙状椭圆形耳窍一对，习称"头大眼大，满口细牙"。全身灰褐色；腹面稍淡，满布圆形或多角形珍珠状微凸小鳞片，习称"珍珠鳞"。背部灰黑色或银灰色，并有黄白色或绿色斑点（进口蛤蚧多为砖红色斑点）；脊椎呈崤状突起，两旁肋骨微呈线状突起，另有纵列小点状突起十行，年久者突起较高，幼小者不甚显著。四足均具五指/趾，除第一指/趾无勾爪外，其余均具勾爪。趾膨大，指、趾间具蹼，底面具吸盘。尾长圆锥形，约占体全长的50%左右（活蛤蚧尾易断落，但再生能力很强。再生尾较短小），见图240-1。

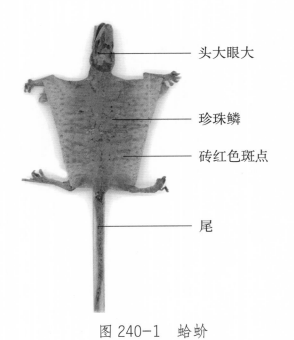

图 240-1　蛤蚧

【饮片】蛤蚧：本品呈除去鳞片及头（齐眼）足（指、趾蹼）不规则的片状小块。表面灰黑色或银灰色，有棕黄色的斑点及鳞甲脱落的痕迹。内面黄白色或灰黄色。脊椎骨和肋骨突起。气腥，味微咸。见图240-2左。

酒蛤蚧：形如蛤蚧片，外表面色泽加深，内表面深黄色，有酒香味。见图240-2右。

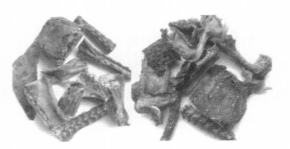

左：生品　　　右：酒炙品
图 240-2　蛤蚧

【质量】气腥，味微咸，以体形肥大，尾完整不残者为佳。

【附注】商品中发现有他种动物体充蛤蚧入药，应注意鉴别。

1.同属壁虎属动物有。

（1）壁虎科动物多疣壁虎 *Gekko japonicus* Dumeril et Bibron去内脏的干燥体，俗称"小蛤蚧"。全长在20cm以下，无眼睑，吻鳞切鼻孔，鳞片细小，体背具多数不规则疣鳞，生活时尾易断。本品在多数省区均有发现。

（2）壁虎科动物壁虎 *Gekko chinensis* Gray的去内脏的干燥体。形似蛤蚧但体小，呈扇片状，头及躯干长7～9cm，尾长5～8cm。吻鳞切鼻孔。背部褐色，粒鳞微小，散有细小疣鳞。

2.他科动物有如下几种，应注意鉴别。

（1）鬣蜥科动物蜡皮蜥 *Leiolepis belliana rubritaeniata* Mertens去内脏的干燥体，俗称"红点蛤蚧"。主产于广西、广东等省区。全长约40cm，尾长近体长两倍，有眼睑，鳞片细小，无疣鳞。体背灰黑色，密布橘红色圆形斑点，体两侧有条形横向的橘红色斑纹。指趾狭长而细，均具爪。生活时尾不易断。

（2）鬣蜥科动物喜山鬣蜥 *Agama himalayana* Steindachner去内脏的干燥体，俗称西藏蛤蚧。主产于西藏和新疆两地，是一种地方性使用药材。全长34～36cm，尾长超过体长，有眼睑，吻鳞不切鼻孔，脊背有几行大鳞，四肢及尾背鳞具棱，指趾狭长，四柱形，均具爪。生活时尾不易断。

（3）蝾螈科动物红瘰疣螈*Tylototriton verrucosus* Anderson除去或未去内脏的干燥体。全体呈条形，长13～19cm，其中尾长达7cm。头近圆形，较大而扁，头顶部有倒"U"字形棱，中间陷下，无吻鳞。体表无鳞片，体侧有瘰疣，密生疣粒。足具4指5趾，尾侧扁而弯曲。

3.真伪蛤蚧的比较，见下表。

原动物	眼睑	鳞片	指、趾	尾
蛤蚧	没有眼睑	粒鳞兼疣鳞，疣鳞规则成纵行	指、趾膨大，趾下皮瓣单行，第一指、趾无爪。	尾长略短于体长，生活时易断
多疣壁虎	没有眼睑	鳞片细小，体背具多数不规则疣鳞	第一指、趾无爪；指、趾膨大，指、趾下皮瓣单行	尾长略短于体长，生活时易断
喜山鬣蜥	有眼睑	脊背有几行大鳞，四肢及尾背鳞具棱	狭长，圆柱形，均具爪	尾长超过体长，生活时不易断
蜡皮蜥	有眼睑	鳞片细小无疣鳞	狭长，均具爪	尾长近于体长2倍，生活时不易断
红瘰疣螈	有眼睑	无鳞	指、趾扁平，末端钝圆，无爪	尾长与体长约相等，侧扁

4.蛤蚧"功在尾，毒在嘴"：这句经验术语说明了两点：一是对蛤蚧主要药用部位"尾"的高度概括，因本品尾长10～14cm，其肉质肥厚，有效成分（蛋白质、钙、磷等）亦高于身体其它部位。故经验认为"功在尾，尾不存者无效"。《开宝本草》"……药力在尾……则用之力全故也"。二是间接地提出了蛤蚧净制去头的目的：因头部有眼等器官，其"两

眼多凹陷成"窟窿"，"窟窿"并非是蛤蚧的两眼原是凹陷，而是其"眼睛有毒"，在产地加工时，将目剖开，放出液汁，故焙干后两目凹陷。因此，蛤蚧净制除去齐眼的头部是有道理的。

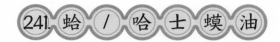

241. 蛤/哈士蟆油

【历史沿革】本品《药材资料汇编》、1985版《中国药典》载蛤蟆油；《中药志》载哈士蟆油。中国林蛙有悠久的药用历史。经考证，苏颂《本草图经》及李时珍《本草纲目》中所载的山蛤，其原动物即是中国林蛙。中国林蛙在东北俗称哈士蟆，其输卵管俗称哈士蟆油。清代乾隆37年（1772年）《盛京通志》"哈士蟆为山蛤的俗称。"哈士蟆油在《辽海丛书·沈教篇》中有记载。在《桦甸县志》中的"食货""物产""动物"篇中均有哈士蟆油的阐述。哈士蟆油在东北民间长期作美味食品使用过程中，发现它有明显的滋补强壮功效，现已较广泛地在海内外使用。蛤蟆油已被《中国药典》1985版首载至今。

【来源】本品为蛙科动物中国林蛙*Rana temporaria chensinensis* David雌蛙的输卵管，经采制干燥而得。选肥大的雌蛙，用麻绳从口部穿起，挂于露天风干。干燥后，用热水浸润，立即捞起，置容器中闷一夜，次日剖开腹皮，将输卵管轻轻取出，去净卵子及内脏，置通风处阴干。

【鉴别要点】本品呈不规则块状或片

状，完整者，背面钝圆成弧状或嵴状隆起，表面平滑，有不显的细纹或裂纹，弯曲而重叠，长1.5~2cm，厚1.5~5mm。表面黄白色（年久者多为橘黄色或橘红色）呈脂肪样光泽，偶有带灰白色薄膜状干皮（皮膜）。见图241-1。摸之有"滑腻感"，在温水中浸泡"水试"[29]体积可膨胀（现行《中国药典》规定"膨胀度不得低于55"），膨大的输卵管呈回旋重叠状圆块，表面不平呈大脑状纹路。嚼之有黏滑感。见图241-2。

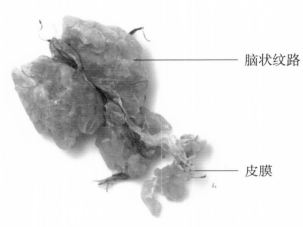

脑状纹路

皮膜

图 241-1　蛤/哈士蟆油

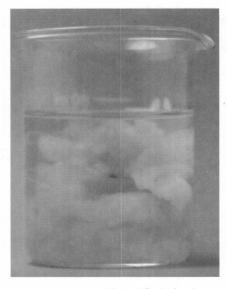

图 241-2 蛤士蟆油水试

【质量】本品性平，气腥，味微甘。以色黄白、有光泽、片大肥厚、无黑色卵子、无皮膜者为佳。

【附注】1.中国林蛙及同属（蛙属）动物。

（1）中国林蛙系国家二级保护野生动物。由于大量捕捉，野生资源日益匮乏。经多年研究，已在东北吉林舒兰市等地采用封沟养蛙等方法，形成了林蛙产业，保证了药源供应。

（2）黑龙江林蛙：除中国林蛙外，黑龙江林蛙Rana amurensis Boulenger的输卵管也作蛤蟆油用。两种林蛙虽然背侧褶都作曲折状，但极易区别。黑龙江林蛙体外平而略小，后背及体侧疣粒多而显著，胫跗关节不达眼部，雄性无声囊。中国林蛙体略粗圆而大。胫跗关节前达眼，雄性有声囊。黑龙江林蛙剥制的蛤蟆油与中国林蛙剥制的蛤蟆油性状基本相同，但色为土黄色或棕黄色。吸水后膨胀较小，体积增大约15倍左右；输卵管腺体细胞较短，方圆形，细胞核不明显。腺体较狭，约为中国林蛙输卵管腺体细胞的3/4，腺体内腔宽度略为中国林蛙输卵管腺体细胞的1/2。腺体纹理亦较少。分布于东北及内蒙古。

2.近年来在蛤蟆油商品药材中出现多种伪品，如中华大蟾蜍、青蛙的干燥输卵管；鳕鱼科明太鱼的精巢干制品；还有琼脂蛋白胨加工品、马铃薯、甘薯块根经蒸制加工品等。

（1）最常见的伪品是中华大蟾蜍Bufo bufo gargarizans Cantor输卵管，其主要鉴别特征是：形似鸡肠或盘卷成串，由白色纤维状结缔组织相连。表面淡黄或褐色。质硬难折断，摸之无滑腻感。温水浸泡后体积只膨胀3～5倍。

（2）青蛙：为黑斑蛙 *Rana nigromaculate Hallowell* 的输卵管。

3.本品同一来源的商品名称有哈蟆油（《中国药典》）；哈士蟆油（《中药志》、《中药大辞典》（哈音hā）、《中药鉴定学》–任仁安）；蛤蟆油（《中药鉴定学》–李家实）；尚有田鸡油、哈什蟆油、蛤蚂油、吧拉蛙油等。《辞海》"哈（hà）士蟆一作蛤（há）士蟆……。虾（há）同蛤，虾蟆即蛤蟆……。蛤蟆，青蛙和蟾蜍的统称"。因虾、哈、蛤三字的现代读音相同但音调有别。《说文解字》"蝦（虾字繁体）蝦蟆也；"未载哈、蛤。《康熙字典》"哈《集韵》鱼口貌……。蛤《玉篇》蚌蛤也……；山蛤《本草》在山石中藏蛰似蝦蟆而大黄色……；蝦同《说文解字》"蝦蟆也"。该药名按汉字六书中的形声以"蛤"（há）字或最早的《说文解字》"蝦蟆"（蛤蟆油）更为贴切，故本著作者从之。当然也有人主张最初给蛤蟆命名是以其发出的声音或口形而定名为"哈蟆"也有一定的道理。

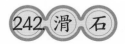

242 滑石

【历史沿革】本品始载于《神农本草经》，列为上品。《雷公炮炙论》"其白滑石如方解石……若滑石色似冰，白青色，画石上有白腻文者，真也。"《本草经集注》"滑石色正白，《仙经》用之以为泥。又有冷石，小青黄，性并冷利，亦能熨油污衣物。"《新修本草》"此石所在皆有，岭南始安（今广西桂林）出者，白如凝脂，极软滑。其出掖县（今山东莱州）者，理粗质青白黑点，惟可为器，不堪入药。齐州南山神通寺南谷亦大有，色青白不佳，至于滑腻犹胜掖县者。"

【来源】本品为硅酸盐类矿物滑石族滑石，习称"硬滑石"，主含含水硅酸镁 $[Mg_3(Si_4O_{10})(OH)_2]$。采挖后，除去泥沙及杂石。

【鉴别要点】本品呈不规则块状，大小不一。全体青白色、黄白色，半透明或不透明。手摸之有油脂样滑腻感，"起镜面"[61]，具"蜡样光泽"，滑石能被锯成任何形状，薄片能弯曲具"挠性"。质较软而坚实，用指甲可刮下白粉；体较重而易砸碎。耐热（加热1300～1400℃亦不熔）。见图242-1。

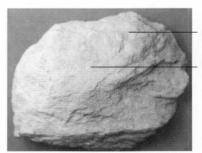

蜡样光泽

起镜面

图 242-1　滑 石

【饮片】本品质松软，呈白色粉末，摸之有滑腻感，无味而稍有黏舌感。见图242-2。

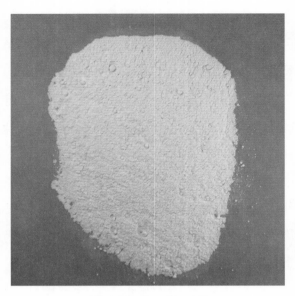

图 242-2　滑石粉

【质量】本品气无，味无而有微凉感。以色青白，滑润油腻，整洁，无杂石者为佳。

附：软滑石

【来源】本品为硅酸盐矿物天然高岭石，习称"软滑石"。主含水合硅酸铝 $[Al_4(Si_4O_{10})(OH)_8]$。采挖后，除去泥沙及杂石。

【鉴别要点】本品呈不规则土块状，大小不一。白色，含杂质者（有时含少量的铁）可带浅红色、浅棕色、浅灰色；无光泽或稍有光泽。质较松软，摸之有滑腻感；舐之无味而"黏舌/吸舌"[88]；潮湿后有可塑性，不膨胀。硬度1，比重 2.58～2.60；手捻即可捏碎成白色粉末；"断口"[95]不规则和不平整。但以透射电镜有呈假六方片状晶体的高岭石外，尚有呈破裂管状的（变）多水高岭石$[Al_4(Si_4O_{10})$ $(OH)_8·2H_2O]$及不规则片状水云母$[K<_2Al_4$ $(SiAl)_8O_{20})(OH)_4·nH_2O]$等。

【附注】《中国药典》1953版首载滑石。本品系取天然产的滑石，研细，加稀盐酸煮沸后，加水反复淘洗，并干燥制成。

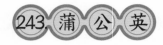

【历史沿革】本品始载于《唐本草》。韩保昇"茎叶似苦苣，断之有白汁，堪生啖，花如单菊而大。四月五月采之。"寇宗奭"四时常开花，花罢飞絮，絮中有子，落地即生。"李时珍"小科布地，四散而生，茎，叶，花絮并似苦苣，但小耳。"以上记载与现在药用菊科植物蒲公英相符。

【来源】本品为菊科植物蒲公英 *Taraxacum mongolicum* Hand.-Mazz.、碱地蒲公英*Taraxacum borealisinense* Kitam.或同属数种植物的干燥全草。春至秋季花初开时采挖，除去杂质，洗净，晒干。

【鉴别要点】本品呈皱缩卷曲的团块。根呈圆锥状，多弯曲，长3～7cm；表面棕褐色，抽皱；根头部有棕褐色或黄白色的"茸毛"[77]，有的已脱落。叶基生，多皱缩破碎，完整叶片呈倒披针形，绿褐色或暗灰绿色，先端尖或钝，边缘浅裂或羽状分裂，基部渐狭，下延呈柄状，下表面主脉明显。花茎1至数条，每条顶生头状花序，总苞片多层，内面一层较长，花冠黄褐色或淡黄白色。有的可见多数具白色冠毛的长椭圆形瘦果。见图243-1。

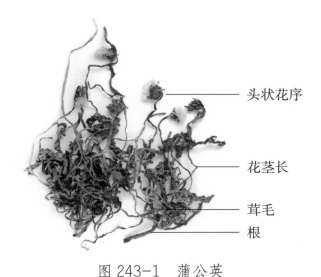

——头状花序

——花茎长

——茸毛
——根

图 243-1　蒲公英

【饮片】本品呈不规则的段。根表面棕褐色，抽皱；根头部有棕褐色或黄白色的"茸毛"[77]，有的已脱落。叶多皱缩破碎，绿褐色或暗灰绿色，完整者展平后呈倒披针形，先端尖或钝，边缘浅裂或羽状分裂，基部渐狭，下延呈柄状。头状花序，总苞片多层，花冠黄褐色或淡黄白色。有时可见具白色冠毛的长椭圆形瘦果。见图243-2。

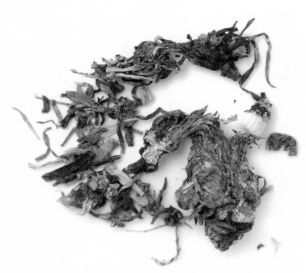

图 243-2　蒲公英

【质量】本品气微，味微苦。以叶色

灰绿，茎短，每株带根，有花序者为佳。

【附注】1.全国绝大部分地区所用的蒲公英，均为蒲公英属的多种植物，除上述分布广，产量大，使用普遍外，还有几种也是药用较为普遍的。

（1）异苞蒲公英Taraxacum heterolepis Nakai et Koidz.ex Kitag.，顶端裂片三角形，侧裂片三角形。线形成倒梯形。总苞片3层，先端稍稍有短角状突起。瘦果仅上部有刺突或瘤状突起。分布于东北地区。

（2）芥叶蒲公英Taraxacum brassicaefolium Kitag.，多年生草本，高20～40cm。叶基生；叶柄带紫红色，基部扩大呈鞘状，略被蛛丝状毛；叶片倒披针形或倒卵形，似芥叶，长15～30cm，宽5～10cm，先端尖或钝，基部狭长，下延呈叶柄状，边缘羽状深裂，裂片三角形，全缘或具疏齿，裂片间有不规则细小齿裂，两面疏被蛛丝状白毛，老时近光滑。花葶可长至45cm，基部淡紫红色；头状花序单一，顶生；总苞片3层，外2层较短，卵形或卵状披针形，长约6～8mm，宽3～4mm，先端有短角突起，内层总苞片线状披针形，长1.5～2cm，宽2～3mm，先端有短角突起，边缘狭膜质；花冠黄色，顶端5齿裂；雄蕊5，聚药；子房下位，柱头2裂。瘦果倒披针形，长约4mm，宽约1mm，具棱，上部有刺状突起，喙长约1.2cm；冠毛纤细，白色，长6mm。

（3）河北蒲公英Taraxacum platypecidum Diels，多年生草本，高15～30cm。叶片长倒披针形，长10～13cm，宽2～4cm，边

缘羽状分裂，裂片三角状，全缘或有疏齿，两面均被蛛丝状毛。花葶通常比叶片长，上部密被蛛丝状毛；头状花序直径2.5～3cm；总苞片通常3～4层，外面数层较短，卵状披针形或广披针形，长8～10mm，宽2～4mm，中央具一暗绿色的带，边缘阔白膜质，内面一层长披针形，长约1.6cm，宽约2mm，先端均有小角状突起，边缘密生蛛丝状毛；舌状花黄色，长约1.5cm，宽约2mm，先端5齿裂，下部1/5连成管状；雄蕊5，聚药，花丝分离；子房下位，花柱纤细，柱头2深裂，有短毛。瘦果长椭圆形或倒披针形，长4～5mm，宽1～1.5mm，具棱，上部有刺状突起，喙长8～10mm；冠毛淡黄白色，长8～9mm。花期3～5月，果期5～6月。

（4）尚有红梗蒲公英*Taraxacum erythropodium* Kitag.、兴安蒲公英*Taraxacum falcilobum* Kitag.、亚洲蒲公英*Taraxacum asiatica* Dahlst.、东北蒲公英*Taraxacum ohwianum* Kitag.等。

2.伪品蒲公英：我国南方地区有所谓的"土公英"者，多为菊科的一点红*Emilia sonchifolia*（L.）DC.（广西）、地胆草*Elephantopus scuber* L.（广东）、云南毛莲菜*Picris divaricata* Vant.、苦荬属*Ixeris* spp.（spp.为species的缩写，表示该属的多个种。福建）、山莴苣属*Lactuca* spp.（江西、广西）、苦苣菜属*Sonchus* spp.（福建）等植物，均非真正蒲公英，应注意鉴别。

（1）一点红：药用全草，根呈细长圆柱形，其上有弯曲的细根；茎细长圆柱

形，质脆；茎下部叶卵形琴状分裂或具钝齿。叶表面观上表皮细胞垂周壁较平直，下表皮细胞垂周壁波状弯曲，有少量多细胞非腺毛，形状与蒲公英上毛茸相似。

（2）地胆草：根状茎短，其上着生细根。基生叶，多皱缩，展开后呈匙形或长圆状倒披针形，表面灰绿色，被灰白色毛。毛莛直立，多数只留残茎。气微，味淡。

3.蒲公英为全草入药，因其根可单独入药，且价格高于全草，故蒲公英中少根现象常见，应注意鉴别与验收。

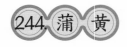

244.蒲黄

【历史沿革】本品始载《神农本草经》，列为上品。《别录》"生河东池泽，四月采。"《本草经集注》"此即蒲厘花上黄粉也，伺其有便拂取之，甚疗血。"《本草图经》"蒲黄生河东地泽，香蒲，蒲黄苗也……而泰州者为良。春初生嫩叶，未出水时，红白色茸茸然……至夏抽梗于丛叶中，花抱梗端，如武士棒杵……花黄即花中蕊屑也，细若金粉，当其欲开时，有便取之。"《本草纲目》"蒲，丛生水际，似莞而褊，有脊而柔。"香蒲科只有本属，从上述描述和附图，应属本属植物。

【来源】本品为香蒲科植物水烛香蒲*Typha angustifolia* L.、东方香蒲*Typha orientalis* Presl或同属植物的干燥花粉。夏季采收蒲棒上部的黄色雄花序，晒干后碾

轧，除去花茎等杂质，所得带雄花的花粉习称"草蒲黄"；再经细筛，所得纯花粉习称"蒲黄"。

【鉴别要点】本品呈鲜黄色的细小花粉粒，扁圆形小颗粒，粉末状，质轻。用手捻之有滑润感而松散，遇风飞扬，置水中"水试"[29]浮于水面为真品。见图244-1、244-2。

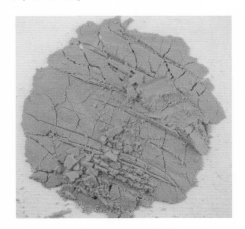

图244-1 蒲黄

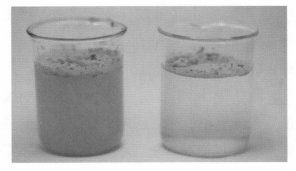

左：掺杂品　　　　右：正品
图244-2 蒲黄水试

【饮片】生蒲黄：同药材。

蒲黄炭：本品形如生蒲黄，表面棕褐色或黑褐色。具焦香气，味微苦、涩。

【质量】本品气微，味淡。以鲜黄色，粉细，质轻，光滑，不含杂质者为佳。

【附注】1.全国各地除使用上种外，还有同属（香蒲属）多种植物的花粉，以蒲黄同等入药。如长苞香蒲*Typha angustata* Bory et Chaubard在东北及山西、北京等地使用。小香蒲*Typha minima* Funck在东北及陕西、宁夏、青海等地使用。达香蒲*Typha davidiana* Hand.–Mazz.在青海、宁夏及东北等地使用。宽叶香蒲*Typha latifolia* L.在东北及四川、陕西、宁夏等地使用。据报道，在云南大理、洱源、镇康、临沧有象蒲*Typha elephantina* Roxb.分布，其花粉自1960年后药材公司已在此收购。花粉为四合体，呈十字形或类十字形，大小为14.3～21.9μm。联生的单个花粉粒圆形或类三角形，表面有颗粒状突起，成模糊网状。本种四合体单粒间以内角连接，外角缘分离，可与宽叶香蒲花粉相区别。本种分布不广，全国蒲黄商品中尚未见到。

2.掺杂与伪品：主要有以下几种，应注意鉴别。

（1）蒲黄中掺有雄花的花药、花丝或花序轴上的柔毛，花药黄色或淡黄色，细长圆形或条形；柔毛棕色或浅棕色，细长，多卷缩成团。

（2）掺有石松子，系石松科植物石松*Lycopodium japonicum* Thunb.［*Lycopodium clavatum* auct.non L.］的孢子，显微镜下可见三棱形的锥体颗粒，三面平坦呈三角形，另一面为凸起的三角状圆形，直径25～40μm，表面有网孔，呈六角形。

（3）其他，如玉蜀淀粉，单粒呈多角形或类圆形，直径10～25μm，中心有点状或星状脐点，无层纹。小麦淀粉单粒呈扁圆形，直径7～20μm，脐点线形，加碘液2种淀粉均变蓝紫色。药材自由市场上质量较次，有商人为增加重量及手感滑腻，掺入滑石粉、碳酸氢钠及黄色素等，应注意鉴别。

3.蒲黄置于水面迅速下沉者，多为加入滑石粉、玉米粉、泥沙等杂质的伪劣品，见图244-2左。但如雄花的花被鳞片碾得过细，也可能入水有少量下沉现象。

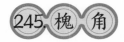

245. 槐　角

【历史沿革】本品始载于《神农本草经》，列为上品，后历代本草均有记载。陶弘景"槐子以相连多者为好。"李时珍"……其实作荚连珠，中有墨子，以子相连多者为好……。"

【来源】本品为豆科植物槐*Sophora japonica* L.的干燥成熟果实。冬季采收，除去杂质，干燥。

【鉴别要点】本品干燥荚果呈圆柱形，有时弯曲，种子间皱缩成"连珠状"[58]，长1~6cm，直径0.6~1cm。表面黄绿色、棕色至棕黑色，皱缩而粗糙；背缝线一侧呈黄色。顶端有突起的残留柱基；基部常有果柄。果肉肉质柔软而黏，干后皱缩。易在收缩处折断，断面黄绿色，有黏性。内有种子1~6枚，"肾形"[65]，长8~10mm，宽5~8mm，厚约5mm；表面光滑，棕色至棕黑色，一侧有椭圆形的种脐，旁有圆形的珠孔，另一旁有略突起的种脊；质坚硬；种皮革质，子叶2片，黄绿色，嚼之有豆腥气。见图245上。

【饮片】槐角：同药材。

蜜槐角：形如槐角，表面稍隆起呈黄棕色至黑褐色，有光泽，略有黏性。具蜜香气，味微甜、苦。见图245下。

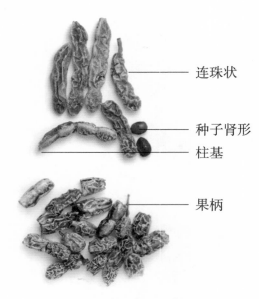

连珠状

种子肾形

柱基

果柄

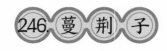

上：生品　下：蜜槐角
图 245　槐角

【质量】本品果肉气微，味苦，种子嚼之有豆腥气。以肥大、角长、黄绿色、充实饱满者为佳。

【附注】同植物的干燥花称"槐花"；干燥花蕾称"槐米"，为《中国药典》收载。

246. 蔓荆子

【历史沿革】本品始载于《神农本草经》，列为上品。《唐本草》"蔓荆，苗蔓生，故名蔓荆。生水滨。叶似杏叶而细，茎长丈余，花红白色。今人误以小荆为蔓荆，遂将蔓荆子为牡荆子也。"苏颂"苗茎高四五尺，对节生枝。叶类小楝，至夏茂盛，有花作穗淡红色，蕊黄白色，花下有青萼，至秋结子。旧说蔓生，而今所有并非蔓也。"《本草纲目》"恭曰：蔓荆生水滨，苗茎蔓延长丈余。春因旧枝而生小叶，五月叶成，似杏叶。六月有花，红白色，黄蕊。九月有实，黑斑，大如梧子而虚轻。"以上所述与现今所用的单叶蔓荆颇相似。

【来源】本品为马鞭草科植物单叶蔓荆*Vitex trifolia* L.var.*simplicifolia* Cham.或蔓荆*Vitex trifolia* L.的干燥成熟果实。秋季果实成熟时采收，除去杂质，晒干。

【鉴别要点】本品呈圆球形，直径4~6mm。表面灰黑色或黑褐色，被灰白色粉霜，形似"起霜"[82]，有4条纵沟；用放大镜观察，密布淡黄色小点。底部有薄膜状宿萼及小果柄，宿萼包被果实的1/3~2/3，边缘5齿裂，常深裂成两瓣，灰白色，密生细柔毛。体轻，质坚韧，不易破碎，横断面果皮灰黄色，有棕褐色油点，内分四室，每室有种子1枚，种仁白色，有油性。见图246。

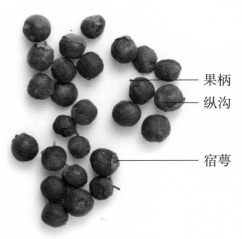

果柄
纵沟
宿萼

图246 蔓荆子

【饮片】蔓荆子：同药材。

炒蔓荆子：形如蔓荆子，表面黑色或黑褐色，基部有的可见残留宿萼和短果梗。

【质量】本品气特异而芳香，味淡、微辛。以粒大，均匀饱满，无杂质者为佳。

【附注】据报道，在浙江嘉兴市场发现一种同属（牡荆属）植物牡荆*Vitex negundo* L.var.*cannabifolia*(Sieb.et Zucc.) Hand.-Mazz.（黄荆的变种）的混淆品果实混入蔓荆子中，其混入量在1/3~1/5，有时甚至全部是牡荆果实充作蔓荆子。两种药材主要鉴别如下：

名称	形状	大小	性状
单叶蔓荆子	球形	直径4~6mm	表面灰黑色或黑褐色，有纵向浅沟4条，气香特异，未淡微辛
牡荆子	梨形或卵形	直径2~3mm，长3~4mm	表面棕色，有不明显的纵纹，气微，未淡

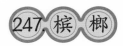

247.槟榔

【历史沿革】本品始载于《名医别录》。苏颂"高五七丈，正直无枝……叶生木颠，大如楯头，又似芭蕉叶，其实作房……房数百实，如鸡子状，皆有皮壳。其实春生，至夏乃熟……但以作鸡心状，正稳心不虚，破之作锦文者佳尔……。"以上所述与今用槟榔一致。

【来源】本品为棕榈科植物槟榔*Areca catechu* L.的干燥成熟种子。春末至秋初采收成熟果实，用水煮后，干燥；除去果皮，取出种子，干燥。

【鉴别要点】本品呈扁圆球形或圆锥形，高1.5～3cm，底部直径2～3cm。表面淡黄棕色或黄棕色，具稍凹下的网状沟纹。底部截平中央有一凹窝（珠孔），其侧缘有一明显疤痕（种脐）。质坚硬，不易破碎。断面乳白色与棕红色交错（错入组织）呈"大理石样花纹"[21]。见图247-1。

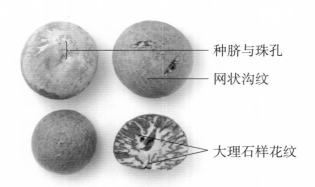

种脐与珠孔
网状沟纹
大理石样花纹

图247-1　槟榔

【饮片】槟榔片：本品呈类圆形的薄片。切面可见棕色种皮与白色胚乳相间的"大理石样花纹"[21]。见图247-2。

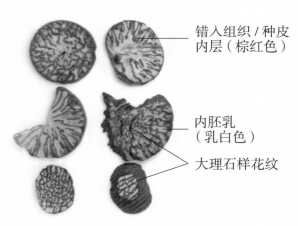

错入组织/种皮内层（棕红色）
内胚乳（乳白色）
大理石样花纹

图247-2　槟榔

炒槟榔：形如槟榔片，表面微黄色，微有香气。

【质量】本品气微，味涩而微苦。以个大，体重，坚实，无破碎者为佳。

【附注】1.现行《中国药典》收载的大腹皮为未成熟或近成熟的干燥槟榔果皮；而在广东湛江和海南部分地区大腹胎（为槟榔花序中脱落的佛焰苞状总苞片）作大腹皮使用。

2.《中国药典》1953版首载槟榔，来源等均同现行《中国药典》。

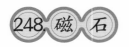
248. 磁 石

【历史沿革】本品始载于《神农本草经》，列为中品。陶弘景"能悬吸针，虚连三、四为佳。"陈藏器"慈石取铁，如慈母之招子，故名。"苏颂"磁州者岁贡最佳，能悬吸数针或一二斤刀器，回转不落者，尤良。采无时。其石中有孔，孔中黄赤色，其上有细毛，功用更胜。"古代所用磁石与现在一致。

【来源】本品为氧化物类矿物尖晶石族磁铁矿，主含四氧化三铁（Fe_3O_4）。采挖后，除去杂石。

【鉴别要点】本品呈块状集合体、不规则块状或略带方形，多具棱角，大小不一。表面铁黑色或棕褐色，不透明。有金属样光泽或无光泽，条痕黑色。体重、质坚实致密。断面不平坦，显颗粒状，颜色与表面相同。有吸铁能力，铁粉附着其上，则成毛状直立，习称"活磁石""灵磁石"；存放日久失去磁性者习称"死磁石""呆磁石"。见图248-1。

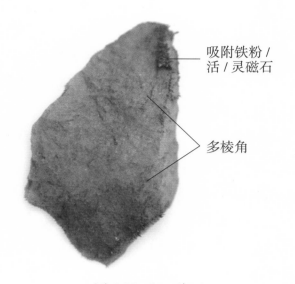

吸附铁粉／
活／灵磁石

多棱角

图 248-1　磁石

【饮片】磁石：为不规则的碎块或颗粒。灰黑色或褐色，条痕黑色，具金属光泽。质坚硬。具磁性。

煅磁石：为不规则的碎块或颗粒。表面黑色。质硬而酥。无磁性，有醋香气。见图248-2。

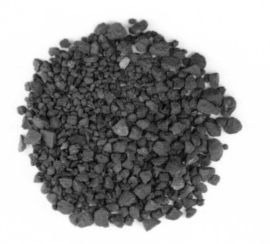

图 248-2　煅磁石

【质量】本品有土腥味。以铁黑色，有光泽，吸铁能力强者为佳。

【附注】据《神农本草经》载，磁石又名玄石，但《名医别录》中又另有"玄石"一项。综合各家本草，玄石为磁石中色黑，

不能吸铁者，可能即现今所指的"死磁石"。因磁石采收后，久放会发生氧化，使磁性减退。所以常用铁屑或泥土包埋之，以保持其磁性。如已失去磁性，则将其与活磁石放在一起，磁性可渐恢复。

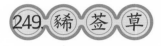

249.豨莶草

【历史沿革】本品载于《唐本草》，又名"猪膏莓"。苏恭"豨莶……叶似酸浆而狭长，花黄白色。三月，四月采苗叶暴干。"苏颂"春生苗，叶似芥叶而狭长，纹粗。茎高二三尺。秋初有花如菊。秋末结实，颇似鹤虱。"李时珍"叶似苍耳而微长，似地菘而稍薄，对节而生，茎叶皆有细毛……开小花，深黄色，中有长子如同蒿子，外萼有细刺黏人。"均与现时药用的豨莶草一致。

【来源】本品为菊科植物豨莶 *Siegesbeckia orientalis* L.、腺梗豨莶 *Siegesbeckia pubescens* Makino或毛梗豨莶 *Siegesbeckia glabrescens* Makino的干燥地上部分。夏、秋二季花开前及花期均可采割，除去杂质，晒干。见图249-1。

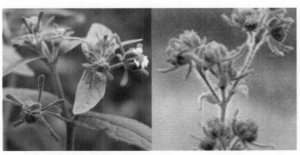

左：毛梗豨莶　　　右：腺梗豨莶
图 249-1　豨莶草

【鉴别要点】本品茎直、略呈方形，扁方形或六棱柱状。直径0.3～1.5cm，表面紫棕色或黄绿色，被有白色柔毛（"绒毛"[77]）或少毛，有纵沟及细纵纹；节明显，略膨大。质脆易断，断面黄白色或带绿色，叶片多破碎不全，灰绿色。茎顶或叶腋间可见黄色头状花序，外有匙形的总苞，总苞上有点状的腺毛。见图249-1、249-2。

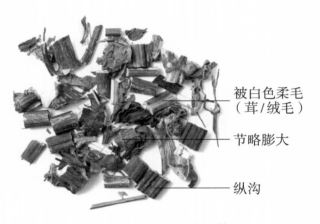

被白色柔毛
（茸/绒毛）

节略膨大

纵沟

图 249-2　豨莶草

【饮片】豨莶草：呈不规则的段。茎略呈方柱形，表面灰绿色、黄棕色或紫棕色，有纵沟和细纵纹，被灰色柔毛。切面髓部类白色。叶多破碎，灰绿色，边缘有钝锯齿，两面皆具白色柔毛。有时可见黄色头状花序。见图249-2

酒豨莶草：本品形如豨莶草段，表面褐绿色或黑绿色。微具酒香气。

【质量】本品气微，味微苦。以枝嫩，叶多，色青绿，无根者为佳。

【附注】1.三种豨莶的主要区别。

（1）腺梗豨莶：为一年生草本。茎高1m以上。枝头上部被紫褐色头状有柄腺毛及白色长柔毛。叶对生，……边缘有钝齿，两面均被柔毛，下面有腺点，掌状脉三条。头状花序多数，排成圆锥状，花梗白色被长柔毛及紫褐色头状有柄腺毛；雄花舌状，黄色……。

（2）豨莶：与腺梗豨莶相似，主要不同点在于花梗及枝上部密生短柔毛，无腺毛，叶边缘具不规则的浅齿或粗齿。

（3）毛梗豨莶：与上二种区别在于总花梗及枝上部柔毛稀且平，无腺毛，叶锯齿规则；花头与果实均较小。

2.个别地区误以下列植物作豨莶草（豨莶属）使用，应注意鉴别。

（1）在广东、福建、广西大部分地区曾以唇形科植物防风草Anisomeles indica（L.）O.Ktze.的全草作豨莶用。防风草的功效是祛风解表，理气止痛，与豨莶草不同。

（2）北京地区过去曾用菊科植物婆婆针（鬼针草）Bidens bipinnata L.作豨签草用，有时掺有同属（鬼针属）植物狼把草Bidens tripartita L.和小花鬼针草Bidens parviflora Willd.。三者生药外形极相似，茎略呈方形或近圆柱形，幼茎稍有稀疏短绵毛，尤以节处较多。叶多皱缩而破碎，常脱落，上表面无毛，下表面主脉上有疏毛。茎顶有扁平状花序托，上着生10余个呈针束形排列的瘦果，黄棕色，每个瘦果顶端具有3～4芒刺。小花鬼针草瘦果顶端一般具有2芒刺。气微，味微苦。

（3）广东、广西地区有以唇形科植物广防风（防风草、秽草、落马衣）Epimeredi indica（L.）Rorhm.的全草作豨茎草使用。其疗效与全国习用的菊科豨莶草不同，民间常用治疗风湿骨痛、感冒发热、胃气痛、皮肤湿疹、癞疮及毒虫咬伤等症。防风草茎呈方形，表面黄棕色，密被黄色向下卷曲的细柔毛，棱槽内毛茸尤多，节明显，略膨大。单叶对生，具长柄，密生淡黄色细柔毛，多已破碎。有时可见轮伞花序，密被短柔毛，顶生或腋生。气味微弱。

（4）云南昆明等地过去曾用唇形科植物南方糙苏*Phlomis umbrosa* Turez var. *australis* Hemsl.的地上部分。茎四棱形，具浅槽，疏被向下短硬毛，叶近圆形，具长柄，圆齿状锯齿叶缘，茎及叶均疏生有星状毛。民间用全草，治肠胃炎、肺炎、咳嗽感冒。

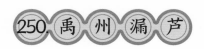

250. 禹 州 漏 芦

【历史沿革】本品始载于《神农本草经》，列为上品。历代本草所载漏芦品种繁多。《证类本草》的单州漏芦与禹州漏芦相当。

【来源】本品为菊科植物驴欺口*Echinops latifolius* Tausch.或华东蓝刺头*Echinops grijisii* Hance的干燥根。春秋二季采挖，除去须根及泥沙，晒干。

【鉴别要点】本品呈类圆柱形，稍扭曲，长10～25cm，直径0.5～1.5cm，表面灰黄色或灰褐色，具纵皱纹，顶端有纤维状"棕毛"[91]，习称"扫帚头"[38]"漏芦戴斗笠"。质硬，不易折断，断面皮部褐色，

木部呈黄黑相间的放射状纹理。见图250。

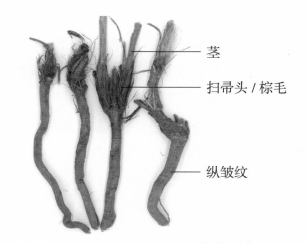

图 250 禹州漏芦

【饮片】本品呈圆形或类圆形的厚片。外表皮灰黄色至灰褐色。切面皮部褐色，木部呈黄黑相间的放射状纹理。

【质量】本品气微，味微涩。以表皮棕黑色者为佳。

【附注】《中国药典》1995版将漏芦和禹州漏芦分别收载至今；2020版将禹州漏芦的来源植物蓝刺头更名为驴欺口。

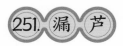

251. 漏 芦

【历史沿革】本品始载于《神农本草经》，列为上品。《唐本草》"漏芦，俗名荚蒿，茎叶似白蒿，花黄，生荚长似细麻"。《救荒本草》所载图与祁州漏芦相似。《证类本草》的单州漏芦与禹州漏芦相当。

【来源】本品为菊科植物祁州漏芦*Rhaponticum uniflorum*（L.）DC.的干燥根，习称"祁州漏芦"。春、秋二季采挖，除去须根和泥沙，晒干。

【鉴别要点】本品呈圆锥形或裂块状，顶端有披毛茸的叶柄残基和茎基。形体扭曲，外表棕黑色，顶端带有白色"茸毛"[77]，粗糙，表皮易脱落，具有明显的纵沟及菱形网状裂纹。质轻，糟朽状，易折断，木部与皮部易分离，木部黄色，放射状排列，裂隙明显，中心多空，中部裂隙处深棕色。见图251-1。

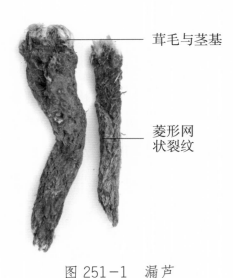

图 251-1 漏芦

【饮片】本品呈类圆形或不规则的厚片。外表皮暗棕色至黑褐色，粗糙，有网状裂纹。切面黄白色至灰黄色，有放射状裂隙。见图251-2。

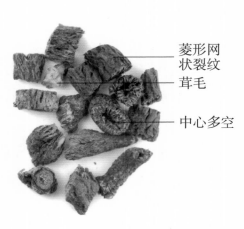

图 251-2 漏芦

【质量】本品气特异，味微苦。以根条粗长，整齐，不破碎，表皮棕黑色者为佳。

【附注】1.河南部分地区以菊科植物罗罗葱*Scorzonera sinensis* Lipsch.et Krasch. ex Lipsch.的根作漏芦用。山西晋南，临汾等地以菊科植物鸦葱（雅葱）*Scorzonera austriaca* Willd.的根作漏芦用。

2.漏芦顶端带有白毛茸，小个常与白头翁大个相混，应注意鉴别。

3.毛茛科植物，甘肃、陕西部分地区以毛茛科大火草*Anemone tomentosa*（Maxim.）Pei或野棉花*Anemone vitifolia* Buch.-Ham.的根作漏芦用。同科植物牛扁*Aconitum barbatum* Patrin ex Pers.var.*puberulum* Ledeb.的根形色略与祁州漏芦相似，唯顶端不具白色毛茸，味苦辛，有大毒。应注意区分。

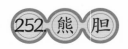

252. 熊 胆

【历史沿革】本品出自《药性论》。《本草图经》"今雍、洛、河东（今山东永济）及怀（今甘肃）、卫（今四川茂汶一带）山中皆有之。熊形类大豕而性轻捷，好攀缘上高木，见人则颠倒自投地而下。冬多入穴而藏蛰，始春而出。……熊胆阴干用，然亦多伪。欲试之，取粟颗许，滴水中，一道若线不散者为真。"《纲目》"熊如大豕而竖目，人足，黑色。春夏膘肥时，皮厚筋弩，每升木引气，或堕地自快，俗呼跌膘，即庄子所谓熊经鸟申也。……按钱乙云，熊胆佳者通明，每以米粒点水中，运转如飞者良，余胆亦转，但缓耳。"综上所述，形似猪体，足黑色，山居石岩或枯木中，好攀缘，上高木，冬蛰不食，春始而出者，为黑熊。所言之黑，大而色黄白，头长脚高，猛憨多力者，当为棕熊。此两种与现今所取熊胆之原动物相符。

【来源】本品为熊科动物黑熊*Selenarctos thibetanus* G.Cuvier或棕熊*Ursus arctos* L.的干燥胆囊。胆囊取出后，将胆囊管口扎紧，剥去胆囊外附着的油脂，用木板夹扁，置通风处阴干，或置石灰缸中干燥。我国已能人工活取熊胆汁，通过手术造成熊胆囊瘘管，定期接取胆汁，并将净胆汁制成熊胆粉以供药用，习称"人工引流熊胆"。

【鉴别要点】本品呈长扁卵圆形，上部狭细中空，下部膨大呈囊状。表面灰褐或黑褐、棕黄色，有光泽，具皱褶；囊皮纤维性，用手撕之，可分层撕成细丝状，形似纱纸，习称"纱纸皮"。对光视之，囊上半部呈半透明状。破开后，囊内含有干燥的胆汁，习称"胆仁"，呈不规则块状或颗粒状、硬膏状，色泽深浅不一，呈金黄或黄绿、黑褐、黑绿色。因胆仁的形状与色泽不同，常见有如下商品规格：胆仁呈块状、颗粒状、稠膏状，黄色似琥珀者，习称"金珀胆"或"金胆""铜胆"；胆仁呈黄绿色者称"菜花胆"；胆仁呈黑色或墨绿色的称"墨胆/铁胆"；胆仁呈稠膏状的称"油胆"。取熊胆粉末

投入盛水玻璃杯中"水试"[29]可见黄线下沉，不扩散，旋转者质量优。见图252-1、252-2。

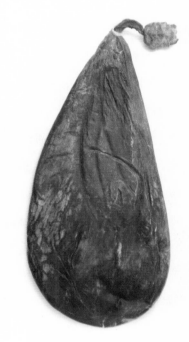

图 252-1　熊胆

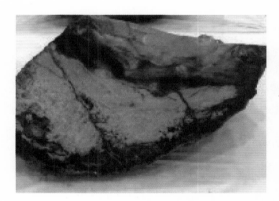

图 252-2　熊胆（墨胆/铁胆）

【质量】本品气清香，味极苦，有黏舌感。以个大、胆仁多、金黄明亮、质松脆者为佳。

【附注】1.黑熊、棕熊的种群情况。

（1）黑熊的种群情况不同学者分类稍有不同。

1）《新编中药志》载：我国黑熊按种群的分布不同，亦有分为5个地理亚种：一是指名亚种*Selenarctos thibetanus thibetanus* G.Cuvier（云南南部及西部，西藏东南部）；二是喜马拉雅亚种*Selenarctos thibetanus laniger* Pococh（西藏喜马拉雅山脉）；三是四川亚种*Selenarctos thibetanus mupinensis* Heuds（陕西、甘肃、青海、四川、安徽、浙江、湖北、湖南、江西、贵州、广西、广东、福建）；四是台湾亚种*Selenarctos thibetanus formosanus* Swinhoe（台湾、海南）；五是东北亚种*Selenarctos thibetanus ussuricus* Howell（黑龙江、吉林、辽宁）。各亚种在形态上差异较小。

2）傅强. 亚洲黑熊*Ursus thibetanus* MHC-DQB基因多态性分析（[D].东北林业大学，2018.）：熊科*Ursidae*包括2个亚科，分别为熊猫亚科*Ailurinae*（1属1种）和熊亚科*Ursinae*（4属7种）。①熊科熊猫亚科熊猫属*Ailuropoda*大熊猫种*Ailuropoda melanoleuca*。②熊科熊亚科含4属7种：一是眼镜熊属*Tremarctos*眼镜熊（种）*Tremarctos ornatus*；二是熊属*Ursus*棕熊（种）*Ursus arctos*、美洲黑熊（种）*Ursus americanus*、亚洲黑熊（种）（俗称黑熊、狗熊）*Ursus thibetanus*、北极熊（种）*Ursus maritimus*；三是懒熊属*Melursus*懒熊（种）*Melursus ursinus*；四是马来熊属*Helarctos*马来熊（种）*Helarctos malayanus*。

亚洲黑熊种属于亚洲的特有熊种，分布在亚洲十八个国家和地区。其中在我国分布有5个亚种，一是分布于台湾地区的

台湾黑熊*Ursus thibetanus formosanus*；二是分布在秦岭以南的西南黑熊，又称四川黑熊*Ursus thibetanus mupinensis*；三是分布在喜马拉雅山脉地区以及阿富汗、伊朗和巴基斯坦的长毛黑熊，又称喜马拉雅黑熊*Ursus thibetanus laniger*；四是分布在西伯利亚南部、中国东北部以及朝鲜南部的东北黑熊*Ursus thibetanus ussuricu*）；五是分布在西藏东南部、四川西北部以及青海南部的普通黑熊，又称西藏黑熊*Ursus thibetanus thibetanus*。

3）周艳. 黑熊无管引流采胆技术的研究（[D].东北林业大学，2012.）：熊科分6属，分别是棕熊属*Ursus*、黑熊属*Selenarctos*、北极熊属*Thalarctos*、马来熊属*Helarctos*、眼镜熊属*Tremarctos*、懒熊属*Melursus*。

黑熊*Ursus thibetanus*，也称亚洲黑熊，在我国有5个亚种，分别是黑熊知名亚种*Selenarctos thibetanus*、喜马拉雅亚种*Selenarctos thibetanus laniger*、四川亚种*Selenarctos thibetanus mupinensis*、台湾亚种*Selenarctos thibetanus formosanus*、东北亚种*Selenarctos thibetanus ussuricus*。

4）邬丹. 圈养条件下取胆与非取胆黑熊昼间行为的差异性分析（[D].东北林业大学，2016.）：黑熊*Selenarctos thibetanus*隶属动物门哺乳纲*Mammals*，食肉目*Carnivora*，熊科*Ursidae*，黑熊属*Selenarctos*。熊科分为六个属（均同上述周艳所述。本著作者注）。黑熊属最早是Pere Heude（1901）将其自棕熊属*Ursus*中分出，并根据外部特征命名为

Selenarctos，但至1920年，Sowerby才正式指定*Ursus thibetanus*为这个属的模式种。至于亚洲黑熊和美洲黑熊的亲缘关系，因化石发现不多，至今还不清楚。

1864年，Gray根据毛被和爪的特征将美洲黑熊在*Ursus*属内新建一亚属，订名为*Euarctos*；1918年，Pocock将其提升为属，由*Ursus*属内分出。G.ALLen（1938）确认了这个属名，并认为亚洲黑熊除了掌垫比较发达之外，无论牙齿构造或是外部特征，都与美洲黑熊极相似，因而他把亚洲黑熊归属于*Euarctos*属内。但是Pocock（1941）极力反对这一看法，他指出*Euarctos*比较古老，许多特征更近于*Ursus*，美洲黑熊作为*Ursus*属内的一个种毫无特殊之处，而*Selenarctos*在鉴别特征上则与有明显的差异，是完全独立的属。现今绝大多数分类学家都同意后一看法。

黑熊在我国境内有五个亚种，分别是……（前4种均同《新编中药志》。本著作者注）、东北亚种*Selenarctos thibetanus ussuricus* Hede。

综上所述，有几点商榷：一是周艳所述黑熊*Ursus thibetanus*；黑熊*Selenarctos thibetanus*前后学名不一致。有人认为是熊属*Ursus*亚洲黑熊；也有人认为是黑熊属*Selenarctos*亚洲黑熊（但傅强未提及此属；邬丹较完整地解释了黑熊属于黑熊属的问题）。二是有指名亚种、知名亚种（在动物命名上没有知名亚种一说，应该写指名亚种，即最先发现或者最先命名的就是指名亚种或称模式亚种。按照拉丁学名双命名法原则，应该是属名+种加词+亚种名（3个单词），但该亚种只有2个单词，拉丁学名、中文名与其他文献和著作不一致）。三是"属"数目不一致，如傅强所述的4属中只有眼镜熊属*Tremarctos*、懒熊属*Melursus*、马来熊属*Melursus* 3"属"与周艳、邬丹所述相同，或棕熊属*Ursus*即熊属*Ursus*、且缺黑熊属*Selenarctos*、北极熊属*Thalarctos* 2"属"，三学者从2012～2018发表的论文时间间隔不长，不至于出现这样的问题。五是邬丹所述黑熊的东北亚种其命名人Hede与《新编中药志》Howell不同。如上问题均值得学者探讨。

（2）我国棕熊为多型种，形态变异大，种下分类研究较多。我国现知有2个地理亚种：一是天山亚种*Ursus arctos issabellinus* Horsfield，分布于新疆天山和帕米尔山地，个体较小，头骨长度比青藏亚种短2.5cm；第2上臼齿小，长度33mm，比青藏亚种短6.6mm。毛被为淡色型，多呈红棕色或棕褐色，有的全身深红棕色，四肢棕色，爪白色，成年时白领往往不显，产地常称为"红熊"或"雪熊"。二是东北亚种*Ursus arctos lasiotus* Gray，分布于大小兴安岭、老爷岭和长白山林区。个体很大，成年雄性颅基长350mm以上；毛被多为棕黑色，少数背毛毛尖灰白色，使毛被呈淡褐色，偶见棕红色者。颈部白领斑仅见于幼兽，成年时消失。因耳毛长而软，故又称为"毛耳熊"。

2.熊胆又分天然熊胆与人工引流熊胆。

（1）天然熊胆：呈囊状，有的呈扁卵圆形，上部狭细，中部皱缩，下部膨大，大小不一，长10~20cm，下部宽5~10cm，偶有长5cm，宽2cm。表面灰褐色、黑褐色或棕黄色，有皱褶，囊皮较薄，对光视之，上部呈半透明状。囊内含有干燥的胆汁习称"胆仁"，呈不定形块状或硬膏状，不易吸潮，色泽深浅不一，呈金黄色，有光泽，质松脆、透明如琥珀者习称"金胆"或"铜胆"；黑色或黑绿色，质坚脆或呈绿膏状者，习称"铁胆"或"墨胆"；黄绿色，质脆者，习称"菜花胆"。气清香，腥，味苦回甜，有"黏舌"[88]感。以个大、胆仁多、色金黄、半透明、质松脆、味苦后回甜者为佳。东北产胆仁多黑色或绿黑色，光亮硬脆，亦有稠膏状。云南产胆仁多金黄色或黄绿色，松脆，颗粒状，透明，具"玻璃样光泽"[62]。主产于云南、黑龙江、吉林。此外，贵州、四川、青海、西藏、新疆、甘肃、湖北、湖南、陕西、福建等地亦产。以云南所产品质最优，商品称为"云胆"，东北产量大，商品称为"东胆"；还有称"金胆""菜花胆""墨胆"者，来源于家养黑熊或棕熊的胆，销全国各地。野生天然熊胆市场上很少见。

（2）人工引流熊胆：为黑熊的人工引流胆汁的干燥品，亦是近几年市售熊胆粉的主要来源。本品呈不规则片块、颗粒或粉末，黄色至深棕色，有的黄绿色或黑褐色，半透明或微透明，有光泽，质脆，易捻成细末，吸潮变黏。气清香微腥，味极苦，微回甜，入口有清凉感。引流熊胆粉商品亦按色泽的不同，分为金胆（金黄色）、菜花胆（黄绿色）、墨胆（墨绿色或深棕色）。近几年全国使用的熊胆商品，主流为黑熊引流汁的干燥品，少数为棕熊与黑熊胆汁的混合品。引流的熊胆商品名"熊胆粉"，主产于黑龙江省的哈尔滨、牡丹江、阿城；吉林省的延吉、延边、浑江、敦化、抚松；辽宁省的沈阳、恒仁、抚顺；四川省的都江堰、资阳、阿坝、简阳、彭县、万县；陕西省的宝鸡、户县；云南省的昆明、瑞丽、屏边、陇川、楚雄及广东省的惠州等地。引流的熊胆粉亦有称"金胆粉"和"墨胆粉"，产于四川都江堰、云南屏边。目前产量供大于求。

3.猪、牛、羊胆亦有与熊胆水试不同程度的反应，但有区别。取熊胆少量放入盛水玻璃杯中，静置24小时后再观察，如全部溶解，且黄色色素全部沉于杯底者则为真；如整杯水染成黄色，或有不溶解物质的则为假。

4.其他：熊属国家一级保护的哺乳动物，严禁猎杀食用。详见本著附录项四-（六）关于中成药处方中使用天然麝香、人工麝香有关事宜的通知。

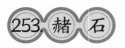
253.赭 石

【历史沿革】本品始载于汉《神农本草经》，列为下品。别名须丸，赤土，血师等。《名医别录》"代赭生齐国（今山东省）山谷，赤红青色如鸡冠，有泽染爪甲不渝者良。采无时。……出代郡（今山西省雁门）者名代赭，出姑幕（今山东省诸城县西南）者名须丸。"《本草图经》"代赭，今河东、京东山中亦有之。……今医家所用，多择取大块，其上文头有如浮区丁者为胜，谓之丁头代赭。采无时。"《本草纲目》名代赭石，李时珍"赭，赤色也。代，即雁门也。今俗呼为土朱、铁朱。"管子"山上有赭，其下有铁。铁朱之名或缘此，不独因其形色也。出代郡者名代赭，足见其名之含义。"从所述产地、形态、色泽等特征考证，可知古今所用赭石相同。

【来源】本品呈氧化物类矿物刚玉族赤铁矿，主含三氧化二铁（Fe_2O_3）。全年可采，采挖后，选取表面有钉头状突起部分的称"钉头"赭石，除去泥土、杂石。

【鉴别要点】本品呈鲕状、豆状、肾状集合体，多呈不规则的扁平块状。暗棕红色或灰黑色，条痕樱红色或红棕色，有的有金属光泽。一面多有圆形的突起，习称"钉头"或"瘤/疣状突起"[98]；另一面与突起相对应处有同样大小的凹窝。每层均依"钉头"而呈现波浪状弯曲。体重，质硬，硬度5.5~6，比重5~5.3；砸碎后断面显层叠状。见图253-1。

【饮片】赭石：除去杂质，砸碎。

煅赭石：醋淬后呈黑色或深褐色，层层脱落，无钉头者则为灰黑色。碾成粗粉或粗颗粒。见图253-2。

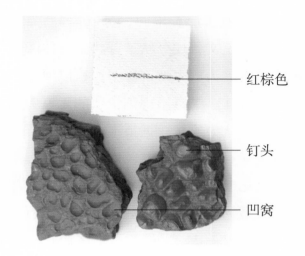

红棕色
钉头
凹窝

图253-1　赭石及条痕色

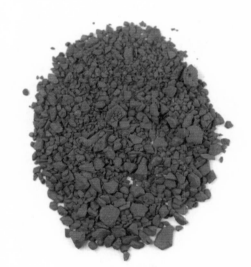

图253-2　煅赭石

【质量】本品气微，味淡。以色棕红、断面层次明显、有"钉头"、无杂石者为佳。

【附注】1.中药所用赭石为赤铁矿，矿物学上也有赭石之名，系指锑华、铋华、砷华、钨华等多种华类矿物之统称，故二者绝然不同，应注意区别。

2.赭石由于原矿物不同，分为有钉头赭石和无钉头赭石。前者为赤铁矿的集合体；后者为赤铁矿（水针铁矿）的集合体，表面不具钉头状突起，断面层纹平直。赭石按形态不同，分成3种商品规格。一是正文所述豆状、肾状集合体者为钉头赭石，为广大地区所习用；以河北产品质量最佳。二是不规则块状的无钉头赭石，习惯认为质次。据报道，钉头赭石与无钉头赭石含铁量相差较大，钉头赭石主含三氧化二铁（Fe_2O_3），而无钉头赭石却以含碳酸钙盐为主，故后者不宜作赭石药用。见图253-3。三是四川地区尚自产自销一种卵状赭石，呈椭圆形、扁圆形、卵圆形或不规则形，长1～2cm，表面平坦，附有土红色粉末，砸开后断面紫黑色，不整齐。

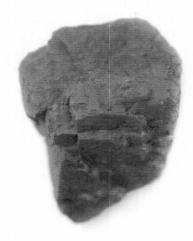

图 253-3　赭石伪品（赤铁矿）

3.经调查，有的地区所用赭石为褐铁矿，为铁的氢氧化物和更富于水的氢氧化铁胶凝体，以硅的氢氧化物和泥质物质的混合物，与赤铁矿显然不同，故不应将这种褐铁矿混作赭石用，应注意鉴别。

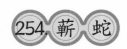

254.蕲蛇

【历史沿革】本品始载于《雷公炮炙论》，原名白花蛇，历代本草多有记载。据《本草纲目》"马志曰：白花蛇生南地，及蜀郡诸山中。苏颂谓：今黔中及蕲州，邓州皆有之，其文作方胜白花。……花蛇，湖蜀皆有，今唯以蕲蛇擅名。……"。

【来源】本品为蝰科动物五步蛇 Agkistrodon acutus（Güenther）的干燥体。别名"尖吻蝮"；因栖息时常将身体盘着，习称"棋盘蛇"。多于夏、秋二季捕捉，剖开蛇腹，除去内脏，洗净，用竹片撑开腹部，盘成圆盘状，干燥后拆除竹片，习称"大白花蛇"。

【鉴别要点】本品头在中间稍向上，呈三角形而扁平，吻端向上，习称"翘鼻头"。上腭有管状毒牙，中空尖锐。因头大、扁平三角形，形似龙头；口阔似虎口，习称"龙头虎口"。背部两侧各有黑褐色与浅棕色组成的"Λ/V"形斑纹17～25个，习称"Λ/V形斑纹"，其"Λ/V"形的两上端在背中线上相接，形成两肋有24个灰白色菱形花纹，习称"方胜纹"，有的左右不相接，呈交错排列。腹部撑开或不撑开，灰白色，鳞片较大，有黑色类圆形的斑块，习称"连珠斑"；腹内壁黄白色，脊椎骨的棘突较高，呈刀片状上突，前后椎体下突基本同形，多为弯刀状，向后倾斜，尖端明显超过椎体后隆面。尾部骤细，末端有1枚三角形深灰色的角质鳞片，习称"佛指甲"。整蛇可概括为"龙头虎口翘鼻头，方胜珍珠指甲尾"。见图254-1。

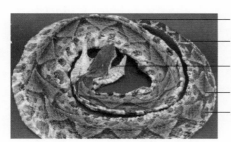

佛指甲
Λ/V 形斑纹
龙头 / 翘鼻头 / 虎口
方胜纹
连珠斑

图 254-1　蕲蛇

【饮片】蕲蛇：呈段片或寸段，棕褐色或黑色。

酒蕲蛇：形同蕲蛇，炒后色泽加深，略有酒香气。见图254-2。

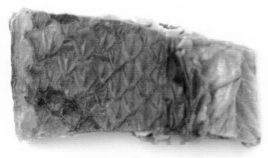

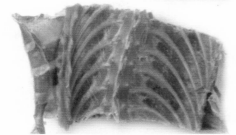

图 254-2　酒蕲蛇

【质量】本品气腥，味微咸。以头尾齐全、条大、花纹明显、内壁洁净者为佳。

【附注】1.据文献与王义权调查，蕲蛇的混用品有下列几种。

（1）赤链蛇：为游蛇科动物赤链蛇 *Dinodon rufozonatum*（Cantor）的干燥体。又名火赤链、红斑蛇（台湾、福建）；桑根蛇（安徽、湖北）。全国大部分地区有分布。药材销售见于广州清平药材市场和南京市药材市场。

（2）灰鼠蛇：为游蛇科动物灰鼠蛇 *Ptyas korros*（Schlegel）的干燥全体。又名黄梢蛇（广西）；土蛇、山蛇（福建）。分布于浙江、安徽、湖南、广东、广西、海南、贵州、云南等省区。药材见于江西铅山县。本种与金环蛇、眼镜蛇共配制的三蛇酒，用于风湿症。

（3）环纹华游蛇：为游蛇科动物环纹华游蛇*Sinonatrix aequifasciata*（Barbour）［*Natrix aequifasciata* Barbour］的干燥体。又名环纹游蛇。本种为开阔山区流溪中的一种大型游蛇，体型较粗，周身有粗大环纹，在体侧形成"X"形斑，鼻间鳞前端极窄，鼻孔位于近背侧，常有3～0枚眶下鳞，上唇鳞通常只有1或2枚入眶或全不入眶。分布于浙江、福建、江西、湖南、广东、广西、海南、四川、云南等省区。

（4）在广西地区有以游蛇科动物百花锦蛇*Elaphe moellendorffi*（Boettger）的体大者加工成盘状，作白花蛇药用，药用历史已久，系该地区习惯用药。

（5）中介蝮蛇：为蝰科动物中介蝮*Gloydius intermedius*（Strauch）[*Agkistrodon intermedius*（Strauch）；*Agkistrodon halys* Pope] 的干燥体。又名扎嘎勒卖图·毛盖（蒙古语）；麻七寸、七寸蛇（青海）；七寸子（甘肃）。此种产于蒙新区西部沙漠与天山地区以及黄土高原，头较窄长而扁，背呈横纹，"眉"纹上缘镶白眉；中段背鳞23（25）行，腹鳞加尾下鳞

407

187～229（平均206.5）。分布于山西、内蒙古、陕西、甘肃、青海、新疆等省区。在内蒙古蒙医用本种以麝香水或白酒冲洗去毒，其味甘、咸，性温有毒，有调节各种生理功能。主治痹症、瘫症等。

（6）其他：另一种药用蝮蛇*Agkistrodon halys*（Pallas）或*Agkistrodon blomboffi* Boie 为蝮蛇科动物除去内脏的干燥体。尚有蝰蛇 *Vipera russelli*（Shaw and Nodder）等，现市场上很少见。

（7）《中药鉴定学》（李家实著）近年来发现蕲蛇的混淆品和伪品不少。主要有滑鼠蛇（*Ptyas mucosus*）、烙铁头（*Trimeresurus mucrosquamatus*）、山烙铁头（*Trimeresurus monticota orientalis*）、颈棱蛇（*Macropisthodon rudis*）等。鉴别方法主要从原动物形态（带皮者）和骨骼形态（去皮者）以及骨骼的组织特征，必要时可检测DNA；同时还应注意鉴别劣质蕲蛇（死后变质的蕲蛇加工品）、掺假蕲蛇（鲜蛇剖后在蛇身皮下掺入异物再盘圆定形或真皮假肉（利用餐厅食用蕲蛇去掉的头皮尾，黏在其他的去皮杂蛇身上，定形干燥）。

2.本蛇的干蛇牙齿仍有剧毒，故在鉴别与炮制时注意操作，防止伤手。头部毒腺中含有多量出血性毒、少量神经毒、微量的溶血成分及促进血凝成分。被蛇咬伤中毒后，内脏广泛出血。

3.《中国药典》1977版首载蕲蛇为蝮蛇科动物五步蛇*Agkistrodon acutus*（Guenther）的干燥体、1985版更正为蝰科动物五步蛇，且五步蛇及学名未变，并

沿用至今。从蝮蛇科变为蝰科（包括上述文中多种文献的蝮蛇科是否当时定错了科，而就是蝰科，如上文中蝮蛇科的"另一种药用蝮蛇"的学名（除命名人外）正好与蝰科"中介蝮"括号内的学名（除命名人外）相同）的缘由值得考证与厘清。

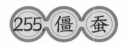

255.僵蚕

【历史沿革】本品原名白僵蚕，始载于《神农本草经》，列为中品。陶弘景"人家养蚕时，有合箔皆僵者，即暴躁都不坏，今见小白色，似有盐度者为好。"《本草图经》"白僵蚕，生颖川平泽，今所在养蚕处皆有之，用自僵死白色而条直者为佳。"《本草纲目》"蚕病风死，其色自白，故曰白僵蚕。"观古本草记载及所附图，古今所用一致。

【来源】本品为蚕蛾科昆虫家蚕*Bombyx mori* Linnaeus 4～5龄的幼虫感染（或人工接种）白僵菌*Beauveria bassiana*（Bals.）Vuillant而致死的干燥体。多于春、秋季生产，将感染白僵菌病死的蚕干燥。

【鉴别要点】本品略呈圆柱形，多弯曲皱缩。长2～5cm，直径0.5～0.7cm。表面灰黄色，被有白色粉霜（"起霜"[82]）状的气生菌丝和分生孢子。头部较圆，足8对，体节明显，尾部略呈二分歧状。质硬而脆，易折断，断面平坦，外层白色，中间有亮棕色或亮黑色的胶状丝腺环4个，习称"胶口镜面"。见图255-1。

【饮片】僵蚕：同药材。见图255-1。

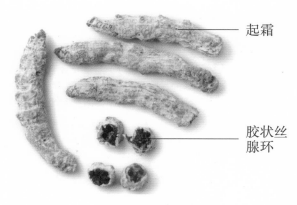

起霜

胶状丝腺环

255-1 僵蚕

麸炒僵蚕：形如僵蚕，表面呈黄色或灰黄色，具有麸香气。见图255-2。

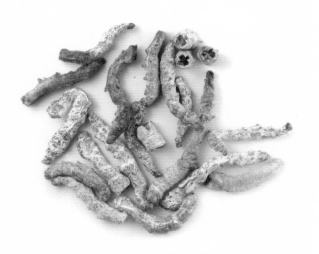

图 255-2 麸炒僵蚕

【质量】本品气微腥，味微咸。以条粗、质硬、色白、断面光亮者为佳。表面无白色粉霜、中空者不可入药。

【附注】1.僵蛹，为蚕蛹经白僵菌发酵的制成品。呈不规则块状，表面黄白色。质轻脆，易折断。带有蚕蛹的腥气，有霉菌味。本品既含有白僵菌对蚕蛹成分的分解产物及菌的代谢产物，又保留了蚕蛹的有效成分。主含促脱皮甾酮（ecdysone）、羟基促脱皮甾酮（crustedysone）、蛹油甾醇（bombicesterin）、蛹醇（bombykol），尚含多种不饱和脂肪酸、氨基酸等（蚕蛹水解后，得16种氨基酸，含量约74%，其中含人体必需氨基酸7种，占总氨基酸的58%，如亮氨酸、异亮氨酸、缬氨酸、蛋氨酸、苯丙氨酸、赖氨酸、苏氨酸等）。据药理及临床实验，认为僵蛹可以考虑作为僵蚕的代用品。东北有些地区已作僵蚕入药，名"白僵蛹"。

2.蚕沙，为上述家蚕的干燥粪便。呈颗粒状六棱形，两端钝，长2~5mm，直径1.5~3mm。表面灰黑色或绿黑色，粗糙，有6条明显的纵纹及横向浅沟纹。气微，味淡。含多种维生素及氨基酸。本品载入1992版《中华人民共和国卫生部部颁标准》。

3.蚕卵在卵壳中逐渐发育成蚁蚕，蚁蚕从卵壳中爬出来，经过2~3小时就会进食桑叶，且食桑量极大，因此，长得很快，体色也逐渐变淡。但它的食欲逐渐地有所减退乃至完全禁食，它吐出少量的丝，将腹足固定在蚕座上，头胸部昂起，不再运动，好像睡着了一样，称作"眠"。眠中的蚕，外表看似静止不动，体内却进行着脱皮的准备，脱去旧皮之后，蚕的生长就进入到一个新的龄期，从蚁蚕到吐丝结茧共蜕皮4次。具有眠性是蚕的生长特性之一。目前我国饲养的蚕属四眠性品种。一龄4~5天；二龄3~4天；三龄4天；四龄6天；五龄7~9天；蛹期14~18天；蛾期3~5天。

4.药材市场上曾发现有用石灰鲊死干燥

的4~5龄蚕或染杂菌病死的蚕体，再以石灰粉染成白色的伪品，应注意鉴别：此种形似僵蚕，但体扁枯瘦，多弯曲，断面色黑，无"胶口镜面"的丝腺环，有明显的石灰气；粉末黄棕色或黄白色，可见细小的石灰颗粒；显微镜下可见类白色不透明的细颗粒，呈多面体或不规则圆形，但无白僵菌丝和分生孢子。

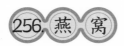

256. 燕窝

【历史沿革】本品始载于《本草逢原》。《岭南杂记》"燕窝有数种，白者名官燕，斯（撕）之丝缕如细银鱼，洁白可爱；黄色者次之，中有红者名血燕。缀于海山石壁之上，土人攀缘取之，春取者白，夏取者黄，秋、冬不可取，取之则燕无所栖，冻死，次年无窝矣。"《本草从新》"燕窝可入煎药，须用陈久者。色如糙米者最佳。燕窝脚（色红紫，名血燕）功用相仿。假燕窝无边无毛（或微有边毛，皆伪为之），色白（甚有白如银丝者）。"《饮食辨录》"……每枚可重在一两以上，色白如银，琼州人呼为崖燕，力尤大。一种色红者，名血燕，能治血痢，兼补血液。"

【来源】《中药大辞典》载为雨燕科金丝燕*Collocalia esculenta* Linnaeus的唾液与绒羽等混合凝结所筑成的巢窝。2、4、8月间采集，产地加工进行去毛处理。金丝燕在每年4月间产卵，产卵前必营筑新巢，此时其喉部黏液腺非常发达，所筑之巢，

纯为黏液凝固而成，色白洁净，称为"白燕"，曾列为贡品，故又称"官燕""宫燕"；此时被采后金丝燕立即第二次筑巢，因唾液不足，往往带有一些绒羽，使窝坚固，颜色较暗，称为"毛燕"；有时亦可见血迹，称为"血燕"。

【鉴别要点】燕盏：完整者呈不整齐的半月形或船形，常凹陷成"盏"状，形似元宝，习称"燕盏"。长6~10cm，宽3~5cm，深3~4cm。表面黄白色或灰白色。附着于岩石一面（黏液凝成层）较平；另一面微隆起，细致，呈波状；窝的内部粗糙，似丝瓜络样，放大镜下可见细小羽毛。质硬而脆，断面细腻，呈现"角质样"[60]光泽。浸水后柔软膨胀，且亮透明，轻压有弹性。在加工过程中未加蛋清等胶质者，习称"清水货"[90]。见图256-1。

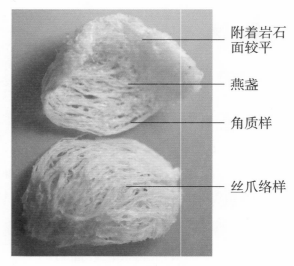

图256-1 燕窝（白燕窝）

附着岩石面较平

燕盏

角质样

丝爪络样

燕球：燕窝的边角碎条，泡发后，拣净燕毛，加工做成球状，习称"燕球"。见图256-2。

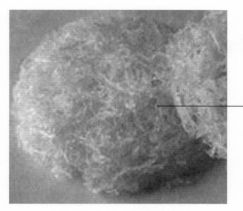

图 256-2　燕窝（燕窝球）

商品按色泽与带有羽毛杂质分毛燕、白燕、血燕三种。毛燕色灰，内有较多的灰黑色羽毛。白燕色洁白，偶带少数绒羽。血燕则含有赤褐色的血丝。见图256-3、256-4。

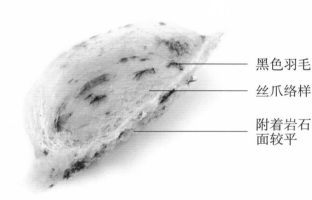

黑色羽毛
丝爪络样
附着岩石面较平

图 256-3　燕窝（毛燕窝）

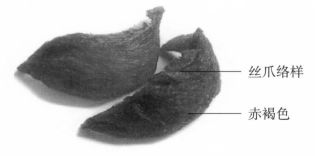

丝爪络样
赤褐色

图 256-4　燕窝（血燕窝）

【质量】本品气微腥，味微咸，嚼之有黏滑感。以白燕为佳；色黑含毛较多者

质次；血燕再次。

【附注】1.燕窝的产地加工：燕窝被采摘后，要经过清洗、浸泡、除杂、挑毛、烘干等复杂的加工。包括燕盏、燕条、燕饼、燕丝。其中燕盏是整巢个大质优的燕窝经除杂保留原有形状，故价格昂贵。

2.燕窝的相关商榷，值得学者们深研。

（1）燕窝来源四说：一是可产燕窝的金丝燕有六种；有的称金丝燕种类大致有15种，会制造"燕窝"的"种"有褐腰金丝燕、灰腰金丝燕、爪哇金丝燕、方尾金丝燕、短嘴金丝燕、白腰金丝燕、小白腰金丝燕、白喉针尾金丝燕、白腹金丝燕、小白腹金丝燕、戈式金丝燕等（且均无学名支撑）。二是指雨燕科部分雨燕和金丝燕属的几种金丝燕所筑成的巢穴。三是燕窝有采自天然的洞燕、人工饲养筑于室内的屋燕和加工燕三大类。四是整个学名（"属名+种名+命名人"）不统一，如金丝燕的属名有的为"*Collocalia*"、有的为"*Aerodramus*"（注:有些著者将[印支]金丝燕*Collocalia Rogersi*、[中国]金丝燕*Collocalia innominata*视作独立种。M.de Shauensee（1984）所列的[大金丝燕]*Collocalia maxima maxima*事实上是此种的标本错定。这导致了一些文献上的混乱（见Yan et al.，1996）。而有些著者把金丝燕归入爪哇金丝燕*Collocalia fuciphaga*（参见郑作新，1987）。可将本种归入*Aerodramus*属）。

（2）燕窝生海岛断崖峭壁岩洞间，产期分三期，头期为毛燕，二期为白燕，三期为血燕。

（3）毛燕、白燕的多种说法：一是如上述"头期为毛燕，二期为白燕"。二是不管是哪期的燕巢可能均会带毛，所以去毛过程比较繁杂。燕窝采摘后，一般会对燕窝进行挑毛处理，从而使燕窝的成品外形更加美观漂亮。但也有不加挑毛者习称"毛燕""毛燕窝"。三是其他种类的金丝燕，第二次甚至第三次所筑的巢，因唾液不足，倘夹有许多羽毛杂质，如不进行去毛处理，亦可归类为"毛燕"（巢身厚度因原产地而异，但巢色普遍较暗）。

（4）血燕五说：一是如上述"三期为血燕"。二是矿物质导致成血色。血燕属于洞燕的一种，是金丝燕筑巢于山洞的岩壁上，岩壁内部的矿物质透过燕窝与岩壁的接触面或经岩壁的滴水，慢慢地渗透到燕窝内，其中铁元素占多数的时候便会呈现出部分不规则的、晕染状的铁锈红色，我们将此称之为"血燕"。三是媒体所报道的将普通的白燕窝放在装满燕子粪便的箱子中，大约十天之后燕窝就被熏成了红色变成了血燕。四是杂质多、成色差的燕窝，往往被用来制作血燕，原有的异色和杂质就被遮盖，显得纯净而漂亮。五是因金丝燕的食物中包含海藻等物使其唾液含杂质，呈红丝而名（非传说"金丝燕未完成鸟巢，忍住不产卵，吐血筑巢"而成）。

（5）金丝燕会在小金丝燕飞离后（空巢期）约30天后，就会再进行第二次的筑巢，每次空巢后都会筑新巢，若前次的巢尚在，会在原有的窝上面再筑一次（不会因旧巢尚在而不再筑新巢），所以采收燕窝并不会造成金丝燕无家可归。

（6）燕子的种类：全世界有18属80种，我国4属7种。燕子分为雨燕、楼燕、家燕、岩燕等种类。不同的燕子有不同的生活习性，雨燕属攀禽；家燕和金腰燕属鸣禽。不同种类的燕子形态也不一样，楼燕体形稍大，飞得高，飞行速度快，全身黑色，发金属光泽，鸣声十分响亮，它喜欢在亭台楼阁古建筑的高屋檐下为巢。家燕体型较小，上身为发金属光泽的黑色，头部栗色，腹部白或淡粉红色，飞的较低，鸣声较小，多以居民的室内房梁上和墙角巢穴，最喜接近人类。它们主要以蚊、蝇等昆虫为主食，是众所周知的益鸟。雨燕分布广泛，常在高纬度地区繁殖而到热带地区越冬。

3.伪品，应注意鉴别。

（1）琼脂加工的燕窝：采用琼脂加入调和剂的伪制品。本品呈片块状。表面黄白色或黄色，略透明，具光泽。水浸后先散成碎片状，逐渐化成颗粒，不膨胀。

（2）银耳加工的燕窝：采用真菌银耳科植物银耳 *Tremella fuciformis* Berk的子实体经干燥后制成细碎粒状，加上鸡蛋清调匀的干燥品。本品呈散碎的小片状或不规则的小块状。表面黄白色或淡黄色，略透明，稍具光泽，水浸后稍膨胀，弹性差。

4.2012年2月18日，由中国标准化研究院牵头组织国家发改委、农业部、卫生部、国家质检总局、国家工商总局等单位相关部门参与的"燕窝产品标准研讨会"

暨"燕窝产品标准化论坛"在厦门隆重举行。2013年燕窝产品标准化研究基地正式成立。并制定了GH-T 1092-2014《燕窝质量等级》（GH-T为国家行业推荐标准的缩写）。其部分要求如下。

质量：遵照标准GH-T1092-2014《燕窝质量等级》规定：本品固有的白色、黄白色或红色及淡淡的鸡蛋清味等特殊气味。经水浸透后在灯光下观察为半透明状，质地坚硬而易碎，断面呈角质状，并夹有绒羽毛，燃烧时轻微迸裂，熔化起泡，无烟无臭，灰烬呈灰白色，无霉变、腐败变质、异味、结块、生虫或混有异物（绒毛除外）。

燕窝各等级质量规定

项目名称	质量规定		
	特级	一级	二级
色泽	白色、黄白色或褐红色，颜色均匀（杂色面积累计不超过总面积的10%）	白色、黄色或灰红色，颜色较均匀（杂色面积累计不超过总面积的20%）	白色、黄白色或橙红色。颜色不均匀（杂色面积累计不超过总面积的30%）
展型	完整（破损面积小于1%）	较完整（不超过3%的破损）	适度完整（不超过5%的破损）
大小/cm	长≥11.0，宽3.0	长≥9.0，宽3.0	长≥7.0，宽3.0
清洁程度	外部无肉眼可见杂质和异物	稍有可见绒毛	稍有可见绒毛
含水率/%	≤20%	>20，≤25%	>25，≤30%
唾液酸含量/%	≥10	≥7，<10	≥5，<7
蛋白质含量/%	≥50	≥40，	≥30，<40

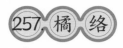

257. 橘　络

【历史沿革】本品始载于《本草求原》陈皮项下。

【来源】本品为芸香科植物多种橘类的果皮内层的筋络（即维管束群）。采摘成熟果实，将橘皮剥下，自皮内或橘瓣外表撕下白色筋络，晒干或微火烘干。比较完整而理顺成束者，称为"凤尾橘络"（又名"顺筋"）；多数断裂，散乱不整者，称"金丝橘络"（又名"乱络""散丝橘络"）；用刀自橘皮内铲下者，称"铲络"。

【鉴别要点】凤尾橘络：本品呈长条形的网络状，较完整而理顺成束，不散乱，似"凤尾"[30]习称"凤尾橘络"。多为淡黄白色，陈久则变成棕黄色。上端与蒂相连，其下则筋络交叉而顺直，每束长约6~10cm，宽约0.5~1cm。蒂呈圆形帽状，十余束或更多压紧为长方形块状。质轻虚而软，干后质脆易断。见图257-1。

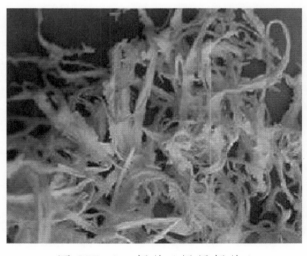

图257-1　橘络（凤尾橘络）

金丝橘络：呈不整齐的松散团状，又如乱丝，长短不一，与蒂相混合，其余与凤尾橘络相同。见图257-2。

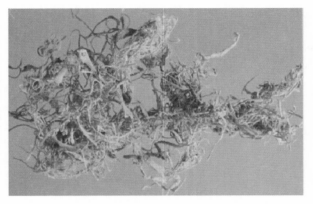

图 257-2 橘络（金丝橘络）

铲络：筋络多疏散碎断，并连带少量橘白，呈白色片状小块，有时夹带橘蒂及少量肉瓢碎片。见图257-3。

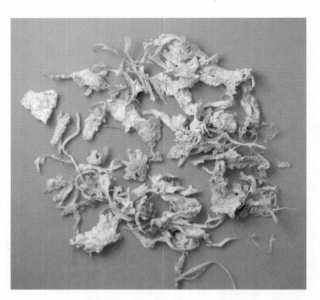

图 257-3 橘络（铲络）

【质量】本品气香，味微苦。以整齐、均匀、络长不碎断、色黄、蒂及橘白少者为佳。

【附注】1.杂质偏多，为橘内层果皮碎片。呈不规则碎片状；大小不一；表面橘黄色或浅黄色，不呈筋络样。

2.《中国药典》1963版正文首载橘络，为芸香科植物柑橘Citrus reticulata Blanco的果皮内层的干燥筋络，以后至今各版《中国药典》的正文及附录均未收载。《中药大辞典》1977年第1版为芸香科植物福橘Citrus tangerina Hort.et Tanaka或朱橘Citrus erythrosa Tanaka等多种橘类的果皮内层的干燥筋络、2006年第2版为芸香科柑橘属植物橘Citrus reticulata Blanco及其栽培变种的果皮内层筋络。

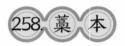

258. 藁本

【历史沿革】本品始载于《神农本草经》，列入中品。苏恭"根上苗下似禾藁，故名藁本。本，根也。"《本草图经》"叶似白芷香，又似芎䓖，但芎䓖似水芹而大，藁本叶细耳。"李时珍"古人香料用之，呼为藁本香。……江南深山中皆有之。根似芎䓖而轻虚，味麻，不堪作饮也。"所附之图近似现代所用之藁本。

【来源】本品为伞形科植物藁本Ligusticum sinense Oliv.或辽藁本Ligusticum jeholense Nakai et Kitag.的干燥根茎和根。秋季茎叶枯萎或次春出苗时采挖，除去泥沙，晒干或烘干。

【鉴别要点】藁本：根茎呈不规则结节状圆柱形，稍扭曲，多个分枝相连，习称"连珠/连珠状"[58]，长3～10cm，直径1～2cm。表面棕褐色或暗棕色，粗糙，有纵皱纹，上侧残留数个凹陷的圆形茎基

（习称"芦碗"[56]）；下侧有多数点状突起的根痕和残根，习称"小疙瘩"[100]。体轻，质较硬，易折断，断面黄色或黄白色，纤维状。见图258-1。

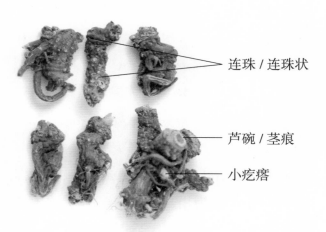

图258-1　藁本

辽藁本：体较小，根茎呈不规则的团块状或柱状，有多数细长弯曲的根。见图258-2。

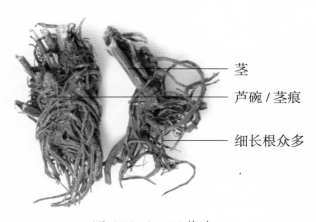

图258-2　辽藁本

【饮片】藁本：本品呈不规则的厚片。外表皮棕褐色至黑褐色，粗糙。切面黄白色至浅黄褐色，具裂隙或孔洞，纤维性。见图258-3左。

辽藁本：外表皮可见根痕和残根突起呈毛刺状，或有呈枯朽空洞的老茎残基。切面木部有放射状纹理和裂隙。见图258-3右。

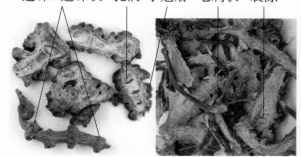

左：藁本　　　　　右：辽藁本

图258-3　藁本

【质量】本品气浓香，味辛、苦、微麻。以个大体粗、质坚，香气浓郁者为佳。

【附注】1.藁本又称"西芎藁本"。主产湖北、湖南、四川；此外，陕西、山东等地亦产。辽藁本又称"北藁本"，主产河北、辽宁；吉林、内蒙古等地亦产。

2.某些地区作藁本入药的尚有下列几种。

（1）云南产的黄藁本为同属（藁本属）植物滇藁本（丽江藁本）*Ligusticum delavayi* Franch.的根。新疆所产藁本为同科植物姨妈菜*Conioselinum vaginatum* Tell.的根。江苏产的山藁本（又名"土藁本"）为伞形科植物泽芹*Sium suave* Walt.或骨缘当归*Angelica cartilaginomarginata*（Makino）Nakai var.*foliosa* Yuan et Shan的全草。

（2）水藁本*Ligusticum hupehense* Zhang的根茎。呈不规则块状，表面灰棕色，上部具茎残基，下部常具残根或根痕；节间长2～7cm，直径5～10mm，节膨大；质较重实，较易折断，断面灰白色，较平坦。气香，味微辛、甜，微有麻舌感。分布于湖北西部。

（3）欧亚山芹（新疆植物检索表）*Coniselinum tataricum* Hoffm.，别名新疆藁本、大藁本。根茎呈不规则的块状或扭曲的扁圆柱状，长4～9cm，直径1～4cm，表面灰棕色至黄褐色，粗糙，节处密被瘤状根痕。上部具大形而密集的茎痕，直径8～15mm，中心下凹；下部具多数残根或根痕。质轻而韧，断面黄白色，纤维状，中心常有空隙。气香，味微甘、辛，有麻舌感。

（4）滇芹*Sinodielsia yunnanensis* Wolff的根及根茎，别名滇藁本、黄藁本（云南）。分布于云南。全体呈污黄色或灰黄色、棕黄色。根茎圆柱状，直形或扭曲，长2～3cm，直径6～10mm，茎基痕密集，圆形或扁圆形，中心下凹，上端常具茎及膨大的茎节，下端具纺锤形或圆锥形直根数条，表面具横环纹及皮孔。质重实，易折断，断面粗糙，灰白色，可见紫色油点。气逊、味异，微辛、苦、微有麻舌感。

（5）蕨叶藁本（中国植物志）*Ligusticum pteridophyllum* Franch.的根及根茎。药材名黑藁本（云南）、岩林。根茎短。长1～4cm，直径2～15mm、表面粗糙，具多数瘤状突起，上部具茎残基。常有横向的念珠状根茎，下部有1至数条根，表面纵皱，具稀疏的瘤状突起；易折断，断面木部白色，皮部灰白色，不平坦。气香，味微苦辛，有麻舌感。

（6）《新编中药志》【附注】"贵州瓮安、陕西陇县和四川南川部分地区有用金芎*Ligusticum chuanxiong* Hort. cv.'Jinxiong'的块茎作藁本用。湖北的水藁本主要为水藁本，但金芎（恩施）和藁本*Ligusticum sinense* Oliv.（利川）的地下部分亦称水藁本（统称藁本）入药。"本著30.川芎*Ligusticum chuanxiong* Hort.引《中药志》【附注】茶芎为*Ligusticum chuanxiong* Hort.cv.'Chaxiong'……，即金芎与茶芎均为川芎的栽培品种（此类甚多，如菊花类、橘类、牡丹类等）；二者是否有区别，有待考究，且均不能作藁本使用。

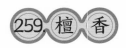

259. 檀 香

【历史沿革】本品始载于《名医别录》，列为下品。《本草拾遗》"白擅，树如檀，出海南。"《本草图经》"檀香有数种，黄白紫之异，今人盛用之。"《纲目》"檀香，今岭南诸地亦皆有之。树叶皆似荔枝，皮青色而滑泽。叶廷圭《香谱》云：皮实而色黄者为黄檀，皮洁而色白者为白檀，皮腐而色紫者为紫檀，其木并坚重清香，而白檀尤良。宜以纸封收，则不泄气。王佐《格古论》云：紫檀诸溪峒出之。性坚。新者色红，旧者色紫，有蟹爪文。新者以水浸之，可染物。真者揩壁上色紫，故有紫檀名。黄檀最香。俱可作带、扇骨等物。"可见古代所用檀香有多种。

【来源】本品为檀香科植物檀香 *Santalum album* L.树干的干燥心材。全年可采。采后锯成约4cm的短段，劈破，除去边材。

【鉴别要点】本品呈长短不一的圆柱形木段，有的略弯曲，一般长约1m，直径10～30cm。外表面灰黄色或黄褐色，光滑细腻，有的具疤节（习称"疙瘩"[99]）或纵裂。质"坚实"[67]，不易折断。横截面呈棕黄色，显油迹；棕色年轮明显或不明显，习称"同心环"[43]。纵向劈开纹理顺直。气清香，燃烧时香气更浓。见图259-1。

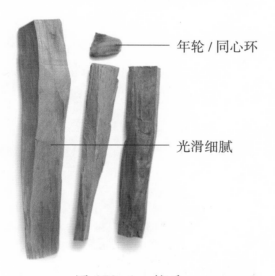

图 259-1　檀香

【饮片】本品呈不规则的条形厚片或小碎块，淡黄棕色，表面纹理纵直整齐、质致密而韧，光滑细致，具特异香气，燃烧时更为浓烈。制造器具后剩余的碎材，称为"檀香块"，大小形状极不规则，表面光滑或稍粗糙，色较深，有时可见年轮，呈波纹状。纵劈后，断面纹理整齐，纵直而具细沟。见图259-2。

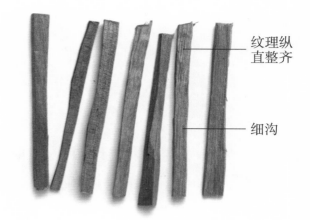

图 259-2　檀香

【质量】本品气清香，味淡，嚼之微有辛辣感。以体重质坚、显油迹、香气浓郁而持久、烧之气香者为佳。

【附注】1.白檀名见于《本草拾遗》。李时珍"按大明一统志云：檀香出广东、云南及占城、真腊、爪哇、渤泥、暹罗、三佛齐回回等国，今岭南诸地亦皆有之。"据叶廷圭《香谱》"……黄檀……白檀……紫檀……白檀尤良。"可见古代所用的白檀多有进口或产于岭南、云南等地。现时所用檀香多为白檀，均系进口。由印度进口者习称"印度檀香"或"老山檀香"；由澳洲进口者称"澳洲檀香"或"雪梨檀香"；由印度尼西亚进口者称"印尼檀香"或"新山檀香"。黄檀香色深，味较浓；白檀香质坚，色稍淡。

2.广东省湛江南药试验场栽有引种6年、9年、13年树龄的檀香，均有自然结香，结香随着树龄的增长、树干的增大而增多。机械创伤也能引起局部的早结香。对进口檀香及广东、海南、云南不同引种地的檀香成分分析表明，我国引种檀香的微量元素及挥发油中有效成分含量均与进口样品接近，证明上述3个地区引种檀香基本是可用的。

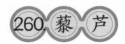

【历史沿革】本品始载于《神农本草经》，列为下品。韩保昇"叶似郁金、秦艽、襄荷等，根若龙胆，茎下多毛。夏生冬凋，八月采根。"苏颂"三月生苗。叶青，似初出棕心，又似车前。茎似葱白，青紫色，高五六寸。上有黑皮裹茎，似棕皮。有花肉红色。根似马肠根，长四、五寸许，黄白色。二、三月采根，阴干。此有二种：一种水藜芦，茎叶大同，只是生在近水溪涧石上，根须百余茎，不作中药用。今用者名葱白藜芦，根须甚少，只是三、二十根，生高山者佳。均州土俗亦呼为鹿葱。"李时珍"黑色曰藜，其芦有黑皮裹之，故名。根际似葱，俗名葱管藜芦是矣。"以上所述与现今所用藜芦甚为相似，古代本草所载藜芦应为百合科藜芦属植物；也有石蒜科石蒜属植物。

【来源】本品为百合科植物藜芦 *Veratrum nigrum* L.的干燥根及根茎。春季采挖，除去苗叶，泥沙，晒干。

【鉴别要点】本品根茎短粗，表面褐色。上端残留棕色纤维状的叶基维管束，习称"棕毛"[91]，形如蓑衣，习称"藜芦穿蓑衣"；下面丛生须根，根长10～20cm，直径约0.3cm，表面黄白色或灰褐色，上端有细密的横皱纹，下端多纵皱纹。质脆，易折断，断面白色，粉性，中心有一淡黄色的木质部，易与皮部分离。揉搓后粉末有强烈的催嚏性。见图260-1。

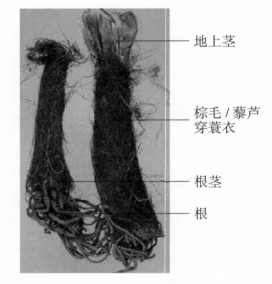

图 260-1　藜芦

【饮片】本品呈圆柱形的小段。外表黄褐色或灰褐色，有较密的横皱纹，切面类白色，粉性，中心有淡黄色的中柱，易与皮部分离。质轻而脆。见图260-2。

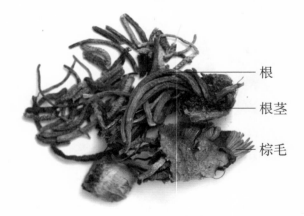

图 260-2　藜芦

【质量】本品气微，味苦辛，以根粗坚实，断面粉性者为佳。

【附注】1.尚有下列几种同属（藜芦属）植物，亦同供药用。

（1）毛穗藜芦：为毛穗藜芦*Veratrum maackii* Regel.的干燥根及根茎。基部叶长倒披针形或长圆状披针形，上部叶线状披针形，长约30cm，宽1～5cm。圆锥花序，花较稀疏；小花梗长1.5～2.5cm；花被片6，黑紫色，椭圆形至长圆形，长5～6mm，先端钝圆。分布辽宁、吉林等地。

（2）毛叶藜芦：又名"岩棕""小棕"。为毛叶藜芦*Veratrum grandiflorum*（Maxim.)Loes.f.的干燥根及根茎。基部叶广卵形至广卵圆形，长达25cm以上，宽达10cm以上，茎部叶渐小，为披针形；叶背具灰白色绵毛。小花梗长2～5mm；花被6，白色，椭圆形或矩圆形，长约10mm，边缘有细锯齿及细柔毛。根茎长1～2cm，直径0.8～1.3cm；根长4～12cm，直径1～3mm。生于高山草坡。分布湖北、四川、贵州等地。

（3）兴安藜芦：为兴安藜芦*Veratrum dahuricum*（Turcz.)Loes.f.的干燥根及根茎。叶卵状椭圆形，下面密被白色绒毛。圆锥花序下枝较长，全形呈金字塔形；小花梗较花被短，花被淡黄绿色。根茎长1～1.5cm，直径1～2cm；根长5～8cm，直径1～2mm。分布东北、内蒙古、新疆等地。

（4）天目藜芦：为牯岭藜芦*Veratrum schindleri* Loes.f.的干燥根及根茎。基生叶阔长卵形至椭圆形，长28～36cm，宽4～10cm，茎部叶披针形，两面无毛。圆锥花序，花少数，褐绿色或褐黑色，花被片矩圆形或线状卵形。根茎长0.9～1.7cm，直径0.8～11cm；根较粗，长5～12cm，直

径2～4mm。分布江苏、浙江、安徽、江西等地。

（5）小藜芦：又称"小天蒜"，为蒙自藜芦*Veratrum mengtzeanum* Loes.f.的干燥根及根茎。茎极短，外包多层褐色叶鞘。宿根多数，黄白色，肉质。叶基生，线形，长60～80cm，宽1～1.5cm。花黄绿色，圆锥花序顶生，长约1m，花序轴被疏柔毛，苞片小。蒴果长圆状卵形，顶端平截，长1.5～2cm，宽1cm左右。种子长圆形，具膜翅。花期夏季。根长2～11cm，直径1.5～3（4）mm。

（6）黑紫藜芦*Veratrum japonicum* Loes.f.，在福建称七厘丹。分布于安徽、浙江、江西、台湾、广西、贵州、云南等省区。根茎长1～2cm，直径0.6～1.2cm；根较细，长3～10cm，直径1～3mm。

（7）大理藜芦*Veratrum taliense* Loes.f.，在云南大理称披麻草。分布云南西北至东南部、四川西南部。根长3～9cm，直径1～3（3.5）mm。

2.陕西、山西、辽宁的一些地区以藜芦的全草入药。

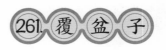

261.覆盆子

【历史沿革】本品始载于《名医别录》。陈藏器"其类有三种，以四月熟，状如覆盆子，味甘美者为是，余不堪入药。今人取茅莓当覆盆，误矣。"李时珍"南土覆盆子极多。悬钩是树生，覆盆是藤生，子状虽同，而覆盆色乌赤，悬钩色

红赤，功亦不同，今正之。"由本草考证可知，古代所用覆盆子并非一种，但均为悬钩子"属"植物。

【来源】本品为蔷薇科植物华东覆盆子Rubus chingii Hu的干燥果实。夏初果实由绿变绿黄时采收，除去梗、叶，置沸水中略烫或略蒸，取出，干燥。

【鉴别要点】本品为聚合果，呈圆锥形或扁圆锥形或类球形，由多数小核果聚合而成，形成表面瘤状，习称"瘤/疣状突起"[98]，状如"牛奶头"。高0.6~1.3cm，直径0.5~1.2cm。表面黄绿色或淡棕色，顶端钝圆，基部中心凹入。宿萼棕褐色，下有果梗痕。小果易剥落，每个小果呈半月形，背面密被灰白色"茸毛"[77]，显"绢丝样"[84]光泽，两侧有明显的网纹（"网状纹理"[27]），腹部有突起的棱线。体轻，质硬。见图261-1。

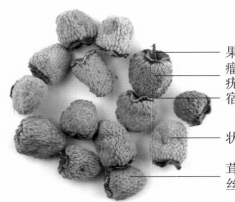

果梗
瘤状突起/
疣状突起
宿存花萼

状如牛奶头

茸毛/绢
丝样光泽

图 261 覆盆子

【质量】本品气微，味微酸涩。以颗粒完整、饱满、色黄绿、具酸味者为佳。

【附注】尚有同属（悬钩子属）植物的果实作覆盆子入药。

（1）安徽、福建、湖北、浙江等省有把同属植物山莓Rubus corchorifolius L. f.的未成熟干燥果实作覆盆子入药。山莓果实的性状与华东覆盆子（"掌叶覆盆子"）极相似，但个较小，直径3~5mm，高4~9mm，呈圆球形，小核果表面微有茸毛，"绢丝样"[84]光泽差。

（2）灰毛果莓（红泡刺藤）Rubus niveus Thunb.使用于云南；拟覆盆子Rubus idaeopsis Focke使用于西藏等；插田泡Rubus coreanus Miq.的果实使用于陕西、四川等地，《植物名实图考》所载的覆盆子图即为此种。

（3）按李时珍"覆盆子极多……是藤生"，应是茅莓Rubus parvifolius L.，茅莓枝条拱形弯曲，似藤木，枝条下垂着地生根，生命力极强，向四周扩展速度极快，1~2年就能发展成一大片成"丛林"。《植物名实图考》以红梅消之名收载，并附有图，云："红梅消，江西、湖南河滨多有之，……结实，如覆盆子，色鲜红，累累满枝，味酸甜可食。……江西俚医认为其色、形、味与蓬蔂、覆盆相类似，其功用应亦相近"。又《本草纲目》云：悬钩是树生，并绘有悬钩子图，其茎直立，单叶3裂，应是悬钩子Rubus palmatus Thunb.；《本草纲目》其所附覆盆子图的叶具3~5小叶的羽状复叶，与《植物名实图考》的覆盆子图相近似，后者绘的更为精确，叶具5小叶的羽状复叶、伞房花序顶生，其特征与插田泡Rubus coreanus Miq.植物形态特征相符。

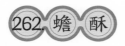

262. 蟾酥

【历史沿革】本品《药性本草》载蟾酥眉脂。蟾酥之名见于宋代寇宗奭《本草衍义》。寇宗奭"眉间白汁，谓之蟾酥。以油单纸裹眉裂之，酥出纸上，阴干用。"李时珍"或以蒜及胡椒等辣物纳入口中，则蟾身白汁出，以竹篦刮下，面和成块，干之。其汁不可入人目，令人赤、肿、盲，或以紫草汁洗点，即消。"蟾蜍名首载于《名医别录》。

【来源】本品为蟾蜍科动物中华大蟾蜍Bufo bufo gargarizans Cantor或黑框蟾蜍Bufo melanostictus Schneider的干燥分泌物。多于夏、秋二季捕捉蟾蜍，洗净，挤取耳后腺和皮肤腺的白色浆液，加工，干燥。

【鉴别要点】团蟾酥：呈扁圆形团块或饼状，直径3～10cm，厚约5mm，茶棕色、紫黑色或紫红色，表面平滑，有光泽。质坚硬，不易折断，断面棕褐色，"角质"[60]状，微有光泽。见图262-1。

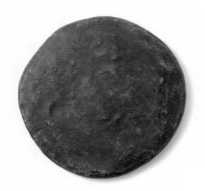

图 262-1　团蟾酥

片蟾酥：呈不规则片状，厚约2mm，一面较粗糙，另一面较光滑。质脆，易

折断。"水试"[29]药材断面即呈乳白色隆起。粉末少许，于锡箔纸上，加热"火试"[31]即熔成油状。见图262-2。

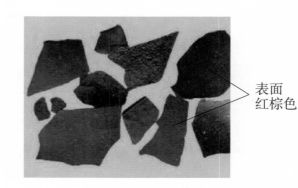

表面红棕色

图 262-2　片蟾酥

【饮片】蟾酥粉：呈灰棕色至棕褐色的粉末，气微腥，味初甜而后有持久的麻辣感，嗅之作嚏。

【质量】本品气微腥，味初甜而后有持久的麻辣感，粉末嗅之作嚏。以质明亮、紫红色、断面均一、沾水即泛白色者为佳。

【附注】1.药用蟾蜍除上述2种外，尚有以下几种也供药用。

（1）华西大蟾蜍Bufo bufo andrewsi Schmidt，又名蟾蜍、癞蛤蟆。本种与中华大蟾蜍成体外形极相似，但在产卵季节，蝌蚪的形态及栖息环境有明显区别：本种卵产于山溪流水坑内或大河边之回水坑内；体扁口大，尾鳍低厚而色深，尾末端钝圆，在流溪缓处能游动自如，或贴伏在水内石上，唇齿式一般为Ⅱ/Ⅲ。分布于河南、陕西、云南、贵州、四川、湖北、湖南、安徽、浙江、江西、福建和台湾等省区。中华大蟾蜍一般产卵于静水沟或水坑内，尾鳍较高而薄，色浅，尾末端尖圆，唇齿式为1:（1～1^{I}/Ⅱ）。主产于河北、山东、湖南、江苏、浙江等省。（2）花背蟾蜍*Bufo raddei* Strauch，本种为地方习用品。体长6～8cm，头宽大于头长。雌性背面多呈橄榄黄色，有不规则的花斑，分散的灰色疣粒上有红点。雌性背面为浅绿色，酱色花斑明显；疣粒上也有红点；头后背正中常有浅绿色脊线；上颌缘及四肢有深棕色纹。耳后腺分泌物鲜时呈金黄色，有异臭，干燥后呈红棕色。白昼多匿居于土洞内或石下；冬眠成群成层穴于沙土中，一群可达千只，资源极丰富。本种制取的蟾酥亦供药用，但脂蟾毒配基等成分含量甚低，品质较次。分布于东北、华北、西北、陕西、安徽等地，为北方习见种。

（3）台湾蟾蜍*bufo vulgaris formosus*、曼谷蟾蜍*bufo bankorensis*的耳后腺分泌物在国外也作为蟾酥用。

2.蟾酥的真伪、优劣品质经验鉴别：蟾酥在复方及中成药配伍方面占有极重要的位置，又因其价格昂贵，掺伪现象较多，不仅关系到药用价值，更关系到人民生命安全，因此，对于蟾酥质量的真伪、优劣必须认真的进行经验鉴别：一看表面是否呈茶棕色、棕黑色、紫黑色或紫红色；二嗅是否有腥气、催涕和催嚏性；三是舔有麻舌感；四滴水于蟾酥上能迅速出现泡沫，泛出白色乳状液，并起鼓钉，可剥下；能完全溶于酒精中。达到上述要求者为优质蟾酥。现将其鉴别方法列于下表。

蟾酥真伪与优劣经验鉴别

方法	蟾酥	伪品
闻	微带腥味，稍有酥粉入鼻，即引起长时间打嚏	有掺假物的气味，如掺有蛋清者则有蛋腥气
尝	味苦，并产生强烈持久的麻辣感和刺涩味	麻辣感和刺涩味减弱或无
水泡，取样品小块投入水中6～8分钟	膨胀发达，出现乳白色浆汁凸起，像棉花团浮在水上，酥渣溶解后沉水底	无乳白色浆汁凸起，含有面粉者则自行散开；含石子、沙泥者则下沉
水溶物振摇	泡沫多，持续时间长	泡沫少或无
在样品上滴加碘酒	黄褐色	如掺有面粉、豆粉则呈黑色、蓝色或黑褐色
取少许样品放在锡纸上或其他金属片上，下面加热或置酒精灯上直接加热	常见有泡状物、油状物、出烟；气微臭	无泡状物，油量大，烟浓，气臭异味

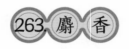

263.麝香

【历史沿革】本品始载于《神农本草经》，列为上品。《名医别录》"麝生中台山谷，及益州、雍州山中。春分取香，生者益良。"陶弘景"麝形似獐而小，黑色，常食柏叶，又啖蛇。其香正在阴茎前皮内，别有膜袋裹之。"雷敩"凡使麝香，用当门子尤妙。"

【来源】本品为鹿科动物林麝*Moschus berezovskii* Flerov、马麝*Moschus sifanicus* Przewalski或原麝*Moschus moschiferus* Linnaeus成熟雄体香囊中的干燥分泌物。野麝多在冬季至次春猎取，猎获后，割取

香囊，阴干，习称"毛壳麝香"或"壳麝香"；剖开香囊，除去囊壳，习称"麝香仁"。家麝直接从其香囊中取出麝香仁，阴干或用干燥器密闭干燥。

【鉴别要点】毛壳麝香：呈扁圆形或类椭圆形的囊状体，直径3～7cm，厚2～4cm。开口面的皮革质，棕褐色，略平，密生白色或灰棕色短毛，从两侧围绕中心排列，中间有1小囊孔，如用特制的槽针从囊孔插入麝囊内，沿四周探测有无异物抵触，抽出槽针后立即检视，可见香仁先平槽然后冒出槽面，习称"冒槽"。另一面为棕褐色略带紫色的皮膜，微皱缩，偶显肌肉纤维，略有弹性，质地柔软，经久不硬。因受麝香熏染，最内层皮膜呈棕色，中间层皮膜呈银白色，内层皮膜习称"云皮"或"银皮"。见图263-1。"火试"[31]麝香时，取麝香少许用火烧时有轻微爆鸣声，起油点如珠，似烧毛发但无臭气，灰为白色。

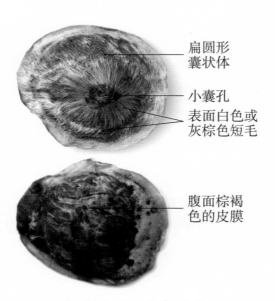

图 263-1　毛壳麝香

左侧标注：
扁圆形囊状体
小囊孔
表面白色或灰棕色短毛
腹面棕褐色的皮膜

麝香仁：野生者质软，油润，疏松；其中不规则圆球形或颗粒状者习称"当门子"，表面多呈紫黑色，油润光亮，微有麻纹，断面深棕色或黄棕色，习称"黄香黑子"；粉末状者多呈棕褐色或黄棕色，并有少量脱落的内层皮膜和细毛。饲养者呈颗粒状、短条形或不规则的团块；表面不平，紫黑色或深棕色，显油性，微有光泽，并有少量毛和脱落的内层皮膜。麝香仁油润、颗粒自然、疏松、无锐角，习称"子眼清楚"。见图263-2。

【饮片】本品呈粉末状，多显棕褐色或黄棕色。质柔有油性，手捻成团而不黏手，不结块，手放开后立即松散。优质麝香的粉末，即散香，呈黄红色，习称"黄香"。见图263-2。

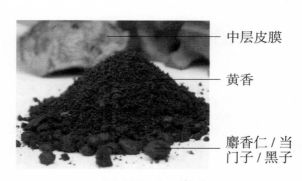

右侧标注：
中层皮膜
黄香
麝香仁/当门子/黑子

图 263-2　麝香

【质量】本品气香浓烈而特异，味微辣、微苦带咸。香气浓烈，经久不散。毛壳麝香以饱满、皮薄、捏之有弹性、香气浓烈者为佳。麝香仁以当门子多、质柔润、香气浓烈者为佳。

【附注】1.麝香的鉴别。除了上述的"冒槽""火试"、手捻等方法外，尚有如下方法。

（1）闻：鉴别麝香时，反复三次闻之，香气一致，无前浓后淡或闻之不香之感，故有"三香"一说。在实践中尚有"气味十闻九不衰为麝香真品"之说。

（2）水试法：取麝香少许，撒入盛有水的玻璃杯中，应多数净溶于水面，水液澄清，带微黄色，香气四溢，去水仍清香不臭；若沉淀多者，可能有矿物掺杂；若见水液浑浊者，可能有淀粉或植物类掺入。

（3）口尝法：取麝香少许，放入口中，应具有甘、辛、苦、咸、酸五味，并有清凉浓郁香气，钻舌直达舌根。

（4）分墨法：取麝香少许，撒入磨好的墨汁砚台中，即可见墨汁分开，分开后可见砚底无墨汁。

（5）纸压法：取麝香少许，放入易吸水的洁净纸上，再用纸压之，则纸上不留水迹或油迹，纸也不染色。若纸被染色或有水迹、油痕，则含水量过高或掺有油类等。

（6）葱鉴法：用缝衣针一枚，穿上线，再将棉线浸入浓葱汁内，然后将含有葱汁的线穿过麝香囊，来回2～3次，嗅之葱气消失者真。

2.掺伪现象：在麝香商品中多发现有用动植物和矿物的掺伪现象。掺伪品多为动物的肌肉、肝脏、血块、蛋黄粉、奶渣等；植物的儿茶粉、淀粉、锁阳粉、桂皮粉、大豆粉、丁香粉、地黄粉、海金沙等；矿物雄黄、赤石脂、铅粉、铁末、砂石等。一般可用显微鉴别和理化鉴别方法区分真品和伪品。

3.麝香代用品的研究：麝香是用途广泛的名贵中药，目前不能满足用药需求，因此从动物中寻找与天然麝香化学成分、药理作用相同或相似的代用品，已对下述品种进行了研究。

（1）喜马拉雅麝*Moschus chrysogaster* Hodgson，又名獐子、香獐，为麝香同属（麝属）动物。本种体形大小仅次于马麝。性成熟后，开始分泌麝香，麝香囊随年龄增长而使囊体饱满隆起，囊内的麝香亦随之增多。本种为喜马拉雅山系的特有种。主要盘居在海拔2000m以上山地，在国内仅分布于西藏南部的喜马拉雅山区。

（2）灵猫香：为灵猫科动物大灵猫*Vierra zibetha* Linnaeus、小灵猫*Viverricula indica* Desmarest香腺囊中的分泌物。灵猫香在我国古籍中早已记载，如陈藏器"其阴如麝，功亦相似"，并以现代科学实验证明可以代替麝香应用。鲜品似蜂蜜样的稠厚液，白色或黄白色，经久则色泽渐变，由黄色变成褐色，质稠呈软膏状。气香似麝香而浊，味苦。

（3）麝鼠香：为田鼠科动物麝鼠*Ondatra zibethica* L.香囊中的分泌物。麝鼠原产北美洲，所以又称"美国麝香"，具有类似麝香的特殊香气。我国东北及新疆、浙江、广西等省区均有饲养场，资源丰富。

（4）新疆河狸香，为河狸科动物新疆河狸*Castor fiber birulai* Serebrennikov香囊分泌产生的，阴干后的香囊横切面香囊壁很薄，囊腔内有很多突起伸入腔内形成小室，小室内充满粉末状的河狸香；因香囊壁不易剥离，所以囊壁与内容物同时入药。分布于新疆北部的乌伦吉水系，青河县河狸自然保护区。维吾尔族医生常把新疆河狸分泌产生的河狸香在新疆地区代替麝香药用。维吾尔医书记载了河狸香具有芳香开窍、行经通络、活血化瘀、消炎止痛和镇静解痉等功效。用于治疗四肢麻木、瘫痪、筋扭痉挛、失眠健忘、小儿心悸易惊和手足抽搐等症。他们认为河狸香的药用价值可与麝香相媲美。

（5）人工制备麝香（人工麝香）：在天然麝香有效成分及药理作用的基础上，以有效成分的代用品"芳香活素"为主并加入天然麝香原有的主要化学成分制成，并已应用于临床。

（6）动物生殖腺代替麝香：现代研究认为麝香的分泌与性器官有关，如切除雄麝睾丸后完全无麝香形成。金澎等用狗、鹿、猪、羊、牛等动物的睾丸进行了麝香及人工麝香的对比研究，上述动物睾丸的醚提取物与天然麝香比较，特别是极性成分有很多相似之处，几种动物睾丸中所含氨基酸的种类与天然麝香基本相同，游离氨基酸的含量都高于天然麝香，但成分的组成和结构是否相同尚未确定。

附 录

第三部分

一、本著所涉及的《药用植物学》相关术语

（一）植物界一般划分为低等植物（无胚植物）、高等植物（有胚植物）两大类（见植物界的分类），药用植物绝大多数为后者。

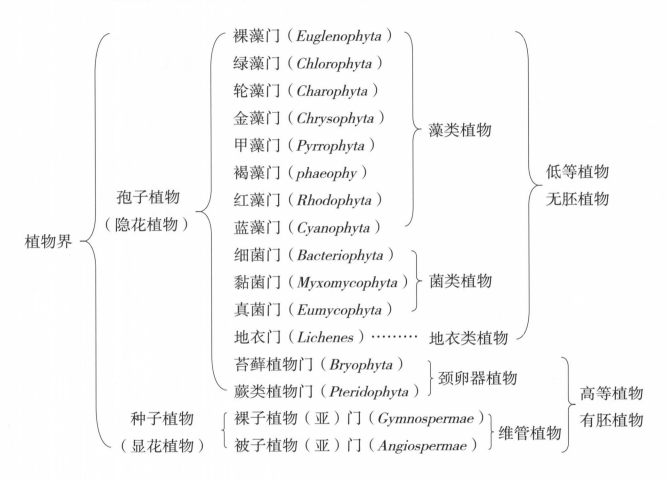

植物界的分类

（二）本著所涉及《药用植物学》的部分相关术语如下。

1.高等植物：是颈卵器植物（苔藓植物、蕨类植物）和种子植物的合称。形态上有根、茎、叶分化，又称茎叶体植物。构造上有组织分化，多细胞生殖器官，合子在母体内发育成胚，故又称有胚植物。

2.低等植物：是藻类、菌类和地衣的合称。低等植物与高等植物的区别在于，高等植物有胚的结构，而低等植物在发育过程中不出现胚。低等植物有中心体而高等植物没有。

3.裸子植物：既是颈卵器植物，又是种子植物，它们有胚珠（不同于蕨类植物门），但心皮不包成子房，且胚珠裸露，胚乳（即雌性原叶体）在受精前已形成。

4.被子植物：被子植物是种子植物的一类，具有根、茎、叶、果实、种子的分化，是植物界最高级的一类。

5.双子叶植物：一般其种子有两个子叶的开花植物的总称。

6.单子叶植物：非双子叶植物的开花植物，则称为单子叶植物，一般只有一片子叶。

7.导管、维管束

导管：维管植物木质部由柱状细胞构成的水分与无机盐长距离运输系统，次生壁厚薄不匀地加厚，端壁穿孔或完全溶解，从而形成纵向连续通道。

维管束：维管植物（包括蕨类植物、裸子植物和被子植物）的维管组织，由木质部和韧皮部成束状排列形成的结构。

8.木射线：木射线是位于形成层以内次生木质部中的维管射线，在木材中起横向输导和贮藏养分的作用。在木材的横切面中可见与木材生长轮垂直，成辐射状排列的木射线，木射线其颜色常比其它部分颜色稍浅、稍亮些。在切向切面上，射线呈纵线或纺锤形。在径向切面上，射线呈不同高度的线状或片状排列。

9.薄壁细胞：是多数植物体内数目最多的细胞，成熟后继续存活，只有很薄的初生壁，没有次生壁，一般为直径近乎相等的多面体，但也可以分化为星芒、分枝以及臂状等。薄壁细胞的功能很多，如贮存营养物质、进行光合作用和需氧呼吸等。

10.木质部：是维管植物的运输组织，负责将根吸收的水分及溶解于水中的离子往上运输，以供其它器官组织使用，另外还具有支持植物体的作用。其由导管、管胞、木纤维和木薄壁组织细胞以及木射线组成。

11.形成层：裸子植物和双子叶植物的根和茎中，位于木质部和韧皮部之间的一种分生组织。分为维管形成层和木栓形成层。

12.中柱：也称维管柱，是指内皮层以内的中轴部分。中柱包括中柱鞘，它位于中柱外围与内皮层相毗邻，常由一至几层连续的薄壁细胞构成；部分维管形成层、木栓形成层、侧根、不定芽、乳汁管等都是起源于中柱鞘。此外还有辐射维管束，该类维管束中，初生木质部和初生韧皮部不合并排列成束，而是独自成束并相间排列。

13.有限外韧维管束：维管束的韧皮部位于外侧，木质部位于内侧，中间没有形成层。

14.髓：植物茎的中心部分，由薄壁的细胞组成，有贮藏营养的功能。

15.胚、内胚乳、外胚乳

胚：由受精卵（合子）发育而成的新一代植物体的雏形（即原始体），是种子中最重要的组成部分。胚已有初步的分化，双子叶植物分化为胚芽、胚轴、胚根和子叶四部分；单子叶植物分化为胚芽、胚轴、胚根和胚乳四部分。

内胚乳：也称胚乳，是被子植物双受精过程中精子与极核融合后形成的滋养组织。这种组织既不是配子体，也不是孢子体，其染色体倍性一般为三倍体。细胞型胚乳不存在游离核时期，初生胚乳核及其后继的细胞分裂，有规则地形成细胞壁。

外胚乳：部分植物种子中由珠心发育成具胚乳作用的组织。是珠心的一部分于胚囊外面发展起来的养分贮藏组织，具有复核。多见于睡莲科、胡椒科、藜科、石竹科植物。

16.油室：植物分泌细胞中分泌的挥发油等物质逐渐增多，最终使细胞本身破裂溶解，在体内形成含有分泌物的腔室，也就是油室。

17.淀粉粒：淀粉是葡萄糖分子聚合而成的长链化合物，它是细胞中碳水化合物最普遍的储藏形式，在细胞中以颗粒状态存在，称为淀粉粒。所有薄壁细胞中都有淀粉粒存在，尤其在各类贮藏器官中更为集中，如种子的胚乳和子叶中，植物的块根、块茎和根状茎中都含有丰富的淀粉粒。

18.栓皮：指植物茎和根加粗生长后的外皮，为表面保护组织。分为木栓层、木栓形成层、栓内层。

19.次生韧皮部、初生韧皮部

次生韧皮部：是指形成层细胞分裂形成于其外侧的韧皮部。首先位于初生木质部和初生韧皮部之间的薄壁细胞恢复分裂能力，后向两侧扩展到与初生木质部辐射角相对的中柱鞘细胞相连。这时，这些部位的中柱鞘细胞也恢复分裂能力。这样一圆环状的形成层即已形成。向外分裂的细胞分化成筛管，伴胞，韧皮纤维、韧皮薄壁细胞叫次生韧皮部。

初生韧皮部：位于维管束的外侧，常由筛管、伴胞、韧皮纤维和韧皮薄壁细胞组成，主要作用是输导有机物质。茎初生韧皮部的发育方式与根相同，也是外始式。原生韧皮部薄壁细胞发育成的纤维常成群地位于韧皮部的外方，成为初生韧皮纤维。

20.皮层和周皮

皮层：植物茎和根中表皮与维管束之间的薄壁组织。是植物基本组织的主要成分，根与茎的皮层是指表皮与中柱之间的部分。

周皮：是指取代表皮的次生保护组织，存在于加粗生长的根和茎的表面，是由木栓形成层、木栓层和栓内层组成，是双子叶植物和裸子植物的茎及根加粗生长时形成代替表皮起保护作用的一种次生保护组织。

21.花托、萼片、萼筒、花瓣、雄蕊和雌蕊

花托：花柄或小梗的顶端部分，一般略呈膨大状，花的其他各部分按一定的方式排列在上面，由外到内（或由下至上）依次为花萼、花冠、雄蕊群和雌蕊群；花托的形状随植物种类而各异。

萼片：花的最外一环，能保护花蕾的内部。

萼筒：在花萼的合萼中，基部共生的部分，称为萼筒。

花瓣：是花中花冠的一个组成部分，是花被的内部组成部分，是花无性的一个组成部分。

雄蕊：是种子植物产生花粉的器官，

由花丝和花药两部分组成。位于花被的内方或上方，在花托上呈轮状或螺旋状排列。数目因植物种类而异。

雌蕊：为被子植物花中的心皮的总称。传统上把较典型形态花的花部中，由子房、花柱、柱头等部位构成者称为雌蕊（或雌蕊群）。

22.宿萼：花萼常留花柄上，随同果实一起发育，称宿萼，如茄、柿、番茄、辣椒等。

23.花序：是花序轴及其着生在上面的花的通称，也可特指花在花轴上不同形式的序列。花序可分为有限花序和无限花序。常被作为被子植物分类鉴定的一种依据。

24.花被：是花萼和花冠的总称。由扁平状瓣片组成，着生在花托的外围或边缘部。

25.总苞片或苞片

苞片：是花序内不能促进植物生长的变态叶状物。广义上，任何和花序有关的叶片均称为苞片。

总苞片：苞片多数聚生在花序外围的称为总苞，总苞的形状和轮数为种属鉴别的特征之一。

26.果穗：某些植物的果实聚集在一起形成的穗。如荆芥穗。

27.胎座：亦作胎胚座，一般俗称作植物胎盘，是植物果实的一部分，位于发达果实的内果皮内，更具体地说就是果实内生产种子的地方，在植物的子房里胚珠着生的部分。

28.假种皮：某些种子表面覆盖的一层特殊结构。常由珠柄、珠托或胎座发育而成，多为肉质，色彩鲜艳，能吸引动物取食，以便于传播。

29.种脐、合点、种脊、种阜

种脐：种子成熟后从种柄或胎座上脱落后留下的疤痕。

合点：高等植物胚珠内珠心基部与珠被连合部分称合点，由胎座进入珠柄中的维管束经合点通向胚珠内部。

种脊：种子的结构之一，是种脐到合点之间隆起的脊棱线，内含维管束。

种阜：一般是指种子发芽孔附近的小突起，严格地说只限来自胚珠珠孔附近的珠被细胞的突起，如大戟科的几个种（如蓖麻)。

30.糊粉粒、脂肪油

糊粉粒：植物细胞内储藏蛋白质的结构，具有消化的作用。每个糊粉粒是一个液泡，其中储藏蛋白质。无定形的蛋白质常被一层膜包裹成圆球形颗粒（结晶的蛋白质因具有晶体和胶体的二重性，因此被称为拟晶体，蛋白质拟晶体有不同的形状，但常呈方形），它是稳定的、无生命的、化学作用不活泼的蛋白质。糊粉粒主要存在于植物的种子内，特别是含有脂肪的种子，如蓖麻等。

脂肪油：脂肪、油是两个概念，是对脂类两种不同形态的称呼。脂类是油、脂肪、类脂的总称。食物中的油脂主要是油和脂肪，一般把常温下是液体的称作油，而把常温下是固体的称作脂肪。

31.纤维、纤维素

纤维：由连续或不连续的细丝组成的物质。在动植物体内，纤维在维系组织方面起到重要作用。

纤维素：是由葡萄糖组成的大分子多糖。不溶于水及一般有机溶剂。是植物细胞壁的主要成分。纤维素是自然界中分布最广、含量最多的一种多糖。

32.果胶、果胶质

果胶：是羟基被不同程度甲酯化的线性聚半乳糖醛酸和聚L-鼠李糖半乳糖醛酸。

果胶质：是构成高等植物细胞质的物质并使相邻近的细胞壁相连。

33.膜质鞘：就是膜质托叶鞘的简称，也叫作膜质鞘状托叶。是植物托叶的一种类型：膜质，托叶彼此愈合成鞘状，包围在茎节的外面，有些膨大。这是蓼科植物的特征，如何首乌等。

34.几丁质：又称壳多糖。为N-乙酰葡糖胺通过β连接聚合而成的结构（同多糖）。广泛存在于甲壳类动物的外壳、昆虫的甲壳和真菌的胞壁中，也存在于一些绿藻中；主要是用来作为支撑身体骨架，以及对身体起保护的作用。

35.晶体：由大量微观物质单位（原子、离子、分子等）按一定规则有序排列的结构。

二、本著所涉及历代的名医名著

| 序 | 著作 | | | 备注 | 年代/辞海 |
---	名称	成书年代	作者		
1	尔雅	公元前426～221	不详	未载作者姓名。《尔雅》是辞书之祖，是我国第一部词典。"尔"是"近"；"雅"是"正"的意思，此专指"雅言"，即在语音、词汇和语法等都合乎规范的标准语。《尔雅》即以雅正之言解释古汉语词、方言词，使之近于规范。为《十三经》之一	战国：公元前475年～公元前221年
2	山海经	不详	不详	18卷。该书作者不详，现代学者均认为并非一人、一时所作。汉代曾被认为是一部地理书，清代《四库全书》列入小说类，近代有人认为是一部古代史地书，载有40余国，350座山，含风土、民俗、物产和药物	先秦：旧石器时期～公元前221
3	神农本草经	东汉	神农氏	3卷。载药365种（以上、中、下三品分类），又称《本草经》或《本经》，托名"神农"所作，是中医四大经典著作之一，是已知最早的中药学著作	东/后汉：25～220
4	金匮要略	东汉	张仲景	全书分上、中、下3卷，共25篇，载疾病60余种，收方剂262首。被后人称之为"医圣"	
5	名医别录	汉末～两晋	不详	3卷。中药著作，简称《别录》，载730种。非一人一代著作，陶弘景（456～536，南朝齐梁人）曾为之整理编辑	
6	吴氏本草经	203～239	吴普	6卷。中药学著作，又称《吴普本草》；载药441种	三国魏：220～265

序	著作 名称	著作 成书年代	著作 作者	备注	年代 / 辞海
7	抱朴子	不详	葛洪	分内、外篇，8卷。今存内篇20篇、外篇50篇。内篇讲采药、炼丹、求仙；外篇讲儒家伦理道德。故后人称之"丹药之祖"；葛洪自号"抱朴子"而作书名	东晋~晋与十六国：316 ~ 420
8	肘后方	不详	葛洪	8卷73篇。方剂著作，原名《肘后备急方》，简称《肘后方》，意谓卷帙不多，可以悬于肘后。是中国第一部临床急救手册；中医治疗学专著	
9	南方草木状	约304	嵇含	分上、中、下3卷。载药80种。并有生物防治的记载。是我国现存最早的植物志	
10	雷公炮炙论	420 ~ 479	雷敩	3卷。又称《雷公炮制方》，为我国最早的中药炮制学专著，载药物300种，每药先述药材性状及与易混品种区别要点，别其真伪优劣，是中药鉴定学之重要文献。原著已佚，仅有辑校本	南朝~南北朝：420 ~ 589
11	本草经集注	502 ~ 536	陶弘景	7卷。朱墨分书，红字为《神农本草经》原文，黑字为《名医别录》原文，小字为陶氏注文。原书已佚，现仅存有敦煌石室所藏的残本	
12	药性论	627 ~ 629	甄权	4卷。又称《药性本草》。原书佚，兹从诸书辑得佚文403条，药物目次编排后《唐本草》沿用	
13	本草药性	627	甄立言	3卷。甄立言乃甄权之弟。原书已佚，部分佚文可在《千金要方》和《外台秘要》中见到	
14	备急千金要方	652	孙思邈	30卷。简称《千金要方》，是综合性临床医著，合方论5300首，被誉为中国最早的临床百科全书	
15	唐本草	657 ~ 659	苏敬 / 恭	54卷。又称《新修本草》《唐新修本草》。"谨案"后的内容为苏敬新增内容。载药850种	唐代：618 ~ 907
16	食疗本草	721 ~ 739	孟诜、张鼎	3卷。食疗专著，孟诜原著，张鼎增补。共载文227条，涉及260种食疗品	
17	本草拾遗	739	陈藏器	10卷。本草著作，简称《拾遗》又称《陈藏器本草》，为《唐本草》之补遗。陈氏提出了方剂学上著名的"十剂"之说	
18	药谱	不详	侯宁极	对药物进行分类介绍。同类著作有明朝王象晋《二如亭群芳谱·药谱》，清朝汪灏《佩文斋广群芳谱·药谱》等	
19	海药本草	907 ~ 925	李珣	6卷。本草著作，记述药物形态、真伪优劣、性味主治、附方服法、制法、禁忌畏恶等	五代十国：907 ~ 979
20	日华子本草	908~923	未注姓氏	20卷。本草药著作，载药600多种。原书为《吴越日华子集》，故名《日华子诸家本草》，简称《日华子》或《大明本草》（时珍认为《千家姓》有大姓，"日华子盖姓大名明也"，故称《大明本草》）。原书已佚，其佚文散见于有关书中	
21	蜀本草	938 ~ 964	韩保昇等	20卷。本草药著作，原名《重广英公本草》，又名《蜀重广英公本草》，简称《蜀本草》。原本已佚，其内容还可从《证类本草》、《本草纲目》中见到	

序	著作 名称	成书年代	作者	备注	年代/辞海
22	开宝本草	973~974	刘翰、马志等	21卷。本草著作，为《开宝新详定本草》和《开宝重定本草》的统称。载药物983种	
23	太平圣惠方	982~992	王怀隐	100卷。简称《圣惠方》，为我国现存公元10世纪前最大的官修方书，载各代名方16834首	
24	嘉祐本草	1060~1061	掌禹锡	21卷。原名《嘉祐补注神农本草》，又名《补注神农本草》，简称《嘉祐本草》。共载药1082种	
25	本草图经	1061	苏颂	21卷。中药学著作，又称《嘉祐图经本草》或《图经本草》，载植物药300多种、动物或其副产品70多种，以及大量重要的化学物质	
26	政类本草	1082~1100	唐慎微	31卷。原名《经史证类备急本草》，简称《政类本草》，大观二年（1108年）刊行称《经史证类大观本草》	北宋：960~1126
27	本草衍义	1116	寇宗奭	20卷。药论性本草，原名《本草广义》。载药502种	
28	圣济总录	1111~1117	宋徽宗/赵佶	宋.太医院编。200卷，分66门，每门又分若干病证，阐述病因病理，详述治法方药，是北宋时期搜方较多的医学全书	
29	小儿药证直诀	1119	钱乙	为中医儿科学专著。其弟子闫孝忠收集他的临证经验而成，全书分为上、中、下三卷，上卷收列儿科常见病证治80余条，中卷收载典型病案23则，下卷列载方剂124首	
30	太平惠民和剂局方	1078~1148	太平惠民和剂局编	10卷，中医方剂学著作，载方788首。全世界第一部由官方主持编撰的成药标准。	宋：960~1279
31	本草成书	1161	郑樵	5册24卷。郑樵为宋代史学家、校雠学家。一生著书有千卷之多	
32	履巉岩本草	1220	王介	3卷。为南宋时期的地方性本草著作，载药206种，不分部类；每药一图，兼述各药性味、功治、单方、别名等	南宋：1127~1279
33	宝庆本草折衷	1227	陈衍	20卷。前3卷相当于总论；后17卷为药物各论，分类及药物排列与《证类本草》相近，共载药789种。书末附"群贤著述年辰"，为宋代12部本草之解题	
34	夷坚志	不详	洪迈	洪迈学识渊博，著书极多，是南宋著名文学家，主要作品有《容斋随笔》、《夷坚志》	
35	珍珠囊	不详	张元素（洁古）	又名《洁古珍珠囊》或《洁古老人珍珠囊》。载药113种，另详列手足十二经通经使药	
36	儒门事亲	约1225	张从正	金代医学家，被后世称为金元四大家之一，为"攻邪派"的代表。	金：1115~1234
37	汤液本草	1298	王好古	与李杲一起学医于张元素，后又从师于李杲。在张、李二家的影响下，王好古又着重于《伤寒论》方面而独重因人体本气不足导致阳气不足的三阴阳虚病证，另成一家之说	

序	著作			备注	年代／辞海
	名称	成书年代	作者		
38	饮膳正要	1330	忽思慧	3卷。是一部营养学专著，在我国食疗史以至医药发展史上占有较为重要的地位	元：1206～1368
39	日用本草	1331	吴瑞	8卷。为元代一部植物学著作	
40	救荒本草	1406	朱橚	是一部植物图谱，植物学专著。记载植物414种，每种配有精美的木刻插图。其中历代本草的有138种，新增276种	
41	滇南本草	1436～1449	兰茂	3卷。是我国现存古代地方性本草书籍中较为完整的作品，早《本草纲目》140多年	
42	本草品汇精要	1503～1505	刘文泰	42卷。共载药1815种（其中新增48种）、彩图1358幅（其中新增366幅）；是明代唯一的官修大型综合性本草，也是中国古代最大的一部本草图谱	明：1368～1644
43	本草蒙筌	1565	陈嘉谟	12卷。又名《撮要便览本草蒙筌》《撮要本草蒙筌》《本草蒙筌》。正文载药448种、附录收药388种；附图559幅（其中药材图30余幅）	
44	本草纲目	1552～1578	李时珍	52卷。收药1892种，附图1109种。为明代杰出的医药学著作	
45	药鉴	1598	杜文燮	2卷。记述137种药物性味及功用	
46	本草原始	1612	李中立	12卷。中医本草学著作，收集药物近5000种	
47	本草汇言	1620	倪朱谟	20卷。药图530幅（约180幅为药材图）	
48	药品化义	明末	贾所学	13卷。后易名《辨药指南)；论药161种；李延昰补订	明末清初
49	本草乘雅半偈	1647	卢之颐	本草著作。原书未分卷，后世有著录为10、11、12卷者；共载药365种	清：1636～1911
50	本草备要	1694	汪昂	8卷。载药478种。并据"十剂"将药物分类	
51	本草逢原	1695	张璐	4卷。记述700余种药物，以临床实用为主	
52	广群芳谱	1708	汪灏	100卷。原名《御定佩文斋广群芳谱》，原作者王象晋，1708年汪灏将《广群芳谱》增删、改编、扩充成书，为《四库全书总目》"谱录类"著录	
53	本草再新	不详	叶天士	本草类中医著作。书前载有《炮制论》、《药性总义》。正文收载药物610种	
54	临证指南医案	1746	叶天士	10卷。为叶天士在温热时证、各科杂病方面的诊疗经验。叶天士又名叶桂	
55	本草从新	1757	吴仪洛	18卷。为清代流传较广的临床实用本草	
56	本草求真	1769	黄宫绣	12卷。载药520种、图477幅，正文按补剂、收涩、散剂、泻剂、血剂、杂剂、食物7类分类	

序	著作			备注	年代/辞海
	名称	成书年代	作者		
57	本草纲目拾遗	1765～1803	赵学敏	10卷。载药921种（含《本草纲目》未载的716种，不少为民间药材，如冬虫夏草、鸦胆子、太子参等，以及一些外来药品，如金鸡纳、日精油、香草、臭草等）	
58	本草正义	1828	张德裕	2卷。药学著作。本书将361种药物分成甘温、甘凉、发散、气品、血品、苦凉、苦温、苦寒、辛热、毒攻、固涩、杂列共12类	
59	晶珠本草	1835	蒂玛尔.丹增措	未分卷。又名《药物学广论》或《无垢晶窨》藏名《协称》或《资麦协称》，经典本草著作	清：1636～1911
60	植物名实图考	1848	吴其浚	38卷。共载植物1714（新增519）种，附图1805幅，一般一物一图，图文对照	
61	本草求原	1848	赵其光	3册。岭南医籍，共录广东（含今海南）、广西省区医籍252种	
62	外科传薪集	1892	马培之	1卷。外科著作，载马氏个人用方共200余首	
63	疡科遗编	不详	沈志裕	其子竹泉代为整理而著	
64	药性赋	不详	不详	作者和年代不详。可能为清代林阐阶，一说是陈辐，据考证约为金元时代作品。将常用中药按药性分寒、热、温、平四类，用韵语编写成赋体，言简意赅，朗朗上口，便于诵读记忆	
65	增订伪药条辨	1927	曹炳章	是曹炳章在郑肖岩《伪药条辨》（1卷，1901年著成）的基础上增补编写的一部集大成的鉴药专著	中华民国：1912～1949
66	药物出产辨	1930年	陈仁山	本草类著作。分3篇，共载药733种（本篇603种、《生草类》75种（均系广东俗名）、《万国药方》55种）	
67	集成良方三百种	1940	蓬莱山樵	2册。方书类著作。采取一方一证，涉及内、外、妇、儿、五官等科。切合实际，便于诵记	
68	现代实用中药	1958	叶橘泉等	1册2篇。中药学著作。载药500余种，分别记述各药的异名、学名、科属、形态、产地、性味、品质、成分、药理、效用、用量、附方、制剂等	
69	中药材手册	1959	药管局和药检所※	1册。药学著作。1992年第2版	
70	中药志	1959～1961	中科院研究所※	4册。药学著作，载药500余种	中华人民共和国：1949以后
71	药材学	1960	南京药学院※	中药材专著。载药700余种，附图1300余幅	
72	中药材品种论述	1964	谢宗万	分上中下3册，本草类著作。1990年第2版	
73	中国药用真菌	1974	应建浙等※	有多个不同的版本与作者	

序	著作			备注	年代 / 辞海
	名称	成书年代	作者		
74	四川中药志	1979	四川编写组 ※	8 卷 16 册，载药 3000 余味，彩图 3000 余幅；每卷分文稿和图集两册	中华人民共和国：1949 以后
75	医方类聚	1982	浙江中研所 ※	11 卷 18 册	
76	中国药用真菌图鉴	1987	应建浙等 ※	全书收入药用真菌 272 种，每种绘有彩图	
77	新华本草纲要	1988	中科院药研所 ※	载药 6000 余种	
78	药材资料汇编	1999	张明心等	有多个不同的版本与作者	
79	中药大辞典	1977/2006	江苏新医学院 / 南京中医药大学	全书共载中药 5767/6008 种	

注：※ 为编著的简称，其全称如后。69. 中国中华人民共和国卫生部药政管理局和中国药品生物制品检定所；70. 中国医学科学院研究所；71. 南京药学院药材学教研组集体编著；73、76. 应建浙，卯晓岚，马启明， 宗毓臣，文华安；74. 四川中药志协作编写组；75 浙江省中医研究所，湖州中医院；77. 中国医学科学药物研究所编。

三、各入药部位的拉丁名称与品种的学名

（一）各入药部位的拉丁名称，见下表。

序	入药部位	拉丁名称	序	入药部位	拉丁名称
1	叶、叶或带叶嫩枝	folium	17	草质茎、带叶茎枝、地上部分、茎叶、肉质茎、茎枝 / 带叶、全草、全株	herba
2	叶或带叶嫩枝	folium er cacumen			
3	细嫩枝叶、枝梢及叶	cacumen			
4	花托	receptaculum	18	茎枝、藤茎	caulis
5	花冠	corolla	19	带叶藤茎、茎枝和叶	caulis et folium
6	花、花及花蕾、花蕾、花蕾或带初开的花、花蕾及其花序、花序、头状花序	flos	20	中间层	caulis in taenias
			21	嫩枝、枝条	ramulus
			22	枝及叶	ramulus et folium
7	花粉	pollen	23	棘刺	spina
8	柱头	stigma	24	心材	lignum
9	果穗、花穗	spica	25	茎髓	medulla
10	宿萼	calyx	26	茎	caulis
11	果壳、果皮	pericarpium	27	根、块根	radix
12	外层果皮	exocarpium	28	根及根茎、根及根茎或茎	radix et rhizoma
13	果肉、果实、果序	fructus			
14	幼叶及胚根	plumula	29	根茎、根茎和叶柄残基、块茎	rhizoma
15	假种皮 / 果实	arillus			
16	种仁、种子	semen	30	根茎和根	rhizoma et radix

序	入药部位	拉丁名称	序	入药部位	拉丁名称
31	鳞茎、鳞叶（肉质）	bulbus	37	贝壳	concha
32	干皮或枝皮、根皮、皮/根、皮/根或近根、树皮、树皮或根皮、枝皮或干皮	cortex	38	角、角或角基	cornu
			39	背甲	carapax
			40	背甲及腹甲	carapax et plastrum
33	树脂	resina	41	表皮膜、皮壳	periostracum
34	孢子	spora	42	巢	nidus
35	叶状体	thallus			
36	鳞甲	squama	43	瘤状节	nodi

（二）物种命名法学名的相关要求：依照生物学上对生物种类的命名规则，国际通用的植物学名采用林奈的"双名法"，又称二名法，即植物学名=属名+种名+定名人。如黄连的植物学名是 *Coptis chinensis* Franch.，其中 *Coptis* 为黄连属的属名、*chinensis*（中国的）为种加词、Franch.系命名人Franchet的缩写。动物物种 *species* 学名由两个名称组成，即属名+种加词。但在动物分类学中，一个动物物种可以往下细分，应用三名法来命名一个亚种。即亚种 subspecies 学名由3个名称组成，为属名+种加词+亚种名。习惯上，为了科学、规范、准确地指明一种动物，通常在种加词或亚种名后面加上命名人和发表年份。

1.种以下等级的命名：植物的等级有亚种 subspecies（缩写为subsp.或ssp.）、变种 varietas（缩写为var.）、变型 forma（缩写为f.）、栽培品种 cultivar（缩写为cv.，为栽培植物的基本分类单位）。这些分类群的名称前三者是在原种名后面加上各类群符号缩写（均为正体），其后再加上各类的加词（斜体），最后赋以命名人名；

而栽培品种名称是在原植物种加词后加栽培品种的种加词（起首字母大写，正体，不是斜体），外加单引号，其后无需或引证它的命名人。举例如下。

（1）亚种与变种：如本著172.南沙参【附注】中的植物沙参 *Adenophora stricta* Miq. 就有3个亚种及2个变种，其亚种有无柄沙参 *A.s.*M.subsp.*sessilifolia* Hong、昆明沙参 *A.s.*M.subsp.*confusa* (Nannf.) Hong、河南沙参 *A.s.*M.subsp.*henanica* P.F.Tu et G.J.Xu 3种等；同条植物的变种有青龙山沙参 *A.s.*M.var.*qinglongshanica* P.F.Tu et G.J.Xu、南京沙参 *A.s.*M.var.*nanjingensis* P.F.Tu et G.J.Xu 2种等。

（2）变型：如本著43.天麻【附注】周铉将天麻 *Gastrodia elata* Bl.共分5个变型，分别是原变型红天麻 *G.e.*f.*elata* Bl.、乌天麻 *G.e.*f.*glauca* S.Chow、绿天麻 *G.e.*f.*viridis* (Makino) Makino、黄天麻 *G.e.*f.*flavida* S.Chow、松天麻 *G.e.*f.*alba* S.Chow。

（3）栽培品种：如本著30.川芎 *Ligusticum chuanxiong* Hort.【附注】茶芎为 *L.c.*H.cv.'Chaxiong' Mss.、258.藁本【附注】金芎 *L.c.*H.cv.'Jinxiong'，故二者均

为川芎的栽培品。

此外，还有从化学分类角度命名的化学变种chemovar.（缩写chvar.）、化学变型chemotype或chemoforma（缩写chf.）等，其学名是在原种名的后面加上化学变种或化学变型的缩写以及该等级的缩写附加词。

2.拉丁学名中命名人常见关联词、符号及其释义。

（1）"et"：拉丁文为"和"之意。如果在两个命名人姓名之间加"et"，则表明该植物拉丁学名是由这两人共同命名的，有时用"&"代替。

（2）"ex"：拉丁文为"从"之意，如果在两个命名人姓名之间加"ex"，则表明这个拉丁学名是"ex"前的那个命名人提出且创建的，但未发表，或虽发表，却未能满足合格发表的各项国际规定（主要是没有植物特征描述），未被承认；而由"ex"后的命名人发表了这个学名。一般出于道义上的原因，发表学名的作者往往把创建这个名称的作者姓名放在"ex"前，而将自己的姓名放在"ex"后。如果缩短引证，则保留"ex"后合格发表人的姓名，由他负全责。

（3）"in"或"ap."（apud的缩写）：拉丁文为"在……中"之意，如果在两个命名人姓名间加"in"或"ap."，则说明在"in"或"ap."前的那个作者不但创建了这个名称，而且还作了特征描述，只是未亲自发表；而是出于对"in"或"ap."后的那个作者的尊重或其威望较高，把手稿交给他发表。

（4）命名人的姓名加上（）：如果将命名人姓名加上（），则表明该名称曾由（）内作者命名，但却有可能是定错了"属"，或定错了分类等级，为了尊重这个作者的劳动，常常在重新为该植物命名的作者姓名前，写上原作者姓名，并置于括号内。

（5）连接符号的应用：如本著34.马钱子为马钱科植物马钱*Strychnos nux-vomica* L.中的"–"为连接符号，连接单词前缀和单词之间；也用于命名人中名的连接（目前新发表的植物已经被禁止使用这种方法，但已经发表的还保留），如本著243.蒲公英*Taraxacum mongolicum* Hand.-Mazz.等。

（6）"f."缩写的含义：如本著16.小通草为旌节花科植物喜马山旌节花*Stachyurus himalaicus* Hook.f.et Thoms.，学名中的Hook.f.为Hook.的儿/或女命名或共同命名。其中的f.与上述（见前页（2）变型）变型的缩写相同，但其位置不同，前者f.的后面紧接均为正体的连词或人名，后者f.的后面紧接斜体的变型词。

3．学名的不同表述与错误：学名有别可能为同一种植物或为"种"以下的等级。"根据国际植物命名法规，每一种植物只应有一个学名"。由于部分学名的定错，后学者可能进行了一次或多次更正，而在学名中又要体现定错与更正的内容，故有时一个学名显得很长、难懂。由于不同的著作所载的学名因时间差等原因，原来学名定错了的后来进行了更正或再更正，由此导致了不同著作所载的学名不完全相同或不同。如1963版《中国药典》所载葛根（见本著205.粉葛项）为葛*Pueraria pseudohirsuta* Tang et Wang的干燥根；《中药志》所载葛根为野葛*Pueraria lobata* (Willd.)Ohwi[*P.thunbergiana*（S.et Z.）Benth.；*P.hirsuta*（Thunb.）Sehneid.；*P.pseudohirsuta* Tang et Wang]或甘葛藤*P.thomsanii* Benth.的干燥根。从二著学名可以得知，1963版《中国药典》所载的"葛"实为《中药志》所载的"野葛"，即后著野葛[]内的三个命错学名中一名就为前著"葛"的学名。这样可能更好地保护知识产权。其原因可能因该版《中国药典》收载该品种时，还没有学者报道其错误或有报道但因文献资料滞后或当时查阅文献条件的限制等所致。

由此得到了两点启示：一是如某二著所载学名不同时，不能断然否定不是同一种植物，有可能将该植物定错了学名，这时要查更多的著作与文献加以验证。二是《中国药典》是各著中时间最近的版本，所载的学名是否规范，是否符合学名定名规则？

4．中文植物名相同而学名有别可能为"种"以下的等级：如土茯苓《中国药典》为光叶菝葜*Smilax glabra* Roxb.、《药材学》为"光叶菝葜*S.g.*R.var.*conxolor*（C.H.Wright）Wang et Tang"，其中var.*conxolor*是指*glabra*的变种。两著药名均为"光叶菝葜"，广义讲两药为不同"种"植物；狭义讲（按《药用植物学》"植物的分类等级"）两药为同"种"植物，其中之一为"变种"，故此，两种植物的形态有细微的差别。

5．学名中（）里的内容范围较广：除了上述人名外，如莪术《药材学》莪茂*Curcuma zedoaria* (Bergius) Roscoe，而《中药志》莪术*C.aeruginosa* Roxb.(*C.z.*Non Rosc.)，后著指出了前著中所载的学名非Rosc.（是Roscoe的缩写）定名；同时后著也阐述了*C.aeruginosa* Roxb.与*C.z.*Non Rosc.是2个不同的"种"与定名人。

四、中药相关法规及条例

（一）成立全国17个中药材专业市场：1996年，经国家中医药管理局、卫生部、国家工商行政管理局批准，设立全国十七个中药材专业市场，前4位为中国四大药都。

序	名称	地址	备注
1	亳州中药材专业市场	安徽省亳州市蕉城区芍花路	四大药都之一，国内规模最大的中药材市场
2	禹州中药材专业市场	河南省禹州药城路	四大药都之一，中华药城之称
3	荷花池中药材专业市场	成都市金牛区聚霞路	四大药都之一
4	安国中药材专业市场	河北省安国市环城路	四大药都之一
5	三棵树中药材专业市场	哈尔滨东部太平区南直路	
6	樟树中药材专业市场	江西省樟树市府桥路	
7	舜王城中药材专业市场	山东省鄄城县沿海路	

序	名称	地址	备注
8	蕲州中药材专业市场	湖北省黄冈市蕲春县时珍路	
9	廉桥中药材专业市场	湖南邵东县廉桥镇	
10	花板桥中药材专业市场	湖南岳阳市岳阳楼区琵琶王路	现移至长沙市高桥医药流通园中药市场
11	清平中药材专业市场	广州荔湾区荔湾街	
12	普宁中药材专业市场	广东省揭阳市普宁市长春路	
13	玉林中药材专业市场	广西玉林市玉州区中秀路	
14	解放路中药材专业市场	重庆市渝中区解放西路	
15	菊花园中药材专业市场	云南昆明市官渡区东郊路	
16	万寿路中药材专业市场	陕西西安市万寿路	
17	黄河中药材专业市场	甘肃兰州市安宁区安宁东路	

（二）《国务院关于禁止犀牛角和虎骨贸易的通知》

国务院（国发[1993]39号）

（发布日期：1993-5-29）

各省、自治区、直辖市人民政府，国务院各部委、各直属机构：

犀牛和虎是国际上重点保护的濒危野生动物，被列为我国已签署了的《濒危野生动植物种国际贸易公约》附录一物种。为保护世界珍稀物种，根据《中华人民共和国野生动物保护法》、《中华人民共和国陆生野生动物保护实施条例》和《濒危野生动植物种国际贸易公约》的有关规定，重申禁止犀牛角和虎骨的一切贸易活动，特通知如下：

1. 严禁进出口犀牛角和虎骨（包括其任何可辨认部分和含其成份的药品、工艺品等，下同）。任何单位和个人不得运输、携带、邮寄犀牛角和虎骨进出国境。凡包装上标有犀牛角和虎骨字样的，均按含有犀牛角和虎骨对待。

2. 禁止出售、收购、运输、携带、邮寄犀牛角和虎骨。对库存的犀牛角和虎骨，必须立即进行清理，重新登记、封存，妥善保管，并由其拥有者如实向省级林业行政主管部门或其指定单位申报。省级林业行政主管部门或其指定单位必须将犀牛角和虎骨库存情况编制成册，报国家濒危物种进出口管理办公室备案。

3. 取消犀牛角和虎骨药用标准，今后不得再用犀牛角和虎骨制药。对已生产出的含犀牛角和虎骨成份的中药成方制剂，必须自本通知发布之日起半年内查封，禁止出售。

4. 国家鼓励犀牛角和虎骨代用品药用的开发研究，积极宣传推广研究成果。因研究犀牛角和虎骨代用品等特殊情况需要使用犀牛角和虎骨的，必须事先经卫生部批准，报林业部备案，并接受当地林业行政主管部门的监督检查。

5. 凡违反本通知规定，出售、收购、运输、携带、邮寄犀牛角和虎骨的，由国家工商行政管理机关和中华人民共和国海关依法查处；构成投机倒把罪、走私罪的，由司法机关依法追究其刑事责任。对没收的犀牛角和虎骨，一律交当地县级以上林业行政主管部门按规定处理。

6. 本通知自发布之日起施行，凡过

去发布的有关规定与本通知不符的，一律以本通知为准。

国务院（国发[1993]39号）进一步说明

卫生部（发布日期：1993年11月25日）

为贯彻落实国发（1993）39号《国务院关于禁止犀牛角和虎骨贸易的通知》，现就有关问题通知如下：

1. 取消犀牛角和虎骨的药用标准，凡处方内含有犀牛角和虎骨的中成药标准，均停止执行。

2. 严禁生产、销售含犀牛角和虎骨的中成药。

3. 取消犀角粉、虎骨胶等单方制剂。

4. 处方中含有犀牛角和虎骨的中成药，犀牛角以水牛角或水牛角浓缩粉代替；在人工虎骨尚未研制成功前，内服药中的虎骨暂以等量豹骨代替，非内服药中的虎骨则将虎骨去掉，不用代用品。

5. 原处方中因含有犀牛角和虎骨，名称中有犀角（或犀）和虎骨（或虎）字样的中成药，去掉犀角和虎骨成份后，为便于管理，统一更改名称（见附件）。各省、自治区、直辖市卫生厅（局）据此核发批准文号，尽快通知生产企业。

附件1：含有"犀"或"犀角"字样的中成药名称更改表。略。

附件2：含有"虎"或"虎骨"字样的中成药名称更改表。略。

（三）关于豹骨使用有关事宜的通知

国食药监注[2006]118号

（发布日期：2006-3-21）

各省、自治区、直辖市食品药品监督管理局（药品监督管理局）：

根据国家有关部门的规定，自2006年1月1日起我国已全面禁止从野外猎捕豹类和收购豹骨。为妥善解决濒危保护动物药材豹骨的使用问题，现将有关事宜通知如下：

1. 为避免药品生产企业的经济损失，对药品生产企业现有库存的豹骨，准许其继续使用完毕。

2. 对非内服中成药处方中含豹骨的品种，一律将豹骨去掉，不用代用品。去掉豹骨后的中成药品种涉及质量标准需要修订，药品包装标签、说明书需要修改的，应按药品补充申请注册事项的相应要求上报资料。质量标准修订的技术审核工作由国家药典委员会统一负责。

3. 对内服中成药处方中含豹骨的品种，有关药品生产企业可根据具体品种的有关情况，按药品补充申请注册事项"替代或减去国家药品标准处方中的毒性药材或处于濒危状态的药材"的有关要求上报资料，技术审核工作由国家药典委员会统一负责。

请各省级食品药品监督管理部门及时将本通知内容通知辖区内相关药品生产企业，并督促相关药品生产企业做好此项工作。

（四）关于取消关木通药用标准的通知

国药监注[2003]121号

（发布日期：2003-4-1）

各省、自治区、直辖市药品监督管理局：

为保证人体用药安全，解决历史上木通品种的混用问题，我局根据对关木通及其制剂毒副作用的研究情况和结果分析以及相关本草考证，决定取消关木通（马兜铃科）的药用标准。现将有关事宜通知如下：

1．凡生产龙胆泻肝丸（含浓缩丸、水丸）、龙胆泻肝胶囊（含软胶囊）、龙胆泻肝颗粒、龙胆泻肝片的企业务必于2003年4月30日前将处方中的关木通替换为《中国药典》2000年版2002年增补本中收载的木通（木通科），其他国家标准处方中含关木通的中成药品种务必于2003年6月30日前替换完毕。

2．替换后的品种涉及原标准需要修改的，须将修订后的标准报国家药品监督管理局药品注册司。

3．加强对含有关木通的中药制剂的监督管理，并通知辖区内药品使用单位，含关木通的中药制剂必须凭医师处方购买，并在医师指导下使用。明确肾脏病患者、孕妇、新生儿禁用；儿童及老人一般不宜使用；本品不宜长期使用，并定期复查肾功能。

以上请及时通知辖区内有关药品生产、经营企业和医疗机构，认真遵照执行。

（五）关于加强广防己等6种药材及其制剂监督管理的通知

国食药监注[2004]379号

（发布日期：2004-8-5）

各省、自治区、直辖市食品药品监督管理局（药品监督管理局）：

为保证人民群众用药安全，根据对含马兜铃酸药材及其制剂不良反应的报道以及毒副作用研究和结果的分析，决定加强对含马兜铃酸药材及其制剂的监督管理，现将有关事宜通知如下：

1．取消广防己（马兜铃科植物广防己 *Aristolochia fangchi* Y.C.Wu ex L.D.Chow et S.M. Hwang的干燥根）药用标准；凡国家药品标准处方中含有广防己的中成药品种应于2004年9月30日前将处方中的广防己替换为《中国药典》2000年版一部收载的防己（防己科植物粉防己 *Stephania tetrandra* S.Moore的干燥根）。

2．取消青木香（马兜铃科植物马兜铃 *Aristolochia debilis* Sieb. et Zucc. 的干燥根）药用标准，凡国家药品标准处方中含有青木香的中成药品种应于2004年9月30日前将处方中的青木香替换为《中国药典》2000年版一部收载的土木香（仅限于以菊科植物土木香 *Inula helenium* L.的干燥根替换）。

3．替换后的中成药品种涉及原质量标准需要修订的，应将修订后的质量标准经省级食品药品监督管理部门审核后报国家食品药品监督管理局药品注册司，同时抄送国家药典委员会。

4．各省级食品药品监督管理部门应通知辖区内药品生产、经营和使用单位，含广防己、青木香的中药制剂必须严格按处方药管理，凭医师处方购买，在医师指导下使用，并定期检查肾功能，如发现肾功能异常应立即停药，并明确儿童及老年人慎用，孕妇、婴幼儿及肾功能不全者禁用。

5．各省级食品药品监督管理部门应对本辖区内生产的含广防己、青木香的中成药品种的处方替换情况进行监督检查，并于2004年10月31日前将检查结果报国家食品药品监督管理局药品注册司。凡2004年9月30日以后生产的中成药中仍含有广防己、青木香的，一律按假药查处。

6．凡含马兜铃、寻骨风、天仙藤和朱砂莲的中药制剂（品种名单见附件）严格按处方药管理，已作为非处方药管理的肺安片、朱砂莲胶囊、复方拳参片现按处方药管理，在零售药店购买必须凭医师处方。患者应在医师指导下严格按批准的功能主治服用。药品零售企业未凭处方销售含马兜铃、寻骨风、天仙藤和朱砂莲的中药制剂的，一律依法查处。

7．处方中含有马兜铃、寻骨风、天仙藤和朱砂莲的中药制剂生产单位必须于2004年9月30日前在药品标签和说明书的【注意事项】项下统一增加以下内容："（1）本品含×××药材，该药材含马兜铃酸，马兜铃酸可引起肾脏损害等不良反应。（2）本品为处方药，必须凭医师处方购买，在医师指导下使用，并定期检查肾功能，如发现肾功能异常应立即停药。（3）儿童及老年人慎用，孕妇、婴幼儿及肾功能不全者禁用"。对于原药品标签和说明书中没有标注【注意事项】项的，应增加【注意事项】项及上述内容，未按规

定加注上述内容的。一律依法查处。

8．鼓励马兜铃、寻骨风、天仙藤和朱砂莲等药材代用品的研究，申请使用上述药材代用品的制剂应当根据《药品注册管理办法》的规定按照补充申请办理。

9．暂停受理含马兜铃、寻骨风、天仙藤和朱砂莲等4种药材的中成药的中药品种保护申请和已有国家标准药品的注册申请，暂停受理含上述4种药材制剂的新药注册申请。抗艾滋病病毒和用于诊断、预防艾滋病的新药，治疗恶性肿瘤、罕见病等的新药以及治疗尚无有效治疗手段的疾病的新药等特殊情况除外。

请各省、自治区、直辖市食品药品监督管理部门及时将本通知内容通知辖区内有关药品研制、生产、经营和使用单位遵照执行。

（六）关于中成药处方中使用天然麝香、人工麝香有关事宜的通知

国食药监注[2005]353号

（发布日期：2005-7-5）

各省、自治区、直辖市食品药品监督管理局（药品监督管理局）：

根据国家林业局等五部、局联合下发的《关于进一步加强麝香、熊资源保护及其产品入药管理的通知》（林护发〔2004〕252号）以及国家食品药品监督管理局《关于天然麝香、熊胆粉等使用问题的通知》（国食药监注〔2005〕110号）要求，各省级食品药品监督管理部门已上报需要天然麝香、熊胆粉的中成药品

种和企业名单。按照国家林业局通报的有关天然麝香、熊胆粉资源状况及库存原料数量，国家食品药品监督管理局确定了需要使用天然麝香的中成药品种名单以及关于熊胆粉使用问题的意见，并将意见函告国家林业局。根据该意见，国家林业局、国家工商行政管理总局联合公布了2005年第3号公告（以下简称第3号公告），对生产、销售含天然麝香、熊胆粉的中成药标记范围做出了明确规定。为进一步加强国家药品标准处方中含天然麝香、人工麝香品种的监督管理，现将有关事宜通知如下：

1. 对于国家药品标准处方中含有麝香，但该品种或该品种的生产企业未列入第3号公告的，将处方中的麝香以人工麝香等量投料使用。

2. 使用人工麝香的品种，自2005年9月1日起，其新印制的药品包装、标签及使用说明书中的［成分］或［主要成分］项下必须明确注明"人工麝香"，并将该品种的包装、标签及使用说明书报所在地省级食品药品监督管理部门备案。2005年9月1日前已印制的药品包装、标签及使用说明书，可以继续流通使用完毕。

3. 由国家药典委员会按照上述规定统一组织含天然麝香、人工麝香品种的质量标准修订工作。

各省级食品药品监督管理部门应及时通知并督促辖区内相关药品生产企业做好此项工作，切实加强对含天然麝香、人工麝香药品的监督管理工作。

补充通知：

国家林业局，国家工商行政管理总局公告
2005年第3号
（发布日期：2005-6-24）

根据《国家林业局、国家工商行政管理总局关于对利用野生动物及其产品的生产企业进行清理整顿和开展标记试点工作的通知》（林护发[2003]3号）和《国家林业局、卫生部、国家工商行政管理总局、国家食品药品监督管理局、国家中医药管理局关于进一步加强麝、熊资源保护及其产品入药管理的通知》（林护发[2004]252号），现将第五批试点使用"中国野生动物经营利用管理专用标识"的企业及其产品公告如下：

1. 自2005年7月1日起，凡生产、销售的含天然麝香、熊胆粉成份的中成药全部实行中国野生动物经营利用管理专用标识制度（以下简称"专用标识制度"），标记范围如下：

（1）以下所列企业生产、销售的含天然麝香成份的下列中成药产品。厂家略。品种有：安宫牛黄丸、六神丸、八宝丹、片仔癀。

（2）利用天然熊胆粉生产并已获国家药品标准的中成药品种的企业。略。

（3）2005年7月1日以前（不含7月1日）其他生产、销售单位现有库存的含天然麝香、熊胆粉成份的中成药产品。略。

（4）规格包装的天然麝香、熊胆粉。略。

2．自2005年7月1日起，开始对使用国家重点保护野生动物皮张加工、经营的皮具产品实行专用标识制度，标记范围如下：略。

3．新增部分象牙、蟒皮二胡生产、销售企业，其生产、销售的象牙制品、蟒皮二胡全部实行专用标识制度，标记范围如下：

（1）以下所列企业生产销售的象牙制品。略。

（2）以下单位现有的象牙制品。略。

（3）以下所列企业生产销售的蟒皮二胡。略。

（4）以下所列工作室生产销售的蟒皮二胡。略。

4．自2005年7月1日起，新增中国野生动物保护协会秦皇岛野生动物救护中心、福建省南平刀霞生物有限公司为野生动物标本标记试点企业，其生产销售的野生动物标本全部实行专用标识制度。

5．自2005年7月1日起，凡生产日期在2005年7月1日以后的由广东大家乐酒业有限公司生产的"大家乐"牌鹿龟酒和三鞭酒全部实行专用标识制度。

（七）关于加强赛加羚羊、穿山甲、稀有蛇类资源保护和规范其产品入药管理的通知

林护发[2007]242号

（发布日期：2007-11-12）

各省、自治区、直辖市林业厅（局）、卫生厅（局）、工商行政管理局、食品药品监督管理局（药品监督管理局）、中医药管理局，内蒙古、吉林、龙江、大兴安岭森工（林业）集团公司，新疆生产建设兵团林业局：

赛加羚羊、穿山甲、蛇类均是生态、经济、科研价值极高的陆生野生动物，其产品是许多传统中医临床用药的重要原料来源。为保护好上述物种资源，兼顾我国传统中医药的可持续发展，在各级政府的指导和关心下，各级林业、卫生、工商、食品药品监督管理和中医药管理等部门在控制资源消耗、研究人工繁育技术、规范经营利用行为、打击违法犯罪活动等方面做了大量工作，取得了一定的成效。但由于资源繁育利用激励机制不健全、资源合理配置措施不到位等诸多原因，上述物种人工繁育一直未能从根本上得到突破，其原料只能依赖现有库存或从野外、境外获得。据全国野生动物资源调查结果显示，我国穿山甲资源急剧下降到濒危状况；蛇类资源总量不足20世纪80年代的1/10，并由此在局部地区引发生态问题。此外，赛加羚羊角库存量严重不足，使我国传统中医药正面临着资源危机，并且走私赛加羚羊角入境的案件时有发生，引起国际社会强烈关注，《濒危野生动植物种国际贸易公约》和世界自然保护联盟还通过了有关赛加羚羊保护决议，要求加强管理、严格执法。

针对上述情况，为正确处理好资源保护与可持续利用的关系，促进野生动物保护和中医药事业的协调发展，维护我国总体利益，经国务院批准，决定对赛加羚

羊、穿山甲、稀有蛇类（指国家保护的或《濒危野生动植物种国际贸易公约》附录所列的蛇类，下同）及其产品实行标识管理试点，进一步加强资源保护和规范其产品入药管理。现将有关具体措施通知如下：

1.停止野外猎捕活动，促进野外资源恢复与增长：根据上述物种资源总量急剧下降的现状，自本通知下达之日起，各级林业主管部门须停止核发赛加羚羊、穿山甲和稀有蛇类特许猎捕证或狩猎证。因科学研究、驯养繁殖或保障人身安全等特殊原因，各省级林业行政主管部门经核实其目的和资源状况，按国家规定批准猎捕的赛加羚羊、穿山甲、稀有蛇类，不得直接转用于其他目的的经营利用活动。

2.建立激励机制。引导企业参与野外资源恢复和人工繁殖活动：大力恢复野外资源，突破赛加羚羊、穿山甲、稀有蛇类人工驯养繁殖技术，实现商业性规模化养殖，是解决相关产业原料来源的根本措施。各地要根据本区域实际情况，研究建立"谁投入，谁受益"的激励机制，引导、鼓励资源利用企业，积极参与赛加羚羊、穿山甲、稀有蛇类野外种群恢复和人工繁育活动，突破技术难题。对驯养繁殖技术研究取得阶段性成果的，报国家林业局组织科学论证通过后，可以开展试点予以推广，国家林业局将在加工利用、出售繁殖所获的上述物种原材料或产品方面，予以扶持。

3.核查原材料库存情况，进行登记造册、标准化封装和定点保管：各省、自治区、直辖市林业主管部门在近期内，要尽快核实本区域有关单位库存的赛加羚羊角、穿山甲片和稀有蛇类原材料，将核查结果报送国家林业局，并委托国家林业局野生动植物检测中心抽查和标准化封装，对保管点、责任人、数量及封装编号逐一登记造册，确保上述原材料的严格监管。

4.明确限定原材料使用范围，宏观控制资源消耗总量：为确保对资源消耗总量的宏观控制，今后所有赛加羚羊、穿山甲原材料仅限用于定点医院临床使用和中成药生产，并不得在定点医院外以零售方式公开出售；稀有蛇类原材料除重点保障医院临床使用和中成药生产外，可适量用于其他重点产品的生产和利用。按照上述要求，需要临床使用赛加羚羊、穿山甲、稀有蛇类各类原材料的定点医院，由卫生部和国家中医药管理局确定，非定点医院自2008年3月1日起须一律停止临床使用上述原材料的活动；因中成药生产需要利用赛加羚羊角、穿山甲片和稀有蛇类原材料的，必须是已取得国家食品药品监督管理部门相应药品生产批准文号的企业；其他需要利用稀有蛇类原材料的，须根据资源状况严格控制。上述各类原材料年度消耗控制量，由国家林业局组织科学论证后下达。

5.严格原材料购销及利用管理，规范流通秩序：为防止非法来源的赛加羚羊、穿山甲、稀有蛇类各类原材料混入合法流通渠道，核实后标准化封装、登记在册的上述原材料，只能销售给中成药生产企业、定点医院和含稀有蛇类成分产品的生产企业，并只能用于生产经批准的中成药、产品或在定点医院临床使用。上述企业、定点医院需要购买原材料或利用库存原材料从事相关生产活动或临床使用时，应说明原材料来源、投料生产或使用计划，附具有关材料，按国家规定向林业部门申请行政许可，获批准后方可实施。各级林业主管部门依法实施上述行政许可事项时，须严格执行国家林业局下达的各类原材料年度消耗控制量，不得超量许可。

6.统一实行专用标识制度：自2008年1月1日起，对含赛加羚羊角、穿山甲片和稀有蛇类原材料的成药和产品，开始实行标识管理试点；至2008年3月1日起，所有含赛加羚羊角、穿山甲片和稀有蛇类原材料的成药和产品，须在其最小销售单位包装上加载"中国野生动物经营利用管理专用标识"后方可进入流通。有关企业具体使用专用标识的数量，根据其按法定程序获得行政许可的生产数量核算，由国家林业局委托全国野生动植物研究发展中心具体安排。加载有专用标识的上述成药或产品，其销售、运输可不再办理相关证明。

附："中国野生动物经营利用管理专用标识"图样

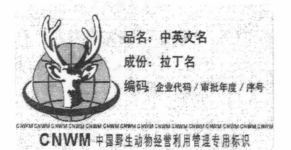

按照国家有关法律法规，未依法获

得行政许可的，不得利用赛加羚羊角、穿山甲片和稀有蛇类原材料从事生产经营活动，未加载专用标识的产品也不得进入流通。对已经生产库存的，各生产、经营单位须尽快向所在地省级林业主管部门报告有关情况，经核实和依法履行法定行政许可手续后，参照上述程序一次性安排专用标识。加载专用标识后的上述产品可继续流通，直至销售完毕。

7.提高认识，相互配合，加强宣传，严格执法，确保各项保护管理措施顺利实施：加强赛加羚羊、穿山甲、稀有蛇类保护管理，规范其产品生产流通，是根据资源现状，为维护中医药可持续发展的长远利益而采取的综合性管理措施，各级林业、卫生、工商、食品药品监督管理、中医药管理部门要予以高度重视，要主动向政府领导报告，及时将本通知转发至相关企业等单位，并在本部门内指定专门负责领导，建立有效的协调机制，加强部门间沟通和配合，形成合力，特别是对重大问题，要集体研究，争取问题及时得到解决；要加强宣传，争取有关企业和全社会的理解和支持，特别是要告知有关企业等单位，未经行政许可擅自利用濒危物种资源或经营未加载专用标识的相应产品属触犯法律的行为；要切实加大执法力度，适时组织多部门联合执法检查，严厉查处违法经营利用、走私赛加羚羊角、穿山甲片和稀有蛇类原材料的行为，遏制破坏资源的势头，确保上述保护管理措施的顺利实施。

（八）中药材及其饮片二氧化硫残留限量标准

国家药典委关于《中国药典》2010年版第二增补本收载中药材及饮片二氧化硫残留限量有关情况的说明：

随着中药质量控制水平的提高和科研工作的发展，国家药典委员会在不断提升药品标准的同时，加强中药材及饮片中具有潜在风险的残留物质的控制。针对部分中药材初加工过程中使用硫黄熏蒸的情况，自2003年起，国家药典委员会按照（原）国家食品药品监督管理局的部署，对中药材及饮片中的二氧化硫残留量检测方法和限量进行立项研究。2005年版《中国药典》增补本开始收载了相应的检测方法。之后，参照世界卫生组织（WHO)、联合国粮食及农业组织（FAO）、国际食品法典委员会（CAC）、我国食品添加剂使用标准等相关规定，根据中国食品药品检定研究院和相关研究单位的两千余批样品检测和监测数据，经多次专家委员会研究，起草制订了二氧化硫残留限量：中药材及饮片（矿物来源的中药材除外，下同）中亚硫酸盐残留量（以二氧化硫计）不得过150mg/kg；山药、牛膝、粉葛、天冬、天麻、天花粉、白及、白芍、白术、党参10种中药材及其饮片中亚硫酸盐残留量（以二氧化硫计）不得过400mg/kg。先后于2011年6月和2012年4月向社会公开征求意见。该限量已收载进2010年版《中国药典》第二增补本（2015、2020版《中国药典》载于正文各品种及附录"药材和饮片检定通则"项下。本著编者注）。此限度是为了防止中药材初加工过程中滥用或者过度使用硫黄熏蒸。

征求意见内容：

1. 硫黄本身是否具有药用价值，毒性如何？

答：硫黄为常用矿物药材，是由自然元素类矿物硫族自然硫，采挖后，加热熔化，除去杂质；或用含硫矿物经加工制得。最早在《神农本草经》记载，历版本草和《中国药典》均有收载。性味酸，温；有毒。外用解毒杀虫疗疮；内服补火助阳通便。外治用于疥癣，秃疮，阴疽恶疮；内服用于阳痿足冷，虚喘冷哮，虚寒便秘。外用适量，研末油调涂敷患处。内服用量1.5~3g，炮制后入丸散服。

2. 硫黄熏蒸方法在其他行业是否使用？中药行业为何要使用硫黄熏蒸药材？

答：硫黄被作为食品添加剂已有几个世纪的历史，最早的记载是在罗马时代用做酒器的消毒。目前，硫黄在食品行业中也有应用，大多作为防腐剂和抗氧化剂。如制造果干、果脯时的熏硫等。

硫黄燃烧生成的二氧化硫（SO_2）气体可以直接杀死药材内部的害虫，抑制细菌、霉菌的活性；也可以与潮湿药材的水分结合生成亚硫酸，进一步形成亚硫酸盐类物质，具有抗氧化作用，对中药材初加工贮藏具有一定的帮助作用。

在《全国中药炮制规范》、《中药材手册》、《中国药材商品学》以及各省（市）中药材及饮片炮制规范等及行业中使用的代表性著作和标准规范中，有对部分中药材在产地初加工中采用硫黄熏蒸的记载，如对含淀粉较多的山药、葛根、白芍等中药材熏蒸，利于干燥，防止褐变、霉变；对海马等易生虫害和质变的动物性药材，可以延长保质期等。

但是，近年来出现了许多不规范甚至违法行为，滥用或过度使用硫黄熏蒸，使中药材质量受到一定的影响。为科学引导和规范，避免产生安全性风险，2005年版《中国药典》增补本中增加了二氧化硫残留量检查法。进而，国家药典委员会又组织制订了中药材及其饮片二氧化硫残留限量标准，并分别于2011年6月和2012年4月两次公开征求意见。

3．中药材经硫黄熏蒸后，会对人体造成哪些危害？

答：硫黄熏蒸中药材对人体健康可能产生潜在的影响，应从两个方面进行分析。

一方面，在硫黄熏蒸操作过程中，硫黄燃烧生成的二氧化硫吸入人体后，易被湿润的黏膜表面吸收生成亚硫酸，对眼及呼吸道黏膜有强烈的刺激作用。大量吸入可引起肺水肿、喉水肿、声带痉挛而致窒息。长期接触低浓度二氧化硫气体，可有头痛、头昏、乏力等全身症状以及慢性鼻炎、咽喉炎、支气管炎、嗅觉及味觉减退等。

另一方面，在硫黄熏蒸以后，一般来说，被熏蒸的中药材会残留二氧化硫和亚硫酸盐类物质。药材经过储存，以及炮制、煎煮等加工、生产环节，其残留量会进一步降低。硫黄熏蒸在食品行业中用于防腐、抗氧化，如水果干类、蜜饯凉果、干制蔬菜、经表面处理的鲜食用菌和藻类、粉丝粉条、食糖的加工。亚硫酸盐类也可作为保护剂、抗氧化剂添加到部分规定的食品和饮料中，如添加在葡萄酒中，可以在保护酒液的天然水果特性的同时防止酒液老化。

关于硫黄过度熏蒸药材服用后的安全性评估，国内有学者专门就此进行研究，通过细胞毒性和小鼠急性毒性实验对硫黄熏蒸前后的白芍进行安全性评价研究，实验结果表明，未经过硫黄熏蒸的白芍和经过硫黄熏蒸白芍的水煎提取液在药物毒理学研究上，未表现出明显的毒性。但是硫黄过度熏蒸，可能存在潜在的安全风险，食品也是考虑到硫黄（过度）熏蒸会带来一定的安全风险，才设定残留限值，以便有效加强监管，防止滥用。中药材和饮片制订二氧化硫残留限量标准是必要的，可以规范中药材产地初加工，保障作为原料药的中药材质量。

4．世界相关组织二氧化硫的限量标准？

FAO/WHO联合食品添加剂专家委员会（JECFA）对二氧化硫类物质作为食品添加剂的风险评估为：以二氧化硫计，每日允许摄入量（ADI）为0～0.7mg/kg体重，即一个60kg体重的成人，每天的摄入量不超过42mg。一般来讲，中药材及饮片相较于食品摄入量较少。FAO/WHO制定的

"食品添加剂通用标准"（第35届CAC大会2012年更新）第12.2.1项规定，草药及香料中亚硫酸盐残留量"以二氧化硫计不得超过150mg/kg"，该标准第04.2.2.5项规定，蘑菇、豆类、海藻类等干菜以及种子类产品中亚硫酸盐残留量"以二氧化硫计不得超过500mg/kg"。食品国家标准中，蘑菇等二氧化硫残留量的规定为400 mg/kg。由此可见，中药材和饮片二氧化硫残留限量标准未超出FAO/WHO的有关规定。

（九）全国人民代表大会常务委员会关于全面禁止非法野生动物交易、革除滥食野生动物陋习、切实保障人民群众生命健康安全的决定

（2020年2月24日第十三届全国人民代表大会常务委员会第十六次会议通过）

为了全面禁止和惩治非法野生动物交易行为，革除滥食野生动物的陋习，维护生物安全和生态安全，有效防范重大公共卫生风险，切实保障人民群众生命健康安全，加强生态文明建设，促进人与自然和谐共生，全国人民代表大会常务委员会作出如下决定：

一、凡《中华人民共和国野生动物保护法》和其他有关法律禁止猎捕、交易、运输、食用野生动物的，必须严格禁止。

对违反前款规定的行为，在现行法律规定基础上加重处罚。

二、全面禁止食用国家保护的"有重要生态、科学、社会价值的陆生野生动物"以及其他陆生野生动物，包括人工繁育、人工饲养的陆生野生动物。全面禁止

以食用为目的猎捕、交易、运输在野外环境自然生长繁殖的陆生野生动物。

对违反前两款规定的行为，参照适用现行法律有关规定处罚。

三、列入畜禽遗传资源目录的动物，属于家畜家禽，适用《中华人民共和国畜牧法》的规定。

国务院畜牧兽医行政主管部门依法制定并公布畜禽遗传资源目录。

四、因科研、药用、展示等特殊情况，需要对野生动物进行非食用性利用的，应当按照国家有关规定实行严格审批和检疫检验。

国务院及其有关主管部门应当及时制定、完善野生动物非食用性利用的审批和检疫检验等规定，并严格执行。

五、各级人民政府和人民团体、社会组织、学校、新闻媒体等社会各方面，都应当积极开展生态环境保护和公共卫生安全的宣传教育和引导，全社会成员要自觉增强生态保护和公共卫生安全意识，移风易俗，革除滥食野生动物陋习，养成科学健康文明的生活方式。

六、各级人民政府及其有关部门应当健全执法管理体制，明确执法责任主体，落实执法管理责任，加强协调配合，加大监督检查和责任追究力度，严格查处违反本决定和有关法律法规的行为；对违法经营场所和违法经营者，依法予以取缔或者查封、关闭。

七、国务院及其有关部门和省、自治区、直辖市应当依据本决定和有关法律，

制定、调整相关名录和配套规定。

国务院和地方人民政府应当采取必要措施，为本决定的实施提供相应保障。有关地方人民政府应当支持、指导、帮助受影响的农户调整、转变生产经营活动，根据实际情况给予一定补偿。

八、本决定自公布之日起施行。

五、共用与独有术语的品种归类

第一篇　共用术语及其品种（各共用术语项下药名后面的数字为该品种在正文中的序号（其术语个别含【附注】中的品种），无序号为未载品种）

序号	药名与序号	页码
1	干货	028
2	中上部	028
3	手感	028
4	升华	028
5	风化	028
6	生心	028
7	虫蛀	028
8	杂货	028
9	岔	028
10	变色	028
11	油条/走油/泛油	028
12	烂头	028
13	粉性	028
14	散失气味	028
15	焦枯	028
16	梗性	028
17	熔化	028
18	霉变	028
19	潮解	028
20	糯性	029
21	大理石纹/大理石样花纹/槟榔纹/蛇纹：大黄13、肉豆蔻99、花蕊石119、槟榔247	029
22	天雄：川乌29、附子142	029

序号	药名与序号	页码
23	云锦状花纹/云朵花纹（异常维管束）：何首乌128	029
24	菊花纹/菊花心：西洋参8、三七9、川木香23、木香47、乌药63、甘草69、白术85、当归96、防风113、羌活135、苦参148、板蓝根150、桔梗194、党参198、黄芪218	029
25	车轮纹：大血藤12、木通48、川木通49、山木通50、关木通51、丹参62、乌药63、防己112、枳壳173、枳实174、香橼（香圆）181、海风藤208、桑寄生214、槲寄生215、黄芩217	029
26	蜘蛛网纹：木通48、川木通49、山木通50、关木通51、海风藤208	029
27	网状纹理/网状皱纹：大黄13、川木香23、天仙子37、木香47、升麻59、火麻仁66、白芥子87、肉豆蔻99、补骨脂139、荜澄茄166、鸦胆子178、猪牙皂227、荜茇子（南荜茇子）235、紫苏子237、覆盆子261	029
28	瓦楞身：瓦楞子54、海马206、海龙207	029
29	水试：丁香1、小通草16、车前子53、西红花95、红花115、苏木122、犀角133、没药137、沉香138、阿魏140、青黛145、松花粉151、乳香157、栀子175、胖大海185、秦皮192、海金沙209、浮石212、菟丝子222、荜茇子235、蛤/哈士蟆油241、蒲黄244、熊胆252、蟾酥262	030
30	凤尾：铁皮石斛75、黄连（【附注】峨眉野连219）、橘络257	030
31	火试：血竭104、冰片107、天然冰片108、艾片109、龙脑冰片110、沉香138、青黛145、乳香157、降香161、海金沙209、蟾酥262、麝香263	030
32	双花：金银花156、建泽泻160	030
33	玉带缠腰/玉带腰箍：山慈菇21、王瓜/黄瓜（山苦瓜）35	030
34	凹窝：天南星42、白芷86、半夏（姜半夏、清半夏、法半夏）93	030

序号	药名与序号	页码
35	肚脐眼／凹肚脐：天南星 42、天麻 43、白附子 88、半夏（姜半夏、清半夏、法半夏）93	030
36	皮松肉紧：木香 47、党参 198、黄芪 218	030
37	发汗：广藿香 31、杜仲 123、茯苓 169、厚朴 177、独活 186、秦艽 191、续断 232	030
38	扫帚头：柴胡 197、禹州漏芦 250	030
39	芝麻点：天麻 43、犀角 133	030
40	麻点／棕眼：王不留行 36、天仙子 37、天南星 42、半夏（姜半夏、清半夏、法半夏）93、胡黄连 170、拳参 204、黄连 219、葶苈子（北葶苈子）235	030
41	虫瘿：五倍子 97、没食子 98	031
42	罗盘纹：人参（【附注】商陆）3	031
43	同心环：人参 3、西洋参 8、木通 48、川木通 49、山木通 50、关木通 51、牛膝 57、川牛膝 58、乌药 63、白及 84、白芷 86、苏木 122、犀角 133、鸡血藤 143、苦参 148、油松节 159、粉葛 205、黄芩 217	031
44	同心环带：云芝 45、牡蛎 127、鸡血藤 143、珍珠母 164	031
45	同心层纹：马宝 33、天然牛黄 55、珍珠 163	031
46	朱砂点：木香 47、苍术 120、羌活 135	031
47	竹节状：人参 3、移山参 4、林下山参 5、野生人参 6、三七 9、两头尖／竹节香附 125、羌活 135	031
48	合口：当归 96、独活 186	031
49	本色：朱砂 102、自然铜 103	031
50	外色：紫石英、大青盐	032
51	彩晕：石决明 72、花蕊石 119、珍珠 163、珍珠母 164、信石 183	032
52	假色：云母 44、石决明 72、珍珠 163、珍珠母 164	032
53	珠光：云母 44、石决明 72、青礞石 146、金礞石 147、珍珠 163、珍珠母 164	032
54	条痕与条痕色：朱砂 102、雄黄 236、磁石（磁铁石）248	032
55	纤维性：千年健 22、干姜 81、生姜 82、秦皮 192、高良姜 203	032
56	芦与芦碗：人参 3、西洋参 8、川芎 30、升麻 59、玉竹 68、甘草 69、北沙参 80、板蓝根 150、南沙参 172、桔梗 194、黄精 221、藁本 258	032
57	剪口：西洋参 8、三七 9	032
58	连珠／连珠状：川芎 30、乌药 63、巴戟天 67、甘遂 70、羌活 135、香附 180、黄连 219、黄精 221、槐角 245、藁本 258	033
59	钉角：三七 9、川乌 29、附子 142、草乌 167	033
60	角质／角质样：红参 7、山慈菇 21、川乌 29、天冬 38、天南星 42、天麻 43、牛膝 57、玉竹 68、北沙参 80、白及 84、白附子 88、半夏（姜半夏、清半夏、法半夏）93、五倍子 97、水牛角 129、羚羊角 132、郁金 153、香附 180、重楼 182、姜黄 187、穿山甲 190、夏天无 196、黄芩 217、何首乌 231、附子 245、燕窝 256、蟾酥 262	033
61	起镜面：天麻 43、白及 84、郁金 153、姜黄 187、莪术 193、滑石 242	033
62	玻璃样光泽：马宝 33、人工天竺黄 40、云母 44、石膏 76、龙齿 78、血竭 104、芦荟 121、阿魏 140、青礞石 146、金礞石 147、乳香 157、信石 183、浮石 212、琥珀 233、熊胆（天然熊胆）252	033
63	鸡眼：玉竹 68、生姜 82、射干 200、黄精 221	033
64	虎皮斑：炉贝 27、虎杖	033
65	肾形／肾形片：浙贝母 28、女贞子 32、五味子 52、沙苑子 136、补骨脂 139、南五味子 171、槐角 245	034
66	延展性：金、铜	034
67	坚实：三七 9、三棱 10、天麻 43、木瓜 46、片姜黄 60、郁金 153、虎骨／豹骨 154、姜黄 187、莪术 193、檀香 259	034
68	坚硬：苏木 122、沉香 138、油松节 159、降香 161、夏天无 196	034
69	松泡：胡黄连 170、南沙参 172	034

序号	药名与序号	页码
70	油润/油性：牛膝 57、当归 96、独活 186、党参 198	034
71	柴性：山豆根 120、常山 224	034
72	脆性：自然铜 103、方解石	034
73	绵性：核桃楸皮 195、狼毒/绵大戟 202	034
74	金心玉栏/金井玉栏：板蓝根 150、桔梗 194	034
75	育儿囊：海马 206、海龙 207	034
76	珍珠疙瘩/珍珠点：人参 3、移山参 4、野生人参 6、西洋参 8、合欢皮 106	034
77	茸毛/绒毛：大蓟 14、小蓟 15、广藿香 31、马钱子 34、化橘红 61、艾叶 71、仙鹤草 83、豆蔻 124、辛夷 134、枇杷叶 149、茵陈 168、旋覆花 230、密蒙花 231、蒲公英 243、豨莶草 249、漏芦 251、覆盆子 261	034
78	剑脊：乌梢蛇 64、海螵蛸 211	034
79	亮银星：白鲜皮 91、苏木 122、牡丹皮 126、厚朴 177、徐长卿 201	034
80	染指：青黛 145、铅丹 199、黄连 219、黄柏 220、雄黄 236、赭石 253	034
81	蚕形：西洋参 8、羌活 135、黄连（【附注】峨眉野连）219	034
82	起霜/吐脂：女贞子 32、天冬 38、五味子 52、苍术 120、蔓荆子 246、僵蚕 255	034
83	铁杆：山药 18、川木香 23、木香 47、赤芍 118	034
84	绢丝样：生石膏 76、浮石 212、覆盆子 261	035
85	蚯蚓头/旗杆顶：丹参（【附注】甘肃丹参）62、地龙 94、防风 216、南沙参 172、前胡 188	035
86	铜皮/铁皮：三七 9、草乌 167	035
87	彩皮：肉桂 100、厚朴 177	035
88	粘/黏舌/吸舌：人工天竺黄 40、竹黄 41、龙骨 77、龙齿 78、鹿角（附鹿角霜）130、滑石（附软滑石）242、熊胆（【附注】天然熊胆）252	035
89	粘/黏性：天冬 38、金钗石斛 74、铁皮石斛 75	035
90	清水货：土鳖虫 11、全蝎 105、海马 206、海龙 207、银耳 225、燕窝 256	035
91	棕毛：三棱 10、香附 180、前胡 188、紫花前胡 189、柴胡 197、禹州漏芦 250、藜芦 260	035
92	裂隙：防风 113、南沙参 172、黄芪 218	035
93	筋脉点/筋脉纹：三棱 10、大黄 13、川乌 29、天花粉 39、牛膝 57、川牛膝 58、片姜黄 60、石菖蒲 73、干姜 81、生姜 82、白及 84、附子 142、莪术 193、射干 200、高良姜 203、黄精 221	035
94	滑车/滑车样结构：虎骨/豹骨 154	035
95	解理、断口：云母 44、青礞石 146、金礞石 147、琥珀 233、滑石（附软滑石）242	036
96	横环纹：生姜 82、党参 198	036
97	僵个：松贝 25、浙贝母 28	036
98	瘤状突起/疣状突起：人参 3、三七 9、石决明 72、没食子 98、鹿角 130、犀角 133、板蓝根 150、萆薢 165、栀子 175、夏天无 196、海螵蛸 211、桑椹 216、黄芩 217、黄精 221、银柴胡 226、猫爪草 228、赭石 253、覆盆子 261	036
99	疙瘩：山豆根 17、龙胆 79、白前 89、苏木 122、鹿茸 131、苦参 148、板蓝根 150、油松节 159、徐长卿 201、紫菀 239、檀香 259	036
100	小疙瘩：三七 9、三棱 10、大血藤 12、川芎 30、石菖蒲（【附注】九节菖蒲）73、白及 84、白术 85、半夏（姜半夏、清半夏、法半夏）93、当归 96、防风 113、羌活 135、泽泻 160、草乌 167、独活 186、柴胡 197、党参 198、银柴胡 226、猪牙皂 227、藁本 258	036
101	糠心：大黄 13、山药 18、白术 85	037
102	鬃眼：犀角 133、陈皮 141	037
103	翻口：枳壳 173、枳实 174	037

第二篇 各品种与独有术语类（各品种项下术语后面有数字的为共用术语的序号，无序号者则为该品种（含混伪品）的独有术语）

序号	名称与术语	页码
1	丁香：水试29；公丁香、丁字香	040
2	母丁香：鸡舌香	041
3	人参（园参、白参）：芦与芦碗56；圆参（栽培品）、野山参（山参）、林下参；国产参、高丽参（朝鲜参）、西洋参（洋参）、生晒参（白参）、糖参／白糖参、红参（别直参）、参体、参须（红／白参须）、全须参、个人参、米人参、枣核艼	041
4	移山参（白参）：芦与芦腕56、珍珠点76；山移、家移、竹节芦、转芦、大屁股、螺旋纹（跑纹）、山参扒货、池底、老栽子、园参籽扒、园参扒货	050
5	林下山参（林下参、野山参；白参）：芦与芦碗56；林下山参、林下参、籽海、线芦、圆芦、堆花芦、三节芦、两节芦	054
6	野山参（野山参；白参）：芦与芦碗56、珍珠疙瘩／珍珠点76、疣状突起98；雁脖芦、三节芦、芦头、马牙／马牙芦、堆花芦、圆芦、枣核艼（芦艼、枣核）、溜肩膀、少数腿、八字形、珍珠须、铁线纹、细结皮、紧皮、五形全美（芦、皮、体、纹、须）、"芦长碗密／圆腹圆芦枣核艼，紧皮细纹珍珠须"	056
7	红参：黄马褂	060
8	西洋参：蚕形81；粉光西洋参、原皮西洋参、洋参、硬支西洋参、软支西洋参	063
9	三七：菊花纹／菊花心24、剪口57、钉角59、坚实67、铜皮／铁皮86、瘤／疣状突起98、小疙瘩100；猴头三七、狮子头、芦头、筋条、侧根、绒根、须根、籽条（姑娘七）、冬七、春七、等级、打光	067
10	三棱：坚实67、棕毛91、筋脉点93、小疙瘩100	070
11	土鳖虫：清水货90	072
12	大血藤：车轮纹25、小疙瘩100	074
13	大黄：槟榔纹21、网状纹理／网状皱纹27、染指80、筋脉点／筋脉纹93、糠心101；星点、锦纹、星点状锦纹	075
14	大蓟：茸毛／绒毛77	078
15	小蓟：茸毛／绒毛77	079
16	小通草：水试29；实心通草	080
17	山豆根：柴性71	081
18	山药：粉性13、糠心101；铁杆山药	082
19	山柰：缩皮凸肉	084
20	山楂：石榴嘴、宿萼	085
21	山慈菇：玉带缠腰／玉带腰箍33、角质样60；毛慈姑、假鳞茎、冰球子、独蒜兰、云南独蒜	086
22	千年健：纤维性55；一包针、纤维束群	088
23	川木香：菊花纹／菊花心24、网状纹理／网状皱纹27、铁杆83；糊头／油头、槽子木香	089
24	川贝母：蒜泥点	090
25	松贝：僵个97；怀中抱月、珍珠贝、米贝、观音座莲、缕衣黑笃	092
26	青贝：观音合掌／开口笑	093
27	炉贝：虎皮斑64；虎皮贝、马牙／马牙状、鸭婆嘴	094
28	浙贝母：肾形片65、僵个97；象贝母、大贝、元宝贝、元宝、珠贝	094
29	川乌：天雄22、钉角59、角质60、筋脉点／筋脉纹93；乌鸦头	095
30	川芎：芦与芦碗56、连珠或连珠状58、小疙瘩100；蝴蝶片、蝴蝶花纹	098
31	广藿香：发汗37、茸毛／绒毛77	099
32	女贞子：肾形65、起霜／吐脂82	101
33	马宝：同心层纹45、玻璃样光泽62；涡蚊／涡纹、蚊虫翅膀	102
34	马钱子：茸毛／绒毛77	102
35	王瓜／黄瓜（山苦瓜）：玉带缠腰／玉带腰箍33	104
36	王不留行：麻点40	104

序号	名称与术语	页码
37	天仙子：网状纹理／网状皱纹27、麻点40	105
38	天冬：角质样60、起霜／吐脂82、黏性89	106
39	天花粉：筋脉点／筋脉纹93	108
40	人工天竺黄：玻璃样光泽62、黏舌／吸舌88	109
41	竹黄：黏舌／吸舌88	110
42	天南星：凹窝34、肚脐眼／凹肚脐35、麻点／棕眼40、角质样60；虎掌南星	113
43	天麻：肚脐眼／凹肚脐35、芝麻点39、角质样60、起镜面61、坚实67；鹦哥嘴／红小瓣、冬麻、点状环纹、米环纹、明天麻、鸡屎臭	115
44	云母：假色52、珠光53、玻璃光泽62、解理与断口95；弹性	117
45	云芝：同心环带44；火鸡尾巴	118
46	木瓜：坚实67；皱皮木瓜、光皮木瓜	119
47	木香：菊花纹／菊花心24、网状纹理／网状皱纹27、皮松肉紧36、朱砂点46、铁杆83	120
48	木通：车轮纹25、蜘蛛网纹26、同心环43	121
49	川木通：车轮纹25、蜘蛛网纹26、同心环43	122
50	山木通：车轮纹25、蜘蛛网纹26、同心环43	123
51	关木通：车轮纹25、蜘蛛网纹26、同心环43	124
52	五味子：肾形65、起霜／吐脂82；白霜	125
53	车前子：水试29；开眼	126
54	瓦楞子：瓦楞身28	126
55	天然牛黄：同心层纹45；胆／蛋黄、乌金衣、管黄、挂甲／透甲	128
56	人工牛黄：挂甲	130
57	牛膝：同心环43、角质样60、油润／油性70、筋脉点／筋脉纹93	131
58	川牛膝：同心环43、筋脉点／筋脉纹93	132
59	升麻：芦与芦碗56；鬼脸升麻	133
60	片姜黄：坚实67、筋脉点／筋脉纹93	134
61	化橘红：茸毛／绒毛77；毛橘红、光五爪	134
62	丹参：车轮纹25；蚯蚓头85（甘肃丹参）	136
63	乌药：菊花纹／菊花心24、车轮纹25、同心环43、连珠或连珠状58；乌药珠	137
64	乌梢蛇：剑脊78；屋脊背、屋脊	138
65	凤眼草：丹凤眼	139
66	火麻仁：网状纹理27	140
67	巴戟天：连珠或连珠状58	141
68	玉竹：芦与芦碗56、角质／角质样60、鸡眼63	142
69	甘草：菊花纹／菊花心24、芦／芦碗56；碱皮、白霜、胡椒眼、疙瘩头	143
70	甘遂：连珠或连珠状58	144
71	艾叶：茸毛／绒毛77；陈艾叶	145
72	石决明：彩晕51、假色52、珠光53、疣状突起98	146
73	石菖蒲：筋脉点／筋脉纹93	149
74	金钗石斛：粘／黏性89；金钗	150
75	铁皮石斛：凤尾30、黏性89；龙头凤尾、耳环石斛、螺旋弹簧状、旋纹（枫斗）、龙头	152
76	石膏：璃样光泽62、绢丝样84；柔性	153
77	龙骨：黏舌／吸舌88；五花龙骨	155
78	龙齿：黏舌／吸舌88；白龙齿、青龙齿、五花龙齿	157
79	龙胆：疙瘩99	161
80	北沙参：芦与芦碗56、角质60	162
81	干姜：纤维性55、筋脉点93	164
82	生姜：鸡眼63、筋脉点93、横环纹96	165
83	仙鹤草：茸毛／绒毛77	166
84	白及：同心环纹43、角质／角质样60、起镜面61、筋脉点／筋脉纹93、小疙瘩100；轮纹	167
85	白术：菊花纹／菊花心24、小疙瘩100、糠心101；云头或意头、鹤茎（白术腿、术腿）、花子、武子、炕炮／炀炮	168
86	白芷：凹窝34、同心环43；疙瘩丁	171

序号	名称与术语	页码
87	芥子：网状纹理 27	172
88	白附子：肚脐眼 / 凹肚脐 35、角质 / 角质样 60；禹白附、奶子（牛奶）白附、鸡心白附	173
89	白前：疙瘩 99；柳叶白前、鹅管白前、鹅翎管、芫花白前	174
90	白扁豆：黑眉	176
91	白鲜皮：亮银星 79	177
92	白薇：龙胆白薇	179
93	半夏（姜半夏、清半夏、法半夏）：凹窝 34、肚脐眼 / 凹肚脐 35、麻点 / 棕眼 40、角质 / 角质样 60、小疙瘩 100	183
94	地龙：蚯蚓头 / 旗杆顶 85；广地龙、白颈（生殖环带）、沪地龙	184
95	西红花：水试 29	186
96	当归：菊花纹 / 菊花心 24、合口 48、油润 / 油性 70、小疙瘩 100；全当归、马尾当归、归头、归身、归尾、支根、苊根	187
97	五倍子：虫瘿 41、角质 / 角质样 60；肚倍、角倍	189
98	没食子：虫瘿 41、瘤 / 疣状突起 98	191
99	肉豆蔻：大理石纹 / 大理石花纹 / 槟榔纹 / 蛇纹 21、网状纹理 27；网状沟纹	191
100	肉桂：彩皮 87；桂通（桂尔通、油桂筒、官桂、筒桂）、企边桂、板桂、桂碎、进口桂 / 安桂（高山肉桂、低山肉桂）	192
101	合成朱砂：灵砂、马牙柱、平口砂、银朱、丹砂	194
102	朱砂：本色 49、条痕与条痕色 54；镜面砂(红镜、青镜)；豆瓣砂、朱 / 珠宝砂、米砂、平口砂 / 灵砂、马牙柱、辰砂、劈砂、片砂	196
103	自然铜：本色 49、脆性 72	198
104	血竭：火试 31、玻璃样光泽 62	199
105	全蝎：清水货 90、盐水货、蝎梢、春蝎、伏蝎	201
106	合欢皮：珍珠疙瘩 76	202
107	冰片（合成龙脑）：火试 31；合成冰片、机制冰片（松节油、樟脑）	204

序号	名称与术语	页码
108	天然冰片（右旋龙脑）：火试 31	205
109	艾片（左旋龙脑）：火试 31；艾纳香	206
110	龙脑冰片：火试 31；龙脑香、右旋龙脑、梅花脑、金脚脑、米脑碎、苍脑、脑油	207
111	决明子：马蹄决明、S 形	208
112	防己：车轮纹 25；猪大肠	209
113	防风：菊花纹 / 菊花心 24、蚯蚓头 / 旗杆顶 85、裂隙 92、小疙瘩 100；凤眼圈、年轮	210
114	红大戟：红牙大戟、红芽大戟	212
115	红花：水试 29；冲烧、染指	213
116	红粉：黄升、红升、升药底	214
117	远志：远志筒、远志肉、远志棍	216
118	赤芍：铁杆 83；糟皮、粉碴	217
119	花蕊石：大理石纹 / 大理石花纹 / 槟榔纹 / 蛇纹 21、彩晕 51	219
120	苍术：朱砂点 46、起霜 / 吐脂 82	219
121	芦荟：玻璃样光泽 62；新芦荟（好望角芦荟）、老芦荟（库拉索芦荟、肝色芦荟）	221
122	苏木：水试 29、同心环 43、坚硬 68、亮银星 79、疙瘩 99	222
123	杜仲：胶丝（橡胶样）	223
124	豆蔻：茸毛 / 绒毛 77；原豆蔻、白豆蔻、印尼白蔻、爪哇白豆	225
125	两头尖 / 竹节香附：竹节状 47	226
126	牡丹皮：亮银星 79；青丹、连丹皮、刮丹皮、凤丹皮、瑶丹皮、川丹皮、西丹皮、茂丹皮、赤丹皮、黄牡丹、收刀丹皮	227
127	牡蛎：同心环带 44；八字形、长牡蛎、大连湾牡蛎、近江牡蛎、左牡蛎	229
128	何首乌：云锦花纹 23、角质 / 角质样 60	231
129	水牛角：角质 / 角质样 60	234
130	鹿角：瘤 / 疣状突起（骨钉 / 骨豆）98；梅花鹿、马鹿、梅花鹿角、马鹿角（坐地分枝）、苦瓜棱（棱纹 / 棱筋 / 起筋）、骨化圈、鹿角脱盘（鹿角花盘、角盘、盏状珍珠盘）、砍角（四平头、虎牙、正三指）；鹿角霜黏舌 / 吸舌 88	235

序号	名称与术语	页码
131	鹿茸：疙瘩99；梅花鹿、马鹿、雄鹿、砍茸（正三指）、大挺、棱纹/棱筋/起筋/骨豆/骨钉、抽沟、存折、骨化圈、窜尖、独挺/一棵葱（初生茸）、拧咀/拧嘴、梅花鹿茸（黄毛鹿茸、黄毛茸、花鹿茸、黄毛红地）、头茬茸、幼角、门桩、弯头（回头）、二杠茸、挂角、二茬茸（再生茸）、三岔茸/三权茸、乌皮、青毛鹿茸（青毛茸、马鹿茸、青毛灰地）、东马鹿茸、西马鹿茸、单门（1个侧枝）、莲花（2个侧枝）、三岔/三叉（3个侧枝）、四岔/四叉、捻头（4个侧枝）、老毛杠、粉片、蜡片、血片	237
132	羚羊角：角质/角质样60；水波纹/环纹节/合把、光润如玉、无影纹、乌云盖顶、通天眼（冲天眼）、血斑、羚羊塞/骨塞（角柱）、齿轮纹（浅纵沟）、倒山货（拧嘴）	242
133	犀角：水试29、芝麻点39、同心环纹43、疣状突起98、鬃眼102；暹罗角、广角、云犀角、天沟、地岗、马牙边（马牙状钝锯齿）、刚毛/鬃毛、窝子、砂/沙底、龟背盘、粗丝、芝麻点（圆鬃点）、广角（凭角、天马角、柱角）、广角瓣	244
134	辛夷：茸毛/绒毛77；毛笔头、木笔、望春花、玉兰、武当玉兰	246
135	羌活：菊花纹/菊花心24、朱砂点46、竹节状47、连珠或连珠状58、蚕形81、小疙瘩100；大头羌、条羌	247
136	沙苑子：肾形65；沙苑蒺藜、潼关蒺藜、潼蒺藜	249
137	没药：水试29	250
138	沉香：水试29、火试31、坚硬68	251
139	补骨脂：网状皱纹27、肾形65	253
140	阿魏：水试29、玻璃样光泽62	254
141	陈皮：鬃眼102；广陈皮、新会陈皮、土陈皮	255
142	附子：天雄22、钉角59、角质60、筋脉点/筋脉纹93；扒耳、扒片、扒儿片	256
143	鸡血藤：同心环带44；偏心环、树脂道	258
144	青皮：个青皮、四花青皮	260
145	青黛：水试29、火试31、染指80	261
146	青礞石：珠光53、玻璃样光泽62、解理与断口95；星点	262
147	金礞石：珠光53、玻璃样光泽62、解理与断口95；星点	263
148	苦参：菊花纹/菊花心24、同心环43、疙瘩99	264
149	枇杷叶：茸毛/绒毛77	265
150	板蓝根：菊花纹/菊花心24、金心玉栏/金井玉栏74、瘤/疣状突起98、芦56、疙瘩99	266
151	松花粉：水试29	267
152	松萝：节松萝、蜈蚣松萝	268
153	郁金：角质/角质样60、起镜面61、坚实67；黄丝郁金、白丝郁金、温郁金（黑郁金）、绿丝郁金、桂郁金	269
154	虎骨/豹骨：坚实67、滑车/滑车样结构94；肱骨、凤眼（髁上孔）、尺骨、桡骨、股骨（大腿骨棒骨）、髌骨（膝盖骨、虎胫/豹胫虎膝/豹膝）、正骨/胫骨、邦骨/腓骨	270
155	知母：金包头、毛知母、肉知母	272
156	金银花：手感3、双花32；顶手	273
157	乳香：水试29、火试31、玻璃样光泽62；塌香	275
158	狗脊：金毛狗脊、U形分体中柱	277
159	油松节：同心环43、坚硬68、疙瘩99	278
160	泽泻：双花32、小疙瘩100；岗纹、建泽泻、川泽泻、多花	279
161	降香：火试31、坚硬68	280
162	玳瑁：云影纹	282
163	珍珠：同心层纹45、彩晕51、假色52、珠光53	283
164	珍珠母：同心环带44、彩晕51、假色52、珠光53	284
165	荜茇：瘤/疣状突起98	286
166	荜澄茄：网状纹理27	287
167	草乌：钉角59、铜皮/铁皮86、小疙瘩100；乌鸦头	288

序号	名称与术语	页码
168	茵陈：茸毛／绒毛77	289
169	茯苓：沙皮	291
170	胡黄连：麻点40、松泡69	292
171	南五味子：肾形65	293
172	南沙参：芦与芦碗56、松泡69、裂隙92	294
173	枳壳：车轮纹25、翻口103；绿衣枳壳	296
174	枳实：车轮纹25、翻口103；鹅眼枳实、枪子枳实、绿衣枳实	297
175	栀子：水试29、瘤／疣状突起98	299
176	枸杞子：吐糖、油果／黑果	300
177	厚朴：发汗37、亮银星79、彩皮87；筒朴、靴筒朴／苋朴、鸡肠朴／根朴、枝朴、骨牌片、盘香片、瓦片、指甲片	301
178	鸦胆子：网状纹理27	302
179	钩藤：双钩、单钩	303
180	香附：连珠或连珠状58、棕毛91；毛香附、光香附	304
181	香橼：车轮纹25	305
182	重楼：角质60	307
183	信石：彩晕51、玻璃样光泽62	308
184	鬼箭羽：箭羽	309
185	胖大海：水试29	310
186	独活：发汗37、合口48、油润／油性70、小疙瘩100	311
187	姜黄：角质／角质样60、起镜面61、坚实67；蝉肚姜黄／圆形姜黄、长条姜黄	313
188	前胡：蚯蚓头／旗杆顶85、棕毛91；白花前胡	314
189	紫花前胡：棕毛91；鸡脚前胡	315
190	穿山甲：角质60	316
191	秦艽：发汗37；鸡腿艽／鹅腿艽、西秦艽、左拧（左旋）、萝卜艽、麻花艽、小秦艽	317
192	秦皮：水试29、纤维性55	319
193	莪术：起镜面61、坚实67、筋脉点／筋脉纹93；温莪术、毛莪术	321
194	桔梗：菊花纹／菊花心24、芦与芦碗56、金心玉栏／金井玉栏74	322
195	核桃楸皮：绵性73	324
196	夏天无：角质样60、坚硬68、瘤／疣状突起98	324

序号	名称与术语	页码
197	柴胡：扫帚头38、棕毛91、小疙瘩100；硬柴胡（北柴胡）、软柴胡（南柴胡、红柴胡）	325
198	党参：菊花纹／菊花心24、皮松肉紧36、油润／油性70、横环纹96、小疙瘩100；狮子盘头、狮子头、东党、西党、潞党、泥鳅头、条党（单枝党、八仙党）	327
199	铅丹：染指80	330
200	射干：鸡眼63、筋脉点／筋脉纹93	331
201	徐长卿：亮银星79、疙瘩99	332
202	狼毒／绵大戟：绵性73；瑞香狼毒	333
203	高良姜：纤维性55、筋脉点／筋脉纹93	334
204	拳参：麻点／棕眼40；海虾形	335
205	粉葛：粉性13、同心环43	336
206	海马：瓦楞身28、育儿囊75、清水货90；马头蛇尾	337
207	海龙：瓦楞身28、育儿囊75、清水货90；菠萝纹、刁海龙	339
208	海风藤：车轮纹25、蜘蛛网纹26	340
209	海金沙：水试29、火试31	342
210	海桐皮：钉刺、刺桐、刺木通、乔木刺桐、刺楸（川桐皮）、浙桐皮、樗叶花椒、朵椒、木棉	343
211	海螵蛸：剑脊78、瘤／疣状突起98；剑脊螵蛸	344
212	浮石：水试29、玻璃样光泽62、绢丝样84	346
213	通草：空心通草、方通、通丝	347
214	桑寄生：车轮纹25	348
215	槲寄生：车轮纹25	349
216	桑椹：瘤／疣状突起98	351
217	黄芩：车轮纹25、同心环43、角质／角质样60；枯芩、子芩	351
218	黄芪：菊花纹／菊花心24、皮松肉紧36、裂隙92；金盏银盆、玉盏金心	353
219	黄连：凤尾30、麻点／棕眼40、连珠或连珠状58、染指80；过桥／过江枝、鸡爪黄连／鸡爪连、味连、雅连／三角叶黄连、云连／云南黄连－蝎尾、峨眉野连	355

序号	名称与术语	页码
220	黄柏：染指80；川黄柏、关黄柏	357
221	黄精：芦与芦碗56、连珠/连珠状58、鸡眼63、筋脉点/筋脉纹93、瘤/疣状突起98；鸡头、姜形黄精、大黄精、鸡头黄精	358
222	菟丝子：水试29；吐丝	361
223	菊花：亳菊、滁菊、贡菊、杭菊（浦汤花、浦菊花）、怀菊、蕾菊	363
224	常山：柴性71；鸡骨常山	364
225	银耳：清水货90	366
226	银柴胡：瘤/疣状突起98、小疙瘩100；砂/沙眼、珍珠盘头	366
227	猪牙皂：网状纹理27、小疙瘩98；野猪獠牙（犬齿）	369
228	猫爪草：瘤/疣状突起98	370
229	麻黄：玫瑰心、朱芯麻黄	370
230	旋覆花：茸毛/绒毛77	372
231	密蒙花：茸毛/绒毛77	374
232	续断：发汗37；豆青碴	374
233	琥珀：玻璃样光泽62、解理与断口95；煤珀	375
234	款冬花：连三朵、蜘蛛丝、绿衣红嘴	377
235	葶苈子：网状纹理27、水试29、麻点40	378
236	雄黄：条痕与条痕色54、染指80；腰黄、明雄/雄黄精	379
237	紫苏子：网状纹理/网状皱纹27；网状皱纹	381
238	紫草：软紫草、硬紫草	382
239	紫菀：辫子紫菀	384
240	蛤蚧：头大眼大，满口细牙、珍珠鳞	385
241	蛤/哈士蟆油：水试29；滑腻感	387
242	滑石：起镜面61	389
243	蒲公英：茸毛/绒毛77	390
244	蒲黄：水试29；草蒲黄	392
245	槐角：连珠或连珠状58、肾形65	394
246	蔓荆子：起霜/吐脂82	394
247	槟榔：大理石纹/大理石花纹/槟榔纹/蛇纹21	395
248	磁石：条痕与条痕色54；磁性/吸铁、磁铁矿、活磁石、灵磁石、死/呆磁石	396
249	豨莶草：茸毛/绒毛77	397
250	禹州漏芦：扫帚头38、棕毛91；漏芦戴斗笠	399
251	漏芦：茸毛/绒毛77	399
252	熊胆：水试29、玻璃样光泽62、黏舌/吸舌88；黄线下沉、金珀/琥珀胆、金胆、铜胆、菜花胆、墨胆/铁胆、油胆、胆仁、纱纸皮、天然熊胆	400
253	赭石：染指80、瘤/疣状突起98；钉头	404
254	蕲蛇：尖吻蝮、五步蛇、棋盘蛇、Λ/V形斑纹、龙头虎口、翘鼻头、方胜纹、连珠斑、佛指甲、大白花蛇、"龙头虎口翘鼻头，方胜珍珠指甲尾"	406
255	僵蚕：起霜82；胶口镜面（胶状丝腺环）、白僵蛹	408
256	燕窝：角质/角质样60、清水货90；燕盏、燕球、白燕（官燕、宫燕）、毛燕、血燕、角质样、燕条、燕饼、燕丝、丝瓜络样	410
257	橘络：凤尾30；橘络、散丝橘络、顺筋、金丝橘络（乱络、散丝橘络）、铲络	413
258	藁本：芦与芦碗56、连珠或连珠状58、小疙瘩100；西芎藁本、北藁本	414
259	檀香：同心环43、坚实67、疙瘩99；印度檀香（老山檀香）、澳洲檀香（雪梨檀香）、印尼檀香（新山檀香）	416
260	藜芦：棕毛91；藜芦穿蓑衣	418
261	覆盆子：网状纹理/网状皱纹27、茸毛77、绢丝样84、瘤/疣状突起98；牛奶头	419
262	蟾酥：水试29、火试31、角质/角质样60	421
263	麝香：火试31；银皮/云皮、毛壳麝香(壳麝香)、内层皮膜（云皮、银皮）、冒槽、麝香仁（黄香黑子、当门子、子眼清楚）、三香/十闻九不衰	422

六、总索引

名称	页码
一画	
S 形	208
U 字形 /U 形分体中柱	277
Λ/V 形斑纹	406
一包针	88
二画	
二杠茸	240
二茬茸（再生茸）	241
丁香	40
人工天竺黄	109
人工牛黄	130
人参（园参、白参）	41
八字形	229
几丁质	432
刁海龙	339
三画	
三七	67
三节芦	55、57
三岔 / 三叉	240
三岔茸 / 三杈茸	240
三香 / 十闻九不衰	424
三棱	70
干货	28
干姜	164
土陈皮	256
土鳖虫	72
大贝	94
大白花蛇	406
大头羌	248
大血藤	74
大连湾牡蛎	229
大屁股	50
大挺	238
大理石纹 / 大理石样花纹 / 槟榔纹 / 蛇纹	29
大黄	75
大黄精	359
大蓟	78
小疙瘩	36
小秦艽	318
小通草	80
小蓟	79
口尝	3
山木通	123

名称	页码
山豆根	81
山参扒货	51
山药	82
山柰	84
山移	51
山楂	85
山慈菇	86
千年健	88
川木香	89
川木通	122
川贝母	90
川牛膝	132
川乌	95
川芎	98
川泽泻	280
川黄柏	357
个人参	46
个青皮	260
广地龙	185
广角（兕角、天马角、柱角）	245
广角瓣	245
广陈皮	255
广藿香	99
门桩	240
子芩	351
子眼清楚	423
女贞子	101
马牙 / 马牙芦	52、57
马牙 / 马牙状	94
马牙边（马牙状钝锯齿）	245
马牙柱	195
马头	338
马尾当归	187
马宝	102
马钱子	102
马鹿	235
马鹿角（坐地分枝）	235
马蹄决明	208
四画	
王 / 黄瓜（山苦瓜）	104
王不留行	104
开眼	126
天仙子	105
天冬	106

名称	页码
天花粉	108
天沟	244
天南星	113
天麻	115
天雄	29
天然牛黄	128
天然冰片	205
元宝／元宝贝	94
无影纹	243
云头／意头	169
云皮	423
云母	117
云芝	118
云连／云南黄连（蝎尾）	356
云南独蒜兰	87
云锦状花纹（异常维管束）	29
云影纹	282
云南鼠尾（紫丹参）	137
木瓜	119
木质部	429
木香	120
木笔	246
木射线	429
木通	121
木棉	344
五形全美	56
五花龙骨	155
五花龙齿	158
五步蛇	408
五味子	125
五倍子	189
支根	188
车轮纹	29
车前子	126
比重	14
瓦片	302
瓦楞子	126
瓦楞身	29
少数腿	56
中上部	28
中药	2
中药产地加工	20
中药产地鲜切	20
中药性状鉴别	3
中药经验鉴别	2
中药经验鉴别术语	2

名称	页码
中药炮制	20
中柱	429
内层皮膜	423
内胚乳	429
水牛角	234
水波纹／环纹节／合把	243
水试	30
贝壳状断口	14
手摸	2
手感	28
牛奶头	174
牛膝	131
毛壳麝香（壳麝香）	423
毛知母	272
毛香附	305
毛笔头	246
毛慈菇	86
毛燕	410
毛橘红	19、135
气味	6
升华	28
升药底	215
升麻	133
长牡蛎	229
长条姜黄	313
片砂	197
片姜黄	134
化橘红	134
爪哇白豆	225
反曲	5
公丁香	40
风化	28
丹凤眼	139
丹参	136
丹砂	194
乌云盖顶	242
乌皮	240
乌金衣	128
乌药	137
乌药珠	33、137
乌鸦头	96、288
乌梢蛇	138
凤尾	30
凤眼（髁上孔）	271
凤眼草	139
凤眼圈	211

名称	页码
六陈	19
方胜纹	406
方胜珍珠指甲尾	406
方通	347
火鸡尾巴	118
火试	30
火麻仁	140
尺骨	271
巴戟天	141
双子叶植物	429
双花	30
双卷筒状	6、216、301
双钩	303
五画	
玉兰	247
玉竹	142
玉带缠腰／玉带腰箍	30
玉盏金心	353
打光	82
正三指	237
正骨／胫骨	271
扒儿片	257
扒片	257
扒耳	97、257
甘肃丹参	136
甘草	143
甘遂	144
艾片	206
艾叶	145
艾纳香	204、206
节松萝	268
本色	31
左牡蛎	230
左拧（左旋）	318
左旋龙脑	206
石决明	146
石菖蒲	149
石榴嘴	85
石膏	153
龙头	152
龙头凤尾	152
龙头虎口	406
龙头虎口翘鼻头	406
龙齿	157
龙骨	155
龙胆	161

名称	页码
龙胆白薇	179
龙脑冰片	207
龙脑香	207
平口砂／灵砂	195
平坦	5、6
平坦状断口	14
东马鹿茸	238
东党	329
北沙参	162
北柴胡	325
北藁本	415
归头	188
归身	188
归尾	188
凹窝	30
四花青皮	260
四岔／四叉／捻头（4个侧枝）	238
生心	28
生姜	165
生晒参（白参）	42
仙鹤草	166
白及	167
白术	168
白龙齿	158
白丝郁金	270
白芷	171
白豆蔻	225
白附子	173
白前	174
白扁豆	176
白颈（生殖环带）	185
白鲜皮	177
白僵蚕	409
白燕（官燕、宫燕）	410
白薇	179
白霜	125
印尼白蔻	225
印尼檀香（新山檀香、老山檀香）	417
外色	32
外表面	6
外胚乳	429
冬七	67
冬麻	115
半夏	183

名称	页码
半管状	5
头大眼大，满口细牙	385
头茬茸	239
奶子（牛奶）白附	174
皮层	430
皮松肉紧	30
发光性	15
发汗	30
母丁香	41
幼芽	4
幼角	238
丝瓜络样	410
六画	
邦骨／腓骨	272
老毛杠	240
老芦荟（库拉索芦荟、肝色芦荟）	221
老栽子	51
扫帚头	30
地龙	184
地衣类	8
地岗	244
耳环石斛	152
芝麻点（圆鬃点）	30
机制冰片	204
过桥／过江枝	355
西马鹿茸	238
西芎藁本	415
西红花	186
西洋参（洋参）	63
西秦艽	319
西党	328
有限外韧维管束	429
存折	239
死／呆磁石	396
划痕	3
尖吻蝮	406
光五爪	135
光皮木瓜	119
光泽	13
光香附	304
光润如玉	243
光滑感	342
当门子	423
当归	187
吐丝	362

名称	页码
吐糖	301
虫蛀	28
虫瘿	31
同心层纹	31
同心环	31
同心环带	31
同层地衣	10
刚毛／鬃毛	244
网状沟纹	191
网状纹理／网状皱纹	29
肉豆蔻	191
肉知母	272
肉质果	8
肉桂	192
年轮	5
朱／珠宝砂	197
朱芯麻黄	370
朱砂	196
朱砂点	31
竹节芦	52
竹节状	31
竹黄（天竺黄）	110
乔木刺桐	343
伏蝎	202
延展性	34
自然铜	198
血片	240
血斑	242
血竭	199
血燕	410
全当归	188
全须参	46
全蝎	201
合口	31
合成龙脑	204
合成朱砂	194
合成冰片	204
合欢皮	202
合点	431
企边桂	192
朵椒	344
杂货	28
多花	36
冲烧	30
冰片	207
冰球子	86

名称	页码
次生韧皮部	430
决明子	208
关木通	124
关黄柏	357
米人参	46
米贝	92
米环纹	115
米砂	197
米脑碎	207
池底	51
导管	429
异层地衣	10
防己	209
防风	210
观音合掌 / 开口笑	93
观音坐莲	93
红大戟	212
红牙大戟	213
红升	215
红花	213
红参（别直参）	60
红粉	214
纤维	432
纤维束群	88
纤维状	6
纤维性	32
纤维素	432
七画	
形成层	429
进口桂 / 安桂（高山肉桂、低山肉桂）	193
远志	216
远志肉 / 远志筒	216
远志棍	216
赤芍	217
折断面	6
拟薄壁组织	10
芫花白前	36
芽痕	4、36
花子	169
花托	430
花序	431
花被	431
花蕊石	219
花瓣	430
芥子	172

名称	页码
苍术	219
苍脑	207
芦与芦碗	32
芦长碗密 / 圆腹圆芦枣核芋	59
芦芋	56
芦头	143、294
芦荟	221
苏木	222
杜仲	223
豆青碴	375
豆蔻	225
豆瓣砂	197
两节芦	48
两头尖 / 竹节香附	226
辰砂	196
连三朵	377
连珠 / 连珠状	33
坚实	34
坚硬	34
园参扒货	51
园参籽扒	51
岗纹	279
钉头	2、405
钉角	33
钉刺	343
牡丹皮	227
牡蛎	229
何首乌	231
低等植物	428
佛指甲	406
近江牡蛎	229
岔	28
肚倍	190
肚脐眼 / 凹肚脐	30
龟背盘	245
角质 / 角质样	33
角倍	190
条羌	248
条党（单枝党、八仙党）	329
条痕、条痕色	32
辛夷	246
羌活	247
沙皮	291
沙苑子	249
沙苑蒺藜	249

名称	页码
没石子	31
没药	250
沪地龙	185
沉香	251
怀中抱月	90
补骨脂	253
初生韧皮部	430
灵砂	194
灵磁石	396
层状	6
阿魏	254
陈艾叶	145
陈皮	255
附子	256
鸡爪黄连 / 鸡爪连	355
鸡心白附	174
鸡头	359
鸡头黄精	359
鸡舌香	40
鸡血藤	258
鸡肠朴 / 根朴	301
鸡骨常山	364
鸡眼	33
鸡腿苊 / 鹅腿苊	318
连珠斑	406
纱纸皮	401
八画	
武子	169
武当玉兰	247
青贝	93
青毛鹿茸（青毛茸、马鹿茸、青毛灰地）	238
青丹	228
青龙齿	158
青皮	260
青黛	261
青礞石	262
玫瑰心	370
抽沟	44、239
顶手	275
拧咀 / 拧嘴	240
苦瓜棱（棱纹 / 棱筋 / 起筋）	235
苦参	264
苞片	431
茎基	23

名称	页码
林下山参	054
林下参	054
枝朴	302
枇杷叶	265
板桂	193
板蓝根	266
松贝	092
松花粉	267
松泡	34
松萝	268
枪子枳实	298
刺木通	343
刺桐	343
刺楸（川桐皮）	344
刺鼻气味	3
枣核 / 枣核芋	44、52
郁金	269
转芦	48
轮纹	29
软支西洋参	65
软柴胡	325
软紫草	383
非晶体	12
齿轮纹（浅纵沟）	243
虎皮贝	90
虎皮斑	33
虎骨 / 豹骨	270
虎掌南星	115
肾形 / 肾形片	34
味连	355
果胶	432
果胶质	432
果穗	431
国产参	46
明天麻	116
明雄 / 雄黄精	380
罗盘纹	31
知母	272
侧根	57
金毛狗脊	277
金心玉栏 / 金井玉栏	34
金包头	272
金丝橘络（乱络、散丝橘络）	413
金钗	151
金钗石斛	150

名称	页码
金珀／琥珀胆	401
金胆	401
金盏银盆	353
金银花	273
金脚脑	207
金礞石	263
乳香	275
肱骨	271
股骨（大腿骨、棒骨）	271
周皮	430
狗脊	277
变色	28
疙瘩	36
疙瘩丁	171
疙瘩头	144
育儿囊	34
单门（1个侧枝）	240
单子叶植物	429
单卷状	6
单钩	304
炕炮	170
炉贝	94
油条	28
油松节	278
油果／黑果	301
油点／油室	430
油胆	401
油润／油性	34
泥鳅头	329
泽泻	279
空心通草	347
空间格子	12
实心通草	81
建泽泻	279
降香	280
参体	53
参须（红／白参须）	19、44
参差状断口	14
线芦	57
细结皮	56
九画	
春七	67
春蝎	202
玳瑁	282
珍珠	283
珍珠贝	92

名称	页码
珍珠母	284
珍珠疙瘩	034
珍珠须	56
珍珠盘头	367
珍珠鳞	385
玻璃样光泽	33
挂甲／透甲	128
挂角	240
挠性	154
指甲片	302
茸毛／绒毛	34
荜茇	286
荜澄茄	287
草乌	288
草蒲黄	393
茵陈	289
茯苓	291
胡黄连	292
胡椒眼	143
南五味子	293
南沙参	294
南柴胡（红柴胡）	325
枯芩	351
枳壳	296
枳实	297
栀子	299
枸杞子	300
柳叶白前	174
树脂	10
树脂道	259
厚朴	301
砂／沙底	245
砂／沙眼	367
砍角（四平头、虎牙、正三指）	237
砍草	241
鸦胆子	302
点状环纹	116
冒槽	423
星点	76、264
星点状锦纹	76
骨化圈	235
骨豆	239
骨钉／骨豆	239
骨牌片	77
钩藤	303

名称	页码
香附	304
香橼	305
种阜	431
种脐	431
种脊	431
重楼	307
复卷筒状	6
顺筋	413
信石	308
鬼脸升麻	133
鬼箭羽	309
禹白附	173
禹州漏芦	399
剑脊	34
剑脊螵蛸	344
胚	429
胆 / 蛋黄	128
胆仁	401
胖大海	310
胎座	431
狮子头 / 狮子盘头	67
独挺 / 一颗葱（初生茸）	240
独活	311
独蒜兰	86
弯头（回头）	240
弯曲	5
亮银星	34
姜形黄精	359
姜黄	313
籽条（姑娘七）	22
籽海	54
前胡	314
总苞片	431
烂头	28
活磁石	396
染指	34
洋参	63
穿山甲	316
扁平皿	4
屋脊	34
屋脊背	138
柔软感	3
柔性	154
绒根	67
结晶习性	13
结晶形状	12

名称	页码
十画	
秦艽	317
秦皮	319
珠贝	94
珠光	32
蚕形	34
起筋 / 骨豆 / 骨钉	236
起镜面	33
起霜 / 吐脂	34
盐水货	201
莲花（2 个侧枝）	240
莪术	321
桂郁金	270
桂通（桂尔通、油桂筒、官桂、筒桂）	192
桂碎	193
桔梗	322
桡骨	271
栓皮	430
核桃楸皮	324
夏天无	324
原皮西洋参	64
原豆蔻	225
柴性	034
柴胡	325
紧皮	56
紧皮细纹	55
党参	327
鸭婆嘴	94
蚊虫翅膀	102
峨眉野连	356
圆芦	57
圆参（栽培品）	46
铁皮石斛	152
铁杆	34
铁杆赤芍	217
铁杆木香	89
铁杆山药	83
铁线纹	48
铅丹	330
透明度	13
倒山货（拧嘴）	243
射干	331
徐长卿	332
脆性	034
脂肪油	431

名称	页码
胶口镜面（胶状丝腺环）	408
胶丝（橡胶样）	224
脑油	207
狼毒（绵大戟）	333
皱皮木瓜	119
高丽参（朝鲜参）	46
高良姜	334
高等植物	428
拳参	335
粉片	239
粉光西洋参	63
粉性	28
粉葛	336
粉碴	217
浙贝母	94
浙桐皮	344
浦汤花	364
浦菊花	364
涡蚊／涡纹	102
海马	337
海风藤	340
海龙	339
海金沙	342
海虾形	335
海桐皮	343
海螵蛸	344
浮石	346
家移	51
被子植物	428
通天眼（冲天眼）	242
通丝	347
通草	347
桑寄生	348
桑椹	351
绢丝样	35

十一画

堆花芦	52
黄马褂	60
黄升	215
黄丝郁金	269
黄芩	351
黄芪	353
黄连	355
黄线下沉	3、401
黄柏	357
黄香	423

名称	页码
黄精	358
萝卜艽	319
菌类	9
菜花胆	401
菟丝子	361
菊花	363
菊花纹／菊花心	29
菠萝纹	340
梅花脑	207
梅花鹿	235
梅花鹿角	235
梅花鹿茸（黄毛鹿茸、黄毛茸、花鹿茸、黄毛红地）	238
常山	364
野山参	54
野山参（山参）	54
蚯蚓头／旗杆顶	35
蛇尾	338
铜皮／铁皮	35
铜胆	401
铲络	413
银皮	423
银皮／云皮	423
银耳	366
银朱	194
银柴胡	366
移山参	50
偏心环	258
假皮层	10
假色	32
假种皮	431
假鳞茎	86
盘香片	302
彩皮	35
彩晕	32
象贝母	94
猪大肠	209
猪牙皂	369
猫爪草	370
麻花艽	318
麻点／棕眼	30
麻黄	370
鹿角	235
鹿角脱盘（鹿角花盘、角盘、盘状、珍珠盘）	236
鹿茸	237

名称	页码
旋纹（枫斗）	153
旋覆花	372
望春花	246
羚羊角	242
羚羊塞／骨塞（角柱）	242
粗丝	245
剪口	32
清水货	35
淀粉粒	430
宿萼	431
密蒙花	374
弹性	117
续断	374
维管束	429
绵性	34
绿丝郁金	270
绿衣红嘴	377
绿衣枳壳	297
绿衣枳实	298
粘／黏性	35
粘／黏舌／吸舌	35
十二画	
琥珀	375
款冬花	377
散失气味	28
散丝橘络	413
萼片	430
萼筒	430
葶苈子	378
棱纹	239
棱筋	239
棋盘蛇	406
棕毛	35
硬支西洋参	65
硬度	14
硬柴胡	325
硬紫草	383
雁脖芦	48
裂隙	35
雄黄	379
雄蕊	430
雅连／三角叶黄连	356
翘鼻头	406
紫丹参（云南鼠尾）	137
紫花前胡	315
紫苏子	381

名称	页码
紫草	382
紫菀	384
晶体	432
晶体常数	2
晶胞	12
蛤／哈士蟆油	387
蛤蚧	385
黑子	423
黑眉	176
滑腻感	388
鹅眼枳实	298
鹅翎管	175
鹅管白前	175
筒朴	301
筒状	5
筋条	67
筋脉点／筋脉纹	35
集合体	13
焦枯	28
焦香气	3、177、299、345、382、393
猴头三七／狮子头	67
温郁金（黑郁金）	269
温莪术	321
滑车／滑车样结构	35
滑石	389
滑润感	3、267、393
窜尖	239
窝子	245
犀角	244
疏丝组织	9
缕衣黑笃	93
十三画	
瑞香狼毒	333
塌香	41、275
蒜泥点	93
靴筒朴／苑朴	301
蒲公英	390
蒲黄	392
槐角	394
蜈蚣松萝	268
锦纹	76
腰黄	380
解理与断口	36
新会陈皮	256
新芦荟（好望角芦荟）	222

名称	页码
粳性	28
煤珀	376
溜肩膀	56
裸子植物	428
十四画	
蔓荆子	394
槟榔	395
酸臭味	3
碱皮	143
磁石	396
磁性	15
磁性／吸铁	15
磁铁矿	396
豨莶草	397
雌蕊	430
颗粒状	6
蜡片	239
蜘蛛丝	377
蜘蛛网纹	29
蝉肚姜黄／圆形姜黄	313
管状	6
管黄	128
鼻闻	3
膜质鞘	432
熔化	28
漏芦	399
漏芦戴斗笠	399
蜜香树	251
熊胆	400
缩皮凸肉	84
十五画	
赭石	404
蕲蛇	406
横环纹	36
槽子木香	89
槽状	5
樗叶花椒	344
槲寄生	349
樟脑	204
醋酸气	3
霉变	28
暹罗角	244
蝴蝶片	98
蝴蝶花纹	98
蝎梢	201

名称	页码
墨胆／铁胆	401
箭羽	309
僵个	36
僵蚕	408
瘤／疣状突起	36
颜色	13
糊头／油头	89
糊粉粒	431
潮解	28
澳洲檀香（雪梨檀香）	417
潼关蒺藜／潼蒺藜	249
鹤茎（白术腿、术腿）	169
劈砂	197
十六画	
燕丝／燕条／燕饼／燕球	411
燕窝／燕盏	410
薄壁细胞	429
橘络	413
鹦哥嘴／红小瓣	116
镜面砂（红镜、青镜）	197
糖参／白糖参	42
潞党	329
十七画	
藁本	414
檀香	416
螺旋纹（跑纹）	50
螺旋弹簧状	153
辫子紫菀	384
糟皮	217
糠心	37
十八画及以上	
鬃眼	37
藜芦	418
藜芦穿蓑衣	418
覆盆子	419
翻口	37
藻类	9
蟾酥	421
髌骨（膝盖骨、虎胫／豹胫、虎膝／豹膝）	271
鳞叶	4
糯性	29
髓	429
麝香	422
麝香仁	423

七、主要参考文献

1.张志国,杨磊,吴萍.百草之路 深耕足下——张志国文集与学术经验选编[M].长沙:湖南科学技术出版社,2019.

2.肖培根.新编中药志(全卷)[M].北京:化学工业出版社,2002.

3.方石林.实用中药鉴别[M].长沙:湖南科学技术出版社,1994.

4.吕侠卿.中药鉴别大全[M].长沙:湖南科学技术出版社,2002.

5.欧阳荣,张裕民.湖湘地产中草药鉴别与应用[M].长沙:湖南科学技术出版社,2019.

6.广东省药材公司,广州市药材公司,广东省中药材质量监测站,等.常用中药材真伪鉴别[M].广州:广东科学技术出版社,1988.

7.林惠蓉,陈绍基.中药材鉴别原色图谱[M].广州:广东科学技术出版社,1988.

8.任仁安.中药鉴定学[M].上海:上海科学技术出版社,1986.

9.李家实.中药鉴定学[M].上海:上海科学技术出版社,1996.

10.南京药学院药材学教研组集体编著.药材学[M].北京:人民卫生出版社,1960.

11.江苏新医学院.中药大辞典(全册)[M].上海:上海人民出版社,1977.

12.中国医学科学院药物研究所.中药志(全册)[M].北京:人民卫生出版社,1981.

13.国家中医药管理局中华本草编委会.中华本草(全册)[M].上海:上海科学技术出版社,1999.

14.江西中医学院.药用植物学[M].上海:上海科学技术出版社,1979.

15.国家药典委员会.中华人民共和国药典[S].1953、1963、1977、1985、1990、1995、2000、2005、2010、2015、2020各版.

16.国家药典委员会.中华人民共和国药典·中药材及原植物彩色图鉴(上、下册)[S].北京:人民卫生出版社,2010.

17.国家药典委员会.中华人民共和国药典.四部[S].北京:中国医药科技出版社,2020.

18.中国科学院中国植物志编辑委员会.中国植物志[M].北京:科学出版社,1959、1961、1978、1979、1980、1981、1985、1987、1992、1996、1997、1998、2000、2002各版.

19.中华人民共和国药品管理法[S].2015年4月23日第十二届全国人民代表大会常务委员会第十四次会议修改.

20.张玉书等.康熙字典[S].上海:上海书店出版社,1985.

21.汉·许慎.说文解字[S].天津:天津古籍出版社,1991.

22.辞海委员会.辞海(普及本)[S].上海:上海辞书出版社,1999.

23.张志国,杨磊,邓桂明,等.与《中国药典》"根和根茎/根茎和根"中"根茎"概念的商榷[J].中药材,2017,40(3):576-579.

24.张志国,杨磊,刘浩,等.《中国药典》数种中药入药部位的名称冠以"根茎"的讨论[J].辽宁中医杂志,2019,46(4):805-815.

25.路光.植物拉丁学名命名人常见关连词及其释意[J].园林科技信息,1995(01):40-41.

26.卜文俊,郑乐怡.国际动物命名法[M].4版.北京:科学出版社,2007.

图书在版编目（ＣＩＰ）数据

中药经验鉴别常用术语与图谱 / 张志国等主编. —长沙 ： 湖南
科学技术出版社，2022.4
ISBN 978-7-5710-0888-8

Ⅰ．①中… Ⅱ．①张… Ⅲ．①中药鉴定学－图谱Ⅳ．①R282.5-64

中国版本图书馆 CIP 数据核字(2020)第 271476 号

ZHONGYAO JINGYAN JIANBIE CHANGYONG SHUYU YU TUPU
中药经验鉴别常用术语与图谱

主　　编：张志国　杨　磊　吴　萍　高元峰
出 版 人：潘晓山
责任编辑：王跃军
出版发行：湖南科学技术出版社
社　　址：长沙市芙蓉中路一段 416 号泊富国际金融中心
网　　址：http://www.hnstp.com
湖南科学技术出版社天猫旗舰店网址：
　　　　　http://hnkjcbs.tmall.com
邮购联系：0731 - 84375808
印　　刷：湖南省众鑫印务有限公司
　　　　　（印装质量问题请直接与本厂联系）
厂　　址：长沙市长沙县榔梨街道保家村
邮　　编：410100
版　　次：2022 年 4 月第 1 版
印　　次：2022 年 4 月第 1 次印刷
开　　本：889mm×1194mm　1/16
印　　张：30.75
字　　数：567 千字
书　　号：ISBN 978-7-5710-0888-8
定　　价：249.00 元